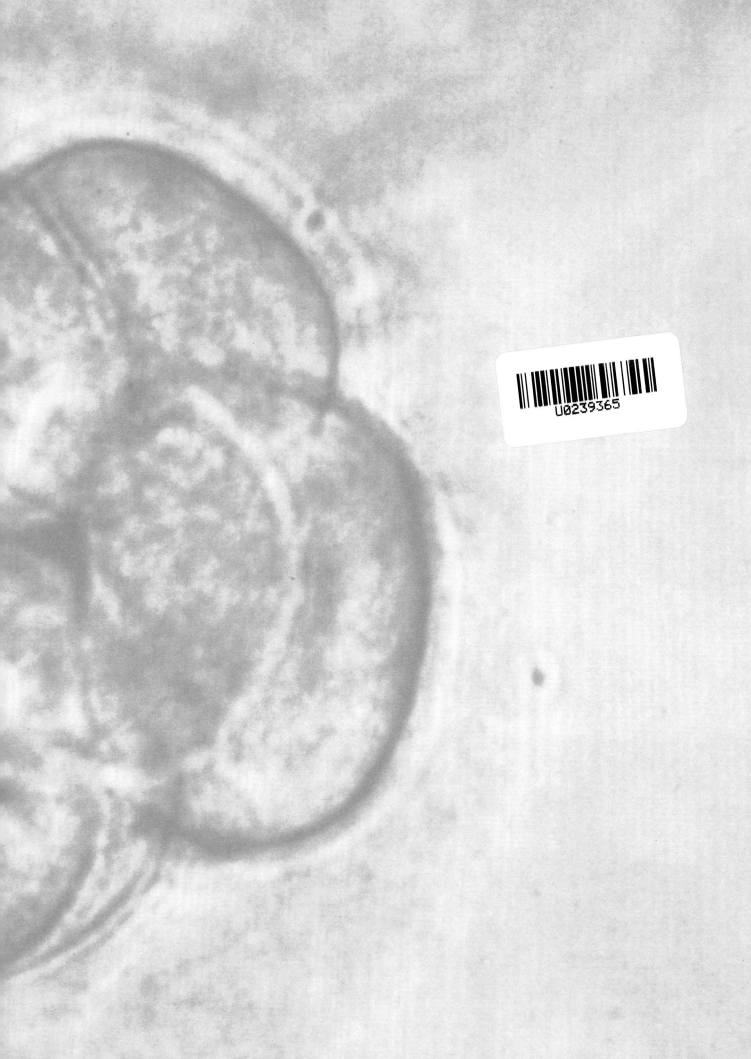

DK人体大百科

关于人体解剖结构、功能和疾病的图解指南

（原书第3版）

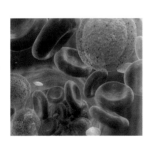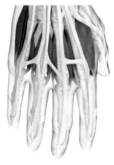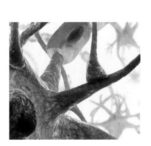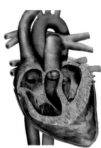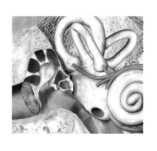

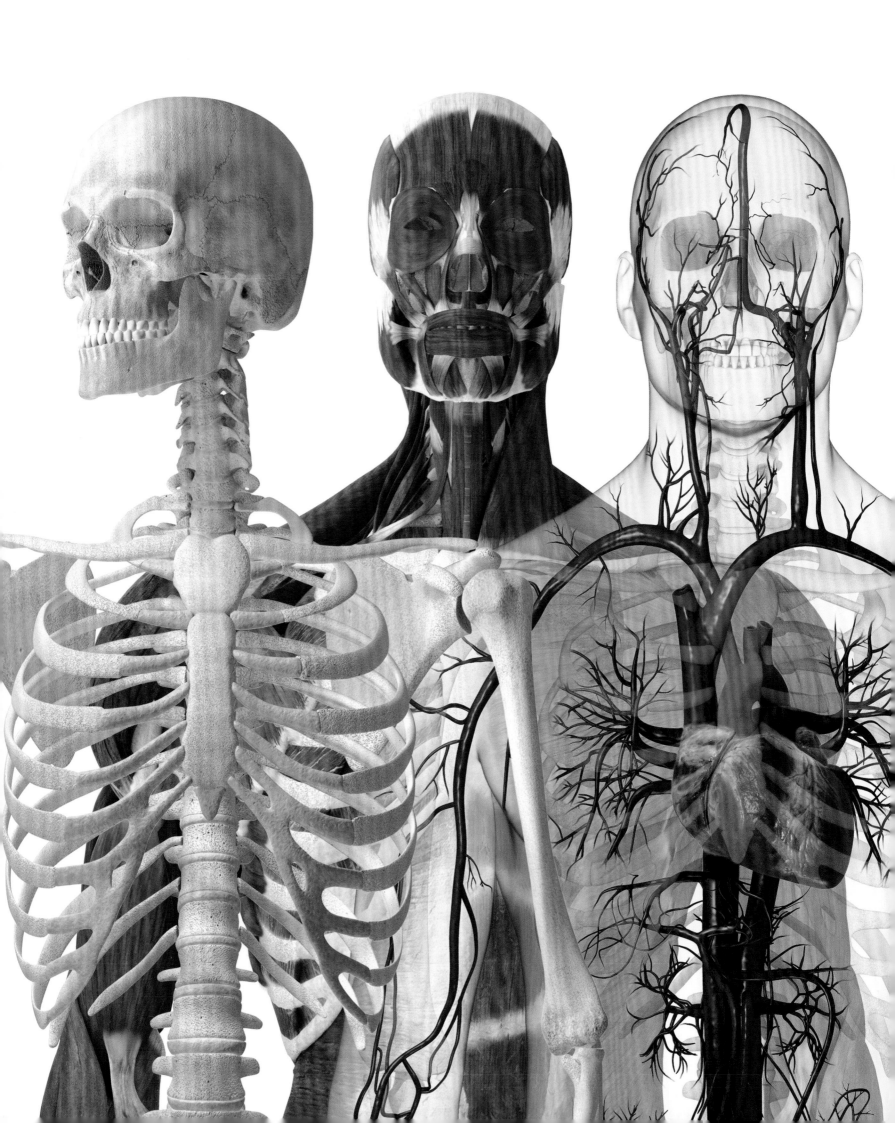

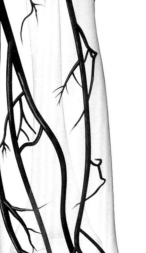

DK

DK人体大百科

关于人体解剖结构、功能和疾病的图解指南

（原书第3版）

THE HUMAN BODY BOOK

著　〔英〕史蒂夫·帕克（Steve Parker）

主译　李文生

译者　李文生　张丽红　秦　松　马丽香　秦　杰

　　　袁向山　李瑞锡　郑黎明　张红旗　谭德炎

　　　陈　红　刘　琼　孙　燕　高　璐　周国民

北京科学技术出版社

目录

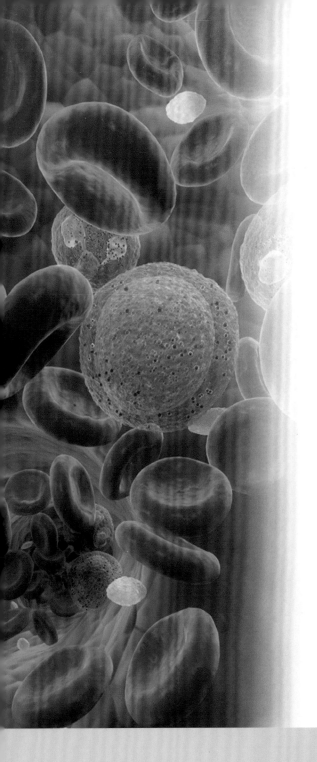

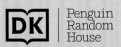

The Human Body Book

Copyright © Dorling Kindersley Limited, 2007, 2013, 2019

A Penguin Random House Company

Chinese simplified translation copyrights © 2025 Beijing Science and Technology Publishing Co., Ltd.

著作权合同登记号　图字：01-2024-2321

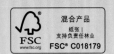

混合产品
纸张｜
支持负责任林业
FSC® C018179

www.dk.com

图书在版编目 (CIP) 数据

DK 人体大百科：关于人体解剖结构、功能和疾病的图解指南：原书第3版 /（英）史蒂夫·帕克 (Steve Parker) 著；李文生主译 . -- 北京：北京科学技术出版社，2025. -- ISBN 978 - 7 - 5714 - 4149 - 4

Ⅰ . R32 - 49

中国国家版本馆 CIP 数据核字第 20244 UA 713 号

责任编辑：安致君　　　策划编辑：赵美蓉
责任校对：贾　荣　　　　责任印制：吕　越
图文设计：北京麦莫瑞文化传播有限公司
出 版 人：曾庆宇
出版发行：北京科学技术出版社

社　　址：北京西直门南大街 16 号
邮政编码：100035
电　　话：0086 - 10 - 66135495（总编室）
　　　　　0086 - 10 - 66113227（发行部）
网　　址：www.bkydw.cn
印　　刷：北京华联印刷有限公司
开　　本：787 mm × 1092 mm 1/8
字　　数：612 千字
印　　张：35
版　　次：2025 年 1 月第 1 版
印　　次：2025 年 1 月第 1 次印刷
ISBN 978 - 7 - 5714 - 4149 - 4

定　价：238.00 元

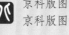

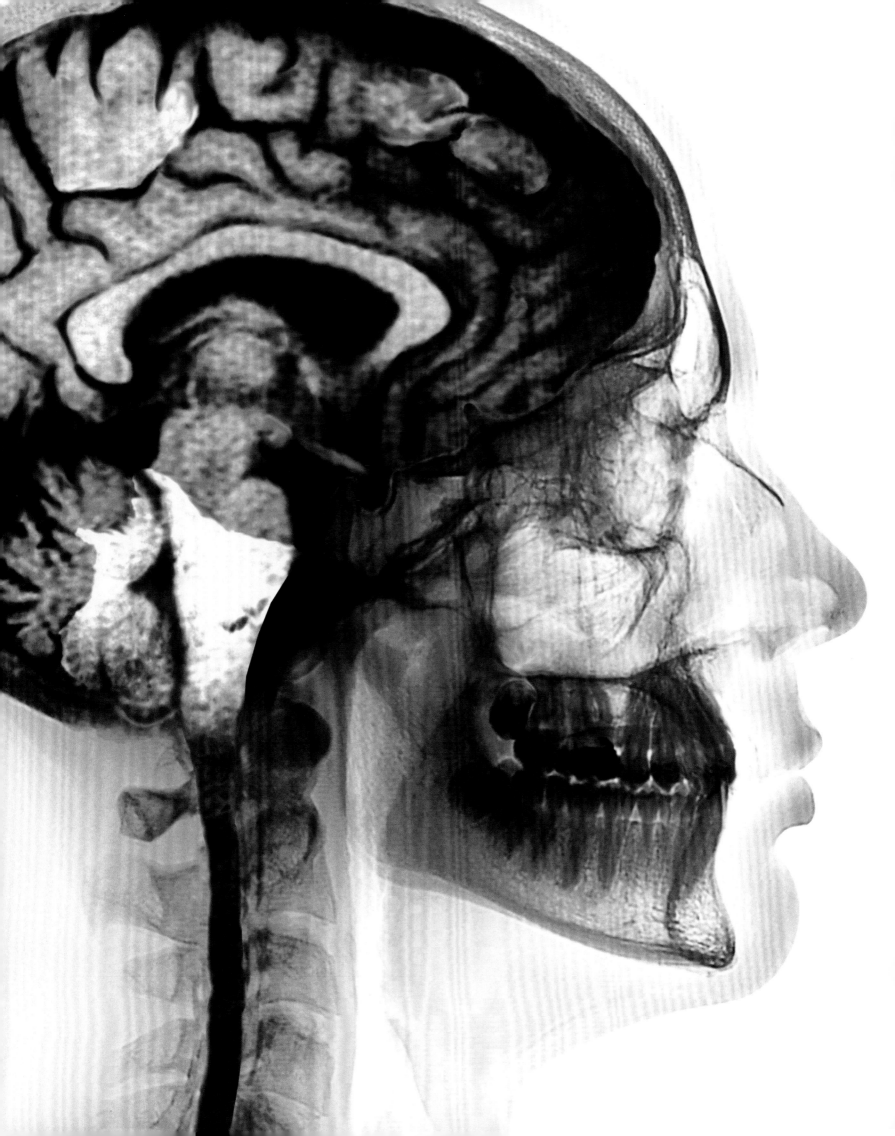

前言

　　本书以前所未有、令人惊奇的形式向人们展示了人体内部的详细结构。得益于科技的重大进步，我们才能获得这些精美的图片。虽然在几百年前我们就掌握了解剖技术，但是新技术帮助我们更精确地揭示了人体皮肤下面的细微结构。计算机断层扫描术即运用 X 线分层扫描人体断面的摄影技术的诞生，使得我们能够首次详细地观察到人体内部结构。基于先进的计算机技术，这些信号能被重建出准确而细致的三维结构影像。此外，无电离辐射的磁共振成像技术被广泛应用。如果你置身于一个巨大的磁场中，这磁场吸力足以将你的手表从手腕中吸脱，那么在你身体组织内部，所有的氢分子都会整齐地像罗盘中的指针一样排列。当无线电波对准这些磁化的组织时，不同组织呈现了不同的振动方式，这些振动信号能被检测到并被计算机合成，从而构建出三维图像。因此，我们现在已能制作出非常准确的人体解剖图像。当然，本书中的有些图片是根据光学显微镜下的观察所描绘出来的。镜下解剖与三维图像的组合具有很高的指导性，能让人们更加深入地了解人体内部特有的奇妙结构，而非简单的一瞥。本书不仅对那些想要了解人体如何运转的非医学专业的人们颇具吸引力，而且对医生和护士等专业人士也具有一定的指导意义。如果当我还是一名医学生的时候就能看到如此精美的图像，那么人体解剖学的学习就会变得更加激动人心。

罗伯特·温斯顿

译者序

　　一本专著如果能够达到专业性和科普性的完美融合，那将是读者们的幸事。《DK 人体大百科：关于人体解剖结构、功能和疾病的图解指南（原书第 3 版）》就是这样一本专著，它既是一本综合性的医学知识参考书，也是一本揭示人体结构奥秘及人类疾病发生发展、诊断和治疗的医学科普读物。因此，自问世以来，本书就深受多个国家和地区的读者喜爱。

　　本书以人体各系统、器官、组织和细胞的解剖结构为基础，融合了分子生物学、影像诊断学和数字医学等最新科技内容，体现了医学学科间相互交叉、渗透的发展趋势。通过具有真实感的彩色三维图，以及超微结构的彩色电镜、医学影像和内镜等图片，来介绍多种常见病和多发病，精美的插图和简洁的文字叙述相得益彰，体现了科学和人文艺术的完美结合。广大医学专业的读者，通过阅读本书会获得一些最新的医学知识，而非医学专业的读者也会了解到一些基本的医学知识，从而认识自己、保护自己、预防疾病。

　　本书付梓之际，我要特别感谢我的恩师、著名解剖学家、上海科普教育发展基金会创始人左焕琛教授，她经常教育我们，作为高校教师，不仅要做好教学和科研工作，也要做好科学普及，为更广大人群服务。正是她的鼓励和鞭策，才使得我有勇气接受本书的翻译任务，认真工作。同时，我也要感谢本书的其他译者、我的同事们——复旦大学基础医学院解剖与组织胚胎学系的教授们，他们为本书翻译工作的按期完成付出了大量的精力。此外，我还要感谢北京科学技术出版社的工作人员，他们为该书的出版做了认真准备，在印刷上努力做到与原书一样精美。

　　虽然全体译者在翻译过程中精益求精，审校时字斟句酌，力求文字通俗易懂又不失专业，但由于水平有限，加之本书涉及的知识面较广，译文中难免有错误与不足，恳请广大读者和医学同道们多提宝贵意见，以便再版时进一步完善。

李文生

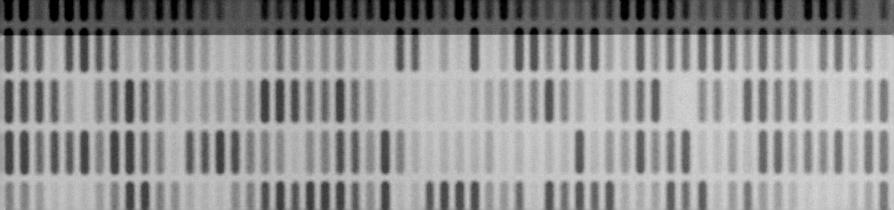

整合的机体

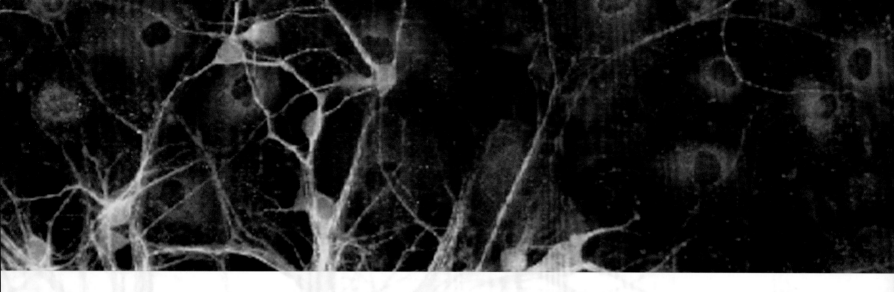

引言

世界人口已经超过70亿。每分钟有250多个婴儿出生，而每天有15万人死亡，因此，人口几乎以每秒新增3人的速度在增长。每个人的生活、思考、忧虑和幻想，都离不开人体这个最复杂、最神奇的有机体。人类的一个永恒特征就是对自身充满好奇心。我们在大量且与日俱增的细节中，不断洞悉自身，以理解其内部的运行机制。本书通过揭示人体的每一个方面，来满足我们的好奇本性。

结构层次

为理解人体的内部结构和运行方式，本书借鉴了工程学的原理和方法，把人体视为整合了多个系统的"活机器"。每个系统执行一个主要角色或任务。例如，在心血管系统中，心脏将血液泵入血管，为身体的每一部分提供必需的氧气和营养物。按照结构层次划分，系统由器官组成（如胃、肠和肝是消化系统的器官），器官由组织组成，组织由细胞组成。

细胞通常被称为人体微观结构的单位，然而，它们并不像墙上的砖那样被动，它们是主动的、动态的，不断生长、分化、发挥功能、死亡，以每秒数百万计的速量更新。人体大约有100万亿个细胞，这些细胞又分为200多种不同的类型。科学的不断进步，使研究得以深入到细胞内部的细胞器，进而达到物质最基本的组成部分——分子和原子。

人体解剖学

人体解剖学是研究人体结构以及细胞、组织和器官如何有机组合的学科。它通常以剖面图、横切面图和分解视图来阐明各组成部分。实际上，身体内部空间有限，组织和器官互相挤压，没有自由的空间，但也不是静止不变的。当我们移动、呼吸、泵血、进食和消化时，身体各部分之间的相互关系不断变化。例如，食管在胸腔内部压力的作用下，通常是被压平的，因此，吞下的食物并不会在食管里自动向下移动，必须通过食管壁的平滑肌收缩将食物推送到胃。

生理学

一张大型工厂或办公室的平面图是对其静态结构和布局的简要说明，会显示房间的布局，机器和家具的位置，电线、水管和空调管道的排布情况。为了获得全面的了解，我们需要看到这个场所的动态情况，包括移动的人、货物和其

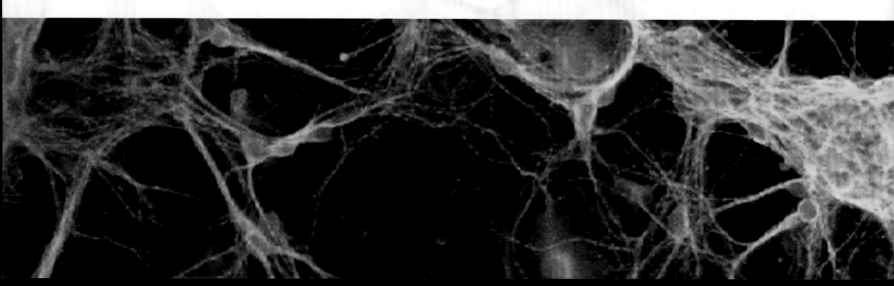

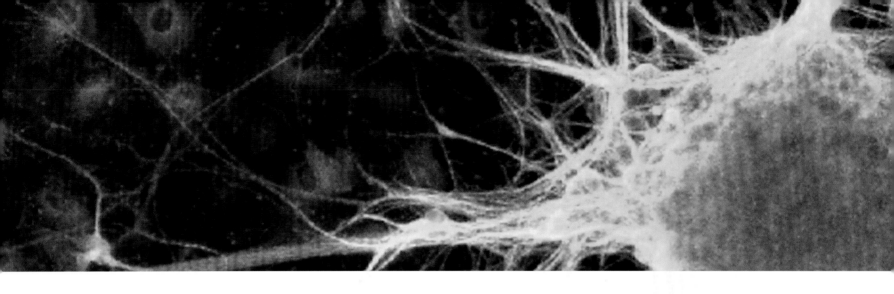

他信息。类似地，生理学是一门研究人体活动及功能的学科，与人体解剖学如同双胞胎一样相互关联在一起。生理学在原子、离子和分子等层面关注动态化学反应，研究酶的作用、激素的刺激、DNA 的合成等工作原理，以及身体如何储存和使用来自食物的能量。随着研究人员更深入的研究，更多的生化通路被阐明，更多的生理奥秘被揭示。这些研究的目的大多是预防、治疗或缓解疾病，或使我们能够了解新开发的特效药的原理，或指导我们服用某些药物。

健康和疾病

为找到保持健康和预防疾病的最佳方法，医学界每年会收集大量的数据。目前认为，基因遗传（随机性事件）是个体保持健康和良好状态的既定起点。近年来，辅助生殖技术，如体外受精（IVF）开展的植入前遗传学诊断（PGD）和基因治疗能够消除这些偶然性因素。养育过程的诸多方面也都会对健康产生重大影响，如饮食过于丰富会带来肥胖的风险，饮食过于缺乏则会导致营养不良，尤其是对于身体尚在发育的儿童。人体可能会受到各种疾病的影响，如病毒或细菌感染，意外或长期重复活动造成的伤害，遗传基因有缺陷，或暴露在有毒环境中。

关于本书

本书接下来的章节描述了人体各个层次的结构及其工作方式。首先，描述层次结构，从 DNA 等分子到细胞器和细胞，再到组织和器官。其次，以基本功能为路径，依次聚焦每个主要系统。每一章节都以系统的概述开始，随后探索其器官和组织，介绍它们工作的内容及方式。

每个章节的最后都会探讨与该系统相关的常见疾病，包括遗传变异、衰老、感染和损伤引起的各种问题。

章节顺序从支持和运动（骨骼和肌肉），到控制和协调（神经和激素），再到基本生命支持、保护和营养（心、肺、皮肤、免疫、消化和排泄）以及生殖。最后一章探讨了发育、衰老和遗传。

通信网络

这张神经细胞（神经元）的显微图像显示了与胞体相连的细长突起（轴突和树突）。神经元在全身传递电信号，尤其是脑和脊髓，每一个神经元都与数百个其他神经元相连接，形成一个密集的网络。

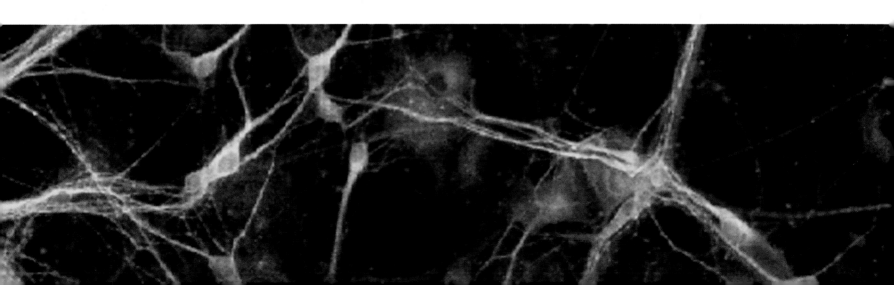

人体成像

成像对诊断疾病、阐明疾病发展过程和疗效评估至关重要。现代技术以最小的创伤为患者提供了关于疾病诊断和严重程度方面的详尽信息，这在一定程度上取代了外科手术。显微镜的使用也促进了生物学研究的发展。

X射线的发现使非侵入性医学的发展成为可能。如果不能看到身体内部，许多身体内部的病变只能通过手术发现。现在，计算机成像技术可以帮助医生做出早期诊断，大大增加了疾病康复的可能性。计算机通过处理和增强原始数据，能够提高我们的视觉辨别能力，例如，对X线或扫描图像的微小灰度差别进行编码并重新显示为可以分辨的色彩。虽然增强影像有意义，但在某些情况下，直接观察也是必要的。随着内镜等检查设备的发展，直观检查技术的侵入性也在降低。本书采用了大量的真实的人体影像和艺术化的示意图。

显微镜

光学显微镜（简称光镜，LM）采用具有放大作用的透镜来聚集光线，光线通过薄的切片，可使之放大2 000倍。电子显微镜（简称电镜，EM）以电子束为光源，具有更高的放大倍数。扫描电子显微镜（SEM）的电子束穿过覆有金属薄膜的标本，并在表面反射，形成三维影像。

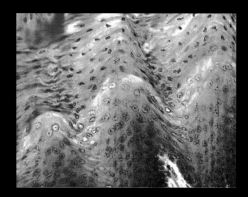

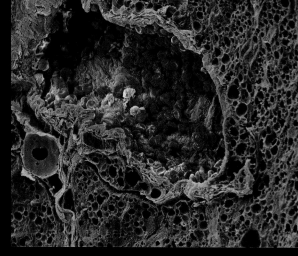

肿瘤血供的扫描电镜图像

冷冻切割（标本扫描前被冷冻并切割）图像显示含有血细胞的血管长入黑色素瘤（皮肤肿瘤）。

线粒体的透射电镜图像

透射电镜（TEM）可以放大几百万倍。这张彩色图像显示的是细胞内的一个线粒体，放大了约12 000倍。

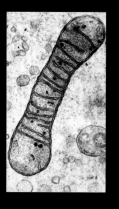

舌乳头的光镜图像

光镜图像显示舌上的小突起，又称乳头。用于光镜观察的标本通常用化学物质染色，使细胞核等结构着色。

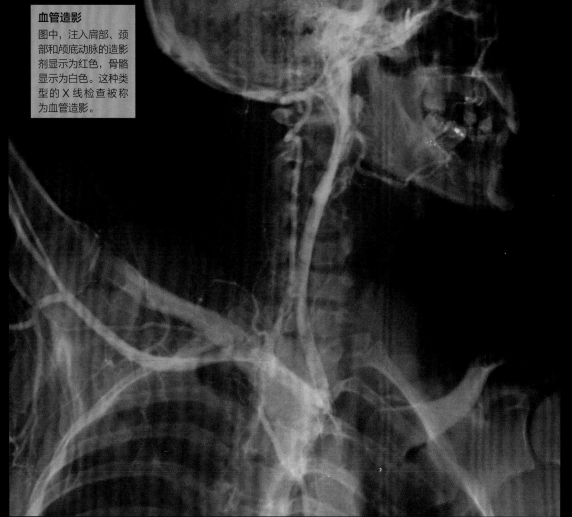

血管造影

图中，注入肩部、颈部和颅底动脉的造影剂显示为红色，骨骼显示为白色。这种类型的X线检查被称为血管造影。

X 线

与光线一样，X线也是电磁波，但是波长很短。当X线穿过人体落到感光胶片上，就会产生图像（X线片）。致密的结构如骨骼，会吸收更多的X线呈白色；而软组织如肌肉呈灰色。要清晰地显示中空的或充满液体的组织，必须在其中灌注可以吸收X线的物质（造影剂）。运用X线技术可获得身体部位的实时运动图像，例如观察吞咽动作。

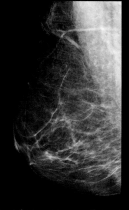

乳腺X线片

女性乳房（乳腺）的X线片被用作乳腺癌的常规筛查，它可能显示为异常的白色区域。这张X线片显示的是健康的乳房。

CT 和 MRI

计算机断层扫描（CT）和磁共振成像（MRI）可以显示人体多种组织的细节。CT 是用低剂量 X 线成像，即有一个 X 线扫描器围绕患者旋转，同时计算机记录不同密度的组织所吸收的电磁波能量，不同层面的数据进而构成横断面的图像。MRI 是将患者置于磁场中，使人体内的氢原子平行排列，当无线电脉冲释放时，改变了氢原子的平行排列，当脉冲停止后，氢原子再次回到平行排列状态，并发出无线电信号，进而产生影像。

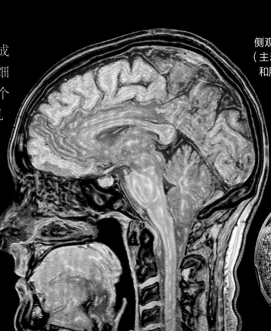

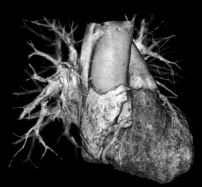

心脏CT
心脏三维 CT 右侧观，显示了大动脉（主动脉，中央上方）和肺部的一些血管。

肺CT
胸部的水平断面中，正常肺的海绵样组织和气道（分别为橙色和黄色）与周边致密的组织清晰可辨。两肺间的心和大血管呈淡蓝色，椎体、肋骨、胸骨呈深蓝色。

头部MRI
头部中线 MRI 侧视图，可见的结构包括脑、脊髓、鼻腔和舌。

核医学成像

核医学成像是将放射性物质（放射性核素）注入人体，其被拟成像区域的组织吸收，并在衰减过程中释放 γ 射线，经计算机合成影像。这种类型的成像可以帮助诊断许多疾病，包括癌症、心脏病、消化系统疾病和神经系统疾病。核医学成像的例子有正电子发射断层成像（PET）和单光子发射计算机断层成像（SPECT），它们提供有关组织的功能数据，而非详细的解剖结构。PET 或 SPECT 可与 CT 融合，这样提供的图像既能反映结构信息，又能反映功能信息。

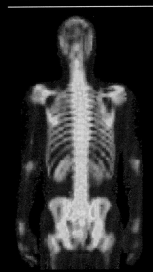

骨扫描
在这张扫描图像中，放射性核素集中在脊柱、肋骨和骨盆，分别显示为浅蓝色、黄色和橙色。这种方法显示的细胞活性异常增强，可能预示着癌症。

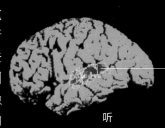

听 ————听觉皮质（听觉区域）

说 ————运动控制区域————听觉皮质（听觉区域）

PET
PET 脑侧面观显示了大脑的活动。上图是人在听词语时拍摄的，听觉皮质活跃。下图是人在听并且复述词语时拍摄的，大脑控制说话肌肉的运动区域变得活跃。

超声检查

传感器在检查身体时发出高频声波（频率太高，我们无法听到），当遇到不同密度的组织时，反射回传感器，计算机对反射波进行分析并产生图像。超声检查常用于监测胎儿在子宫内的发育，由于没有使用放射线，这种技术被认为是非常安全的。超声心动图是一种改进的超声形式，可以实时显示心跳。

胎儿超声
图像中清晰可见羊水中的6个月大的胎儿。

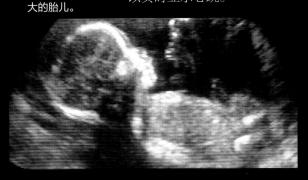

内镜检查

类似于望远镜的各种类型的内镜通过人体自然孔道或切口进入体内，将身体内部成像。有些类型的内镜是硬质的，但多数类型采用了光纤技术从而变得柔韧，在行进过程中可以弯曲并被控制。它们自带光源，并带有引入或排出液体或气体的管道、手术刀、取样（活检）用的镊子，或许还有烧灼病变组织的激光刀。内镜已经发展到可适用于身体的不同部位——用于气道的支气管镜，用于食管和胃的胃镜，用于腹部的腹腔镜，用于下消化道的肠镜。

气管
气管内部的支气管镜图像，显示了防止气管塌陷的软骨环。

电活动

将传感器垫片放在皮肤上以检测来自活动的肌肉和神经的电信号。信号经过整合、放大，显示为实时轨迹，通常表现为棘波或非特异性波形。该技术包括显示心脏活动的心电图（ECG）和显示脑神经活动的脑电图（EEG）。

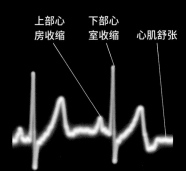

上部心房收缩 下部心室收缩 心肌舒张

头部和颈部成像

头部和颈部可视化技术包括观察中空性器官（如喉）内部结构的内镜，以及了解脑深部结构的复杂计算机辅助成像技术。

头部和颈部包含被颅骨保护的脑，脊髓和椎骨，眼和耳，构成上呼吸道的鼻咽（鼻腔和咽）和喉，以及消化系统起始部（牙、舌和食管上部）。以上部分结构可直接观察，如内镜下观察喉和鼻咽。至于深部和更细致的观察，常规 X 线可拍摄颅骨和椎骨的影像，但通常拍不出软组织的清晰影像。对于这些组织，CT 和 MRI 可获得更详细的影像。有些技术如功能性磁共振成像（fMRI）和放射性核素显像可用来了解组织是如何发挥作用的。

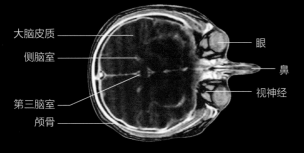

大脑皮质　
侧脑室　
第三脑室　
颅骨　
眼　
鼻　
视神经

1.经头上部倾斜横断位MRI

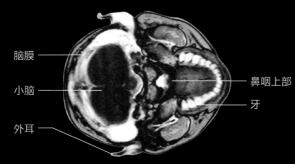

脑膜　
小脑　
外耳　
鼻咽上部　
牙

2.经头中部倾斜横断位MRI

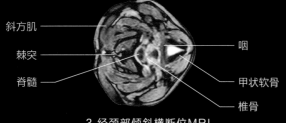

斜方肌　
棘突　
脊髓　
咽　
甲状软骨　
椎骨

3.经颈部倾斜横断位MRI

1，2，3 经头颈部倾斜横断位MRI
这些不同水平的横断位图像显示的关键结构：
1.大脑皮质、脑室和眼；2.小脑、鼻咽上部和牙；3.咽、脊髓和椎骨。

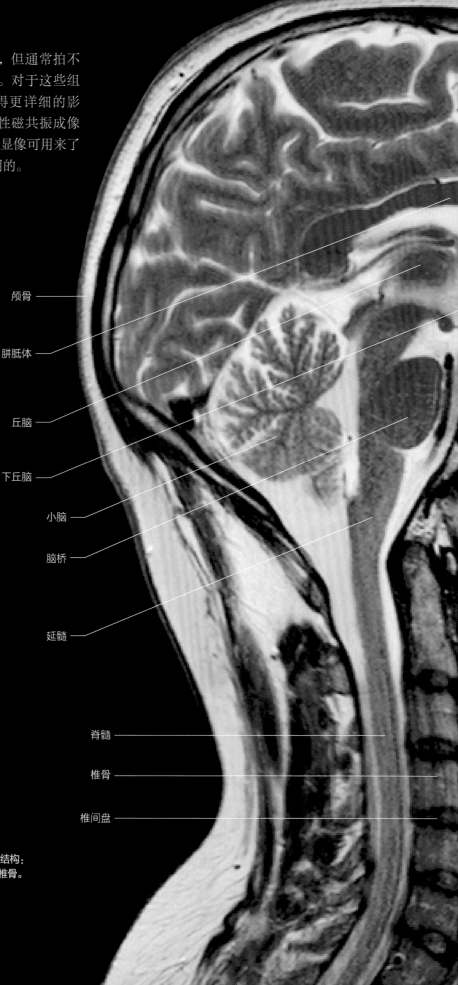

颅骨　
胼胝体　
丘脑　
下丘脑　
小脑　
脑桥　
延髓　
脊髓　
椎骨　
椎间盘

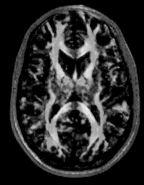

扫描平面

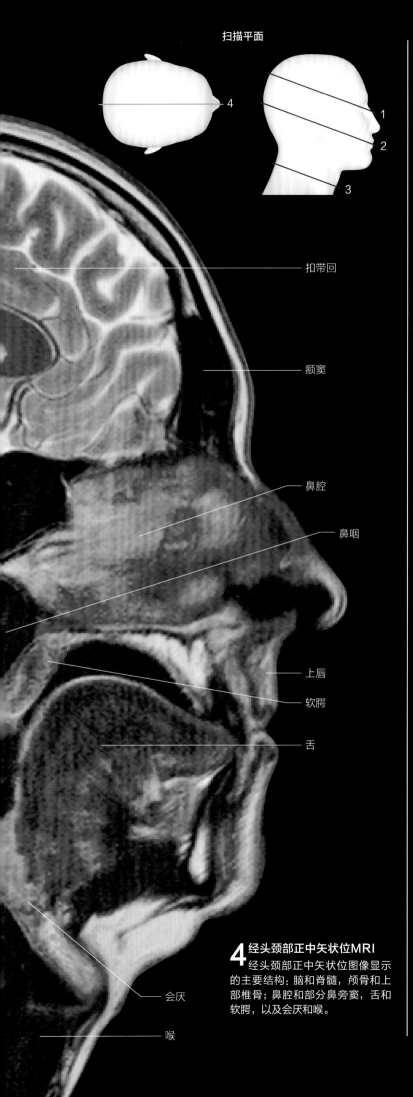

扣带回

额窦

鼻腔

鼻咽

上唇

软腭

舌

会厌

喉

4 经头颈部正中矢状位MRI
经头颈部正中矢状位图像显示的主要结构：脑和脊髓，颅骨和上部椎骨；鼻腔和部分鼻旁窦，舌和软腭，以及会厌和喉。

神经系统

CT 和 MRI 能显示脑和脊髓的详细结构，这些影像大部分以组织的二维"切片"显示出来，但也可通过计算机创建的三维脑模型来显示。CT 和 MRI 常用于肿瘤和颅内出血等疾病的诊断。功能性磁共振成像（fMRI）通过显示脑血流的情况，反映脑不同部位神经活动的水平。放射性核素扫描如 PET 和单光子发射计算机断层成像（SPECT），能显示脑组织代谢活动如摄取氧和葡萄糖的水平。如果某些区域活动过度，则提示可能为肿瘤；如果某些区域活动低下，则可能是阿尔茨海默病（Alzheimer disease）的征象。

脑的磁共振弥散张量成像（DTI）
DTI 是 MRI 技术的一种，能显示组织结构的细节。图中绿色代表脑内前后走行的神经纤维，红色代表脑内左右走行的神经纤维，紫色代表脑内上下走行的神经纤维。

心血管系统

血管造影术可详细显示颈动脉、颈静脉和头颈部的其他血管。血管造影术，是将不透 X 线的化学制剂（造影剂）注入血管，使血管在 X 线片或 CT 影像上能够清晰显示。这些影像可显示血管阻塞和狭窄的部位，也可显示血管的异常，如动脉瘤（动脉壁膨出或薄弱的部位）。一种称为多普勒超声的无创技术可探测通过颈动脉的血流。这些成像技术均有助于对严重疾病（如卒中）的风险做出评估。

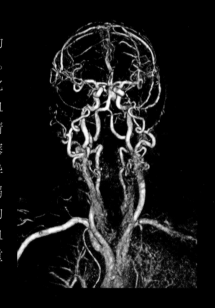

头颈部的血管造影图像
图中显示颈部的颈动脉和脑内的动脉（前面观），已使用造影剂增亮动脉。该图是将许多层二维图像处理后重建出的三维图像。

呼吸系统

上呼吸道从鼻孔起始，经鼻腔和咽，向下至喉，可通过内镜直接观察。内镜使得医生可以观察到鼻腔、扁桃体、腺样体和声带，也有助于明确阻塞或出血的部位、鼻息肉或声带小结等结构异常。软管内镜可从鼻孔插入，向下进入咽喉，观察鼻腔和咽喉。如果仅仅为了检查咽或喉，可将软管内镜从口腔插入。

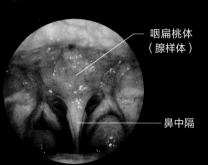

咽扁桃体（腺样体）

鼻中隔

鼻腔的内镜图像
图中显示了鼻腔后面的结构：鼻咽，即咽的最上部，空气由此吸入。

胸部成像

常用的胸腔内部结构成像技术包括 X 线、CT 和 MRI。其他成像技术可用于特殊目的，如冠状动脉造影术用于反映心脏的供血状况。

通常所指的胸部是从颈根部延续至膈肌，被肋骨、胸骨和胸椎所保护。胸腔的大部分被肺、心脏和大血管所占据。其中大血管主要有主动脉、腔静脉、肺动脉和肺静脉。其他重要结构有食管、气管和支气管等。有些中空性结构如气管、支气管和食管可通过内镜观察。其他结构可通过 X 线、CT 或 MRI 观察。血管造影术能显示血管。超声心动图技术是超声检查的一种方法，可用于心脏的成像。

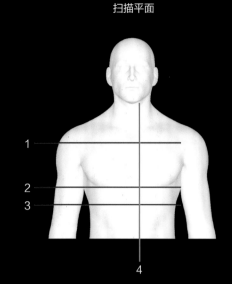

扫描平面

1
2
3
4

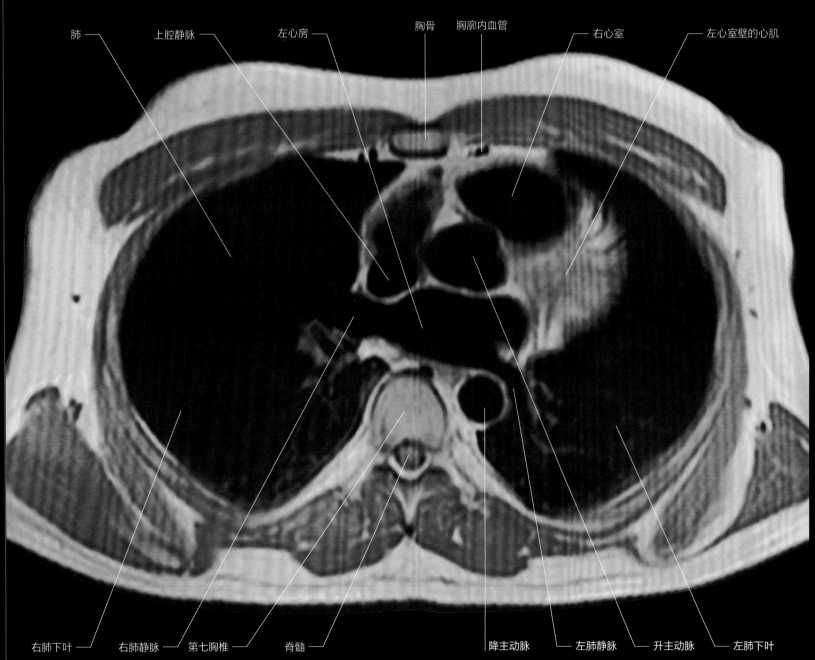

肺　上腔静脉　左心房　胸骨　胸廓内血管　右心室　左心室壁的心肌

右肺下叶　右肺静脉　第七胸椎　脊髓　降主动脉　左肺静脉　升主动脉　左肺下叶

2. 经中胸部横断位MRI

骨骼系统

胸部 X 线片上很容易看见肋骨、脊柱和胸骨，以及相关骨如肩胛骨和锁骨。此方法常用来诊断骨损伤（如骨折）、骨疾病（如骨癌或骨质疏松症），以及骨异常（如脊柱侧凸）。CT 和 MRI 可发现创伤（如软组织损伤）中更细微的结构和征象，这些成像技术对发现肋骨或椎骨骨折而造成肺、心或脊髓损伤所产生的危险，具有特别重要的意义。

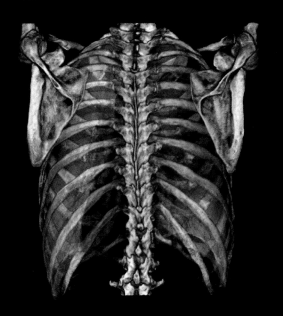

胸部三维CT

胸部三维 CT 的彩色图像（后面观）。脊柱居中央，肋骨自胸部脊柱放射状发出，肩胛骨位于两侧上方，蓝色区域为肺。

呼吸系统

下呼吸道由气管、支气管、各级细支气管和肺组成，可采用多种方法成像。传统的 X 线较常用，由于肺内充满空气，故呈暗黑色，而呼吸道则成白色。X 线可发现诸如肺不张等病变，或一些呼吸道疾病的体征，如肺结核。支气管造影术是一种 X 线造影术，可使呼吸道增亮。该方法多数已经被 CT 和 MRI 所取代，它们能够提供呼吸道、肺组织和一些异常（如肿瘤）的详细二维或三维影像。

支气管造影

彩色 X 线片显示了气管和正常左肺内的左主支气管和部分细支气管。造影剂覆盖于呼吸道的内面，以便显示得更清楚。

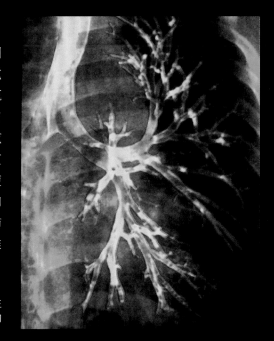

心血管系统

心血管成像可对心及主要血管的结构和功能做出评估。CT 和 MRI 可显示心的腔室和瓣膜，能发现诸如心瓣膜关闭不全等问题。血管造影术可用来显示冠状动脉和肺动脉，能探查血管狭窄或阻塞的部位。各种核医学成像技术如 PET 和 SPECT（见第 13 页），可用来评估心腔和心肌内的血流。超声心动图作为一种超声成像技术，可实时观察心的泵血功能和通过冠状血管的血流。

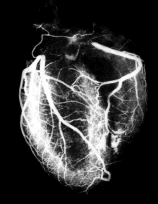

冠状动脉造影

将造影剂注入心血管，然后进行 X 线摄片。图中显示了正常的冠状动脉，可见白色的动脉围绕心脏。

1，2，3 经胸部横断位MRI 这些经胸部横断面显示：1. 两侧肺尖、第一胸椎和脊髓；2. 断面经过两肺的中部和心的腔室；3. 断面经过左肺下叶、主动脉和肝右叶。

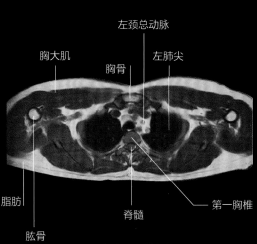

1.经上胸部横断位MRI

（标注：胸大肌、左颈总动脉、胸骨、左肺尖、脂肪、肱骨、脊髓、第一胸椎）

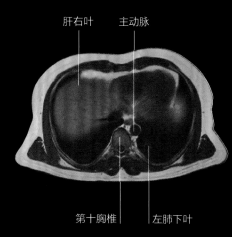

3. 经下胸部横断位MRI

（标注：肝右叶、主动脉、第十胸椎、左肺下叶）

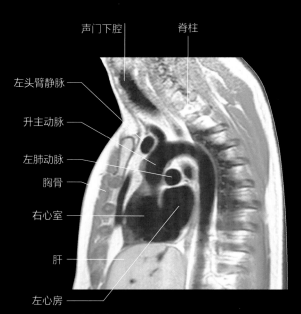

4 经胸部矢状位MRI

图中可见心的两个腔室（右心室和左心房）、大血管（如主动脉）、脊柱及胸骨，还可见位于腹部的肝。

（标注：声门下腔、脊柱、左头臂静脉、升主动脉、左肺动脉、胸骨、右心室、肝、左心房）

腹部和盆部成像

下部躯干由腰部脊柱、腹腔和盆腔组成，包括泌尿系统、生殖系统和下部消化系统。这些结构可通过内镜或者各种无创成像技术直接观察。

腹腔介于膈肌和骨盆的髂棘之间，盆腔则紧邻其下方，由前外侧面的两块髋骨和后面的骶骨围成盆状。腹腔和盆腔包括胃、肝、肾、脾、胰、小肠、大肠和内生殖器，以及供应人体下部的重要血管和神经。腹部有双层腹膜和内脏脂肪，能保护腹内结构。部分腹内结构可通过内镜观察，也可通过 X 线、超声、CT 和 MRI 等观察。

扫描平面

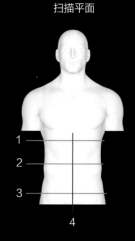

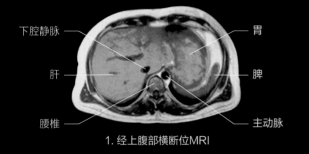

下腔静脉　胃
肝　脾
腰椎　主动脉

1. 经上腹部横断位MRI

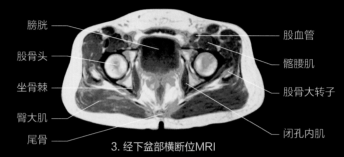

膀胱　股血管
股骨头　髂腰肌
坐骨棘　股骨大转子
臀大肌　闭孔内肌
尾骨

3. 经下盆部横断位MRI

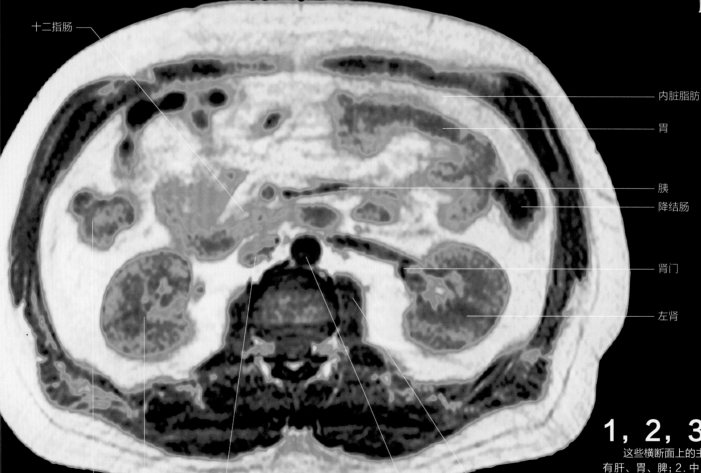

十二指肠

内脏脂肪
胃
胰
降结肠
肾门
左肾

升结肠　右肾　下腔静脉　2. 经中腹部横断位MRI　主动脉　腰大肌

1，2，3 经腹部和盆部横断位MRI

这些横断面上的主要结构有：1. 上腹部有肝、胃、脾；2. 中腹部有肾、胃、胰和肠；3. 盆腔有膀胱，还显示了盆腔外面的多种结构，如股骨头。

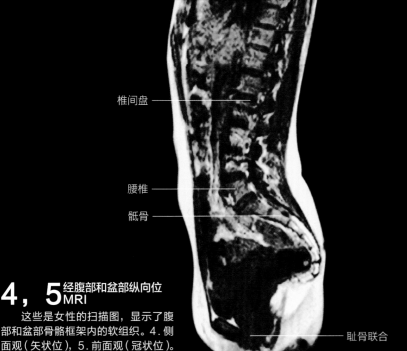

椎间盘

腰椎

骶骨

膈肌

椎骨

椎间盘

腰大肌

骶骨

骶髂关节

盆腔脏器

耻骨联合

4，5 经腹部和盆部纵向位 MRI

这些是女性的扫描图，显示了腹部和盆部骨骼框架内的软组织。4. 侧面观（矢状位），5. 前面观（冠状位）。显示了腰部脊柱前方的腹腔比较浅。

4. 经腹部和盆部矢状位MRI

5. 经腹部和盆部冠状位MRI

泌尿系统

泌尿系统由肾、输尿管、膀胱和尿道组成，可通过静脉尿路造影（IVU）显示。该方法是将造影剂注入血液，造影剂随血流经肾进入输尿管。当造影剂流经输尿管和膀胱时，进行 X 线连续摄片，发亮的部位即为含造影剂的结构。此方法可显示阻塞或异常的部位。另一种 X 线造影术为膀胱造影术（排泄式膀胱尿道造影术），将造影剂经尿道输入膀胱，当排尿时进行连续摄片。超声扫描可检查肾、膀胱和男性的前列腺。X 线、CT 和 MRI 均可用于泌尿管道的检查。

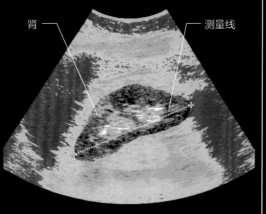

肾

测量线

肾的超声扫描

彩色超声扫描图显示正常成人的肾（中央深蓝色区域）。虚线沿肾的长轴测量约为 10 厘米，为成人的正常值。

消化系统

腹部超声、CT 和 MRI 扫描可用于消化系统任何器官的检查。经内镜逆行胰胆管成像（ERCP）可用于胰、胆道和胆囊的检查，它是一种内镜和 X 线造影术相结合的技术。胃、大肠、小肠的一部分可使用软管内镜直接观察，也可采用 X 线钡剂造影术检查。钡剂可吞服，也可经直肠灌入，然后即可进行 X 线摄片。

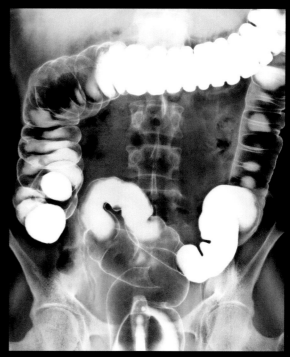

生殖系统

输卵管

子宫

卵巢

超声可检查男性的睾丸、阴囊、阴茎和其他内生殖器，可查明睾丸肿瘤和阴囊积水等疾病。超声也常用于检查女性的子宫、卵巢和输卵管，包括妊娠期检查。在宫腔镜检查中，可以通过宫颈插入内镜显示子宫内壁。经腹壁插入内镜（腹腔镜）也可对女性生殖器官进行观察。CT 和 MRI 均可检查男性、女性生殖系统。

女性生殖系统的内镜像

内镜显示女性生殖系统的主要结构：子宫（在顶部）、两侧的输卵管和卵巢。

结肠钡剂灌肠X线造影

彩色 X 线造影图像显示了正常的结肠和直肠。图中造影剂（钡剂）呈白色，能清晰地显示结肠和直肠。

上肢和下肢成像

骨骼、关节和肌肉占据四肢的大部分，因而能有效显示机体这些结构的 X 线、CT 和 MRI 最常用于四肢的检查。

上肢和下肢分别在肩关节和髋关节处与躯干相连，并由骨性结构上肢带骨（锁骨和肩胛骨）、下肢带骨（髋骨）所支持。每侧上肢有32块骨，每侧下肢有31块骨。此外还有大量的肌、肌腱和韧带，连同神经和血管，使四肢能完成复杂的运动。X 线、CT 和 MRI，以及放射性核素显像（见第13页）可用于查明损伤和异常，如肿瘤等。有时可用内镜观察关节内结构。血管造影术和超声技术可用于检查血管，如探查血管阻塞或损伤的部位。

扫描平面

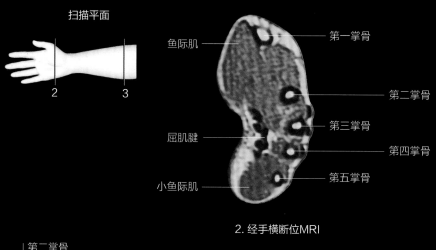

2. 经手横断位MRI

鱼际肌
第一掌骨
第二掌骨
第三掌骨
第四掌骨
第五掌骨
屈肌腱
小鱼际肌

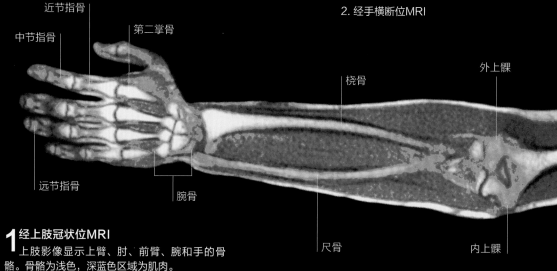

近节指骨
第二掌骨
中节指骨
桡骨
外上髁
远节指骨
腕骨
尺骨
内上髁

1 经上肢冠状位MRI
上肢影像显示上臂、肘、前臂、腕和手的骨骼。骨骼为浅色，深蓝色区域为肌肉。

扫描平面

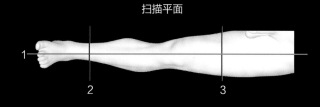

2，3 经下肢横断位MRI
2.经小腿下部，显示了胫骨和腓骨，及小腿肌。3.经大腿中部，显示了股骨及其周围的肌肉。

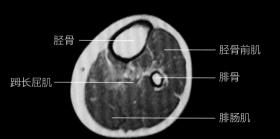

胫骨
胫骨前肌
𧿹长屈肌
腓骨
腓肠肌

2. 经小腿横断位MRI

1 经下肢矢状位MRI
图中显示了下肢部分主要的骨骼、肌肉，包括趾骨、3块楔骨中的1块、足舟骨和距骨、跟骨，以及腓肠肌和股四头肌。

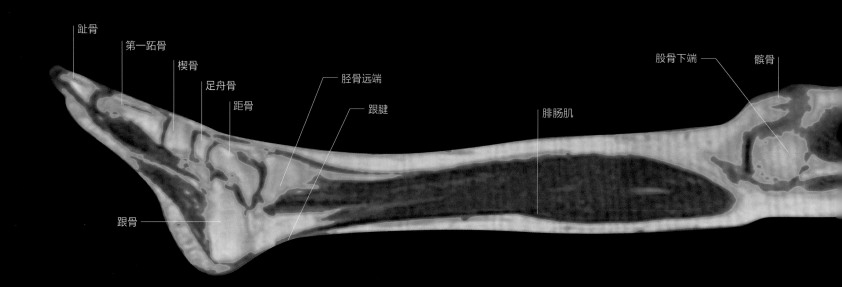

趾骨
第一跖骨
楔骨
足舟骨
距骨
胫骨远端
跟腱
股骨下端
髌骨
腓肠肌
跟骨

2，3 经手和前臂横断位 MRI

2. 手的横断面，显示了运动拇指的小肌肉（鱼际肌）和位于腕骨前方腕管内的屈肌腱，以及掌骨。3. 前臂横断面，显示了桡骨和尺骨，屈肌群和伸肌群。

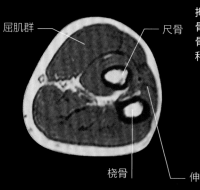

屈肌群　　尺骨　　桡骨　　伸肌群

3. 经前臂横断位 MRI

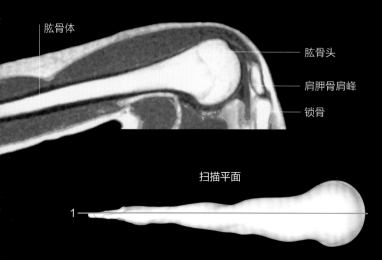

肱骨体　　肱骨头　　肩胛骨肩峰　　锁骨

扫描平面

1

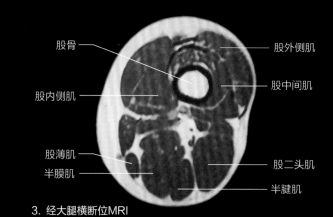

股骨　　股外侧肌　　股内侧肌　　股中间肌　　股薄肌　　股二头肌　　半膜肌　　半腱肌

3. 经大腿横断位 MRI

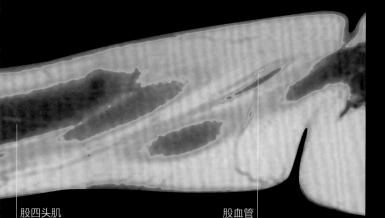

股四头肌　　股血管

骨骼系统

用于骨和关节检查的最常用方法是 X 线，它可发现骨损伤如骨折和其他骨病如骨质疏松症。CT 和 MRI 可用来更细致地观察骨骼和关节内结构，以及其他组织（如肌腹、肌腱和韧带）。关节镜也可对关节内结构进行直接观察。放射性核素显像技术如 PET（见第13页），可用来了解骨和骨髓的细胞活性。细胞活性过度增强（如肿瘤）的区域，显示为"热点"，较周围骨组织的区域更亮。

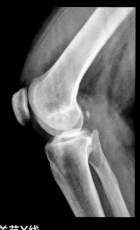

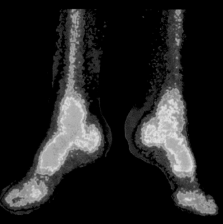

膝关节 X 线

弯曲膝关节的侧视图清楚显示了股骨（上）、髌骨、胫骨和腓骨。常规 X 线片仍然广泛用于骨的检查。

小腿放射性核素扫描

小腿和足的放射性核素成像，骨（蓝色）比其他组织吸收了更多的放射性核素。该方法能显示增强的细胞活性（提示可能为肿瘤）。

血管系统

血管造影术（有时称四肢血管造影术）可观察上、下肢血管。将不透 X 线的造影剂注入血液，使血管在 X 线片或 CT 图像上清晰显示。该方法常用于检查下肢静脉血栓（深静脉血栓形成）或脂肪斑块堆积于动脉（动脉粥样硬化）等，也可发现血管炎症或损伤的征象。不使用造影剂的 CT 或 MRI，有时也可用于显示血管。多普勒超声可探测经过血管的血流，能实时观察血管堵塞或血流异常，常用于检查下肢静脉曲张或手指雷诺现象。

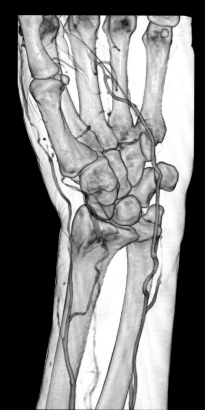

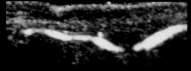

腕部血管造影

在此彩色图中，造影剂使前臂、腕和手掌的主要血管增亮，然后进行 CT 成像。

手指血流的多普勒超声成像

多普勒超声可探测流动的液体。图中显示了正常手指的血流（橙色）。

骨骼系统

详见第48~69页

骨骼是坚硬而可活动的支撑人体的框架，可以像杠杆和锚板一样运动。骨骼也可以辅助人体其他系统，例如，红细胞由骨内部的红骨髓产生。当机体缺乏矿物质，如需要钙维持神经正常功能时，可以从骨骼的储存库中获取。

组成

- 颅骨、脊柱、肋骨、胸骨（中轴骨）
- 肢体骨、锁骨、肩胛骨、髋骨（四肢骨）
- 软骨和韧带

肌肉系统

详见第70~81页

肌肉与骨骼协同工作，为机体复杂而有力的运动提供牵引力。非随意肌主要是自主调控机体内部的活动过程，如分配血液和消化。肌肉受神经支配，并从血液中获取氧气和能量。

组成

- 骨骼肌（附着于骨骼）
- 器官内的平滑肌
- 心肌

神经系统

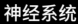

详见第82~119页

脑是产生意识和创造力的部位，它通过传出神经，经脊髓和神经分支控制随意肌的运动，也接受来自体内外的感觉信息。当与内分泌腺协同工作，监测和维护人体其他系统时，脑的多数活动是无意识的。

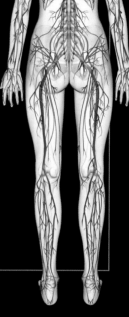

组成

- 脑
- 脊髓
- 周围神经
- 感觉器

内分泌系统

详见第120~129页

内分泌系统的腺体和细胞分泌的化学物质称激素。激素在血液等体液中循环，通过生理性反馈维持内环境的稳定。激素也调控生长发育、妊娠期变化和生殖活动。内分泌系统通过脑与神经系统紧密关联，双向监测和调控其他系统。

组成

- 下丘脑
- 垂体
- 甲状腺
- 胸腺
- 心
- 胃
- 胰
- 小肠
- 肾上腺
- 卵巢（女性）
- 睾丸（男性）

男性

心血管系统

详见第130~145页

心血管系统（循环系统）的基本功能是将血液泵到全身，为所有器官、组织提供富含氧和营养物质的血液，并运走代谢产物。循环系统还转运其他重要物质，如激素和免疫细胞等。

组成

- 心
- 血液
- 大血管（动脉和静脉）
- 小血管（小动脉和小静脉）
- 微血管（毛细血管）

呼吸系统

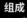

详见第146~161页

呼吸道借助呼吸肌提供的动力，将气体吸入和排出肺，气体在肺内进行交换，氧气被吸收，二氧化碳被排出体外。呼吸系统的另一个功能是发音。

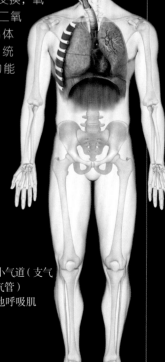

组成

- 鼻和颅部的其他气道
- 咽喉
- 气管
- 肺
- 肺内的大小气道（支气管和细支气管）
- 膈肌和其他呼吸肌

皮肤、毛发和指（趾）甲

详见第162~171页

皮肤、毛发与指（趾）甲构成的人体外部的保护层，统称皮肤系统。它们保护机体免受机械、微生物、放射线等的危害。在机体过热时，皮肤通过出汗调节体温。皮下脂肪能起到绝缘、能量储存、压力缓冲的作用。

组成
- 皮肤
- 毛发
- 指（趾）甲
- 皮下脂肪

淋巴和免疫

详见第172~187页

免疫系统的物理、生物和化学防御机制错综复杂、相互关联，为机体免受感染和内部功能失调的危害提供了重要的防御。缓慢循环的淋巴液有助于分配营养物质、收集代谢废物。当机体需要时，淋巴液还辅助运送具有免疫功能的白细胞。

组成
- 白细胞（如淋巴细胞）
- 抗体
- 脾
- 扁桃体和腺样体
- 胸腺
- 淋巴液
- 淋巴管、淋巴结和淋巴导管

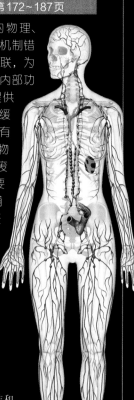

人体系统

人体系统如同一个精准的合作组织，每一个系统都发挥着重要的功能，但所有的系统都协同工作来维持机体高效运行。

与其他生物一样，人体主要的生物功能是繁衍下一代。事实上，生殖系统并不是生存所必需的。人体系统的准确数量和范围存在争议，例如肌肉、骨骼和关节时常会被组合成肌肉骨骼系统。尽管这些系统将分述，但它们在形态上和生理上相互依赖。大多数系统都有"常规的"组织，如结缔组织，它们能够包绕、支撑和缓冲某些器官。

消化系统

详见第188~209页

消化道是长约9米的管道，功能复杂多样，从口腔到肛门，各段的大小不同。消化系统的功能包括咀嚼、储存和消化食物，排出代谢废物，并将营养成分运送到人体主要的腺体——肝，肝能对各种消化产物做出选择性的利用。正常的消化依赖于正常的神经免疫功能，心理状态也会对消化产生一定影响。

组成
- 口腔和咽
- 食管
- 胃
- 胰
- 肝
- 胆囊
- 小肠（十二指肠、空肠、回肠）
- 大肠（结肠、阑尾、直肠）
- 肛管

泌尿系统

详见第210~219页

由肾生成的尿液可以将血液中的废物和多余的物质排出，维持人体的水、体液、盐和矿物质平衡。尿液的形成受激素调控，同时也受血流量、血压、液体和营养物质的摄入量、液体流失量（如汗液蒸发、出血）、外部环境（尤其是温度），以及生理周期（如睡眠和觉醒）的影响。

组成
- 肾
- 输尿管
- 膀胱
- 尿道

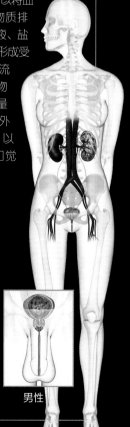

男性

生殖与分娩

详见第220~245页

生殖系统不同于其他系统，男性和女性有显著的差别。生殖系统只在生命周期的一段时间内发挥作用，手术切除通常不会危及生命。男性可以持续产生精子，但女性卵子的成熟是周期性的。另外，男性的精子和尿液都通过尿道排出，但不在同一时间。

组成
女性：
- 卵巢、输卵管、子宫
- 阴道、外生殖器
- 乳房

男性：
- 睾丸、输精管、精囊腺、尿道、阴茎
- 前列腺、尿道球腺

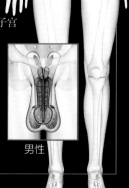

男性

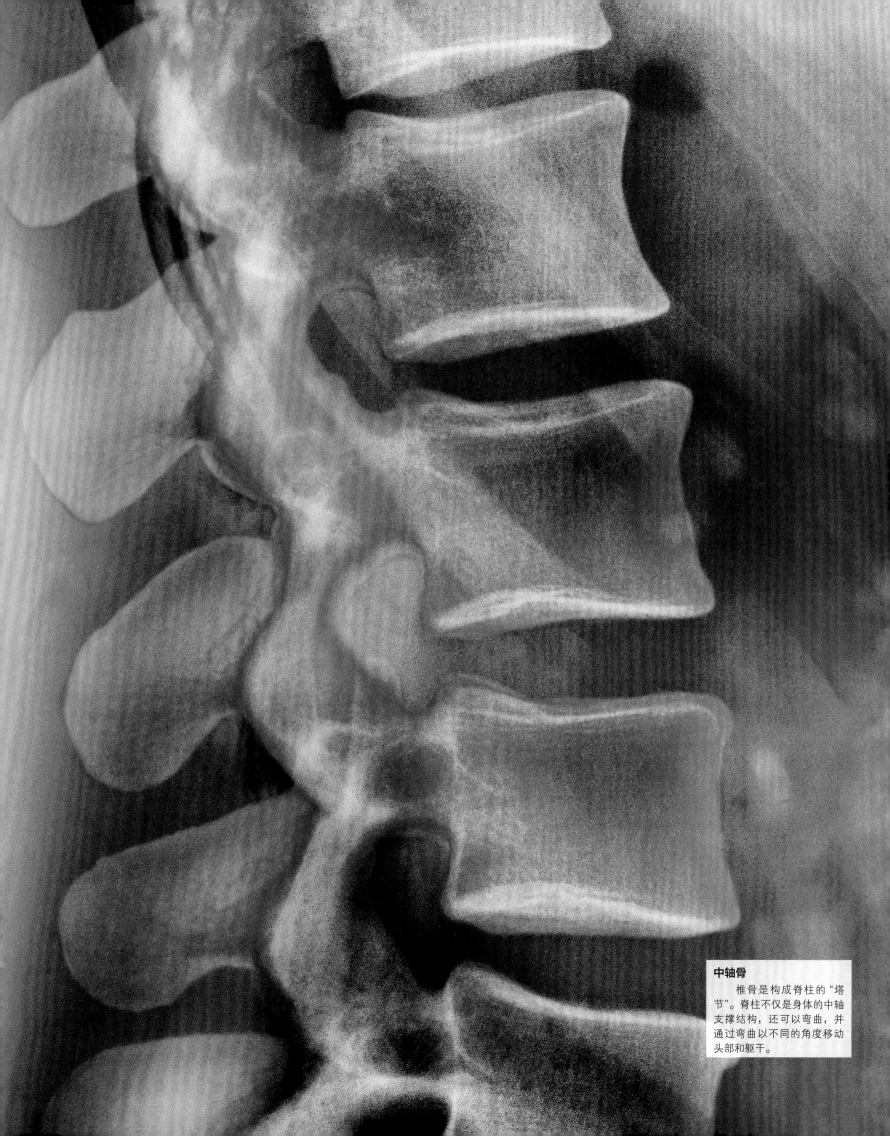

支持和运动

肌肉、骨骼和关节为人体的各种运动提供支持。肌肉、骨骼也与人体的其他系统相互作用，尤其是调控行为的神经系统和为肌肉提供必需能量的血液。

人体的肌肉系统始终不会静止，即使在睡眠时，呼吸、心跳和肠蠕动依然存在。多数肌肉在睡眠时是放松的，但也会偶尔收缩使身体换到新的姿势，以防止神经和血管受压导致的损伤和缺血，由此保护机体的所有系统。

肌肉协同工作

除了眨眼这样的简单运动之外，动作的完成均是多组肌肉收缩的结果。例如，微笑这样的微小动作需要20多块面肌参与，而写字则需要用到臂、腕、手的60多块肌肉。当手臂运动时，肩部肌肉也参与活动。而在搬运重物时，躯干更多的肌肉会参与维持身体的平衡，通常其他肌肉不是放松，而是保持一定的张力，这样可以使其在与拮抗肌进行功能转换的瞬间，产生一定的阻力。

并以不适或疼痛的形式发出警示，疼痛会刺激人体产生反馈动作。

姿势和反馈

人体姿势和各部位详细位置的信息也会反馈给大脑，形成本体感觉。因此，我们可以不用看、不用触摸，就知道手是握着的、膝关节是弯曲的。当我们学习一项新的运动技能时，眼睛先观看运动过程，大脑再通过反复试验调整对肌肉的控制。经过反复学习，我们的运动神经和本体反馈就可以建立该动作的协调反射。管理这些动作的中枢在小脑，我们不需要再用大脑思考。

保持健康

肌肉、骨骼和关节的相互依存，不仅使它们能够发挥功能，也有利于保持健康。在激烈运动时，心输出血量的2/3供给肌肉，而静息时肌肉只需要1/5的血量，因此，运动使心脏能够得到锻炼。肌肉超负荷的牵拉会损伤骨骼，相反，如果肌肉牵引力不够会导致骨骼退化。

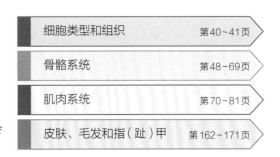
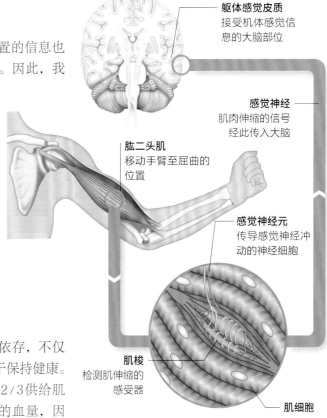

躯体感觉皮质
接受机体感觉信息的大脑部位

感觉神经
肌肉伸缩的信号经此传入大脑

肱二头肌
移动手臂至屈曲的位置

感觉神经元
传导感觉神经冲动的神经细胞

肌梭
检测肌伸缩的感受器

肌细胞

感觉反馈
神经末梢在肌内形成细小的感受器（肌梭）。它们将肌张力或牵拉信号沿神经纤维传入大脑的感觉皮质，告知大脑正在发生的情况。

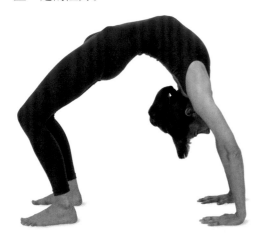

保持柔韧性
我们要激发运动潜能并保持骨骼和肌肉系统的健康，就离不开规律的力量、耐力和柔韧性锻炼。运动前的热身和运动后的放松可以避免突然用力引起的损伤。

应力和柔韧性

骨骼具有一定的柔韧性，以保证能够承受一定的应力而不折断。肌肉、骨骼和关节内部或附属结构（如肌腱、韧带）内的感受器可以测量张力和压力，以起到保护作用。应力引起的神经信号反馈到大脑，

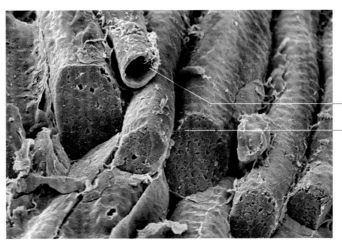

血管

肌纤维

肌纤维
肌肉组织的电镜图像（彩色），显示了多个头发丝样的肌纤维（肌细胞）的断端，每个肌束内都有成束的肌丝。

信息处理

人体充满活力，如同一个复杂的机器。人体各部分既相互作用又相互独立，通过信息传递来协同工作。神经系统和内分泌系统是人体负责调控和处理信息的两大系统。

信息的处理包括信息的输入、评估、判断和输出。人体通过视觉、听觉等多种感觉接受信息。大脑如同"中央处理器"（CPU），调控肌肉活动和腺体分泌。神经和激素都参与信息处理。

电和化学通路

电信号是神经系统的"语言"，它们弱小、传递快且为数众多，每一个信号强度仅0.1伏，持续时间仅1/1000秒。神经是细长线状的通路，每秒有几百万个信号从神经构成的网络中传输。感觉以电信号的形式传到大脑，在大脑中被筛选、分析、评估，上百万个信号在大脑内众多复杂的区域间传输，最后大脑做出判断，并以电信号传出。大脑的电信号沿着运动神经传到肌肉，刺激和协调肌肉的收缩运动。作为不同信息载体的激素，由内分泌腺分泌到血液，刺激远处的组织产生活动。血液循环中有50多种激素，每种激素特殊的分子结构与相应细胞的表面受体结合，激活细胞，启动相应的程序。通常来说，神经传导速度快，只需要几分之一秒即可完成。大多数激素发挥作用较慢，一般为数分钟、数天甚至数月。有些激素如生长激素，多年持续分泌，因此产生的效应时间长，但是单次分泌产生的效果只能持续几天。

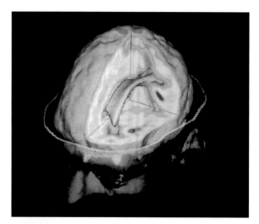

脑的活动
脑 fMRI 的三维影像，显示了说话时脑的活动区，红色表示高度活动区，黄色表示中度活动区，蓝色表示低度活动区。

生物钟

人体活动具有生物节律。人们在没有时间区分的实验环境中（恒定的光线和温度、充足的食物、其他条件）也会按照24小时的周期来睡眠、觉醒、进食，变得警觉和进行活动。视交叉上核（见第95页）位于视上区的一小块脑组织，是人体的生物钟，它持续受外界信息的调控，如光线强度、温度的波动和人们对时钟的心理认知。它将信息传递到大脑负责周期性活动的部位，例如，激素释放、组织修复、体

温调节、尿液产生和消化吸收等节律活动。通过这种方式，人体的自然节律能够协调运作。

信息传入的重要性

从生物钟的工作方式可以看出，信息向大脑的传递有赖于5种以上的感觉。人体的生物钟对环境变化的不断适应，就是复杂的感觉输入的例子。体内成千上万的微感受器不断感受着变化，如血压、体温等物理变化，以及氧气、二氧化碳、血糖等重要化学物质水平的变化。这些信号传递到大脑无意识或潜意识的部位，大脑做出决定，但这些决定不出现在意识中。通过这种模式，大脑在不知不觉中处理了大量的信息。

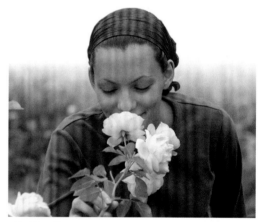

选择性聚焦
鼻子持续识别气味，将神经信号不断传向大脑，然而由于意识对传入数据的选择性，我们可以主动选择忽略或关注这个气味信息。

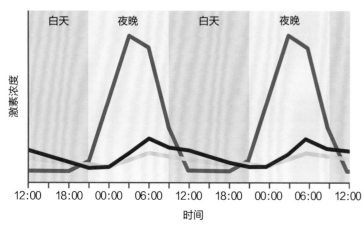

图注
■ 醛固酮
■ 褪黑素
■ 皮质醇

日周期
激素水平具有24小时周期规律。褪黑素，即"睡眠激素"，既维持着节律控制系统，又受该系统影响。醛固酮影响尿液的形成。皮质醇参与许多活动，从影响糖代谢到促进愈合再到减轻压力。

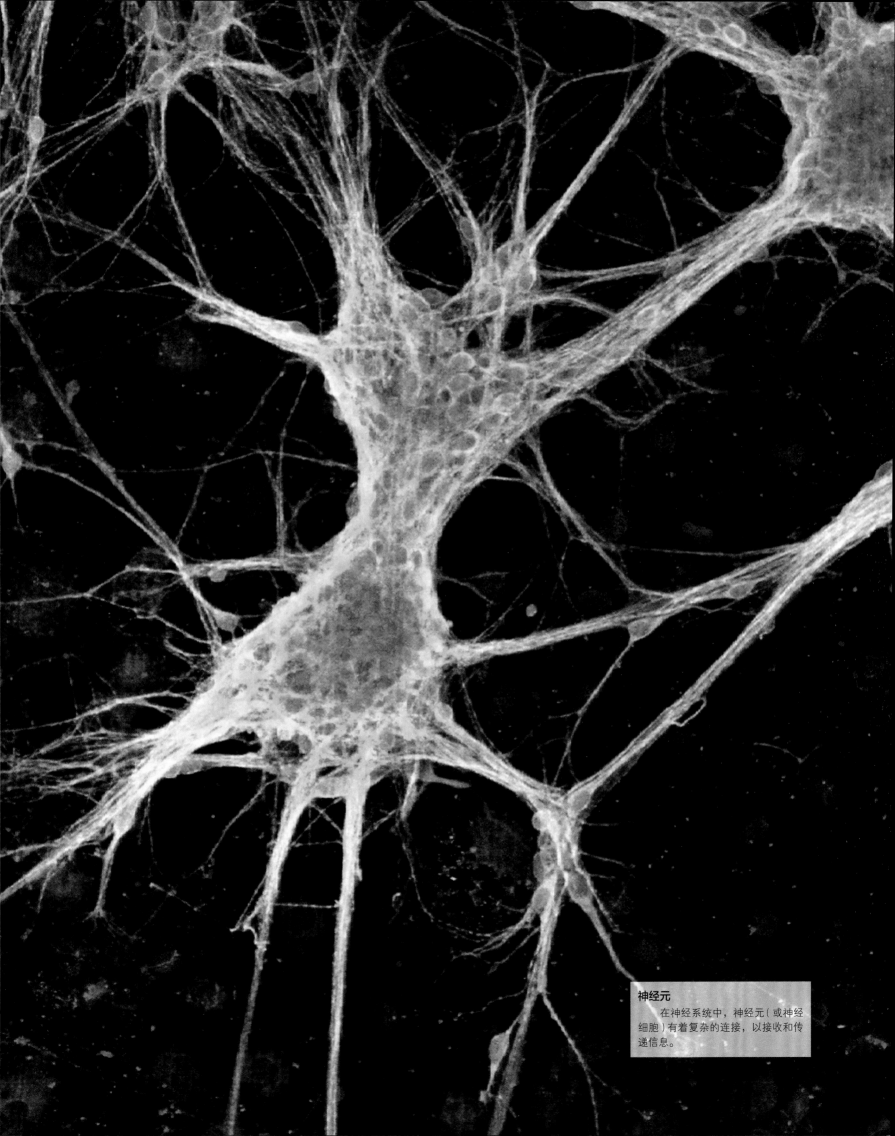

神经元

在神经系统中，神经元（或神经细胞）有着复杂的连接，以接收和传递信息。

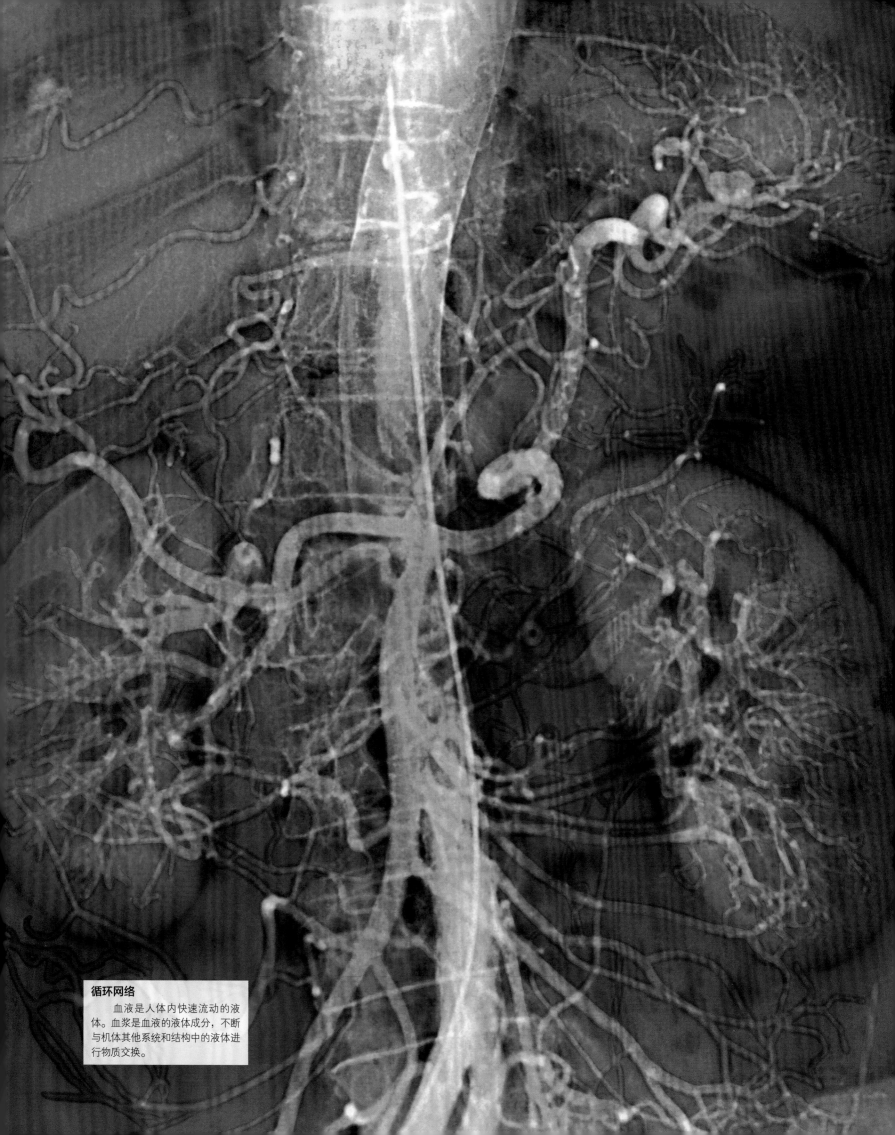

循环网络
　　血液是人体内快速流动的液体。血浆是血液的液体成分，不断与机体其他系统和结构中的液体进行物质交换。

体液

人体的2/3由水和溶解于其中的各种重要物质组成。体液对机体很多系统都至关重要，它们存在于细胞内或组织周围，最明显的是血浆和淋巴。

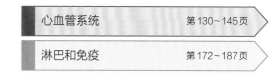

| 心血管系统 | 第130~145页 |
| 淋巴和免疫 | 第172~187页 |

人体的大部分主要由水组成，组织含70%~80%的水分，这意味着人体的器官如脑和肠道，通常含水75%左右。血浆含水超过90%，骨含水约25%，脂肪含水10%~15%。

体液的组成

人体的不同液体可以按照生理类别进行分类，主要分为细胞内液和细胞外液。细胞内液（又称细胞质）位于人体细胞内。细胞外液是指人体细胞外的所有液体，包括分布在细胞和组织间的组织液、血浆、淋巴等。

体液的功能

水是最佳的溶质，数千种物质溶解其中并用于人体的生化反应，这些反应是生命活动的基础。水也是有效的转运工具，能够周游全身，分配营养物质，收集并运送代谢废物。体液可以将活动部位如运动中的肌肉的热量传递到温度低的部位，以调节体温。机体将体液作为脑、眼、脊髓等敏感部位的减震器。体液也是人体的润

血浆
心泵血产生的压力将血浆从毛细血管壁挤出。

血浆和淋巴循环
血浆从毛细血管漏出形成组织液，还有一些血浆进入淋巴管形成淋巴液。最终这些液体经淋巴管进入大静脉，重新回到血液循环。

淋巴
淋巴管收集和运送淋巴液，并使其回流至血液循环。

组织液
自由而缓慢地流动在细胞和组织之间的液体，压力较低。

滑剂，可以减小组织器官间滑动的摩擦力。一些量少的特殊体液也有此作用，如分布在肺周围的胸膜腔液、心周围的心包腔液和关节内的滑液。

血液和淋巴

血液循环和淋巴循环因不断地交换液体而密切相关。血浆具有悬浮和运输红细

胞（携带氧气、转运二氧化碳）到全身的作用。血浆从毛细血管漏出进入周围组织，形成组织液，其中大部分漏出液重吸收回血液，一部分进入毛细淋巴管成为淋巴液。血浆转运白细胞（产生抗体对抗感染和疾病）到全身。淋巴液完成淋巴循环后流入静脉，再次成为血浆。

体液平衡与再循环

成人体内大约有40升水。每天机体通过尿液、汗液、呼吸和粪便排出水。水也可在机体生化反应中消耗和产生，例如，腺体分泌唾液和消化液。为了维持正常的体液平衡，我们每天至少要喝2升水。但是如果没有体内的水分储备和循环（如血浆和淋巴的再循环），我们每天的饮水量至少要达到这个推荐量的100倍。

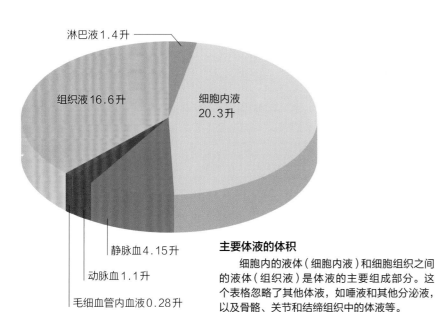

淋巴液1.4升
组织液16.6升
细胞内液 20.3升
静脉血4.15升
动脉血1.1升
毛细血管内血液0.28升

主要体液的体积
细胞内的液体（细胞内液）和细胞组织之间的液体（组织液）是体液的主要组成部分。这个表格忽略了其他体液，如唾液和其他分泌液，以及骨骼、关节和结缔组织中的体液等。

血浆的组成	
血细胞由血浆转运，血浆含水超过90%，内含有多种重要的物质。血浆约占血液容积的55%。	
血浆蛋白	有白蛋白（阻止水分漏出到组织中）、纤维蛋白（参与血液凝固）和球蛋白（如抗体）等
电解质	主要为矿物盐，溶解后形成离子（如钠、氯、钾、钙和磷等离子）
激素	有胰岛素和胰高血糖素（调节血糖水平）、甲状腺素（调控细胞代谢）和性激素等
营养素	包括碳水化合物、蛋白质和脂肪（如胆固醇、甘油三酯），主要功能为构成细胞成分和供能
代谢废物	有二氧化碳、乳酸、肌酐和尿酸等。这些物质经呼吸系统、泌尿系统、消化系统等排出

平衡

人体的细胞和组织的结构精细且易被破坏。只有当体内的物理和化学环境都持续处于稳定且平衡的状态时，人体才能正常运转。人体的多个系统相互协同，以维持体内环境的平衡状态，这个状态被称为稳态。

为适应特定的条件，每个细胞内部都在发生化学变化，这些条件包括体液的浓度、氧的含量、糖和必需物的供应、酸碱度的平衡，以及温度和压力等外部环境的适中。人体必须保持内部环境的平衡，否则会造成生化反应无法完成、代谢物堆积和能量耗竭，由这些情况导致的不良反应会快速蔓延。

稳态

人体的多个器官参与维持人体稳态。呼吸系统保证人体有持续不断的氧气供应，

调控和反馈

神经和激素作为人体的两大调控系统，通过反馈维持人体的稳态。例如，当组织内水分减少时，血液等体液发生浓缩，各种感受器监测到这种情况，启动反馈，并将信息传给脑，使脑激活。脑的稳态中枢发起一系列调节行为。激素通过对尿液排泄的调控起到保水作用，神经通过产生渴觉使我们饮水以补足水分。当体液浓度恢复正常时，感受器感受到浓度的变化，上述调节反馈中止，直到下一次需要时再启动。通过这种方式不断地监测以保持内环境稳定，使细胞和组织可以充分地发挥作用。

温度调节

温度调节的目的即保持体温恒定，这一过程显示了内环境稳态的复杂性，并且明显受到外部环境的影响。其原理如同一个带有恒温装置的加热器，当温度感受器感受到温度下降时，升温系统开放；当温度到达目标值后，升温系统关闭。人体活动时肌肉产生的热量，通过血液流动散发到身体各处。体温波动超过1℃就会影响

细胞内的化学反应，蛋白分子特别是参与调节反应速度的蛋白酶，对热特别敏感。当温度升高时，蛋白质开始变形并失去正常的三维结构。人体由感受温度的神经末梢启动温度调节。

皮肤血管舒张使血流增加、散热加快，同时，出汗时汗液的蒸发也可以散热。

通过上述方式，人体的物理、化学环境保持相对稳定，平衡状态得以维持。

微调控
每个肾有大约100万个微型过滤器，从血液中滤出代谢废物，调控水、盐、矿物质的含量。

流出的血液
流出的滤过液
血液在压力下经孔滤出
血液经过特殊形态的细胞（足细胞，蓝色）之间的间隙滤出
流入的血液

氧气在营养物质供能的过程中被消耗，并且不能在人体内储存。消化系统摄取和处理营养物质，部分用于修复和支持衰老的细胞和组织。循环系统确保氧气和营养物质在人体内的分配，并收集代谢产物，将其从泌尿和呼吸系统排出。皮肤系统［皮肤、毛发和指（趾）甲］能够保护人体内部抵御不断变化的外界环境，比如温度、湿度和辐射的波动。

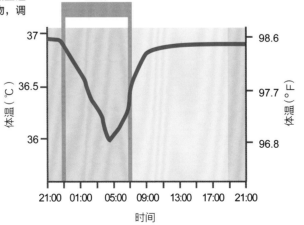

运动前
人体的热成像图，温度从低（蓝色）到高（红色）用不同颜色表示。

运动后
人体的热成像图，显示体表温度整体上高于运动前。

睡眠

37 — 98.6

36.5 — 97.7

36 — 96.8

21:00　01:00　05:00　09:00　13:00　17:00　21:00
时间

体温（℃）　　体温（°F）

动态平衡
清醒时人体的正常体温是37℃，睡眠时体温降至36℃。因平衡点受外界环境的影响，故称动态平衡。

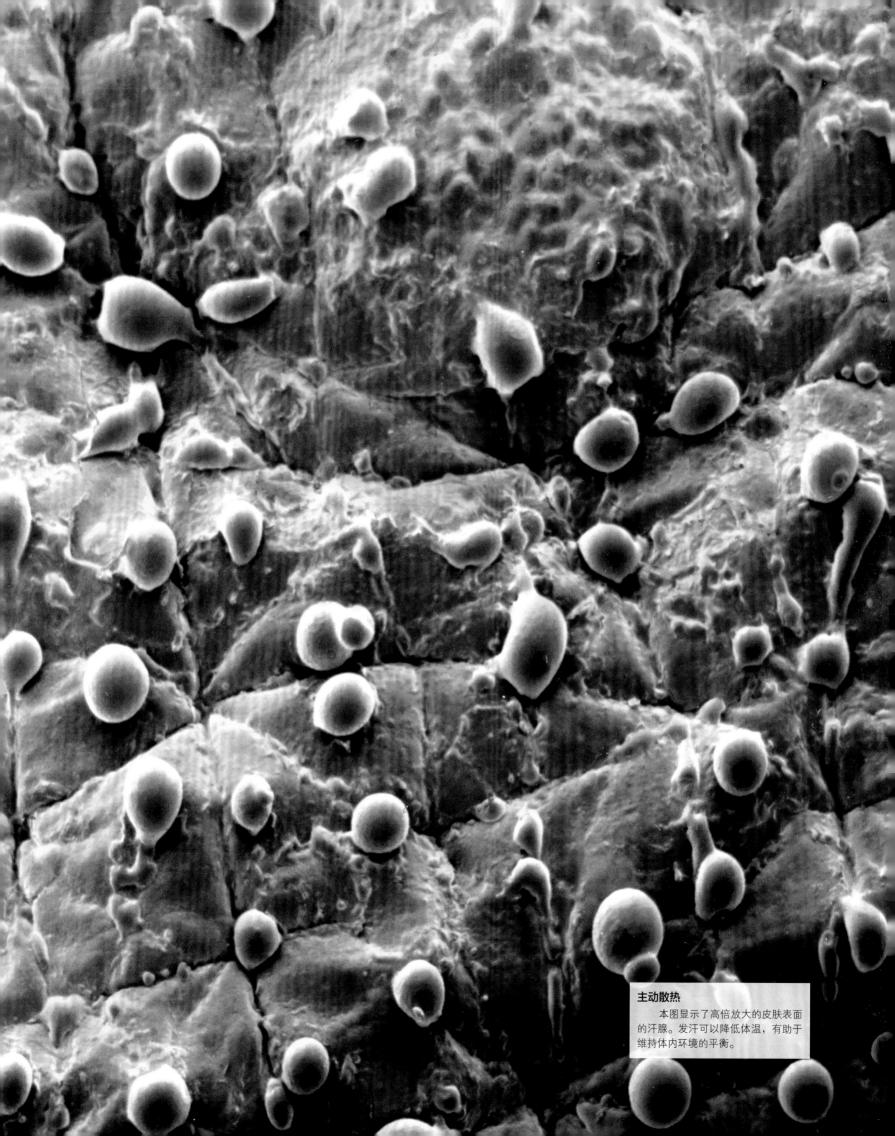

主动散热
    本图显示了高倍放大的皮肤表面的汗腺。发汗可以降低体温，有助于维持体内环境的平衡。

适应极端情况

如果人体摄入足够的食物和液体，并且生活在具有合理温度、正常气压和标准重力的舒适环境中，那么人体受到的环境压力最小，且容易处于最健康的状态。然而，人体具有惊人的应对极端情况的能力：无论是在短期内动用应激反应，还是逐渐适应新环境。

温度范围

身体内无数的内部过程和化学变化，统称新陈代谢，身体在36.5~37.5 °C（97.7~99.5 °F）的核心温度下能最有效地工作。作为平衡和维持内部稳定（称体内平衡）能力的一部分，身体具有称为温度调节（见第30页）的自动反应。这些调节包括温暖时扩张或寒冷时收缩皮肤血管。我们也具备有意识的行为反应，例如寒冷时多穿衣服或炎热时寻找阴凉处。然而，一旦身体的核心温度偏离超过1.5 °C（34.7 °F）左右并经历了一段相当长的时间，身体就会开始发生更剧烈的反应，损伤和破坏可能随之而来。通常人们认为低体温症是指核心温度为35 °C（95 °F）及以下，这对正常的新陈代谢来说是不够的。同样，在24小时的周期内，核心温度超过正常体温约1 °C（33.8 °F）时，则称高体温症。

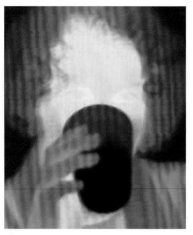

冷却效果

这张热成像图显示了从最高（黄色）到最低（靛蓝）的温度，揭示了冷饮可以通过冷却口腔、咽喉等部位来帮助抵消热应激。

人体的温度谱

生物反应如颤抖和出汗，以及行为活动，可以在短时间内保护身体免受极端温度的影响。然而，在极端寒冷的条件下，身体在几分钟内就会出现冻伤等严重问题，造成组织永久性损伤。尽管如此，重要器官的核心温度也可能维持足够长的时间以求得生存。

人体的核心温度

35 °C ⟵　　　　　　　　　37 °C　　　　　　　　　⟶ 40 °C

极度寒冷	中度寒冷	轻度寒冷	轻度高温	中度高温	极度高温
体温过低，呼吸频率进一步减慢，但心率可能因心律失常而加快	心率（脉率）和呼吸频率进一步减慢，为脑节省能量	心率（脉率）和呼吸频率略有减慢	口渴感增强，需要补充因出汗和呼吸而流失的水分	更容易出现头痛和恶心，可伴有呕吐和腹泻	体温过高，意识混乱，可能出现攻击行为，然后昏厥，组织遭受永久性损伤
表面组织遭受冻结和不可逆的冻伤；重要器官开始停止工作	皮肤和四肢的血液循环受到更多限制，导致面色苍白或蜡黄，且冻伤的风险增加	皮肤血管收缩，限制血液流动和皮肤热量流失，从而保持重要器官温暖，使皮肤变得苍白	皮肤血管扩张，增加血流量和热量散失，使皮肤变红（"潮红"）	如果发生脱水，血液会变稠厚并且更容易凝结，因此脑卒中或心脏病发作的风险就会增加	当身体的含水量下降到临界水平，强烈的口渴感也可能会消退
记忆丧失和意识模糊可能导致反常脱衣现象	感觉和灵巧性丧失，对疼痛的敏感性减弱；运动变得缓慢而费力	立毛肌收缩使毛发抬起，将空气与毛孔隔绝（引起"鸡皮疙瘩"）	立毛肌放松，毛孔张开，皮肤的热量可以很容易地传递到空气中	血压下降，影响站立和步行的能力，跌倒的风险增加	低血压和缺氧使皮肤变蓝，肌肉痉挛
脑通常是最后一个停止工作的器官	如果剧烈颤抖无济于事，身体就会变得静止，以保存重要器官中剩余的能量和热量	肌肉不由自主地颤抖，产生热量，随血液分布	皮肤的汗腺分泌汗液，汗液蒸发可使体表冷却	出汗可能停止，因此皮肤变得又热又干燥，这是体温过高的主要迹象	抽搐或癫痫发作，无意识，心跳减弱且心律更加不规则，重要器官衰竭

寒冷警示标志

颤抖和皮肤敏感度下降是警告人们添加衣服的早期迹象。在寒冷环境中，特别是要保护好头颈部，并转移到避风处，避免风持续吹走体热。

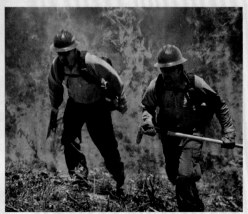

高温警示标志

高温情况下会导致出汗、头晕和口渴。这些是补充液体和在阴凉处休息的信号。如果在有风的树荫下，可不断带走体热并加快汗水蒸发，达到降温的效果。

压力和高度

水在压力增大时不会被压缩；当压力减小时，水也不会膨胀。因此，大多数以水为主要成分的身体组织几乎不受外部压力变化的影响。外部压力增大如在潜水时，空气在呼吸道和肺部被压缩。潜水设备以与周围水相同的压力输送空气。外部大气压减小通常是由于海拔升高，此时的主要问题不是压力降低，而是空气中的氧含量减少。在海拔2 400米以上时，可因氧气耗尽导致高原反应，会出现呼吸加快（换气过度）和心率加快，以及头痛、疲倦、恶心、头晕、昏厥和虚脱等症状。

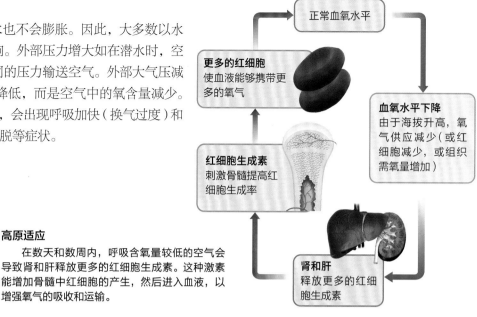

正常血氧水平

更多的红细胞
使血液能够携带更多的氧气

血氧水平下降
由于海拔升高，氧气供应减少（或红细胞减少，或组织需氧量增加）

红细胞生成素
刺激骨髓提高红细胞生成率

肾和肝
释放更多的红细胞生成素

高原适应
在数天和数周内，呼吸含氧量较低的空气会导致肾和肝释放更多的红细胞生成素。这种激素能增加骨髓中红细胞的产生，然后进入血液，以增强氧气的吸收和运输。

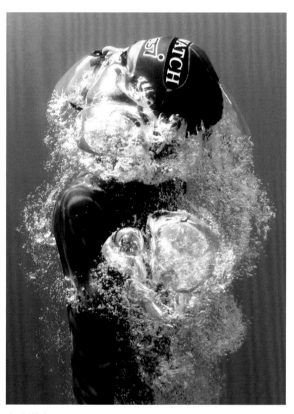

自由潜水
自由潜水员不使用呼吸设备。身体的空气空间被压缩，但与生俱来的"哺乳动物潜水反射"通过迫使额外的血液进入肺部血管，将大部分空气排出，使肺部不易萎缩，从而最大限度地减少损伤。

高重力和低重力

人体的基本结构，尤其是骨骼、关节和肌肉，能够承受地球产生的重力——通常用G表示。在汽车和火箭等的快速加速过程中，以及在过山车里的快速上升、下降和转弯过程中，都会遇到增加的重力。高重力会导致头晕、定向障碍、晕动病和某些条件反射（如伸展肢体）。如果高重力持续时间过长，人会昏厥，并且血液会淤积在某些部位，心脏会与阻止血液返回的力量作斗争；还可能出现呼吸困难、关节压力和无意识。太空中的零重力（或失重）也会导致定向障碍和某些条件反射，并伴有恶心和血液淤滞。在零重力情况下随着时间的推移，人会出现肌肉退化、关节变弱，以及骨质中的矿物质丢失。

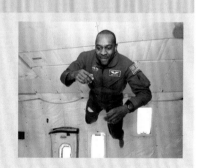

低重力训练
失重时出现的恶心和定向障碍，称为太空病。航天员通常在改装的飞机上通过低重力训练来适应这种情况。

缺乏睡眠

身体健康不仅取决于24小时内的总睡眠时间，还取决于睡眠质量和睡眠周期（见第95页）。通常松果体在深夜产生的褪黑素会引起睡眠（见第126页），睡眠剥夺或睡眠时间频繁变化会扰乱激素的分泌。起初，这会导致疲倦、打哈欠、烦躁和行为笨拙。如果继续下去，会引起记忆障碍、精神混乱、情绪低落、情绪波动，甚至出现幻觉，并伴有头痛、颤抖和失衡。患高血压、糖尿病、胃溃疡和卒中的风险也会增加。

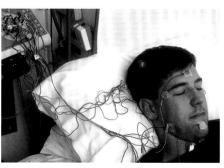

在睡眠实验室
脑电图（脑活动的脑电记录）可以显示人的睡眠周期发生了哪些改变。睡眠周期改变的原因之一是褪黑素分泌异常（见右图）。

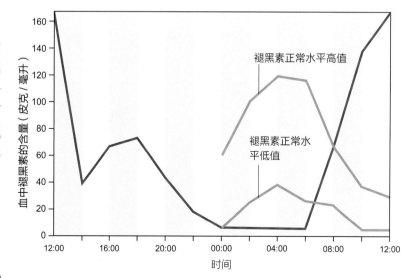

— 夜间褪黑素的正常水平
— SMS患者的褪黑素水平

儿童的褪黑素和睡眠中断
在遗传性疾病史密斯-马盖尼斯综合征（SMS）中，褪黑素的产生周期会在6~12小时内发生变化，导致患者夜间清醒，白天嗜睡。

脱水

与缺乏营养相比，缺乏水分对身体的伤害更大、更快。尿液中水的排出对于去除溶解其中的废物至关重要，否则这些废物会积聚在血液并变得有毒。若短期缺水，从几小时到几天——机体很大程度上依赖于环境条件进行调整。例如肾单位中的肾小管通过增加对尿液中水分的吸收来响应增加的抗利尿激素（ADH或血管加压素），从而使尿液浓缩（见第215页）。来自下丘脑的口渴感觉信号也会大大增加。此时如果仍然没有补充水分，组织就会开始坏死，产生广泛的影响，如血液黏稠等。

脑
口渴变得更强烈；脑供血不足导致头晕眼花；头痛之后可能会出现昏厥和昏迷

肌肉
废物不能被有效地清除，导致痉挛；葡萄糖缺乏，增加疲劳感

循环系统
由于其液体成分血浆容积的减少，血液变稠，凝血风险增加；尽管心率加快，但血压下降

泌尿系统
尿液最初变得更浓稠，颜色更深，气味更重，也可能混浊；随后尿液几乎停止产生，因此代谢废物在血液中聚积

脱水对机体的影响

衡量脱水的一种简便方法是，参照平均含水体重，计算体重减少的百分比。脱水的影响不仅由于水分减少，而且由于溶解尿中的必需盐分和矿物质的损失。例如，钠水平下降会影响神经信号在脑与周围神经之间的传递。

体重减少百分比	对机体的影响
1%~2%	口渴的感觉；由于唾液少，口干舌燥；由于出汗少，皮肤干燥、发红；尿量减少；便秘；疲劳
3%~4%	更强烈的口渴感；食欲降低；出汗不足会使核心体温升高，尤其在活动后；头晕眼花；肌无力
5%~6%	体温持续升高；心率和呼吸频率增加；严重的头痛；肌痉挛；热衰竭和体温过高的风险增加
>6%	肌肉失控；皮肤萎缩；视力障碍；吞咽疼痛；意识混乱，记忆丧失，出现幻觉；衰竭和昏迷

人体系统如何遭受损伤
脱水会以不同的速度影响不同的系统和器官，但随着血容量减少和代谢废物增加引起的血液变化，会逐渐损害所有的脏器。

营养不良和饥饿

正常人体储备能够维持数天生存的必需营养素。那些迫切需要、容易获得的能量，通常由淀粉类食物提供，淀粉被消化后产生糖类，主要是葡萄糖。如果难以获得能量，肝中储备的糖原就会分解并以糖的形式动员起来，这种供应最多持续1天。然后身体脂肪和蛋白质（尤其是肌肉中的蛋白质）开始代谢并转化成能量。必需维生素（其中大部分无法在体内生成或回收）和矿物质的库存也开始减少。这些影响涉及：消化、神经信号传递和激素产生；正常骨骼、肌肉和皮肤的维护；免疫功能；视觉、味觉和其他感觉。营养不良会产生广泛而长期的影响。除非逐步通过引入更健康的饮食来改善营养状况，否则将导致真正的饥饿。

头和脑
精神问题如混乱和烦躁；食欲减退或没有食欲；疲劳；牙齿提前脱落和延迟萌出；头发变得稀少、干枯且脆

胸部和腹部
胸部扁平，呼吸肌无力；心跳微弱；由于肥大的脂肪肝引起的腹部膨胀；免疫系统减弱，感染风险增加

皮肤和四肢
皮肤溃疡、皮疹和皮肤剥脱；皮肤色素丧失；肌肉萎缩；关节不稳定；骨质变薄

足
足部肿胀，或足部水肿，是蛋白质缺乏型营养不良的主要体征之一；其他地方可能会出现因水肿而引起的皮肤浮肿

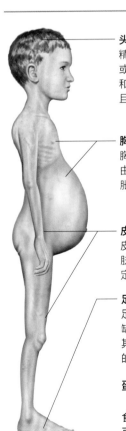

蛋白质缺乏型营养不良
这种主要影响儿童的疾病是由饮食中严重缺乏蛋白质所引起的，尽管可能已经摄入了足够的能量并满足了其他的饮食需求。

营养不良
当食物供应被切断时，人体会从自己储存的营养物质中汲取能量，先从最容易转化为能量的营养物质开始。

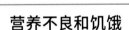

来自膳食葡萄糖的能量
通过分解碳水化合物获得的葡萄糖是人体的主要能量来源，但血液中自由循环的供应量只能持续不到1小时。

来自糖原的能量
肝和肌肉中储存的糖原（动物淀粉）通过称为糖原分解的过程分解为葡萄糖并随血液分布。

来自脂肪的能量
首先是血中游离脂肪酸，然后在数小时内，脂肪组织中的脂肪被分解成能够产生能量的产物，例如酮体和甘油（用于通过糖异生来制造葡萄糖）。

来自蛋白质的能量
在禁食和饥饿时来自肌肉中的氨基酸被肝和肾使用，释放葡萄糖（用于糖异生）。

人类的表现

天赋异禀的自然体质、无与伦比的训练制度、日新月异的装备以及坚定不移的决心，所有这些因素都有助于人类在运动和其他形体表现方面展现出优秀的能力。

自然体质和能力

有些人天生就具有特定的体长和体型，似乎与生俱来就具有进行某种运动或比赛的能力。例如，虽然控球技巧、球场机动性和战术意识也很重要，但身材特别高大的人在篮球运动中会占得先机。短跑运动员往往身材高大、肌肉发达、腿长，相较而言，中长跑运动员通常更矮小、更苗条。基因研究表明：东非长跑运动员在比赛中的优势不仅归因于遗传特征，社会和经济因素也很重要。这些因素包括由于行为习惯或交通工具缺乏而在日常生活中大量步行或跑步，以碳水化合物为基础的传统饮食，以及渴望成功的强大动力，因为赢得比赛意味着获得的物质奖励可能相当于好几辈子的收入。

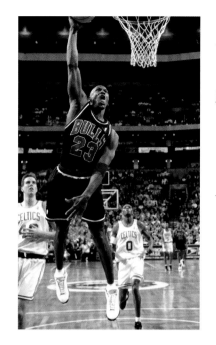

典型的高大身材

美国男子职业篮球联赛球员的平均身高几乎达到2米。但如果速度特别快，身材相对矮小一些的球员也能得到发展。

饮食和生活方式

现代体育科学在任何时候都非常关注食物和水分的摄入，从休息期到训练和比赛，除了要保证总体能量的充裕来满足机体活动外，能量的形式也是关键。耐力运动员倾向于关注碳水化合物——如食用意大利面、米饭、面包、土豆和类似的淀粉类食物——这些碳水化合物消化后以糖原的形式储存在体内。糖原作为葡萄糖的便利来源，在一个或几个小时内很容易分解。在训练期和比赛之前摄入大量碳水化合物的方法，称作"碳水化合物负荷"，这有助于让机体为长时间的运动做好准备。

锻炼和训练

不同的运动依赖于不同的特定肌群，而训练方案旨在针对特定的肌群（无论是单独的还是组合的）进行强化。有些运动（如举重）对肌群的要求相对较窄，而游泳、划船、越野和滑雪等运动则需要更多样化的运动模式并使用更广泛的肌群。即便如此，所有的训练都旨在培养整体性、协调性、平衡性、骨强度、关节灵活度——尤其是心肌和呼吸肌，因为良好的循环和呼吸状况对整体健康至关重要。训练还包括热身和放松程序，这样肌肉和关节不会被突然拉伤。

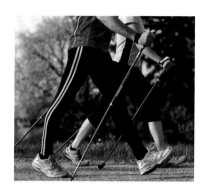

北欧式健走

这项相对较新的健走运动借助杆来锻炼手臂、肩膀和下半身。这项运动适合于大多数人。

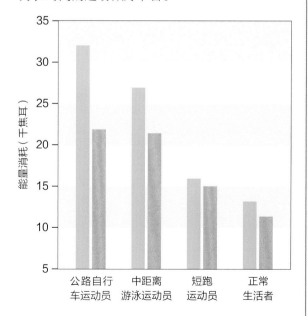

运动员的能量消耗

在比赛中，顶级运动员需要的能量可能是半静坐生活方式普通人的4~5倍。公路自行车运动员特别辛苦，通常每天需骑行4~5小时。

（纵轴）能量消耗（千焦耳）

（横轴）公路自行车运动员 / 中距离游泳运动员 / 短跑运动员 / 正常生活者

■ 男性
■ 女性

打破纪录

自从人们开始精确记录运动数据，100多年来，几乎所有的人类运动纪录都得到了提高。原因是多方面的——更好的饮食和医疗保健（尤其是在发育期），改进的训练和设备，以及对运动和人体的深入理解。多年来，难得有一个真正优秀的成绩创造新纪录，部分纪录与偶发因素有关。例如，在1968年的夏季奥运会，由于高海拔的墨西哥城空气稀薄，阻力较小，且伴有最大允许的顺风，美国跳远运动员鲍勃·比蒙跳出了8.90米的成绩——将世界纪录提高了55厘米，这一纪录保持了近23年。

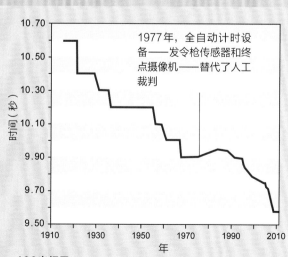

1977年，全自动计时设备——发令枪传感器和终点摄像机——替代了人工裁判

（纵轴）时间（秒）
（横轴）年

100米纪录

运动纪录被小幅打破成为一种趋势。但偶尔会有一位出色的竞争者带来"量子飞跃"，如牙买加短跑运动员尤塞恩·博尔特。

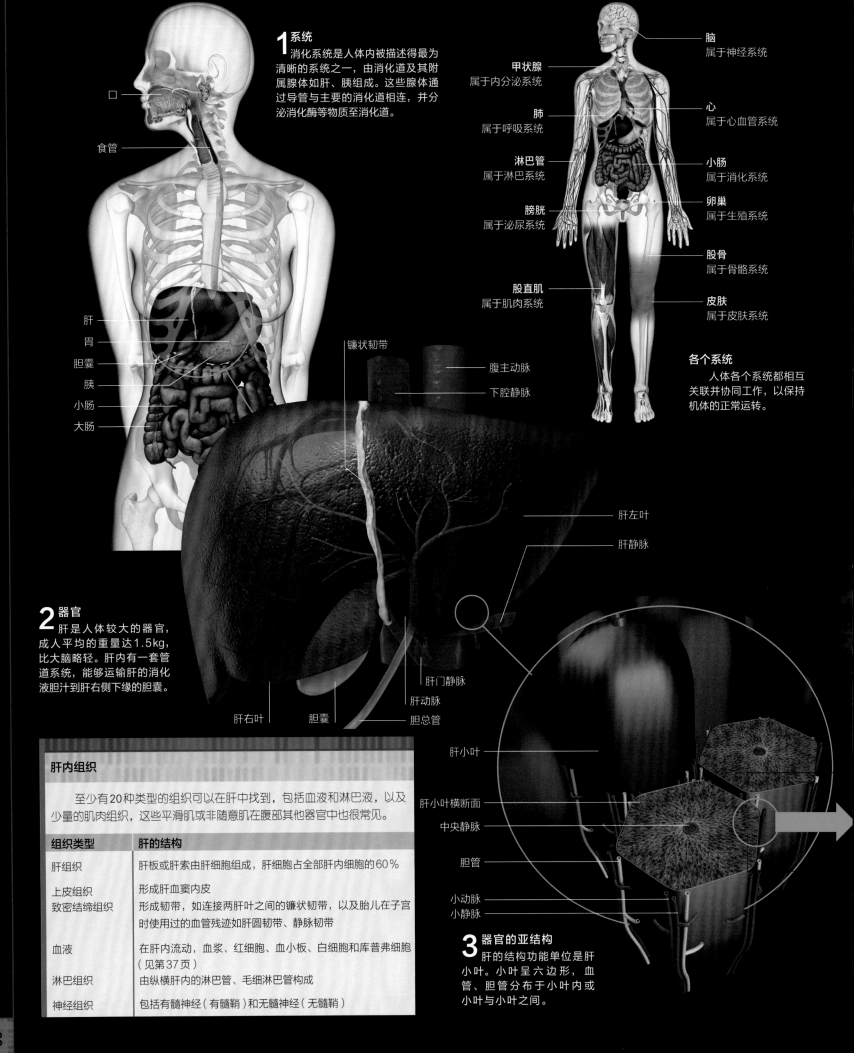

1 系统

消化系统是人体内被描述得最为清晰的系统之一，由消化道及其附属腺体如肝、胰组成。这些腺体通过导管与主要的消化道相连，并分泌消化酶等物质至消化道。

食管

肝
胃
胆囊
胰
小肠
大肠

脑
属于神经系统

甲状腺
属于内分泌系统

肺
属于呼吸系统

淋巴管
属于淋巴系统

膀胱
属于泌尿系统

股直肌
属于肌肉系统

心
属于心血管系统

小肠
属于消化系统

卵巢
属于生殖系统

股骨
属于骨骼系统

皮肤
属于皮肤系统

各个系统

人体各个系统都相互关联并协同工作，以保持机体的正常运转。

镰状韧带

腹主动脉

下腔静脉

2 器官

肝是人体较大的器官，成人平均的重量达1.5kg，比大脑略轻。肝内有一套管道系统，能够运输肝的消化液胆汁到肝右侧下缘的胆囊。

肝左叶

肝静脉

肝门静脉

肝动脉

胆总管

肝右叶

胆囊

肝内组织

至少有20种类型的组织可以在肝中找到，包括血液和淋巴液，以及少量的肌肉组织，这些平滑肌或非随意肌在腹部其他器官中也很常见。

组织类型	肝的结构
肝组织	肝板或肝索由肝细胞组成，肝细胞占全部肝内细胞的60％
上皮组织	形成肝血窦内皮
致密结缔组织	形成韧带，如连接两肝叶之间的镰状韧带，以及胎儿在子宫时使用过的血管残迹如肝圆韧带、静脉韧带
血液	在肝内流动，血浆、红细胞、血小板、白细胞和库普弗细胞（见第37页）
淋巴组织	由纵横肝内的淋巴管、毛细淋巴管构成
神经组织	包括有髓神经（有髓鞘）和无髓神经（无髓鞘）

肝小叶

肝小叶横断面

中央静脉

胆管

小动脉

小静脉

3 器官的亚结构

肝的结构功能单位是肝小叶。小叶呈六边形，血管、胆管分布于小叶内或小叶与小叶之间。

从系统到细胞

一般来说，各个系统都能被划分为从较大单元到较小单元的多个等级。系统位于等级的顶层；接着是器官；然后是构成器官的组织；构成组织的细胞位于等级的底层。

人体的系统可视为器官的集合，它们联合起来完成一项任务。系统之间既相互整合和相互依赖，又相互独立。一个系统的主要部分是器官（如在循环系统中，心是人体最重要的器官，泵出血液到全身）和组织。多数器官由不同的组织构成，例如脑，不仅含有神经组织，而且含有结缔组织和上皮组织。同样，组织又是由一群结构相似、执行相同特殊任务的微小细胞构成（见第40~41页）。

显微切片

在肝组织的放大切片中，可以看到细胞（粉红色）及其细胞核（深紫色）。血细胞位于细胞之间较浅的区域（肝血窦）。

库普弗细胞

也称肝巨噬细胞，一种肝特有的白细胞，吞噬和消化衰老、受损的血细胞和其他碎片。

4 组织

肝组织结构的独特之处是由肝细胞组成的肝板以不同角度排列。肝板间充满了液体和来自两种主要管道（血管和胆管）的微细分支。

- 细胞质
- 细胞膜
- 细胞核
- 线粒体

5 细胞

作为所有组织的基本单位，细胞能够获取能量、处理营养物质。肝细胞是体细胞的典型代表，其内包含各种被称为细胞器的微小结构。

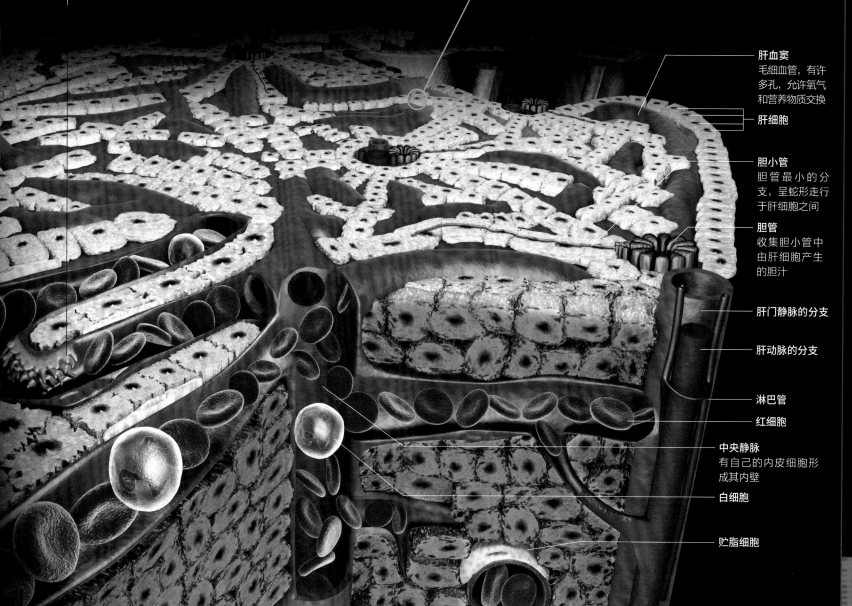

- **肝血窦**
  毛细血管，有许多孔，允许氧气和营养物质交换
- **肝细胞**
- **胆小管**
  胆管最小的分支，呈蛇形走行于肝细胞之间
- **胆管**
  收集胆小管中由肝细胞产生的胆汁
- **肝门静脉的分支**
- **肝动脉的分支**
- **淋巴管**
- **红细胞**
- **中央静脉**
  有自己的内皮细胞形成其内壁
- **白细胞**
- **贮脂细胞**

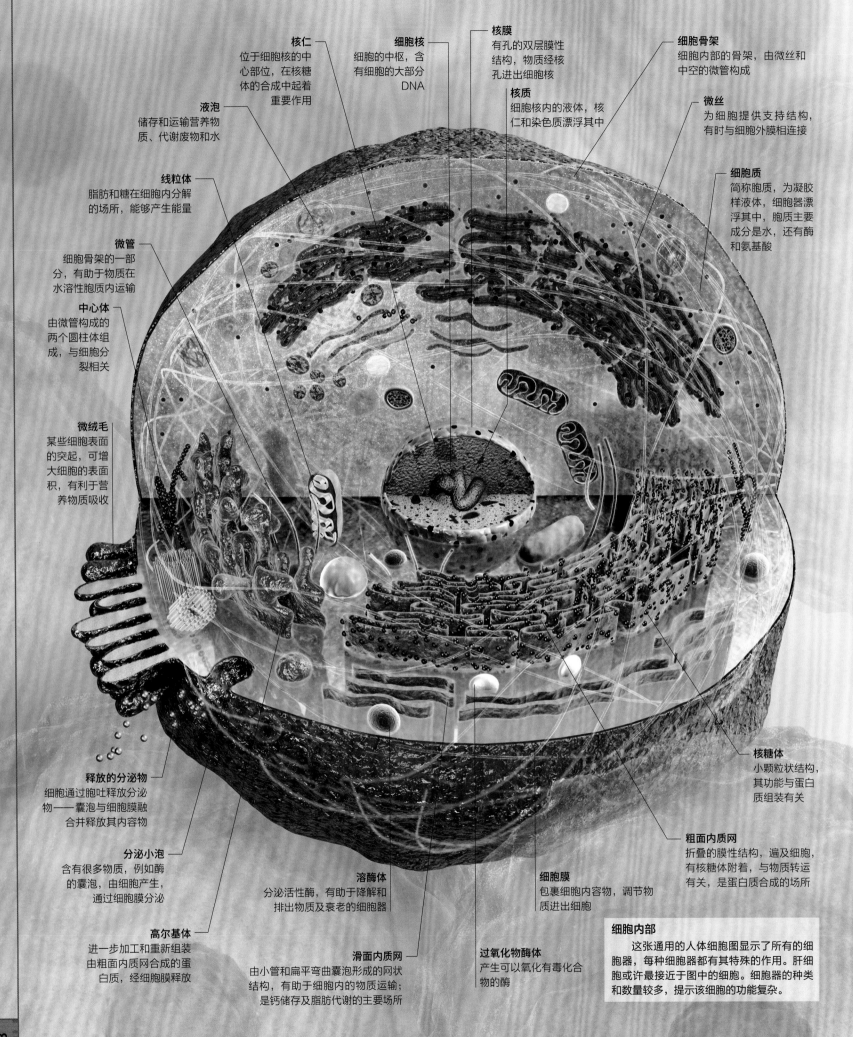

核膜
有孔的双层膜性
结构，物质经核
孔进出细胞核

核仁
位于细胞核的中
心部位，在核糖
体的合成中起着
重要作用

细胞核
细胞的中枢，含
有细胞的大部分
DNA

核质
细胞核内的液体，核
仁和染色质漂浮其中

细胞骨架
细胞内部的骨架，由微丝和
中空的微管构成

微丝
为细胞提供支持结构，
有时与细胞外膜相连接

细胞质
简称胞质，为凝胶
样液体，细胞器漂
浮其中，胞质主要
成分是水，还有酶
和氨基酸

液泡
储存和运输营养物
质、代谢废物和水

线粒体
脂肪和糖在细胞内分解
的场所，能够产生能量

微管
细胞骨架的一部
分，有助于物质在
水溶性胞质内运输

中心体
由微管构成的
两个圆柱体组
成，与细胞分
裂相关

微绒毛
某些细胞表面
的突起，可增
大细胞的表面
积，有利于营
养物质吸收

核糖体
小颗粒状结构，
其功能与蛋白
质组装有关

粗面内质网
折叠的膜性结构，遍及细胞，
有核糖体附着，与物质转运
有关，是蛋白质合成的场所

释放的分泌物
细胞通过胞吐释放分泌
物——囊泡与细胞膜融
合并释放其内容物

分泌小泡
含有很多物质，例如酶
的囊泡，由细胞产生，
通过细胞膜分泌

溶酶体
分泌活性酶，有助于降解和
排出物质及衰老的细胞器

细胞膜
包裹细胞内容物，调节物
质进出细胞

高尔基体
进一步加工和重新组装
由粗面内质网合成的蛋
白质，经细胞膜释放

滑面内质网
由小管和扁平弯曲囊泡形成的网状
结构，有助于细胞内的物质运输；
是钙储存及脂肪代谢的主要场所

过氧化物酶体
产生可以氧化有毒化合
物的酶

细胞内部
这张通用的人体细胞图显示了所有的细
胞器，每种细胞器都有其特殊的作用。肝细
胞或许最接近于图中的细胞。细胞器的种类
和数量较多，提示该细胞的功能复杂。

细胞

细胞是人体结构和功能的基本单位，是人体各种生命活动（包括生殖、运动、呼吸、消化和分泌）的最小结构，但并非每个细胞都具有上述所有功能。

细胞膜

细胞膜的特征使其既能保护细胞内部，又允许物质进出，从而实现双重功能。细胞膜最基本的结构是磷脂双分子层。每个磷脂都有一个亲水的头端和两个疏水的尾端。双层磷脂的头端分别朝向胞内、胞外，尾端位于层中。细胞与细胞之间的识别是通过细胞膜的蛋白质和糖链来完成的。

细胞结构

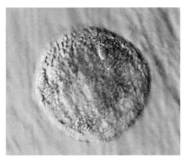

胚胎干细胞

所有的细胞都来源于两种未分化细胞中的一种，即成体干细胞或胚胎干细胞。

多数细胞是需要用显微镜观察的，一个典型细胞的直径是20~30微米，也就是说，40个细胞排成一排才只有一个句号那么大。比较特殊的是神经细胞和肌细胞，它们又细又长，可以伸展到超过30厘米。多数细胞外面由细胞膜包裹，内含大量的细胞器，每种细胞器都有其特有的形态、大小和功能。这些细胞器并不是杂乱地漂浮在胞质中，细胞被分隔成许多腔室并与膜相连，并被一些柔韧的、格子样的、不断变化的细胞骨架（由微丝和微管构成）固定在某个位置。

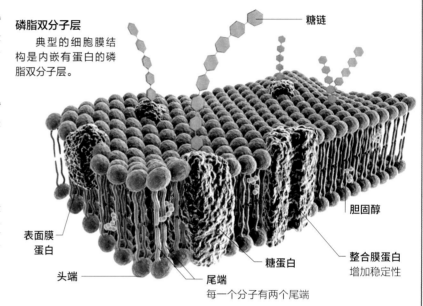

磷脂双分子层
典型的细胞膜结构是内嵌有蛋白的磷脂双分子层。

糖链

胆固醇

整合膜蛋白
增加稳定性

糖蛋白

尾端
每一个分子有两个尾端

头端

表面膜蛋白

细胞内的膜

细胞内有丰富的膜：它们将细胞质分隔成许多区域，并调控物质在各区域间的分布；它们是核糖体和其他结构的附着点和储备区域；它们构成了物质移动的通道。几个重要的细胞器有自身的包膜。

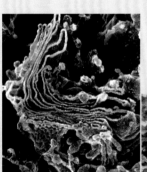

高尔基体
由数个扁平囊叠加而成。粗面内质网合成的蛋白质在高尔基体中加工并重新组装。

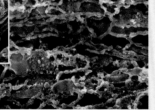

内质网
通常由高度折叠和弯曲的内质网膜围成一个连续的、迷宫般的空间。

线粒体
线粒体的内膜折叠成架子样以增加表面积，形成的不完全分隔的区域是脂肪、糖类分解产生能量的场所。线粒体的外膜光滑，无特殊结构。

转运

物质进出细胞的机制有三种。单糖、水、氧气和二氧化碳等小分子通过扩散作用进出细胞；不能穿过磷脂双分子层的分子必须通过易化扩散进出细胞；当细胞外物质（包括矿物质和营养物）的浓度低于细胞内时，必须依靠耗能的主动转运。

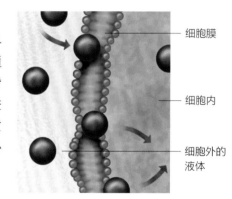

细胞膜

细胞内

细胞外的液体

扩散
许多分子会自由地从高浓度区域向低浓度区域移动，这一过程称扩散。

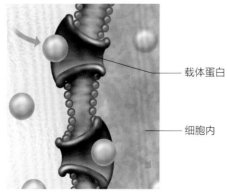

载体蛋白

细胞内

易化扩散
载体蛋白与细胞膜外特异性大分子（如葡萄糖）暂时结合，继而发生形态变化，将该分子转运至细胞内。

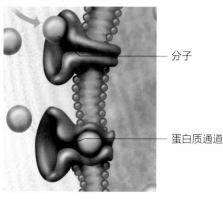

分子

蛋白质通道

主动转运
分子与细胞膜上的受体结合，启动某种蛋白质作为通道，分子经通道进入细胞。

细胞类型和组织

人体由 200 多种细胞组成，相似的细胞紧密结合，形成清晰可辨的特定组织类型。有些组织由多种细胞组成。

组织类型

构成组织的细胞具有相似的结构，执行相近的功能。一般来说有 4 种基本的组织类型：上皮组织、结缔组织、肌组织、神经组织。血液、软骨、骨、肌腱、韧带属于结缔组织。表皮和覆盖在所有器官上的组织是各种上皮组织。肌组织和神经组织分别组成肌肉和神经。

神经组织

免疫荧光显微照片显示神经胶质细胞，其在神经组织中对负责信息传递的神经元起支持作用，图中可见一些蜘蛛样的星型胶质细胞（淡绿色），它们为神经元提供营养。

白质
由细长的、线状的神经纤维组成

灰质
由神经细胞和支持细胞组成

脑冠状面的前面观

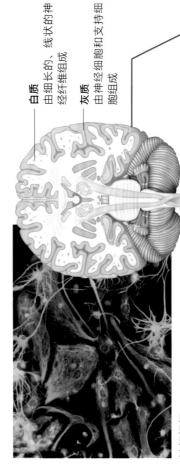

疏松结缔组织

一些结缔组织（例如皮肤深部）的细胞散在分布于纤维之中。图中可见散在于弹性纤维（深色的线状结构）和胶原纤维（紫色的带状结构）中的成纤维细胞的细胞核（深浅的点状结构）。

真皮结缔组织
连接皮肤真皮和下方的器官

细胞类型

组织内的细胞因不同的功能而有着不同的大小和形状。不同的细胞，分裂的速度也不同。被覆上皮的细胞易受机械磨损，需要不断更新，而结构复杂的神经元更新很慢，甚至不更新。

上皮细胞

构成皮肤、覆盖在器官表面或中空结构的内表面。图中所示为消化管表面的细胞。

平滑肌细胞

细长、梭形的平滑肌细胞又称肌纤维，可以通过内部蛋白链结构的滑动引起细胞收缩。

感光细胞

视杆细胞是视网膜上的一种感光细胞，它接受强光刺激并激发产生色觉。

神经元

每个神经元都含有可以接受信息的短突起（树突）和传出信息的细长突起（轴突）。

红细胞

红细胞含有运输氧气的血红蛋白，它的双凹圆盘状结构使它能够快速进出充分地携带氧气。

精子

精子的头部含有父系遗传物质，其后部有一条长鞭样的尾部，使它能游向卵子。

脂肪细胞

脂肪细胞大而充满脂肪，在进食不足时可以提供能量。

卵子

含有来自母系遗传物质的大细胞，为胚胎早期发育的细胞分裂提供能量。

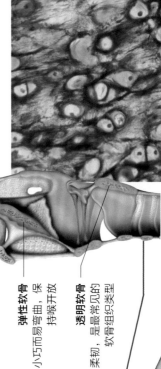

弹性软骨

软骨组织（属于结缔组织类型）根据不同的细胞比例和组织结构而具有不同的特点。这张会厌的显微照片显示了弹性纤维之间的圆形细胞（软骨细胞），弹性纤维具有质轻、易弯曲和坚韧的特点。

弹性软骨
小巧而易弯曲，保持喉开放

透明软骨
柔韧，是最常见的软骨组织类型

喉

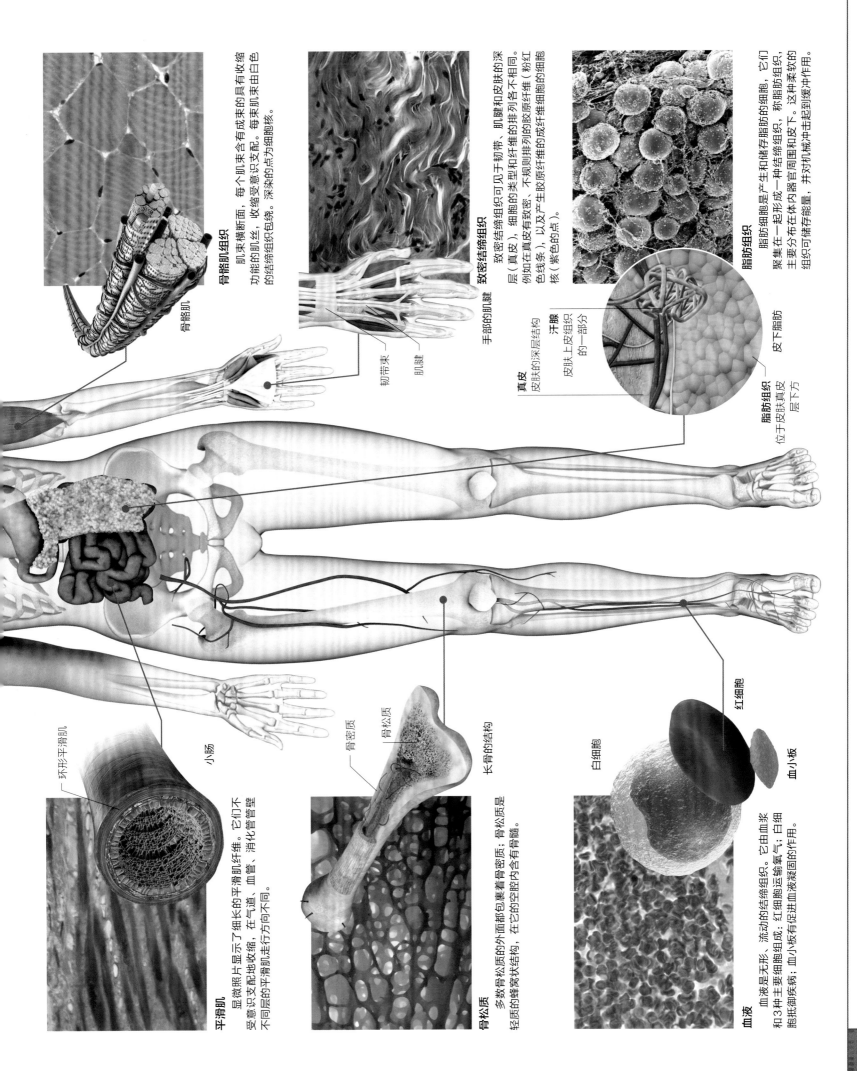

骨骼肌组织
肌束横断面，每个肌束含有成束的具有收缩功能的肌丝，收缩受意识支配。每束肌束由白色的结缔组织包绕。深染的点为细胞核。

骨骼肌

致密结缔组织
致密结缔组织可见于韧带、肌腱和皮肤的深层（真皮），细胞的类型和纤维的排列各不相同。不规则排列的胶原纤维（粉红色线条），以及产生胶原纤维的成纤维细胞的细胞核（紫色的点）。

手部的肌腱
韧带束
肌腱

脂肪组织
脂肪细胞是产生和储存脂肪的细胞，它们聚集在一起形成一种结缔组织，称脂肪组织，主要分布在体内器官周围和皮下。这种柔软的组织可储存能量，并对机械冲击起到缓冲作用。

真皮
皮肤的深层结构
汗腺
皮下脂肪
皮肤上皮组织的一部分
脂肪组织
位于皮肤真皮层下方

平滑肌
显微照片显示了细长的平滑肌纤维。它们不受意识支配又意识支配，缓缓地收缩，在气道、血管、消化管壁不同层的平滑肌走行方向不同。

环形平滑肌
小肠

骨松质
多数骨松质的外面都包裹着骨密质；骨松质质轻，质地呈蜂窝状结构，在它的空腔内含有骨髓。

骨密质
骨松质
长骨的结构

血液
血液是无形、流动的结缔组织。它由血浆和3种主要细胞组成：红细胞运输氧气；白细胞抵御疾病；血小板有促进血液凝固的作用。

红细胞
白细胞
血小板

DNA

DNA（脱氧核糖核酸）常称为生命分子，几乎存在于所有生物中。DNA 是携带指令的化学密码，通称基因，负责调控机体及其不同部分的生长、发育、功能执行和自身稳态维持。

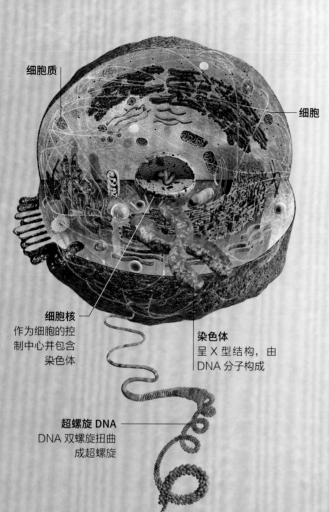

细胞质

细胞

细胞核
作为细胞的控制中心并包含染色体

染色体
呈 X 型结构，由 DNA 分子构成

超螺旋 DNA
DNA 双螺旋扭曲成超螺旋

核心单位
8 个蛋白质（组蛋白）被大约 2 圈的 DNA 所缠绕，也称核小体。DNA 和蛋白质像这样在一起称染色质

在几乎所有的人体细胞中，DNA 经过包装，被分成 46 条 X 型结构，称染色体，位于细胞核内。每条染色体由双螺旋结构的分子组成。由两条长链盘旋而成规则的双螺旋结构作为分子的"骨架"，相互缠绕，酷似纵向扭曲的梯子。这样的梯级结构由成对的化学物质组成，称碱基，有腺嘌呤（A）、鸟嘌呤（G）、胸腺嘧啶（T）和胞嘧啶（C）。在每个"横档"的梯级结构中，A 总是与 T 配对，G 总是与 C 配对。这种结构赋予了 DNA 两个关键特征：一是碱基序列包含染色体的遗传代码；二是碱基交叉链接的方式使 DNA 能够精确对自身进行复制。

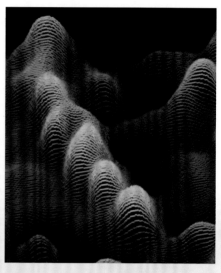

显微镜下的DNA
用扫描隧道显微镜（STM）照片将 DNA 放大约 100 万倍后，如图中左侧显示，DNA 螺旋的缠绕形成山峰样的结构（黄色）。

DNA 骨架
由脱氧核糖单位（糖的一种形式）和磷酸盐化合物交替单元所构成

碱基对
由碱基对形成"横档"交联的 DNA 梯级结构

碱基对

由于 4 种碱基的特殊化学结构，它们只能以 2 种形式互相配对。腺嘌呤（A）和胸腺嘧啶（T）各有 2 个部位可以形成氢键，而鸟嘌呤（G）和胞嘧啶（C）各有 3 个部位可以形成氢键。

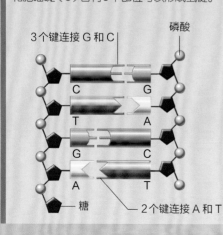

3 个键连接 G 和 C

磷酸

C — G

T — A

G — C

A — T

糖

2 个键连接 A 和 T

解螺旋
在细胞分裂的特定阶段，染色体解开，使 DNA 分子能够为合成蛋白质提供信息并完成复制

双螺旋
一个 DNA 分子通过螺旋和超螺旋（见对页）以适合染色体。它也形成环形和缠绕结构，其分子可结合不同的蛋白质，特别是组蛋白。

碱基对序列
碱基对按照特殊的顺序排列，其序列的部分片段发挥着合成蛋白质的编码指令作用

螺旋和超螺旋

DNA 的螺旋结构使得令人难以置信的长度被塞进一个狭小的空间。一个染色体中的单链 DNA 伸展开约有 5 厘米长。每个细胞核含有 46 条染色体（成熟的红细胞除外，因其不含细胞核或 DNA）。当细胞不分裂时，DNA（包裹在蛋白质周围形成染色质）相对疏松地卷曲。这种结构能够执行蛋白质组装等功能。当细胞准备分裂时，DNA 卷曲成更短更密的超螺旋，形成典型的 "X" 形状染色体。

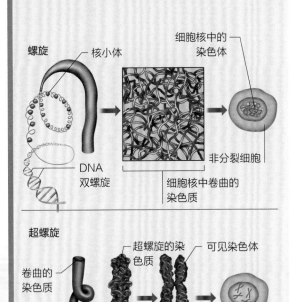

螺旋　核小体　　　细胞核中的染色体

DNA 双螺旋

非分裂细胞

细胞核中卷曲的染色质

超螺旋

卷曲的染色质　超螺旋的染色质　可见染色体

准备分裂的细胞

什么是基因？

基因通常被认为是指导蛋白质合成的 DNA 单位。它由编码蛋白质所有氨基酸所对应的 DNA 的全部原件组成。通常一个基因位于一条染色体上，但其在 DNA 分子不同区域内可有数个片段，每个片段能够编码部分蛋白质。通常被称为内含子和外显子的 DNA 发生转录（见第 44~45 页），形成未成熟 mRNA。剪切酶通过化学方法将 mRNA 中源于内含子的成分剪切掉，留下成熟的 mRNA 进行翻译。还有一些具有调控作用的 DNA 序列通过编码调控蛋白，从而影响基因转录的速度。

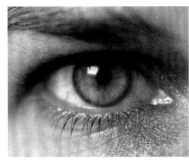

眼睛的颜色

虹膜的颜色至少受 15 个基因影响，包括 *OCA2* 和 *HERC2*，两者都位于第 15 号染色体上。

基因的组成

内含子和外显子的区域都被转录为蛋白质不同部分的 mRNA。剪切酶通过化学方法将内含子部分剪切掉，留下外显子部分继续参与蛋白质的合成。

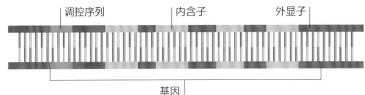

调控序列　　　内含子　　　外显子

基因

基因大小的范围

基因大小差异很大，通常以碱基对的数量来衡量。小的基因只有几百个碱基对，而大的基因由数百万个碱基对构成。β 球蛋白基因是最小的基因之一，它编码血红蛋白分子的一部分。右图为将其与一个大的基因进行比较的图像。

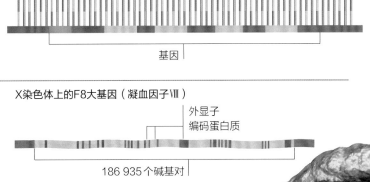

X 染色体上的 F8 大基因（凝血因子Ⅷ）

外显子编码蛋白质

186 935 个碱基对

11 号染色体上的小基因（β 球蛋白）

1 605 个碱基对

外显子

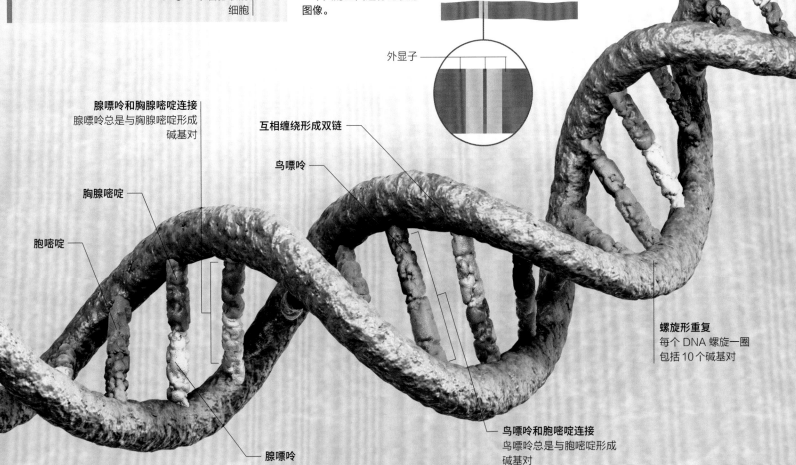

腺嘌呤和胸腺嘧啶连接
腺嘌呤总是与胸腺嘧啶形成碱基对

互相缠绕形成双链

鸟嘌呤

胸腺嘧啶

胞嘧啶

腺嘌呤

鸟嘌呤和胞嘧啶连接
鸟嘌呤总是与胞嘧啶形成碱基对

螺旋形重复
每个 DNA 螺旋一圈包括 10 个碱基对

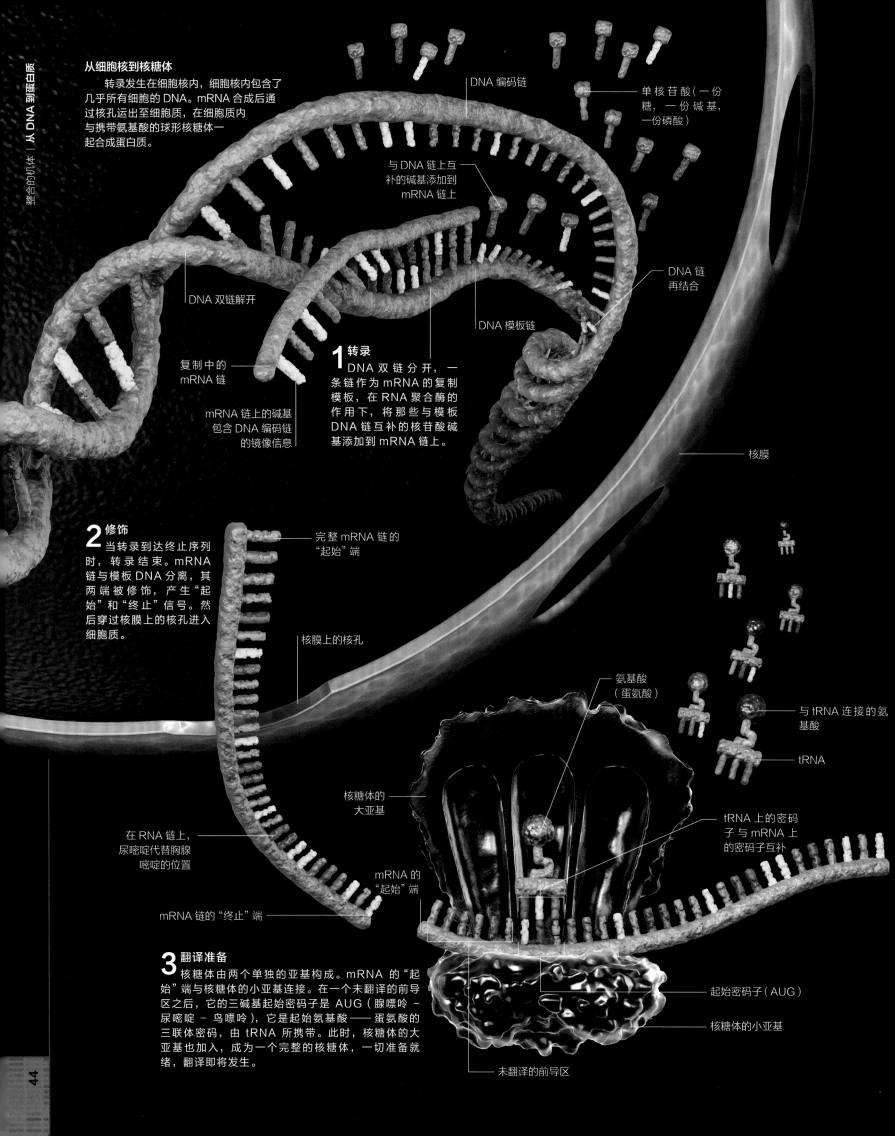

从细胞核到核糖体

　　转录发生在细胞核内，细胞核内包含了几乎所有细胞的 DNA。mRNA 合成后通过核孔运出至细胞质，在细胞质内与携带氨基酸的球形核糖体一起合成蛋白质。

DNA 编码链

单核苷酸（一份糖，一份碱基，一份磷酸）

与 DNA 链上互补的碱基添加到 mRNA 链上

DNA 链再结合

DNA 双链解开

复制中的mRNA 链

1 转录
DNA 双链分开，一条链作为 mRNA 的复制模板，在 RNA 聚合酶的作用下，将那些与模板DNA 链互补的核苷酸碱基添加到 mRNA 链上。

DNA 模板链

mRNA 链上的碱基包含 DNA 编码链的镜像信息

核膜

2 修饰
当转录到达终止序列时，转录结束。mRNA链与模板 DNA 分离，其两端被修饰，产生"起始"和"终止"信号。然后穿过核膜上的核孔进入细胞质。

完整 mRNA 链的"起始"端

核膜上的核孔

氨基酸（蛋氨酸）

与 tRNA 连接的氨基酸

tRNA

核糖体的大亚基

tRNA 上的密码子与 mRNA 上的密码子互补

在 RNA 链上，尿嘧啶代替胸腺嘧啶的位置

mRNA 的"起始"端

mRNA 链的"终止"端

3 翻译准备
核糖体由两个单独的亚基构成。mRNA 的"起始"端与核糖体的小亚基连接。在一个未翻译的前导区之后，它的三碱基起始密码子是 AUG（腺嘌呤 – 尿嘧啶 – 鸟嘌呤），它是起始氨基酸——蛋氨酸的三联体密码，由 tRNA 所携带。此时，核糖体的大亚基也加入，成为一个完整的核糖体，一切准备就绪，翻译即将发生。

起始密码子（AUG）

核糖体的小亚基

未翻译的前导区

从DNA到蛋白质

DNA 为组装蛋白质提供信息，而蛋白质几乎是每个身体部位的组成元件，这个过程包含两个阶段。除 DNA 外，还有两种核酸：mRNA 和 tRNA。

蛋白质的制造主要发生在两种阶段，转录和翻译。在转录阶段中，从 DNA 获取信息，并复制成中间体类型的分子，称 mRNA（信使核糖核酸）。以与 DNA 类似的装配方式，mRNA 制造核苷酸。mRNA 离开细胞核与核糖体结合。在翻译阶段中，mRNA 作为装配蛋白质原件——氨基酸的模板。人体内大约有20种不同的氨基酸。氨基酸的排列顺序由三个碱基长度的一段所决定，称三联体密码子。每个密码子的碱基顺序用于特定氨基酸的编码（称遗传密码）。mRNA 携带着以氨基酸排列顺序来制造特定蛋白质的指令。

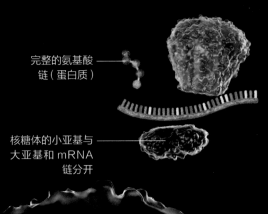

完整的氨基酸链（蛋白质）

核糖体的小亚基与大亚基和 mRNA 链分开

增长的氨基酸链扭曲并折叠，形成 3D 结构

未翻译的尾区
停止密码子

5 终止
氨基酸链的弯曲和折叠依据氨基酸之间的角度和连接。当核糖体到达 mRNA 产生"终止"信号时，氨基酸链分离，此时的氨基酸链成为蛋白质的主要部分，甚至是完整的蛋白质。同时，核糖体的两个亚基也会分开。

tRNA 和氨基酸准备进入核糖体

氨基酸连接在一起

E 位　　P 位　　A 位

mRNA 链的"终止"端

核糖体沿 mRNA 链从一个密码子向下一个密码子移动

4 翻译过程
每个 mRNA 密码子吸引一个特定的 tRNA 序列和对应的氨基酸，以确定其在序列中的位置。在核糖体内，有 A、P、E 三个结合位点。当核糖体沿着 mRNA 移动时，一个 tRNA 连接到 A 位点；氨基酸在 P 位点与 tRNA 分离，并加入增长的氨基酸链；tRNA 在 E 位点离开。

RNA

RNA（核糖核酸）与 DNA 类似，但有本质的区别。RNA 的"主干"是核糖，而不是脱氧核糖；它是一条单螺旋链而不是双螺旋链；它的序列通常比 DNA 短；它的碱基是尿嘧啶（U）而不是胸腺嘧啶；尿嘧啶与腺嘌呤相连。然而，与 DNA 一样，RNA 也携带编码信息，如 mRNA 和 tRNA（见第44页），以及作为合成核糖体组成部分的 rRNA（核糖体 RNA）。作为酶的 RNA 片段，称核糖酶，而其他 RNA 还具有对 DNA 剪接进行调控（"基因开关"）的作用，控制着基因的开启和关闭。

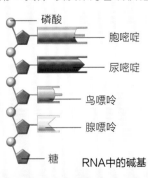

磷酸
胞嘧啶
尿嘧啶
鸟嘌呤
腺嘌呤
糖

RNA中的碱基

基因组

基因组是生命体的全套遗传物质，控制着生物体从单细胞到复杂整体的发育。与合成蛋白质相关的人类基因组大概由20 000多个基因构成，分布于大部分体细胞的23对染色体上。

染色体和 DNA

人类基因组计划是一项多国共同努力绘制人类基因组图谱的计划，于2003年完成。这项研究使我们了解到在人类46条染色体上约有超过20 000个基因，共包含32亿个碱基对。尽管多数 DNA 不提供基因密码，通常称为非编码即无用 DNA，但是它们仍参与调控功能。没有人确切知道多少 DNA 是真正无用的（完全没有功能）。绘制基因组图谱使医学研究人员有可能了解哪些基因参与哪些代谢过程。

核型

上图为来源于一个细胞所有染色体的"合影"，它们按标准序列配对排列，称核型。它可以显示是否有多余、缺失、破损或异型的染色体。该样本来源于一位女性（注意右下方2个大小一样的 X 染色体）。

约98%
非编码（无用）DNA

约2%
编码 DNA
（基因）

编码和非编码

估计只有约2%的基因组 DNA 携带有编码，用于合成蛋白质。其余的一些涉及复杂的基因活化的转录和调控系统，并且许多通过 RNA 进行调控。

染色体

电子显微镜图像显示每条染色体内的 DNA 双螺旋的螺旋和超螺旋结构，其形状像一个蓬松的大毛刷。

染色体组成

人类细胞全套染色体为23对，包含 22对常染色体，其中一半来自母亲，另一半来自父亲，将它们从1（最大）到22（最小）进行编号。第23对是性染色体，XX 代表女性，XY（本图所示）代表男性。经化学染色后，每条染色体上会显示出深色和浅色相间的条纹，称带型，便于研究人员对染色体中的特定基因进行定位。

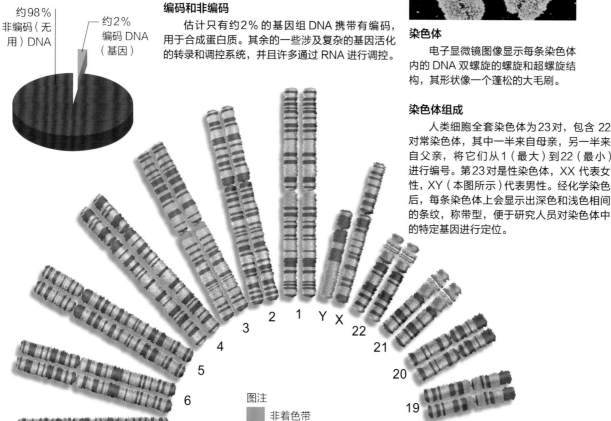

图注
- 非着色带
- 着色带
- 部分着色带

p22.2
p21.3
p21.1
p15.2
p14.3
p14.1
p12.3
p12.1
q11.22
q11.23
q21.11
q21.2
q22.1
q23.3
q31.2
（囊性纤维化基因）
q31.32
q32.1
q33
q36.1
q36.3

7号染色体

它是最早被测序的染色体，包含5% 人类基因组 DNA，大约有1.59亿个碱基对，其中0.6亿在短臂上（p），其余在长臂上（q）。如果你知道一个基因的"地址"，通过标记染色体的通用法则，就可以找到该基因在染色体上所在的部位。例如囊性纤维化基因（CFTR）定位于 q31.2。

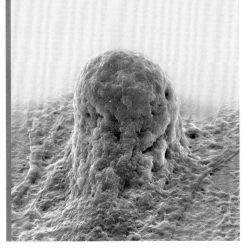

线粒体基因

作为细胞能量源的线粒体，有自己的DNA。不像细胞核中的DNA，线粒体DNA（mtDNA）呈环状，非线性。它只包含37个基因，这些基因编码线粒体功能所需的蛋白质和RNA。线粒体DNA的独特之处在于只从母系遗传，通过受精时存在于卵子中的线粒体遗传。这种类型的DNA已被用于研究遗传关系和家庭寻亲，因为mtDNA的高突变率意味着没有血缘关系的人有非常不同的mtDNA。某些罕见疾病与mtDNA的变化有关。

线粒体DNA

这张电镜图像显示线粒体DNA呈闭环状，不像细胞核中的DNA呈线性。

化学物添加

一个甲基（一个碳原子和三个氢原子）附着在基因上以关闭它

表观遗传学

基因的表达可以通过附着在DNA或DNA包裹的组蛋白（蛋白质）上的小化合物来调节。这些修饰被称为表观遗传变化。它们不会改变DNA序列（遗传密码），但会影响基因的表达方式。科学家们逐渐意识到，在一个人的一生中，在他或她的DNA中积累的一些表观遗传变化实际上可以遗传到下一代。

细胞的基因调控

细胞分化

受精卵分裂时产生的第一批细胞是"广义"干细胞。随着数量的增加，预先编程的指令开始起作用。细胞间接触的模式和化学环境影响胚胎某些部位细胞中的基因，使细胞分化或变得不同。在分化过程中，干细胞变成神经细胞、肌细胞、皮肤细胞和所有其他必要的细胞类型。

干细胞

干细胞是一种未分化的细胞，它保持了自我更新以及在特定环境下分化为不同种细胞的能力。胚胎干细胞起源于早期的胚胎，具有分化为200多种人体特化细胞的能力。成体干细胞存在于某些具有快速、持续复制能力的组织中。在骨髓中，它们每秒能产生数百万个不同类型的血细胞。

并非所有基因都活跃并在细胞中起作用。基因编码蛋白或其他物质的产生过程称基因表达。每个基因的表达都受到调节或控制，根据其接触的化学物质如生长因子和调节其他基因的产物而不同。一些类型的基因被"打开"，并在大多数细胞中表达。这些基因与基本的生命过程和"内务管理"有关，比如分解葡萄糖以获取能量，其他基因则被"关闭"，除非它们被需要时；这些基因是用来制造特殊的产物如激素，或者特定的蛋白质如填充肌细胞的肌动蛋白和肌球蛋白。当细胞的基因在不同的环境下开启和关闭时，它们就会分化，或者变得不同。

前体细胞

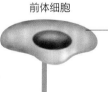

前体细胞

能成为任何种类的细胞。其子代细胞的一些细胞系仍保持特化的能力，而另一些则转变成专门类型的细胞

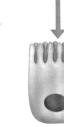

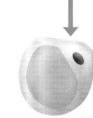

精细胞
内含线粒体供应能量

肌细胞
细长型，内含收缩蛋白

神经细胞
在形状和连接上高度特化

上皮细胞
程序化快速增殖和死亡

脂肪细胞
储存能量以防饮食不能满足能量需求

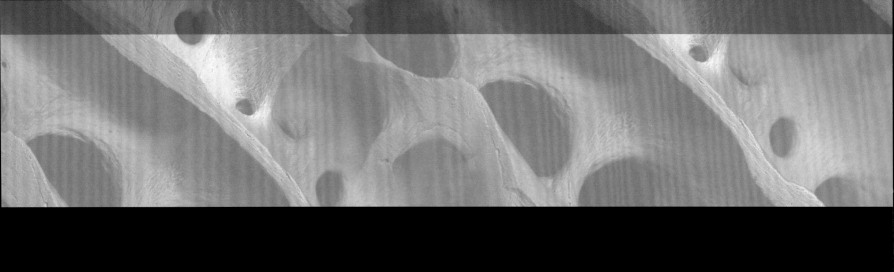

　　高度精密的关节，将人体的骨骼和肌肉紧密地连结在一起，形成一种由坚固杠杆和稳定平板组成的框架，能够允许完成多种运动。骨骼系统在功能上也与循环系统整合——因为每秒，数百万新鲜的血细胞从骨髓中输出。健康的饮食可提供丰富的矿物质，尤其是钙。结合规律的适量运动，可以

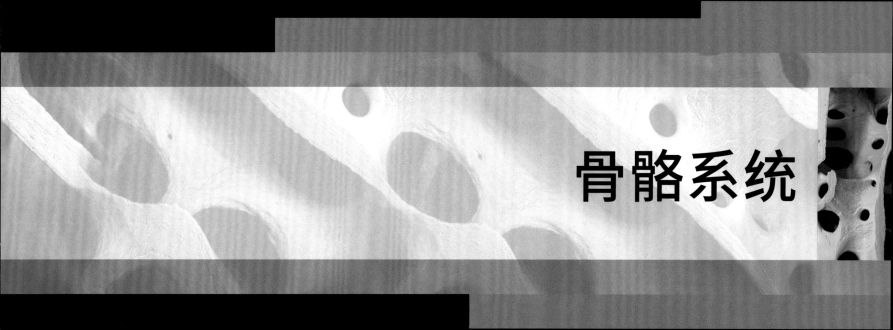

骨骼系统

骨骼

骨骼重量约占人体体重的1/5。这个可弯曲的内部支架支撑着身体的所有其他部分，如果没有骨骼的支撑，其他组织就会塌陷。骨骼还可以保护某些器官，如颅骨保护其内部柔软的脑。此外，骨不仅是一些重要矿物质（特别是钙）的储备库，骨（骨髓）还可以产生新的血细胞。

人体通常有206块骨。有一些正常的变异：大概每200人中会有1人多出1块肋骨。融合成颅骨的骨的数量也有变化。骨是活的组织，尽管只含有22%的水分，它仍然具有非常坚韧、轻巧、灵活的特点。由高科技复合材料制成的类似结构在密度、强度和耐久度上无法与骨相比拟。如果受到损伤，骨可以自我修复。在一些受力过大的部位，骨还能够在厚度和强度上进行重塑，这可在马术和举重运动员身上体现出来。骨可分为中轴骨和四肢骨。中轴骨包括颅骨、脊柱、肋骨和胸骨。四肢骨包括肩、臂、腕、手、髋、腿、踝和足等处的骨。在206块骨中，中轴骨有80块。上肢骨有64块，下肢骨有62块。

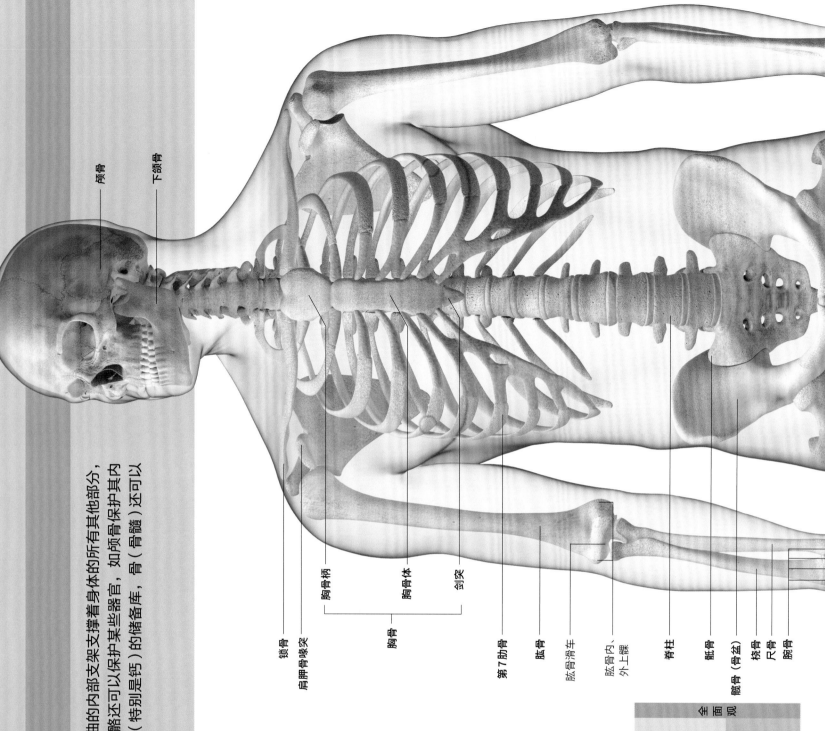

颅骨

下颌骨

锁骨

肩胛骨喙突

胸骨柄

胸骨体

剑突

胸骨

第7肋骨

肱骨

肱骨滑车

肱骨内、外上髁

脊柱

髋骨

髋骨（骨盆）

桡骨

尺骨

腕骨

全面观

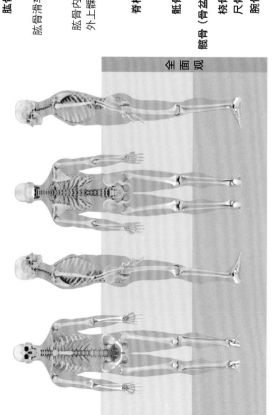

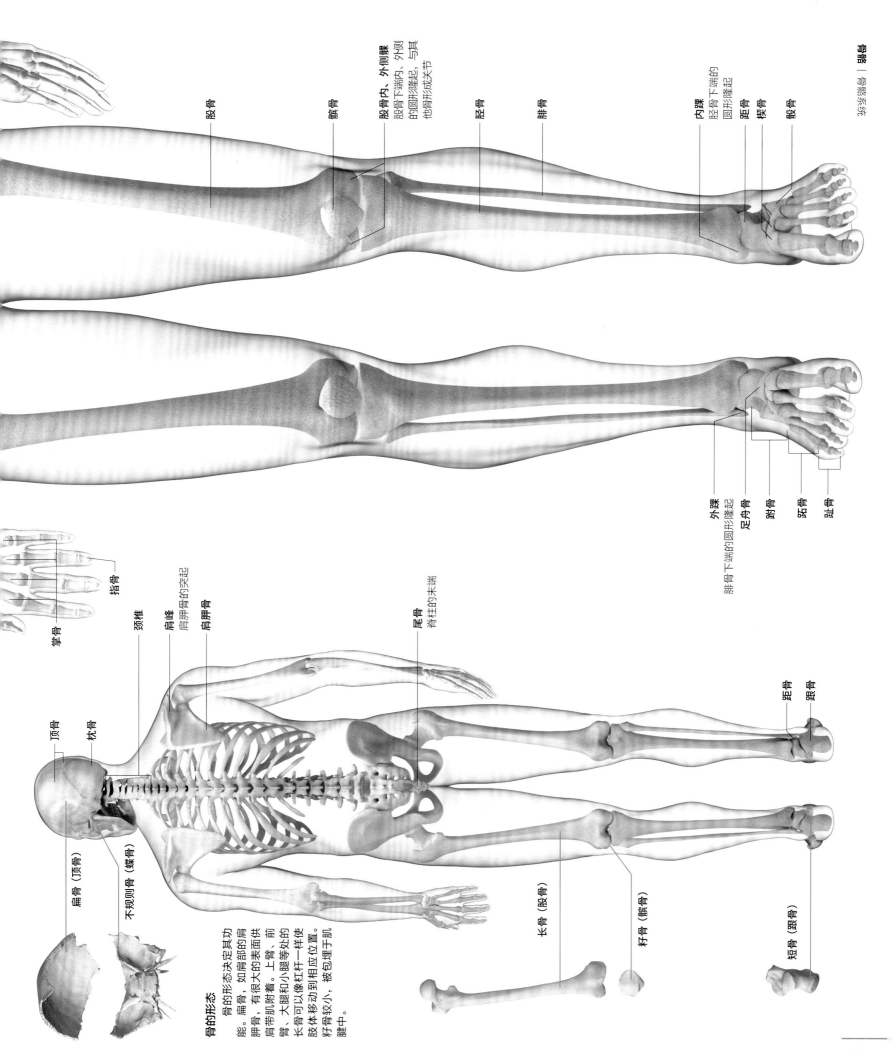

股骨

髌骨

股骨内、外侧髁
股骨下端内、外侧的圆形隆起，与其他骨形成关节

胫骨

腓骨

内踝
胫骨下端的圆形隆起

距骨

楔骨

骰骨

外踝
腓骨下端的圆形隆起

足舟骨

跗骨

跖骨

趾骨

掌骨

指骨

颈椎

肩峰
肩胛骨的突起

肩胛骨

尾骨
脊柱的末端

顶骨

枕骨

距骨

跟骨

扁骨（顶骨）

不规则骨（蝶骨）

长骨（股骨）

籽骨（髌骨）

短骨（跟骨）

骨的形态

骨的形态决定其功能。扁骨，如肩部的肩胛骨，有很大的表面供肩带肌附着。上臂、前臂、大腿和小腿等处的长骨可以像杠杆一样使肢体移动到相应位置。籽骨较小、被包埋于肌腱中。

骨的构造

骨是一种结缔组织，它坚硬如钢，却质轻如铝。骨由一些特殊的细胞和蛋白纤维组成。骨组织是动态的活组织，可不断地进行自我分解和重建。每块骨的大小和形状都随着生长、损伤修复和外界压力的变化而变化。

骨的构造

长骨（如股骨、胫骨或腓骨）的骨干内是骨髓腔，容纳红骨髓（可产生血细胞）、黄骨髓（主要是脂肪组织）和丰富的血管。骨髓腔周围是骨松质层（网状），其蜂窝状腔内也含有骨髓。外面是坚硬、致密、强韧的壳状的骨密质（骨皮质）。骨的外表面有骨膜覆盖，骨髓腔与骨膜之间有小管连通。骨组织由一些特殊细胞和蛋白纤维（主要是骨胶原纤维）组成，并与含有水、矿物盐晶体、碳水化合物和其他物质组成的基质相交织。骨细胞包括成骨细胞、骨细胞和破骨细胞。成骨细胞在骨形成时钙化骨质，骨细胞保持骨的正常结构，破骨细胞吸收退化或者不需要的骨组织。

血管
丰富的血管网营养骨

骨的内部结构
以小腿的长骨为例，它的骨组织和多数类型的骨一样。骨密质和骨松质的比例随着年龄和运动会有所不同，这个比例也反映了骨的受力情况。

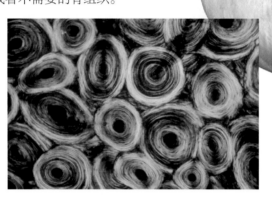

骨密质
骨密质，又称骨皮质，是由骨单位组成，骨单位是小的杆状细胞。显微镜下可见骨单位呈束状紧密地排列在一起，这种排列使骨极其坚固。

骨膜
薄的纤维结缔组织覆盖在整个骨的表面（除关节面外）

骨密质
骨的强度来自这种坚硬、壳样的组织

骨细胞

骨保持健康依赖于来源于骨髓的3种细胞（与血细胞一起产生）。骨生长的时候，成骨细胞首先产生，然后成骨细胞被骨基质包绕，转变成了骨细胞。破骨细胞是有多个细胞核的大细胞，分解多余的或不健康的骨（见第54~55页）。

骨内的骨细胞

这张高倍放大图片显示骨密质中骨陷窝内的一个骨细胞。

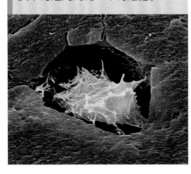

骨的生长

在胎儿和婴儿的发育过程中，大多数骨由软骨结构发育而成。骨化是通过矿物盐晶体（主要是钙的磷酸盐和碳酸盐）的沉积将这些软骨转化为骨组织的过程。儿童时期身高的增长很大程度上来自长骨的生长。在长骨的两端附近是一个称为生长板的区域，骨的骨化和生长就发生在那里。软骨（见对页）朝骨干方向增殖并形成细胞柱，随着软骨的扩大和死亡，它们占据的空间被新的骨细胞填充。通过这种方式，位于长骨骨干与骨头两端的骺板沿着骨干的方向使骨不断生长。

骨的头端（骺）

骨纵向生长

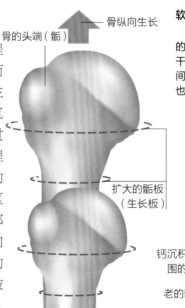

扩大的骺板（生长板）

骨干

骨生长的部位
虚线表示生长板所在区域，它能使骨纵向生长。生长板在所有主要的长骨两端都能看见。

软骨化骨
最初，长骨的骨化发生在骨干与头端（骺）之间，继而在头内也发生骨化。

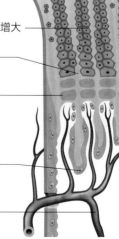

软骨细胞增殖

软骨细胞形成细胞柱

软骨细胞增大

钙沉积在软骨细胞周围的胶冻样基质内

老的软骨细胞死亡

贴附在钙化组织上的成骨细胞（特殊的骨细胞）

新生血管和骨组织的形成

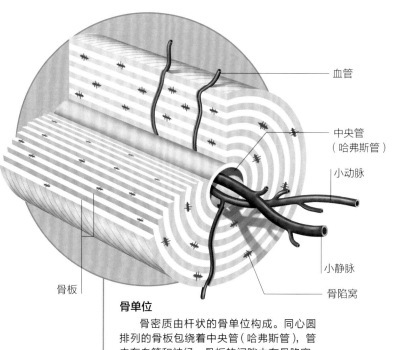

血管

中央管
（哈弗斯管）

小动脉

小静脉

骨陷窝

骨板

骨单位

　　骨密质由杆状的骨单位构成。同心圆排列的骨板包绕着中央管（哈弗斯管），管内有血管和神经。骨板的间隙中有骨陷窝，里面容纳了骨细胞，可保持骨的健康。

软骨

　　软骨是一种坚韧的、具有很好适应性的结缔组织。它由包含许多化学物质（如蛋白质和碳水化合物等）的胶状物质组成。其中有保持和稳定组织的软骨细胞和多种纤维成分。软骨细胞位于称为软骨陷窝的小空间中。软骨通常无血管，它通过扩散的方式获得营养物质和氧，代谢废物通过反方向直接排出。体内的软骨依据其所含基质、软骨细胞和纤维比例的不同分为透明软骨、纤维软骨和弹性软骨。弹性软骨具有最好的柔韧性，是因其含有大量的弹性纤维和少量的基质。弹性软骨在耳郭、会厌和喉等处提供了轻巧而有弹性的支撑作用。

透明软骨

　　致密的胶原纤维使该类软骨坚韧而抗压。透明软骨覆盖在关节内骨的末端，连接肋骨和胸骨，在气管和鼻等处也有。

纤维软骨

　　由致密的胶原纤维和少量的胶状质组成。纤维软骨分布在颞下颌关节、膝关节的半月板和椎间盘中。

骨单位

骨髓
填充骨髓腔的组织；早期（如图显示）长骨内有红骨髓，以后会变成黄骨髓

静脉

骨松质
由骨小梁组成的网格样结构，沿着承重线方向排列

骺
骨端膨大的头，主要含骨松质

骨干
长杆状，主要是骨密质和骨髓

动脉

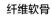

血液制造厂

　　红骨髓内含有造血组织，主要功能是产生全部3种类型的血细胞：红细胞、白细胞和血小板。刚出生时，所有骨内都是红骨髓，随着年龄的增长，长骨内红骨髓逐渐变成黄骨髓，失去造血功能。

血细胞的形成

　　光学显微镜图片显示红骨髓内有将要成为血液成分的星点状的红细胞。

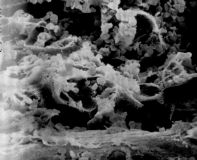

新骨替代旧骨

骨重塑涉及旧骨的分解，废物的去除和新骨的构建。这些过程之间的平衡由一系列相互作用的物质来控制，包括激素、类固醇、维生素D和被称为细胞因子的信号蛋白。

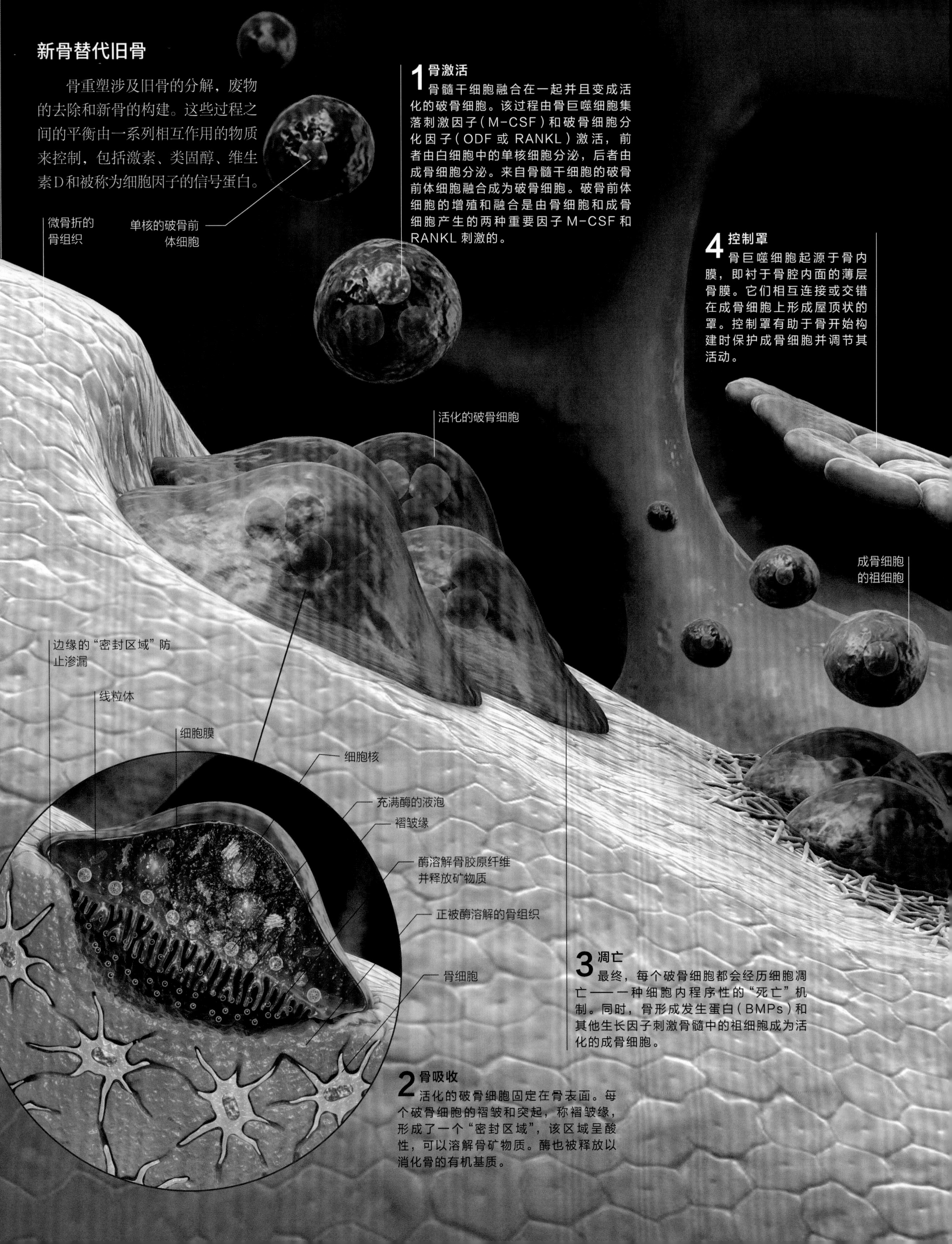

微骨折的骨组织

单核的破骨前体细胞

1 骨激活

骨髓干细胞融合在一起并且变成活化的破骨细胞。该过程由骨巨噬细胞集落刺激因子（M-CSF）和破骨细胞分化因子（ODF 或 RANKL）激活，前者由白细胞中的单核细胞分泌，后者由成骨细胞分泌。来自骨髓干细胞的破骨前体细胞融合成为破骨细胞。破骨前体细胞的增殖和融合是由骨细胞和成骨细胞产生的两种重要因子 M-CSF 和 RANKL 刺激的。

4 控制罩

骨巨噬细胞起源于骨内膜，即衬于骨腔内面的薄层骨膜。它们相互连接或交错在成骨细胞上形成屋顶状的罩。控制罩有助于骨开始构建时保护成骨细胞并调节其活动。

活化的破骨细胞

成骨细胞的祖细胞

边缘的"密封区域"防止渗漏

线粒体

细胞膜

细胞核

充满酶的液泡

褶皱缘

酶溶解骨胶原纤维并释放矿物质

正被酶溶解的骨组织

骨细胞

3 凋亡

最终，每个破骨细胞都会经历细胞凋亡——一种细胞内程序性的"死亡"机制。同时，骨形成发生蛋白（BMPs）和其他生长因子刺激骨髓中的祖细胞成为活化的成骨细胞。

2 骨吸收

活化的破骨细胞固定在骨表面。每个破骨细胞的褶皱和突起，称褶皱缘，形成了一个"密封区域"，该区域呈酸性，可以溶解骨矿物质。酶也被释放以消化骨的有机基质。

骨重塑

从表面看上去骨不那么活跃，其实它们一直都处于不断变化中。在微观层面上，数百万个细胞忙于维护、修复和改建骨组织。

如同所有组织一样，骨也会磨损、消耗。当供给骨氧气和营养物质的小血管发生微小的损伤时，一些骨细胞就会死亡。撞击会导致细小的骨折、骨裂和其他损坏。饮食不足可能意味着骨中的钙和其他矿物质流失转移到其他更需要的地方（如传导神经信号），然后随着矿物质的供应而恢复。骨也会逐渐对身体劳损做出反应，特别是规律性的运动——如长跑、举重、打网球或骑马。受压的骨可沿着应力线变得格外厚（矿物质聚集），使得它们能够更好地承受外力。这个过程称骨重塑，成年人骨骼每年约有10%被重塑。主要有4种类型的细胞参与（见第52页）：具有分解功能的破骨细胞，具有建造功能的成骨细胞，具有维护功能的骨细胞，以及具有防御功能的骨巨噬细胞（见右图）。重塑的不平衡可能导致骨质疏松症等。

巨噬细胞

作为白细胞的一种类型，巨噬细胞在身体防御中起着至关重要的作用。它们中一部分承担着抵御细菌的功能（见第177页）。其他的则四处巡游，吞噬碎片和入侵的微生物（见第158页）。巨噬细胞是"大胃王"，在其一生中，1个巨噬细胞可以吞噬多达200个细菌或数千个病毒。每个组织都有自己的常驻巨噬细胞群落。骨中的巨噬细胞被称作骨组织驻留巨噬细胞或骨巨噬细胞。

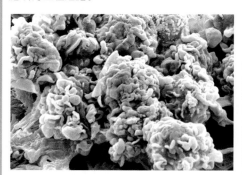

巨噬细胞的移动
柔韧的巨噬细胞的褶皱能发现和浸润到其他细胞、膜和类似结构的间隙内，然后整个巨噬细胞可从中挤过去。

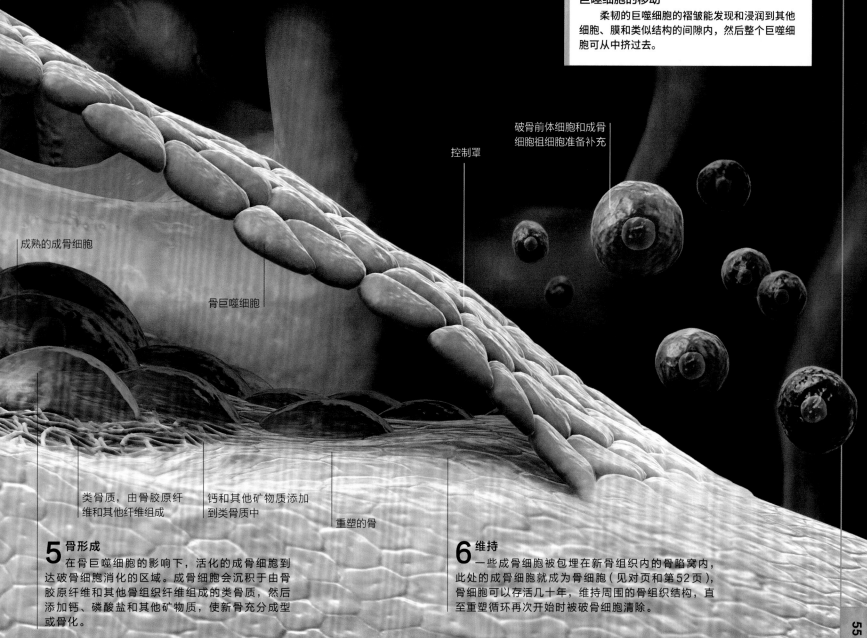

控制罩

破骨前体细胞和成骨细胞祖细胞准备补充

成熟的成骨细胞

骨巨噬细胞

类骨质，由骨胶原纤维和其他纤维组成

钙和其他矿物质添加到类骨质中

重塑的骨

5 骨形成

在骨巨噬细胞的影响下，活化的成骨细胞到达破骨细胞消化的区域。成骨细胞会沉积于由骨胶原纤维和其他骨组织纤维组成的类骨质，然后添加钙、磷酸盐和其他矿物质，使新骨充分成型或骨化。

6 维持

一些成骨细胞被包埋在新骨组织内的骨陷窝内，此处的成骨细胞就成为骨细胞（见对页和第52页），骨细胞可以存活几十年，维持周围的骨组织结构，直至重塑循环再次开始时被破骨细胞清除。

关节

两块骨连接的部位称骨连结或关节。关节可以根据其结构和运动方式进行分类。人体有300多个不同的关节。

滑膜关节

滑膜关节是人体数量最多、用途最广的关节，可自由运动。如果使用得当，不要过度使用，它们可以很好地工作几十年。滑膜关节由保护性外层——关节囊封闭。关节囊内衬有滑膜，产生油状滑液，保持关节良好的润滑性，使相邻的关节面以最小的摩擦力接触滑动。人体内有大约230个滑膜关节。

滑膜关节的类型

滑膜关节的运动范围由关节软骨表面的形状（见第57页）以及它们如何连接而定。

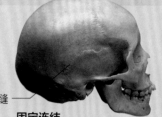

半活动连结和固定连结

并非所有的骨连结都可以大幅度地运动。有些连结只与生长或者保持稳定相关。这些连结中的骨通常由软骨或骨胶原纤维等物质组成的坚韧纤维连接。在颅骨的固定连结中，一旦生长完成，分离的骨板通过交叉的纤维组织牢固地连在一起，形成缝连结。

缝

固定连结

成年颅骨的缝连结表现为弯弯曲曲的线。在婴儿期，这些连结较为松散，以适应脑的快速生长。

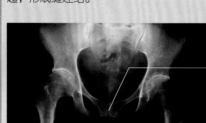

耻骨联合

半活动连结

在部分活动的连结中，骨由纤维软骨连接，如耻骨联合。

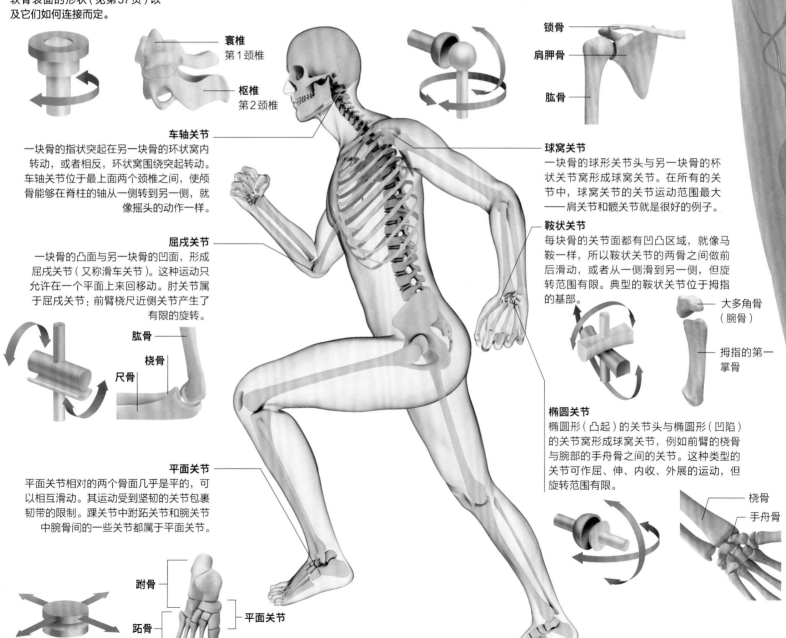

寰椎
第1颈椎

枢椎
第2颈椎

锁骨

肩胛骨

肱骨

车轴关节

一块骨的指状突起在另一块骨的环状窝内转动，或者相反，环状窝围绕突起转动。车轴关节位于最上面两个颈椎之间，使颅骨能够在脊柱的轴从一侧转到另一侧，就像摇头的动作一样。

球窝关节

一块骨的球形关节头与另一块骨的杯状关节窝形成球窝关节。在所有的关节中，球窝关节的关节运动范围最大——肩关节和髋关节就是很好的例子。

屈戌关节

一块骨的凸面与另一块骨的凹面，形成屈戌关节（又称滑车关节）。这种运动只允许在一个平面上来回移动。肘关节属于屈戌关节：前臂桡尺近侧关节产生了有限的旋转。

肱骨

桡骨

尺骨

鞍状关节

每块骨的关节面都有凹凸区域，就像马鞍一样，所以鞍状关节的两骨之间做前后滑动，或者从一侧滑到另一侧，但旋转范围有限。典型的鞍状关节位于拇指的基部。

大多角骨（腕骨）

拇指的第一掌骨

椭圆关节

椭圆形（凸起）的关节头与椭圆形（凹陷）的关节窝形成球窝关节，例如前臂的桡骨与腕部的手舟骨之间的关节。这种类型的关节可作屈、伸、内收、外展的运动，但旋转范围有限。

平面关节

平面关节相对的两个骨面几乎是平的，可以相互滑动。其运动受到坚韧的关节包裹韧带的限制。踝关节中距跟关节和腕关节中腕骨间的一些关节都属于平面关节。

桡骨

手舟骨

跗骨

跖骨

平面关节

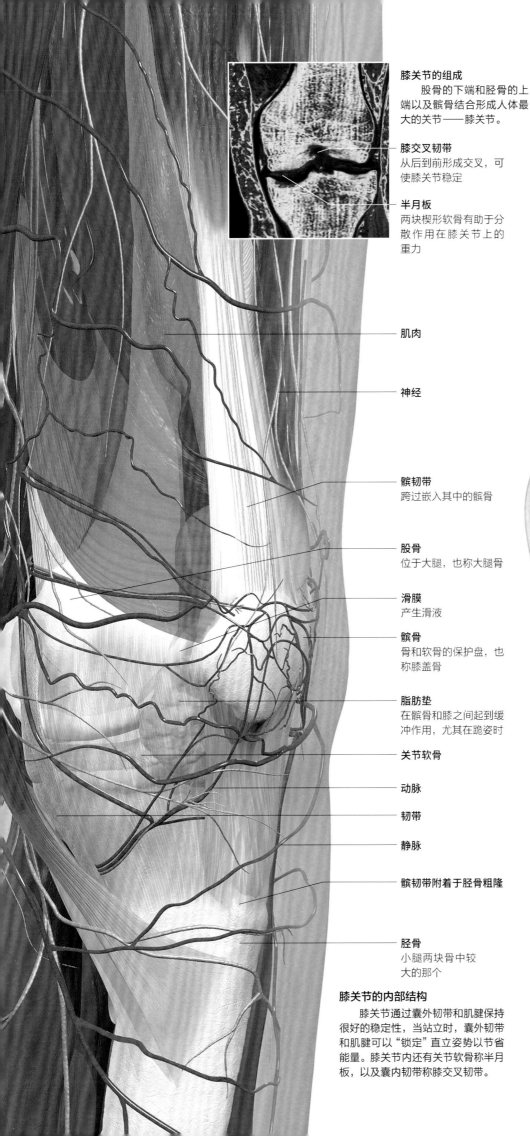

膝关节的组成
　　股骨的下端和胫骨的上端以及髌骨结合形成人体最大的关节——膝关节。

膝交叉韧带
从后到前形成交叉，可使膝关节稳定

半月板
两块楔形软骨有助于分散作用在膝关节上的重力

肌肉

神经

髌韧带
跨过嵌入其中的髌骨

股骨
位于大腿，也称大腿骨

滑膜
产生滑液

髌骨
骨和软骨的保护盘，也称膝盖骨

脂肪垫
在髌骨和膝之间起到缓冲作用，尤其在跪姿时

关节软骨

动脉

韧带

静脉

髌韧带附着于胫骨粗隆

胫骨
小腿两块骨中较大的那个

膝关节的内部结构
　　膝关节通过囊外韧带和肌腱保持很好的稳定性，当站立时，囊外韧带和肌腱可以"锁定"直立姿势以节省能量。膝关节内还有关节软骨称半月板，以及囊内韧带称膝交叉韧带。

关节的内部结构

　　滑膜关节的骨末端被软骨覆盖和保护，该软骨称关节软骨，它光滑且可被轻度压缩。关节周围是关节囊，由坚韧的结缔组织组成，附着在骨末端。关节囊柔软的内层即滑膜，不断将黏稠的滑液分泌到滑膜腔中，以保持关节的良好润滑性。滑液含有脂肪和蛋白质，可滋养软骨，并不断地被重吸收。关节囊外的纤维增厚结构称韧带，附着于构成关节的两块骨上，可以防止两块骨移动过度或向反常的方向移动。关节周围的骨骼肌通过肌腱连于骨，紧张时可稳定关节，收缩时可运动关节。

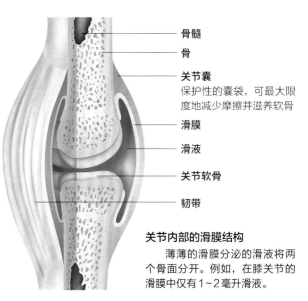

骨髓

骨

关节囊
保护性的囊袋，可最大限度地减少摩擦并滋养软骨

滑膜

滑液

关节软骨

韧带

关节内部的滑膜结构
　　薄薄的滑膜分泌的滑液将两个骨面分开。例如，在膝关节的滑膜中仅有1~2毫升滑液。

软骨作为减震器

　　覆盖在关节面的关节软骨，也称透明软骨（见第53页）。当关节遭受突然的撞击或震荡时，关节软骨可以作为减震器来消散一些冲击力，从而防止冲击对较硬的骨造成损伤。在某些骨连结中，有较强韧的纤维软骨，如脊柱椎骨之间的纤维软骨垫即椎间盘。纤维软骨还存在于下颌关节和腕关节内，膝关节内的半月板也是纤维软骨。

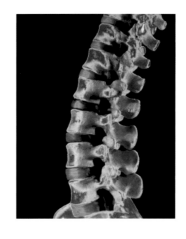

脊柱的软骨
　　椎骨之间的纤维软骨垫在稳定和保护脊柱方面起着重要作用。

颅骨

人的头颅共有29块骨。其中 23块骨形成颅，除1块下颌骨和1块舌骨外，剩余的21块融合成一个独立的、坚固的结构。另外，还有3对很小的听小骨分别位于两侧中耳。

颅

颅由两组骨组成。上面的一组8块骨形成穹隆状的颅盖，叫脑颅，容纳和保护脑。另一组的15块构成面部的骨骼，叫面颅。除下颌骨和舌骨之外的21块骨在生长过程中，于不太明显的接缝处牢固地连在一起，称缝连结。下颌骨是不固定的，通过两侧颞下颌关节与颅的其余部分相连。

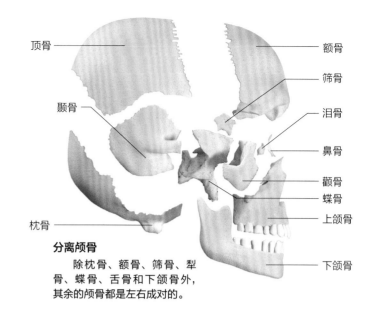

分离颅骨
除枕骨、额骨、筛骨、犁骨、蝶骨、舌骨和下颌骨外，其余的颅骨都是左右成对的。

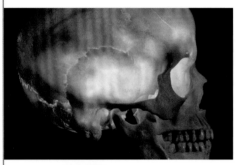

颅骨的缝
颅骨表面反光的亮线是颅骨融合的边缘。

鼻旁窦

颅骨内有4对含气的空腔，称鼻旁窦。它们是根据所在骨的名称来命名的，分别是上颌窦、额窦、蝶窦和筛窦。筛窦更像蜂窝状，且变异较多。

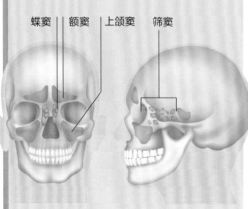

共鸣、减轻重量
鼻旁窦有助于减轻颅骨的整体重量，并在发声时起到共鸣的作用，这使得每个人声音都有自己的个体特征。

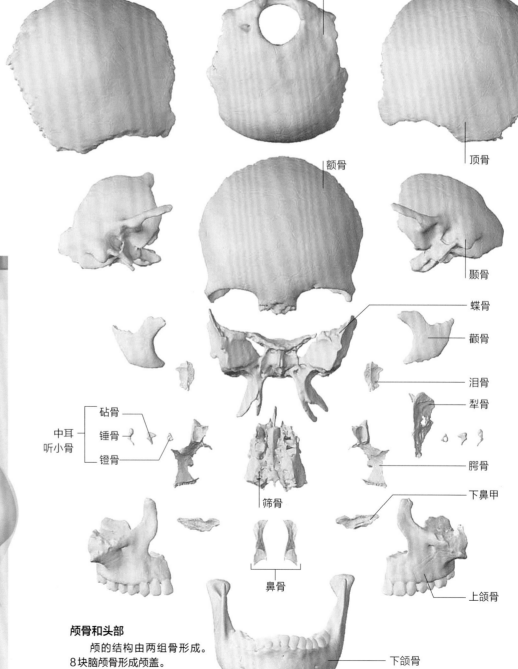

颅骨和头部
颅的结构由两组骨形成。8块脑颅骨形成颅盖。

脊柱

脊柱的每一节称椎骨。脊柱是强壮且可弯曲的中轴骨，在支持头和躯干直立的同时，协助颈背部的弯曲和旋转。

脊柱的功能

幼年时脊柱由33块环状的椎骨组成。成年后其底部的9块椎骨融合成2块较大的骨，分别为骶骨和尾骨，因此，脊柱由26块可活动的骨组成。这些椎骨连接到一起。像三明治那样被夹在相邻两块椎骨之间的是椎间盘，这是一个弹性的纤维软骨垫，在压力下可被轻度挤压以吸收震荡。在脊柱周围有强韧的韧带和肌肉，它们能稳定椎骨，并协助控制运动。脊柱能够保护脊髓，还有神经根从相邻椎骨组成的椎间孔中穿出（见第97页）。

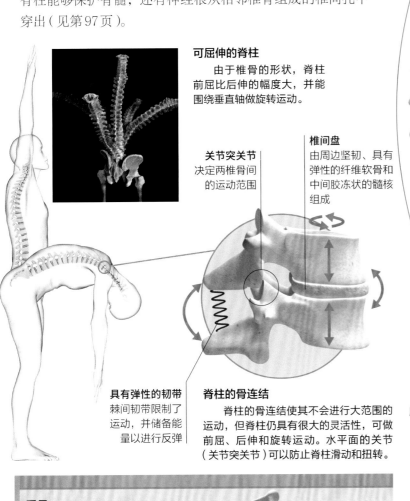

可屈伸的脊柱
由于椎骨的形状，脊柱前屈比后伸的幅度大，并能围绕垂直轴做旋转运动。

关节突关节
决定两椎骨间的运动范围

椎间盘
由周边坚韧、具有弹性的纤维软骨和中间胶冻状的髓核组成

具有弹性的韧带
棘间韧带限制了运动，并储备能量以进行反弹

脊柱的骨连结
脊柱的骨连结使其不会进行大范围的运动，但脊柱仍具有很大的灵活性，可做前屈、后伸和旋转运动。水平面的关节（关节突关节）可以防止脊柱滑动和扭转。

舌骨

单个U形的舌骨位于喉上方的舌根部。它是身体中为数不多的不直接与其他骨相连的骨之一。舌骨的位置是通过两侧的肌肉和连于颞骨茎突的强韧的茎突舌骨韧带固定的。舌骨用于固定参与吞咽和发声的几组肌肉。

位置
舌骨位于下颌骨弯曲部分的下方，其前方有两对小角状突起。

颈椎（7）
胸椎（12）
腰椎（5）
骶骨（5节骶椎融合）
尾骨（4节尾椎融合）

横突 供肌肉附着的翼状结构
寰椎
枢椎
后结节
寰椎
椎孔 脊髓通过的孔

横突
棘突 锚定肌肉并形成皮下可触及的脊柱的"脊"
枢椎
齿突 指状突起，与寰椎构成寰枢关节

横突孔 椎动脉通过此孔到脑
椎体
棘突
颈椎

脊柱的结构

脊柱可分为5个主要区域，每个区域都有自己的椎骨形态特征：颈部有7节颈椎（C1~C7）；胸部有12节胸椎（T1~T12）；腰部有5节腰椎（L1~L5）；5节骶椎融合成1块骶骨；4节尾椎融合成1块尾骨。

椎体
肋凹
棘突
胸椎

椎体 更大，以支撑更大的重量
上关节突 与上位椎骨连结
横突
棘突
腰椎

骶骨翼
骶（前）孔 允许神经通过骶骨
尾骨面 能使尾骨相对骶骨轻微移动
横线
骶骨
尾骨
骶骨和尾骨

脊柱底部

楔形骶骨由5节骶椎融合而成，这些椎骨融合处不太明显的沟称横线。尾骨通常由4节尾椎融合而成，并与骶骨相连结。

脊柱｜骨骼系统

59

胸廓和骨盆, 手骨和足骨

　　肋骨 (胸廓) 和髋骨 (骨盆) 保护着重要的胸部和腹部器官, 它们展示了骨骼支撑和保护的双重功能。骨盆为强大的臀肌和大腿肌提供了附着面。另外, 手骨和足骨的总数几乎占全身骨的半数以上, 它们对于协调运动至关重要。

胸廓

　　大多数人有12对肋骨, 但大约每200个人中就有1个人出生时多1对或多对肋骨。所有肋骨后面都与脊柱相连。上7对肋骨前面通过肋软骨直接与胸骨相连, 称"真肋"。接着的2对或3对肋骨, 通过肋软骨连接到上位肋骨的肋软骨, 称"假肋"。其余前端游离的肋骨, 称"浮肋"。因为肋骨具有特殊结构, 所以胸廓的大小是可变的。

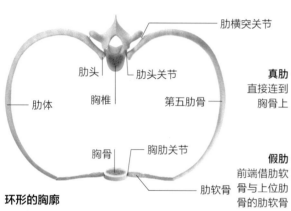

环形的胸廓

　　每根肋骨都通过两个点与相应的胸椎相连。具有弹性的肋软骨将肋连到胸骨上, 使得胸腔的容积随着呼吸而发生改变。

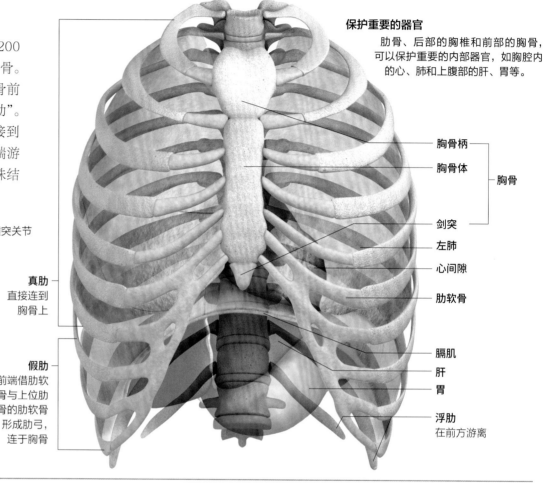

保护重要的器官

肋骨、后部的胸椎和前部的胸骨, 可以保护重要的内部器官, 如胸腔内的心、肺和上腹部的肝、胃等。

胸骨柄
胸骨体 } **胸骨**
剑突
左肺
心间隙
肋软骨
膈肌
肝
胃
浮肋
在前方游离

真肋
直接连到胸骨上

假肋
前端借肋软骨与上位肋骨的肋软骨形成肋弓, 连于胸骨

骨盆

　　通常称作臀部骨骼的骨盆是一个碗状结构, 由左右髋骨、骶骨 (呈楔形) 和尾骨组成。每块髋骨都由3块骨融合而成: 后部较大的髂骨, 可在皮下触及; 坐骨位于髂骨的前下方; 耻骨位于坐骨的上方。后面有成对的骶髂关节, 前面有耻骨联合, 这是一个由纤维软骨构成的半活动关节。女性骨盆的形状较浅和宽, 骨盆入口和出口较大, 女性骨盆的这些特点与胎儿的娩出相适应。

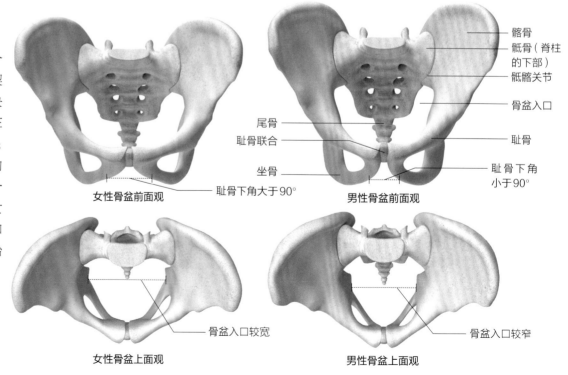

髂骨
骶骨 (脊柱的下部)
骶髂关节
骨盆入口
耻骨
耻骨下角小于90°

尾骨
耻骨联合
坐骨
耻骨下角大于90°

女性骨盆前面观　　　　男性骨盆前面观

骨盆入口较宽
骨盆入口较窄

女性骨盆上面观　　　　男性骨盆上面观

手骨

腕由8块腕骨组成，排成2排，每排4块。腕骨之间主要通过平面关节（见第56页）相互连结，并通过桡腕关节与前臂连结。手掌由5块掌骨组成，每一个掌骨的远端都与指骨连结。其中拇指有2节指骨，其余手指各有3节指骨。整个手的运动由50多块肌肉控制，包括部分来自前臂的肌肉，这些肌肉使手做精细的运动更加灵活。

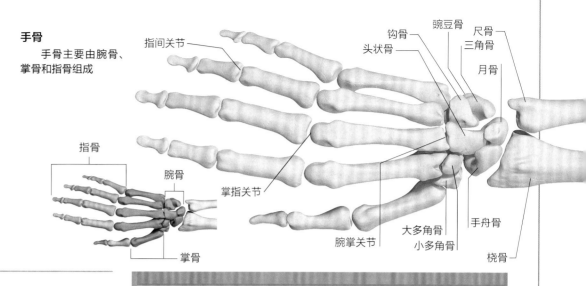

手骨
手骨主要由腕骨、掌骨和指骨组成

指间关节　钩骨　豌豆骨　尺骨　头状骨　三角骨　月骨　指骨　腕骨　掌指关节　腕掌关节　大多角骨　小多角骨　手舟骨　桡骨

足骨

跗骨和跖骨的排列与腕骨和掌骨相似，不同的是跗骨只有7块。足骨的构建是为了承重，以牺牲精确性和灵活性为代价来获得力量和负重稳定性。足底由5块跖骨支撑。与手部一样，姆趾有2节趾骨，其余足趾各有3节趾骨。通常被称为"足跟"的骨性突起是由跟骨形成的。

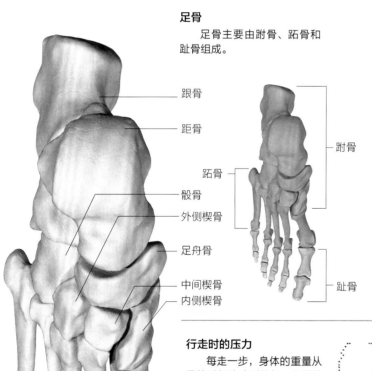

足骨
足骨主要由跗骨、跖骨和趾骨组成。

跟骨　距骨　骰骨　外侧楔骨　足舟骨　中间楔骨　内侧楔骨　跗骨　跖骨　趾骨

韧带

韧带是强韧的纤维组织束，为骨提供支撑，并在关节内和关节周围将骨的末端连接在一起。它们由骨胶原纤维构成，骨胶原纤维是一种坚韧、有弹性的蛋白。腕骨间关节和跗骨间关节等复杂关节有大量韧带。每个韧带的名称是以它连接的骨来命名：如跟腓韧带连接跟骨和腓骨。当足跖屈时，韧带拉长积聚能量；复位时，韧带回弹和缩短，释放能量，就像在台阶跳跃一样。走路时，因韧带弹性的作用，可以节省大量的能量。韧带在压力和张力的作用下易受各种损伤，尤其是在剧烈运动的过程中。

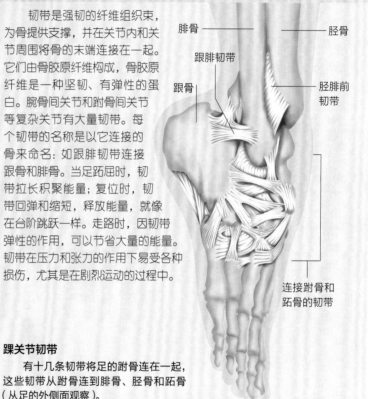

腓骨　胫骨　跟腓韧带　胫腓前韧带　跟骨　连接跗骨和跖骨的韧带

踝关节韧带
有十几条韧带将足的跗骨连在一起，这些韧带从跗骨连到腓骨、胫骨和距骨（从足的外侧面观察）。

行走时的压力
每走一步，身体的重量从足的后部移动到前部。当足着地时，足跟区先承受压力，然后，沿着足弓向前传递，足弓稍微变平，然后反弹将压力转移至足底（脚掌），最后传递到姆趾，足离地。

足的承重区
脚印的印迹（从左到右）显示走路时身体的重量如何从足跟转移到足底，再到姆趾。

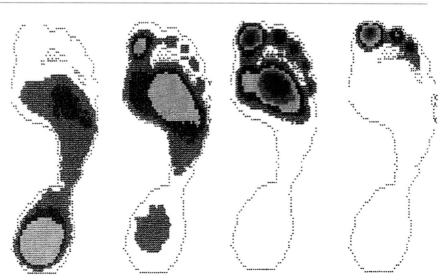

骨的疾病

　　骨的强度会随着年龄的增长而逐渐下降，随之摔倒的风险会增加。老年人的骨折更为常见。然而，幼儿也经常发生骨折，因为缺少风险意识。影响骨健康的其他因素包括营养和激素分泌不足，缺乏锻炼和体重过重。

骨折

　　骨折包括骨表面的轻微裂缝、骨部分的裂开和完全断裂。

　　骨折可由突然撞击、重压或反复受力引起。当断裂的骨面被迫离开其正常位置时，就会发生移位性骨折。由于受力的角度和强度不同，移位性骨折有多种类型。当骨松质被压碎时（例如椎骨），会发生压缩性骨折。应力性骨折是由于长时间或反复受力使骨劳损引起的，多发生在长跑运动员和老年人中。老年人有时因轻微的压力（如咳嗽引起），都可能出现骨折。营养缺乏或某些慢性疾病如骨质疏松症，可使骨变得脆弱，增加骨折发生的风险。如果骨折在皮下（未刺破皮肤），称闭合性骨折或单纯性骨折，感染风险较低。如果骨折端刺穿皮肤，则称开放性骨折或复合性骨折，污物可能会进入骨组织，引起感染。

骨的修复

　　尽管骨给人的印象是干、脆，甚至没有生命，但实际上骨是一种具有广泛血液供应、具有自我修复功能的活组织（见第54~55页）。骨折后，就像身体其他部位损伤那样，首先出现血液凝集，然后，纤维组织和新的骨开始生长，连接骨折的断端，最终恢复其强度。一般而言，骨折的治疗是必须的，可以保证修复过程的有效性，不至于发生畸形。如果骨折有移位，先要进行复位处理，必要时可在麻醉下进行，然后固定，保证骨折断端完全准确地愈合。

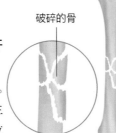

破碎的骨

粉碎性骨折
　　直接撞击导致骨碎成多个碎片，这种类型的骨折常见于交通事故。

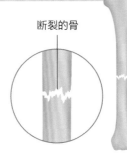

断裂的骨

横行骨折
　　强大外力可能导致骨横断。这种损伤通常稳定，骨折断端不发生移位。

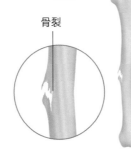

骨裂

青枝骨折
　　骨在暴力下弯曲，引起长骨的一侧骨裂。这种骨折常在儿童中发生，因为他们的骨较柔韧。

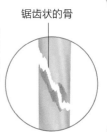

锯齿状的骨

螺旋形骨折
　　急促、扭转的暴力可使骨与其主轴成角断裂。锯齿状的断端给复位造成困难。

常见的骨损伤

　　典型的骨折因年龄和活动程度而异。肘部骨折在儿童常见。肘关节上方肱骨骨折常由于运动时摔倒而发生。年轻人常在运动中，特别是团队运动中发生小腿骨折。随着年龄的增长，骨会自然地变"稀疏"——更弱、更脆——很小的力就可能使骨断裂。髋关节尤其脆弱，跌倒后容易发生骨折。有一种常发生在老年人影响腕部的损伤是科利斯骨折，它通常是由于突然跌倒伸手支撑而发生的桡骨远端骨折。

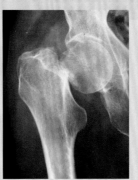

髋部骨折
常见于老年人，骨折位于球形股骨头下方的股骨颈。

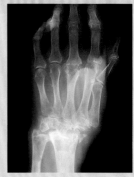

科利斯骨折
桡骨远端的骨折。

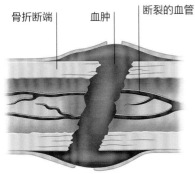

骨折断端　血肿　断裂的血管

即刻反应
　　血液从血管内流出并凝集，白细胞聚集在该区域以清除受损细胞和细胞碎片。

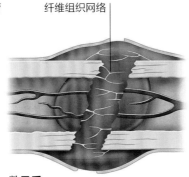

纤维组织网络

数日后
　　成纤维细胞在骨折断端之间构建新的纤维组织。通常用石膏或夹板固定肢体。

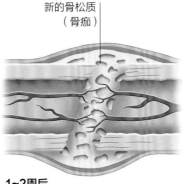

新的骨松质（骨痂）

1~2周后
　　成骨细胞增生并形成新的骨组织。开始有新的骨松质在组织浸润的部位形成，又称骨痂。

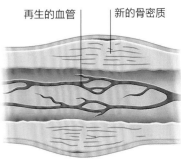

再生的血管　新的骨密质

2~3个月后
　　血管在断裂处重新连接。骨痂发生变化，继而新的骨松质被"重塑"成致密的骨密质。

脊柱骨折

大多数严重的脊柱损伤是由于超出脊柱正常运动范围的严重压迫、旋转或弯曲等多种力的作用造成的。

脊柱的许多损伤都是轻微的淤伤。但是，严重跌倒或事故可导致一个或多个椎骨脱位或骨折。如果损伤累及脊髓或脊神经，将引起感觉或运动功能丧失；如果损伤严重，可能发生瘫痪，特别是颈部损伤。骨的疾病，如骨质疏松症，可能影响脊柱，增加其骨折的发生率。脊柱骨折的后果取决于其是否稳定（不一定移位），如果不稳定，造成脊髓或脊神经损伤的可能性较大。

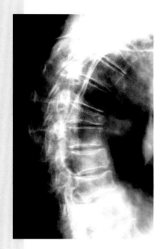

压缩性骨折

X 线片上红色区域显示骨折的椎骨已经塌陷。此类骨折常发生于老年人。

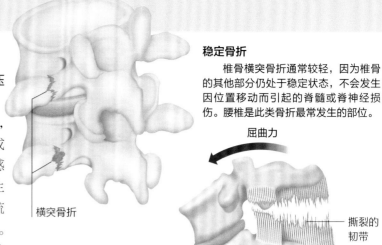

横突骨折

稳定骨折

椎骨横突骨折通常较轻，因为椎骨的其他部分仍处于稳定状态，不会发生因位置移动而引起的脊髓或脊神经损伤。腰椎是此类骨折最常发生的部位。

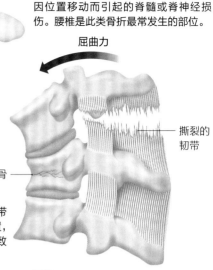

屈曲力

撕裂的韧带

压缩的椎骨

不稳定骨折

如果极端屈曲或旋转造成韧带撕裂，椎骨可能被迫脱离正常位置，从而影响脊柱的稳定性，可能导致脊髓或脊神经永久性损伤。

坐骨神经痛

坐骨神经根受压会导致臀部和大腿后部疼痛。

坐骨神经是人体最大的神经，当其神经根受压时，引起的疼痛可能会向整个下肢放射。在某些严重病例，疼痛可伴有下肢肌无力。坐骨神经根（与脊髓的连接处）受压通常是椎间盘突出引起的。其他原因包括肌肉痉挛、长时间坐姿不当，以及老年人的骨关节炎。极少情况下，肿瘤可导致坐骨神经痛。

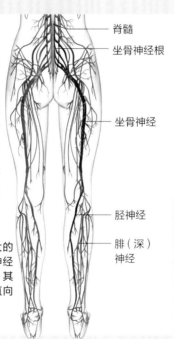

脊髓
坐骨神经根
坐骨神经
胫神经
腓（深）神经

坐骨神经

大腿后面大的坐骨神经，其神经根从脊髓发出，其分支从腿部一直向下至足部。

挥鞭样损伤

脊柱的突然弯曲导致颈椎损伤。

挥鞭样损伤通常是车祸的结果。如果车辆被追尾，会向前猛冲，导致车内人员头部先向后、再向前的快速移动。就像挥动鞭子一样，使颈椎先向后过伸，马上由于头部的动力因素，使颈椎快速向前屈曲，下颌向下弯曲到胸部。这种剧烈运动的结果导致附着在颈椎上的韧带扭伤，或颈部关节的部分脱位，或两者兼而有之。

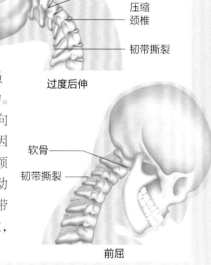

椎间盘被压缩
颈椎
韧带撕裂

过度后伸

软骨
韧带撕裂

前屈

椎间盘突出症

椎间盘突出（也称脱出或滑脱）症是指椎骨之间起缓冲垫作用的椎间盘突出。

分隔相邻椎体间的椎间盘软骨由外层坚硬的纤维环和中央胶冻状的髓核组成。事故、磨损或抬重物时压力过大会导致外层纤维环破裂，部分髓核脱出，可压迫附近的脊神经根。椎间盘突出症的症状包括钝痛、肌肉痉挛，背部受累区域肌肉僵硬、疼痛（如刺痛）和麻木；或受神经支配的肢体无力，通常影响腿，或者在脊柱较高位置的椎间盘突出时，影响手臂。"椎间盘滑脱"这个术语容易被误解，其实它不是指整个椎间盘从正常位置滑脱。

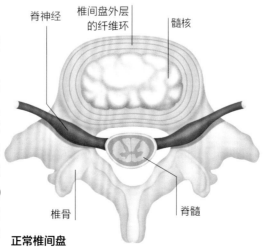

脊神经
椎间盘外层的纤维环
髓核
椎骨
脊髓

正常椎间盘

椎间盘外层的纤维环完整，完全封闭其中央的髓核。椎间盘位于相邻椎骨的椎体之间。

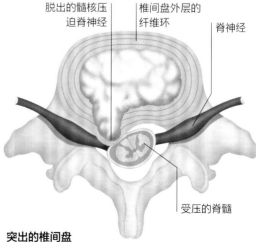

脱出的髓核压迫脊神经
椎间盘外层的纤维环
脊神经
受压的脊髓

突出的椎间盘

当椎间盘受压时，髓核从纤维环的薄弱处突出，压迫脊神经从而引起疼痛。

脊柱弯曲

脊柱的后凸和前凸分别指上部和下部的过度弯曲。

脊柱有两个主要的自然弯曲：胸部凸向后的胸曲，下背部凸向前的腰曲。上背部圆形或驼峰样隆起导致胸部弯曲增加，称脊柱后凸。脊柱前凸是由于腰曲率增大，在下背部产生小的空隙。这两种情况可能同时发生以相互代偿。主要病因包括骨或关节问题，如骨关节炎或骨质疏松症、姿势不良和体重超重。

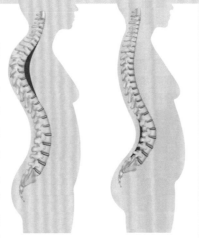

脊柱后凸　　　　　脊柱前凸

脊柱弯曲的类型

脊柱后凸主要影响上部脊柱，而脊柱前凸影响下部脊柱（红色表示正常曲率）。

骨髓炎

骨的感染，通常由细菌引起，可导致疼痛、虚弱、骨组织受损。

骨髓炎常发生在免疫力降低的人群，如服用免疫抑制药物或患有镰状细胞贫血的患者。在儿童，椎骨或长的四肢骨最常受到骨髓炎影响；在成人，则是椎骨或骨盆。急性骨髓炎主要是金黄色葡萄球菌引起，症状包括肿胀、疼痛和发热。慢性骨髓炎可由结核杆菌引起，不产生肿胀或发热。

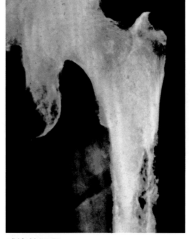

感染的股骨

在股骨干骨髓炎中可以清楚地看到被感染的腿部区域（右下方深色区域）。

骨质疏松症

随着年龄的增长，骨质疏松症的发生率会增加。骨组织流失或变薄，导致骨更弱、更脆、更容易断裂。

为了使健康骨生长和修复，骨组织不断被分解和替代。性激素对于启动和维持这一过程是必须的。中年后，随着两性性激素产生的下降，骨明显变薄且呈多孔状。女性绝经后，雌激素水平迅速下降，可导致严重的骨质疏松症。男性睾丸激素的下降是渐进的，总体来说，

男性不太容易患骨质疏松症。运动是维持骨健康的基本要素，缺乏运动是骨质疏松症发展的另一因素。骨质疏松症患者的骨密度降低，意味着他们更容易发生骨折。脊柱压缩性骨折会导致脊柱弯曲；轻微跌倒也可能引起髋部或腕部骨折。其他影响骨质疏松症发展的因素包括吸烟、皮质类固醇治疗、类风湿关节炎、甲状腺功能亢进及长期肾功能衰竭等。

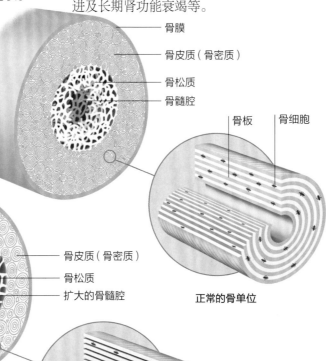

正常的骨结构

骨外膜包裹着坚硬的骨皮质（骨密质）。骨皮质里面是一层网眼状的骨松质。骨皮质由骨单位组成，骨单位由骨细胞形成同心圆状紧密排列的骨板构成。

骨膜
骨皮质（骨密质）
骨松质
骨髓腔

骨板　　骨细胞

正常的骨单位

骨皮质（骨密质）
骨松质
扩大的骨髓腔

骨质疏松症的骨结构

矿物质密度（主要是钙和磷）从2/3降到1/3。骨中心的骨髓腔扩大，骨板间的间隙增大，导致骨的脆性增大。

骨板
间隙

骨质疏松症的骨单位

发生骨质疏松症的原因

骨组织在建造时，矿物质（主要是钙盐）沉积于骨胶原纤维网架上，为了促进骨的生长和修复，骨组织不断地被分解和重建。当纤维、矿物质和骨细胞的溶解吸收速率大于骨组织形成的速率时，就会发生骨质疏松症。

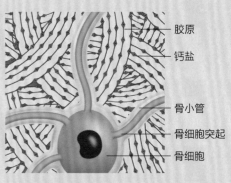

胶原
钙盐

骨小管
骨细胞突起
骨细胞

正常的骨单位

骨细胞形成胶原纤维并有助于钙盐沉积。在激素的作用下，钙在骨与血管之间的小管内流动。

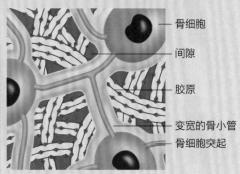

骨细胞
间隙

胶原

变宽的骨小管
骨细胞突起

骨质疏松症的骨单位

在骨质疏松症中，胶原纤维网架和钙沉积物的溶解吸收比形成要快，骨小管变宽，出现间隙，骨质变脆。

骨软化症

维生素 D 缺乏导致钙和磷的流失，最终会导致骨软化。

在骨软化症中，骨由于矿物质的流失而变得脆弱，尤其是钙的流失，其他症状包括骨压痛和畸形。主要原因是对于身体吸收钙和磷至关重要的维生素 D 缺乏。维生素 D 可从食物中获得，阳光照射皮肤也可产生。引起维生素 D 缺乏的原因有：缺乏阳光照射；饮食不均衡或患有影响维生素吸收的疾病，如乳糜泻；某些肾脏疾病。在儿童期发生的骨软化症通常称佝偻病。

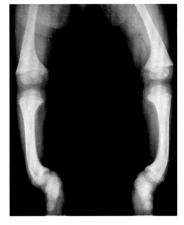

佝偻病

X 线片显示了佝偻病儿童的腿。如果此病发生在儿童发育的早期阶段，膝关节处骨的特征性弯曲可能成为永久性残疾。

佩吉特（Paget）病

此病是由于骨形成和分解的平衡异常所导致的骨变形。

佩吉特病，也称变形性骨炎，尽管常见于骨盆、锁骨、椎骨、颅骨和下肢骨，但它可影响人体骨骼系统中的任意骨。骨组织溶解吸收的速率增加，并很快被异常骨所取代。受累的骨变得脆弱、扭曲，并且经常疼痛，更易骨折。如果增大的骨压迫神经，可导致麻木、刺痛、虚弱和功能丧失。这种病在年轻人中很少见，但在 50 岁以上的人群中相对多见。

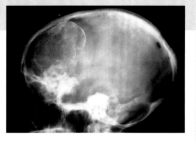
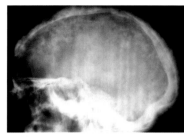

骨增厚

将正常的颅骨（上图）与病变的颅骨（下图）进行比较。颅骨呈典型的"棉絮"状。如果变形的骨压迫听神经，可导致听觉丧失。

骨癌

骨癌可以是原发于骨的肿瘤，但更多的情况下是身体其他部位的肿瘤转移至骨而引起的继发性骨癌。

原发性骨癌

原发于骨的恶性肿瘤称原发性骨癌，常见于儿童和青少年。常累及长骨如股骨的骨肉瘤是最常见的一种原发性骨肿瘤，病变腿可能疼痛和肿胀，容易骨折。另一种原发性骨癌是软骨肉瘤，主要发生在骨盆、肋骨和胸骨。

继发性骨癌

继发性骨癌比原发性骨癌更常见，是来自身体其他部位的原发性肿瘤转移扩散的结果，这种骨癌又称转移性骨癌。继发性骨癌更容易发生在老年人，主要是因为这个年龄组容易患其他部位的肿瘤。最可能转移至骨的肿瘤来自乳腺、肺、甲状腺、肾和前列腺等部位，但有时原发灶部位不明。继发性骨癌的症状包括夜间加重的侵蚀性疼痛，以及病灶部位的肿胀和压痛。最常累及的部位有：颅骨、胸骨、骨盆、椎骨、肋骨。较少见的部位有：股骨和肱骨。

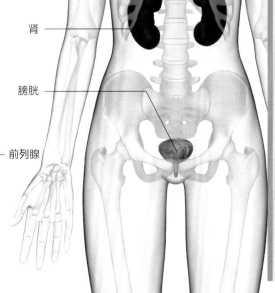

甲状腺

肺

乳房

肾

膀胱

前列腺

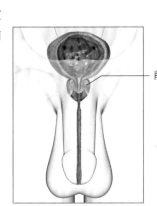

前列腺

男性的前列腺，位于膀胱下面，其分泌物参与组成精液。前列腺癌经常转移到全身的骨。

骨肉瘤

这种原发性骨肿瘤可见于膝盖上方、股骨下端（图像左上角的深蓝色区域）。从外形看，大腿已经出现肿胀和变形。

肿瘤

肿瘤

骨肿瘤可能是良性（非癌性），也可能是恶性（癌性）。良性肿瘤和非浸润性恶性肿瘤不会转移到人体的其他部位。非癌性骨肿瘤最常见的部位是四肢的长骨，如股骨和掌骨。这种肿瘤常见于儿童或青少年，40 岁以后极少见。肿瘤的部位可有疼痛、肿大和畸形，以及在骨质变弱时更容易发生骨折。

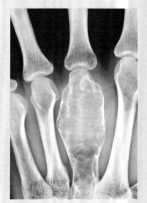

掌骨肿瘤

X 线片显示掌骨（手骨）上有一个大的非癌性肿瘤。肿瘤引起肿胀，并可能压迫附近的神经、血管和肌腱。

关节疾病

关节需以特定的方式工作，任何超出正常范围或反常方向的运动都可能导致关节损伤。常见的原因包括直接撞击或跌倒，以及在体育运动期间受伤。关节也可能因为过度使用出现问题。此外，先天性缺陷可以导致关节问题（见第68~69页）。

韧带损伤

如果关节运动被迫超出其自然范围，正常时能防止其过度运动的韧带会被拉伤或撕裂。

韧带是强壮、灵活的纤维组织束，在关节周围将骨末端连接在一起。如果由于突然、没准备的或者强烈的运动造成关节内的骨被拉得太远，韧带纤维可能会过度拉伸或撕裂，这会导致肿胀、疼痛和肌痉挛。关节"扭伤"通常是由于部分韧带撕裂。如果扭伤不严重，可通过休息、冰敷、加压包扎和患肢抬高等进行保守治疗。如果损伤严重，可能导致关节不稳定或脱位，就需要进行外科治疗。

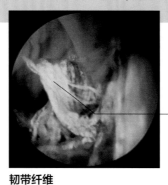

韧带纤维
关节镜（像望远镜一样看到关节内部）显示膝关节前交叉韧带纤维撕裂。这种损伤常因体育运动如跑步时突然改变方向所致。

前交叉韧带

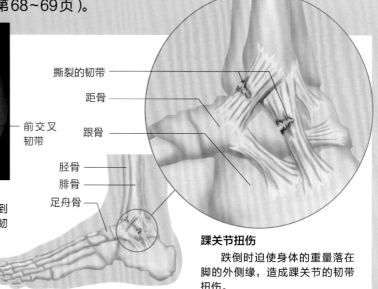

撕裂的韧带
距骨
跟骨
胫骨
腓骨
足舟骨

踝关节扭伤
跌倒时迫使身体的重量落在脚的外侧缘，造成踝关节的韧带扭伤。

软骨撕裂

大多数关节的关节面上都有软骨覆盖，但"软骨撕裂"的术语通常专用于膝关节。

膝关节包含垫状弯曲的软骨盘，称半月板。半月板形态为"C"形或"O"形，由坚韧的纤维软骨构成，位于股骨下端与胫骨上端之间，分别有位于关节内侧的内侧半月板和位于关节外侧的外侧半月板。半月板起到稳定膝关节的作用，站立时有助于"锁定"直立状态，并在骨与骨之间起到弹性垫的作用。当膝关节快速扭转时，半月板可能被压碎或撕裂，这经常发生于运动员。如果疼痛，可以手术取出受损的软骨碎片。

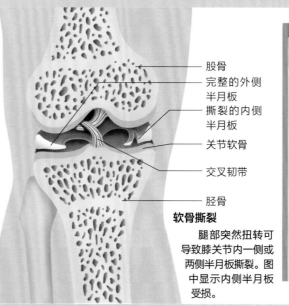

股骨
完整的外侧半月板
撕裂的内侧半月板
关节软骨
交叉韧带
胫骨

软骨撕裂
腿部突然扭转可导致膝关节内一侧或两侧半月板撕裂。图中显示内侧半月板受损。

软骨软化症

软骨软化症主要影响膝关节，当关节弯曲或伸直时可引起疼痛，休息后会僵硬。疼痛位于膝关节前方，是因为髌骨后面的软骨异常所致。潜在的病因尚不清楚，但常见的诱因包括突然的剧烈活动和反复的膝关节损伤等。

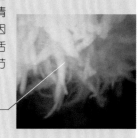

撕裂的纤维软骨

肩关节周围炎

肩关节周围炎是指由肩关节炎症引起的疼痛和活动受限。

肩关节周围炎或冻结肩的原因可能与肩关节损伤或过度使用有关，或由于臂部骨折或受打击后固定所致，但有时没有明显原因。疼痛有时比较严重，可造成整个上肢和肩关节运动障碍。理疗的同时，使用镇痛药和抗炎药能改善症状，并且症状随着时间的推移而好转。

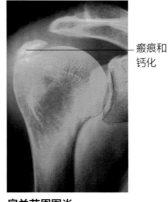

瘢痕和钙化

肩关节周围炎
X线片所示的右肩关节有瘢痕组织和矿物质沉积，这是肩关节周围炎的典型体征。

踇囊炎

踇囊炎由炎症、软组织增厚和踇趾根部骨质增生组成。

踇囊炎通常由踇外翻引起，踇趾向外弯向其他脚趾。这种情况在女性更常见，并有家族遗传的倾向。足第1跖骨成角偏向身体正中线，而趾骨成角度偏向另一侧。踇囊炎患者行走时局部疼痛。如果疼痛严重，可以通过手术纠正，切除部分骨并重新排列踇趾进行矫正。

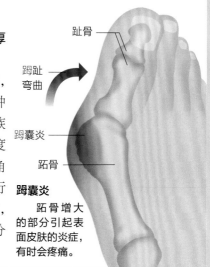

趾骨
踇趾弯曲
踇囊炎
跖骨

踇囊炎
跖骨增大的部分引起表面皮肤的炎症，有时会疼痛。

关节脱位

当骨被迫离开关节内的正常位置时，称关节脱位（脱臼）。

关节脱位常伴有疼痛，可以是部分脱位，即只有部分骨移位；或者是完全脱位，如在肩关节脱位时，肱骨头完全脱出关节窝。脱位通常是跌倒或运动损伤所致。极少数情况下，脱位也可能伴有神经、邻近血管和其他软组织损伤，这些软组织迅速肿胀并引起疼痛。脱位的关节与另一侧正常的关节相比有明显不同的外观。

有些人的关节因遗传因素造成骨末端形状的轻微变异，或韧带松弛，可发生习惯性关节脱位。

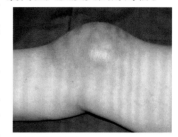

肩关节脱位
与左侧正常的肩关节相比，右侧肩关节出现肿胀和畸形。

滑囊炎

关节周围滑膜囊（滑膜垫）的炎症，导致疼痛、发红和肿胀。

滑膜囊是一个充满液体的囊，充当关节周围的缓冲润滑垫。它减少了肌腹、肌腱与骨之间的摩擦和磨损。长时间或反复压迫，或关节突然过度压迫，可导致滑膜囊发炎和肿胀。滑囊炎可发生在人体各部的关节，但最常见于膝关节和肘关节。诱发因素包括类风湿关节炎、痛风或陈旧性关节损伤。在极少数情况下，滑囊炎是由细菌感染引起的。治疗包括休息和使用抗炎药物，以及用吸引器抽去滑膜囊中多余的滑液，有时可在滑膜囊内注入皮质类固醇药物。

肿胀的膝关节
膝关节滑膜囊的肿胀和压痛是由于经常跪着干活引起的，俗称"女佣的膝盖"。

儿童髋关节疾病

儿童骨和关节异常通常是由损伤引起的。但髋关节疼痛或畸形可能是由于短暂的"髋关节易激"状况、先天性缺陷、髋关节血液供应问题、感染及青少年类风湿关节炎[也称斯蒂尔（Still）病]所致。

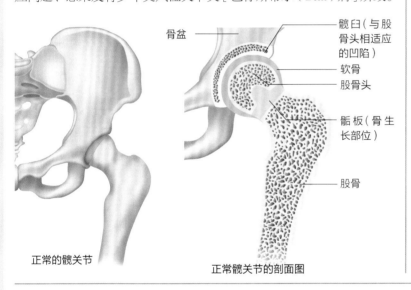

正常的髋关节

骨盆

髋臼（与股骨头相适应的凹陷）
软骨
股骨头
骺板（骨生长部位）
股骨

正常髋关节的剖面图

髋关节发育不良

在这种情况下，扁平或错位的关节窝不能与股骨头相适应，使得骨盆难以支撑股骨。

曾称先天性髋关节脱位（简称CDH），通常在婴儿出生后不久的体检中发现，这种情况可能会导致关节轻度松动；运动时偶有错位；股骨头完全移位在髋臼外，并形成假关节（见右图）。

如果在出生时就发现髋关节发育不良，可只需监测婴儿成长，或采用夹板、绷带或石膏进行治疗，严重时采取手术治疗。但是，有些非常轻微的髋关节发育不良可能被忽略，当孩子开始走路并出现跛行时才被察觉。

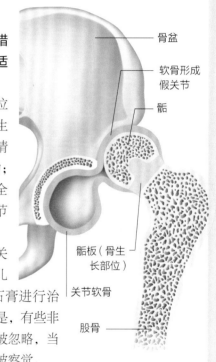

骨盆
软骨形成假关节
骺
骺板（骨生长部位）
关节软骨
股骨

佩尔特斯（Perthes）损伤

这种疾病被认为是由于股骨头处的血液循环异常引起的。

在佩尔特斯损伤中，股骨头软化并变形，导致大腿和腹股沟区疼痛，引起跛行。通常只影响单侧髋关节。发病年龄在4~10岁，男孩比女孩更常见。目前认为该病是血液循环异常引起的。治疗是必需的，包括休息、夹板固定，也许还需要牵引和手术，这有助于预防以后发生骨关节炎。

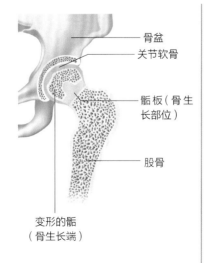

骨盆
关节软骨
骺板（骨生长部位）
股骨

变形的骺（骨生长端）

骨骺滑脱

股骨头或近端的骨骺可能因损伤而滑脱，逐渐形成移位。

在股骨的球形头部（骺）与骨干之间有一软骨区，称骺板，是骨生长的部位。此处是常见的滑脱部位，无论移位是缓慢的还是突然的，它往往发生在快速生长阶段，通常在青春期，因为生长激素可能使骺板变软。治疗主要采取手术复位，将移动的骨重新定位，然后用金属针固定。

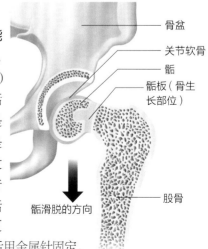

骨盆
关节软骨
骺
骺板（骨生长部位）
股骨

骺滑脱的方向

关节炎

“关节炎”是一个综合术语，用于描述因关节损害而引起的疼痛、肿胀和运动受限等多种疾病。最常见的疾病是骨关节炎，广泛存在于老年人。类风湿关节炎可发生于任何年龄，包括儿童期，但好发于40岁以后。

骨关节炎

骨关节炎是关节内覆盖骨末端的关节软骨发生退化，引起的关节疼痛和肿胀。

骨关节炎经常与类风湿关节炎相混淆，但这两种疾病的病因和进展有所不同。骨关节炎仅累及单个关节，并由局部“磨损”引起，导致不时地有关节疼痛，并伴炎症。先天性缺陷、损伤、感染或肥胖可促进关节的退行性变。因为随着年龄的增长，软骨会自然磨损，许多人在大约60岁以后，都会受到轻微的骨关节炎的影响。典型症状是关节疼痛和肿胀，随着活动而加剧，休息时减轻；静止后短时间内关节僵硬；运动受限；关节活动时有噼啪声；牵涉痛（在离损害关节较远部位发生疼痛，因其与受累关节是同一神经通路）。对症治疗和改变生活方式对许多轻度骨关节炎患者有效。

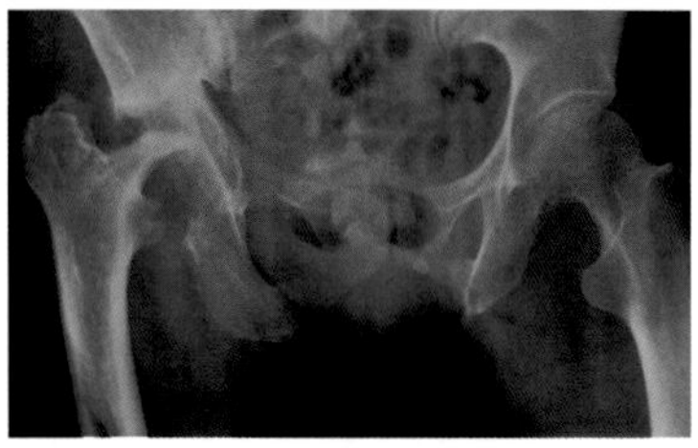

髋关节的骨关节炎

在X线片的左侧，右髋关节被骨关节炎严重侵蚀，正常时呈圆形的股骨头变得扁平。

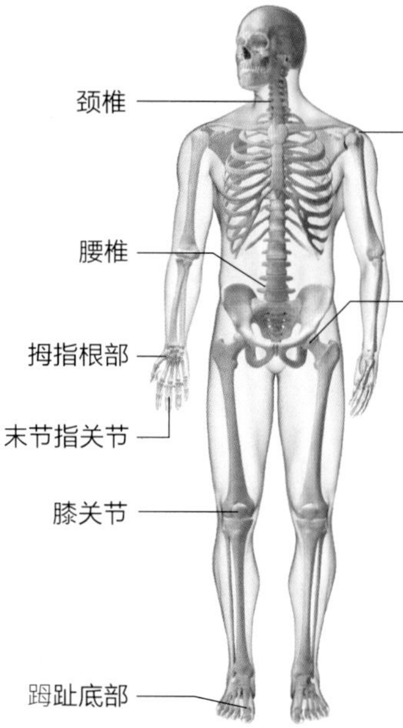
颈椎
肩关节
腰椎
髋关节
拇指根部
末节指关节
膝关节
跖趾底部

骨关节炎的部位

骨关节炎有2种类型。大的承重关节的骨关节炎，关节软骨随着年龄的增长而被侵蚀。这个过程可因肥胖而加速。较小关节如手指的骨关节炎有家族遗传的倾向。

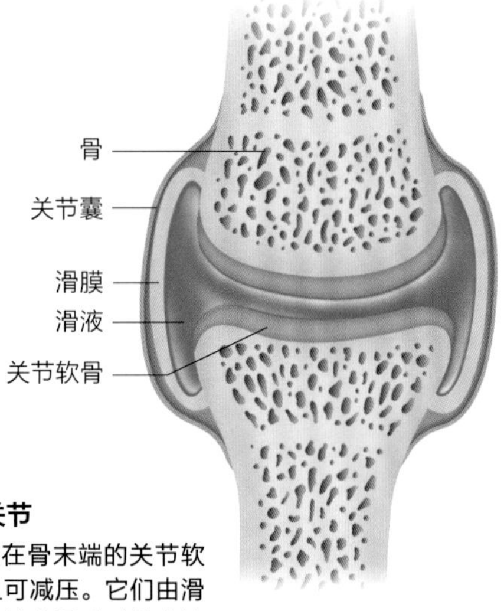
骨
关节囊
滑膜
滑液
关节软骨

健康的关节

覆盖在骨末端的关节软骨光滑且可减压。它们由滑液润滑，关节滑动时将摩擦力减到最小。

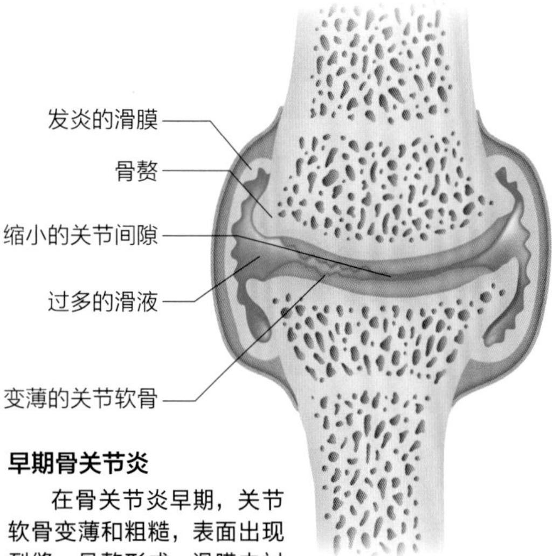
发炎的滑膜
骨赘
缩小的关节间隙
过多的滑液
变薄的关节软骨

早期骨关节炎

在骨关节炎早期，关节软骨变薄和粗糙，表面出现裂缝。骨赘形成，滑膜内衬发炎，产生过多的滑液。

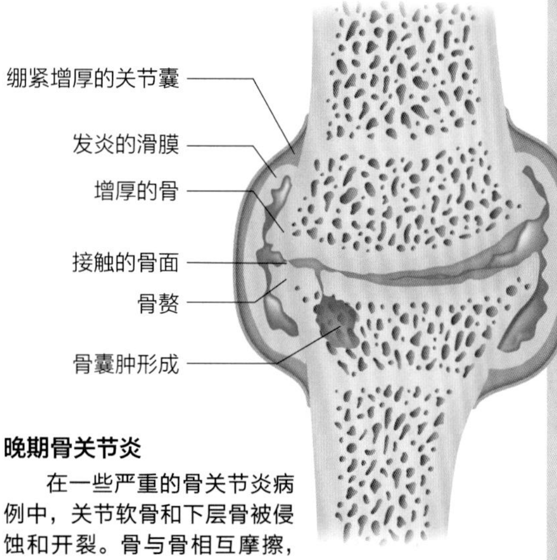
绷紧增厚的关节囊
发炎的滑膜
增厚的骨
接触的骨面
骨赘
骨囊肿形成

晚期骨关节炎

在一些严重的骨关节炎病例中，关节软骨和下层骨被侵蚀和开裂。骨与骨相互摩擦，骨变厚、增生，引起严重不适。关节囊变厚。

关节置换术

当髋关节的骨关节炎症状不能用药物治疗来控制时，可用人工关节假体替代髋关节。关节置换术也可用于治疗髋关节骨折。髋关节假体由金属、陶瓷或塑料制成，包括一个带有球形头部的股骨干和一个杯状的关节窝。其他可以用人工关节替换的关节包括膝关节、肩关节和手部的小关节。手术后，关节不再疼痛，但需要通过理疗来强化肌肉并恢复关节的全部功能。

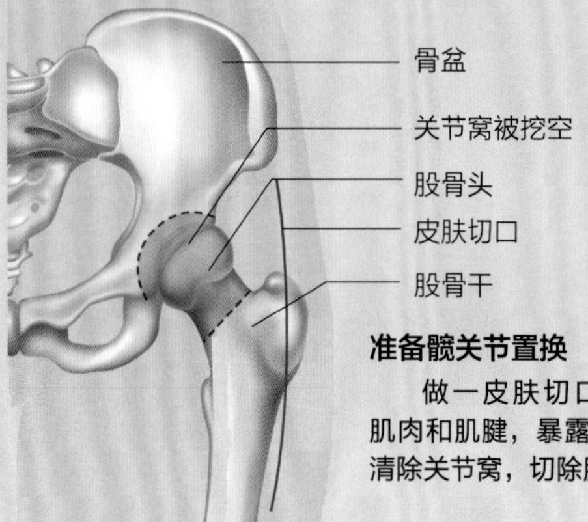
骨盆
关节窝被挖空
股骨头
皮肤切口
股骨干

准备髋关节置换

做一皮肤切口，移开肌肉和肌腱，暴露髋关节。清除关节窝，切除股骨头。

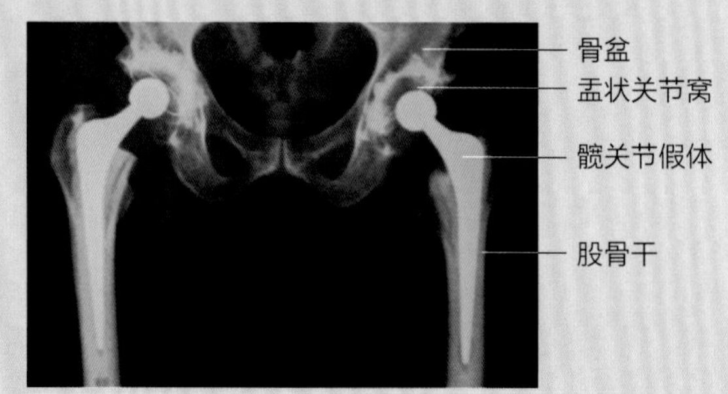
骨盆
盂状关节窝
髋关节假体
股骨干

双侧髋关节置换术

X线片显示双侧人工髋关节（浅蓝色），球形的头部和锚钉清晰可见。

类风湿关节炎

类风湿关节炎是一种自身免疫性疾病，免疫系统损害人体自身组织：关节。同时，该病也会影响人体多个系统。

类风湿关节炎的发生是由于机体免疫系统产生抗体攻击自身组织，特别是关节内的滑膜。关节变得肿胀和扭曲，引起疼痛和运动受限。早期症状包括发热、疲劳和虚弱。典型特征是许多小关节对称性受损，如双手和双脚出现同等程度的炎症。无痛的小肿块或结节（炎症组织的细胞簇）可在受压区域形成，通常在前臂，关节上方的皮肤薄而脆弱。早晨关节僵直比较严重，但白天会减轻。这种情况可能会突然发作，然后消退一段时间。如果血清检测发现类风湿因子（RF）、抗瓜氨酸化蛋白抗体（ACPA）或抗环瓜氨酸肽抗体（anti-CCP），可支持诊断。该病可累及眼、皮肤、心、神经和肺，也会伴发贫血。治疗包括一般的抗炎药物和抑制自身免疫反应的强效药物等。

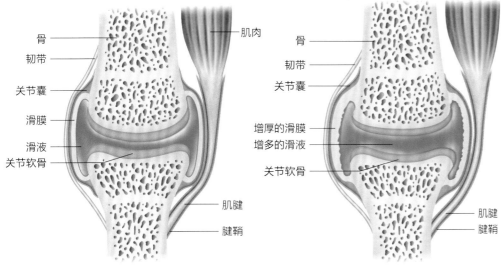

关节炎症
X线片上可见类风湿关节炎严重累及手的中节指关节（红色）。关节炎症导致手指异常弯曲。

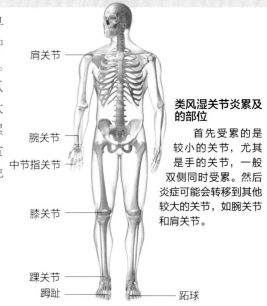

类风湿关节炎累及的部位
首先受累的是较小的关节，尤其是手的关节，一般双侧同时受累。然后炎症可能会转移到其他较大的关节，如腕关节和肩关节。

（图中标注）肩关节　腕关节　中节指关节　膝关节　踝关节　蹬趾　跖球

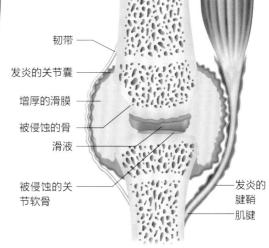

（左图标注）骨　韧带　关节囊　滑膜　滑液　关节软骨　肌肉　肌腱　腱鞘

健康的关节
软骨光滑完整。韧带有助于稳定，当肌肉拉动肌腱时，肌腱在腱鞘内滑动。

（中图标注）骨　韧带　关节囊　增厚的滑膜　增多的滑液　关节软骨　肌腱　腱鞘

类风湿关节炎早期
发炎的滑膜增厚并扩散。滑液增多并积聚。

（右图标注）韧带　发炎的关节囊　增厚的滑膜　被侵蚀的骨　滑液　被侵蚀的关节软骨　发炎的腱鞘　肌腱

类风湿关节炎晚期
随着滑膜增厚，关节软骨和骨末端被侵蚀。关节囊和腱鞘发炎。

痛风

痛风是由于尿酸结晶在关节内形成，引起剧烈疼痛的关节炎。它可以影响任何关节，但通常发生在蹬趾。

痛风是一种结晶诱导的关节炎，可能引起一个或多个关节突发的严重疼痛、肿胀和发红。男性比女性常见，当发生在女性时，通常是在绝经期之后。由于代谢、遗传及生活方式等因素，过量的尿酸积聚在体内。通常情况下，尿酸以溶解形式由血液收集，然后通过尿液排出。然而，痛风患者的尿酸从关节的滑液中析出，形成针状晶体。受损的关节会变红、发热、肿胀和剧烈疼痛。痛风可自发发生，或与饮酒有关。治疗上有手术和药物治疗。药物治疗可以缓解发作时的疼痛，并有助于防止复发。

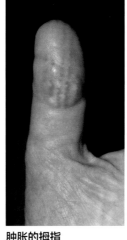

肿胀的拇指
拇指的软组织中已经沉积了尿酸盐结晶（淡黄色）。它们最终形成白垩样尿酸盐结晶碎块通过皮肤排出。

关节抽吸术
是用针头和注射器从肿胀的关节中抽吸多余的液体，此过程可在局部麻醉下操作。可用于诊断和治疗。例如：去除液体可以缓解关节的肿胀和疼痛；也可以检查液体中的特征性内容物，如痛风的尿酸盐结晶；还可将药物直接注射到关节内。

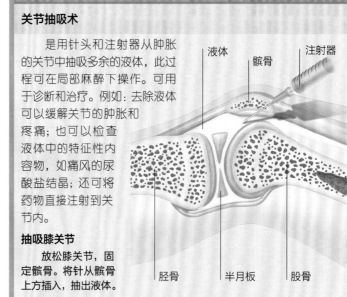

（图中标注）液体　髌骨　注射器　胫骨　半月板　股骨

抽吸膝关节
放松膝关节，固定髌骨。将针从髌骨上方插入，抽出液体。

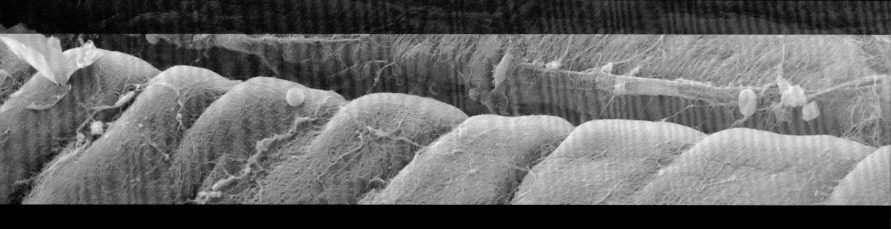

肌肉系统通过各肌肉之间的协调可完成千变万化的运动。肌肉组织可以发动机体运动，也可以成为内脏活动的动力，如心跳、肠道内的食物转运、动脉管径的调节以及眼的聚焦。肌肉系统有其特质，即通过规律活动以避免浪费，肌肉劳损远比肌肉疾病更为常见。然而，如果缺失了

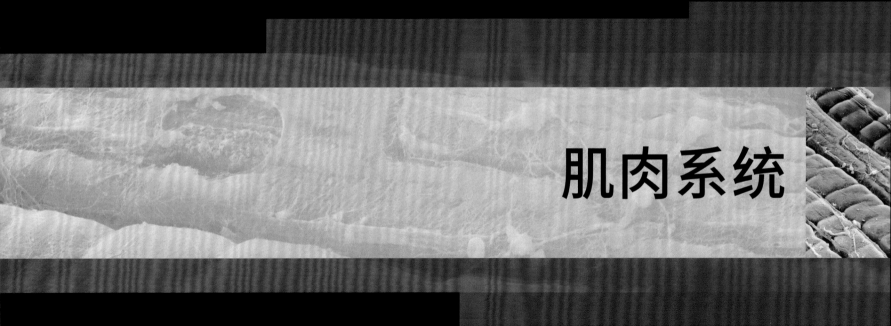

肌肉系统

人体的肌肉

肌肉是人体的"肉"。它们充填于皮肤下方，并分层、交叉地排列于骨骼之上。其作用是收缩并拉动其附着着的骨。肌肉很少单独工作，通常成群收缩，以精准的角度和精确的距离移动动骨。

通常男性全身大约有640块肌肉，占其体重的2/5，同样数量的肌肉占女性体重的比例会稍小一些。一般情况下，一块肌肉跨越一个关节，末端均逐渐变细为纤维性肌腱，附着于骨。肌肉较稳定的附着端被视为其起点，靠近身体中轴。肌肉起点在收缩时几乎不移动。另一端，也就是肌肉止点，靠近外周，移动较多。有些肌肉可分数个头，分别附着于不同的骨。部分肌肉的名称反映了它们的形状，如肩部的三角肌就呈三角形。图中男性人体的左侧显示位于皮肤下方较浅层的肌肉，右侧是较深层的肌肉——中层和深层肌。

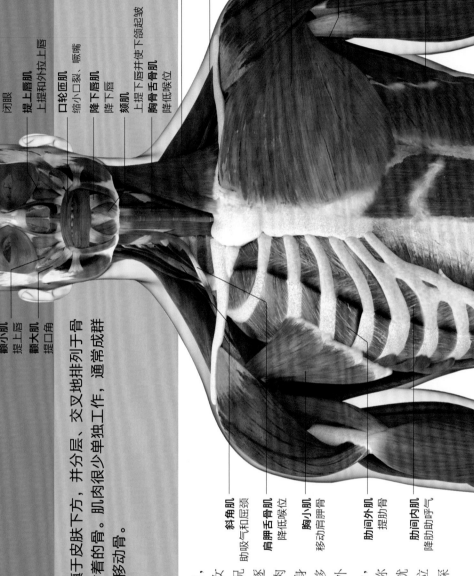

枕额肌
提眉

眼轮匝肌
闭眼

提上唇肌
上提和外拉上唇

口轮匝肌
缩小口裂、噘嘴

降下唇肌
降下唇

颏肌
上提下唇并使下颌起皱

胸骨舌骨肌
降低喉位

胸锁乳突肌
侧屈和旋转颈部

斜方肌
旋转和拉肩胛向内

三角肌
举起臂部至身体前方、侧面和后方

胸大肌
内收臂、内旋上臂

肱三头肌长头
伸肘关节并使臂部伸直

肱肌
屈肘关节

前锯肌
拉肩胛骨远离脊柱

肱二头肌
屈肘关节并使手掌旋向上（前臂旋后）

腹直肌
使脊柱屈曲、向前

腹外斜肌
屈曲和旋转躯干

肱桡肌
屈肘关节

指浅屈肌
屈手和腕的关节

额小肌
提上唇

额大肌
提口角

斜角肌
助吸气和屈颈

肩胛舌骨肌
降低喉位

胸小肌
移动动肩胛骨

肋间外肌
提肋骨

肋间内肌
降助助呼气

腹内斜肌
屈曲和旋转躯干

白线
分隔左右腹直肌的腱性结构

桡侧腕屈肌
屈腕关节

腹股沟韧带

髂腰肌
屈髋关节

耻骨肌
屈曲并内收大腿

拇短展肌
外展拇指

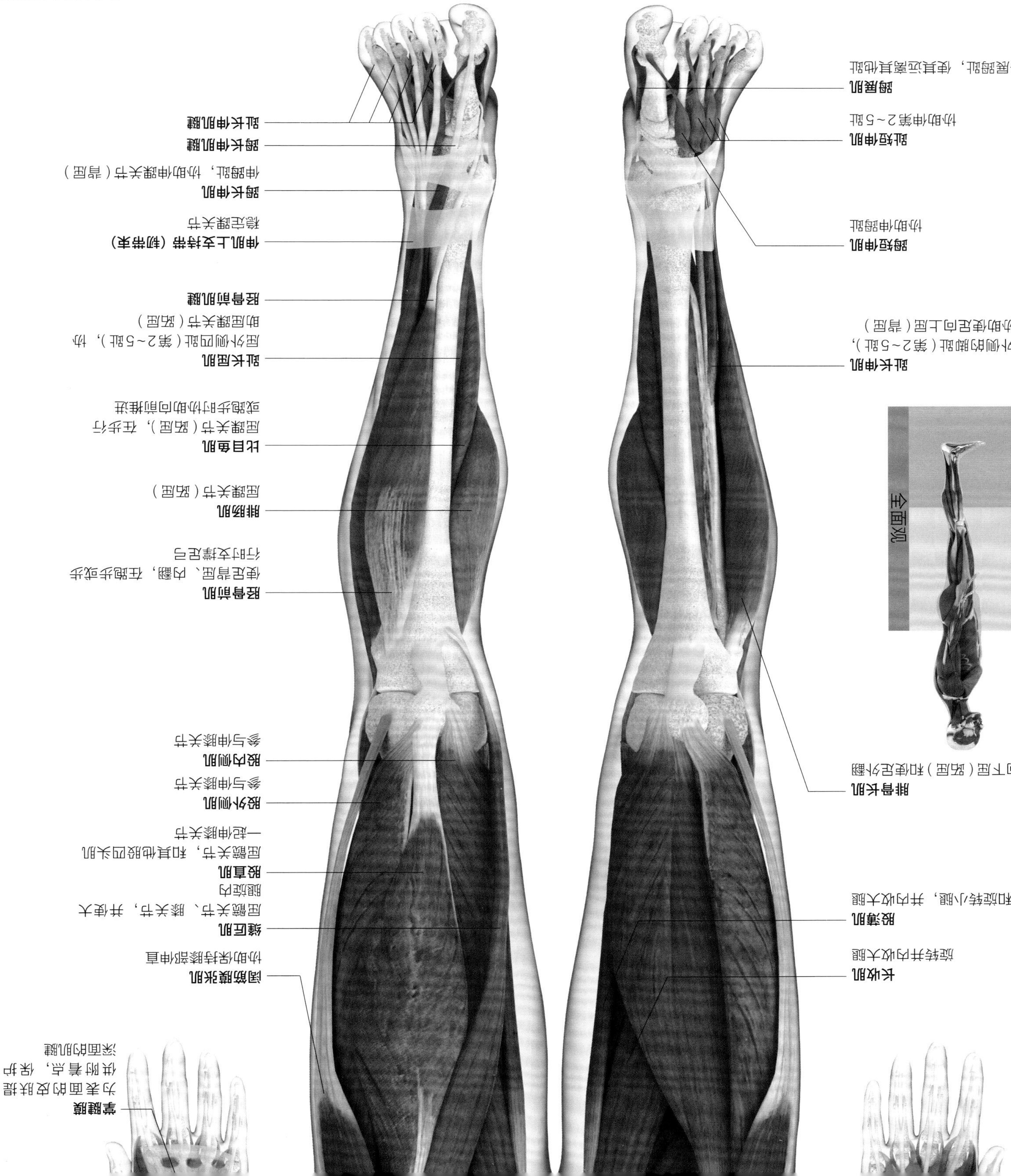

掌腱膜
为表面的皮肤提供附着点，保护深面的肌腱

阔筋膜张肌
协助保持膝部伸直

缝匠肌
屈髋关节、膝关节，并使大腿旋内

股直肌
屈髋关节，和其他股四头肌一起伸膝关节

股外侧肌
参与伸膝关节

股内侧肌
参与伸膝关节

胫骨前肌
使足背屈、内翻，在跑步或步行时支撑足弓

腓肠肌
屈踝关节（跖屈）

比目鱼肌
屈踝关节（跖屈），在步行或跑步时协助向前推进

趾长屈肌
屈外侧四趾（第2~5趾），协助屈踝关节（跖屈）

胫骨前肌腱

伸肌上支持带（韧带束）
稳定踝关节

踇长伸肌
伸踇趾，协助伸踝关节（背屈）

踇长伸肌腱
趾长屈肌腱

长收肌
旋转并内收大腿

股薄肌
屈曲和旋转小腿，并内收大腿

腓骨长肌
使足向下屈（跖屈）和使足外翻

趾长伸肌，
伸外侧的脚趾（第2~5趾），并协助使足向上屈（背屈）

踇短伸肌
协助伸踇趾

趾短伸肌
协助伸第2~5趾

踇展肌
外展踇趾，使其远离其他趾

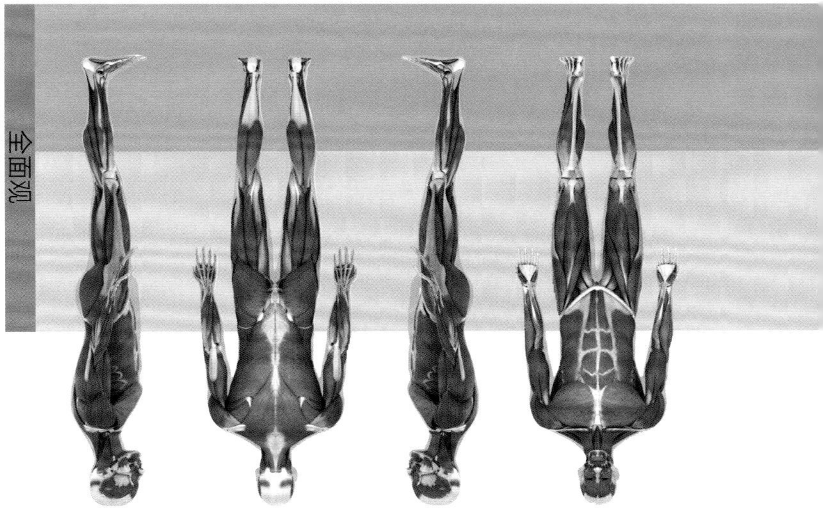

伸和屈

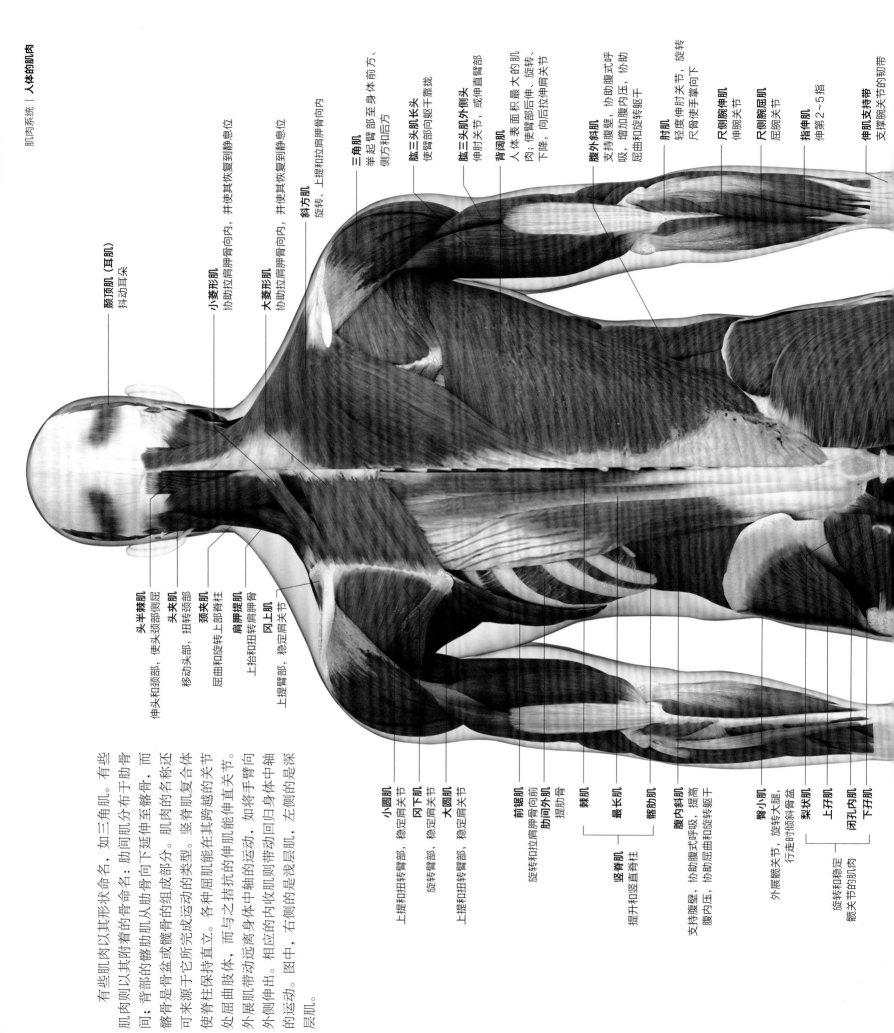

有些肌肉以其形状来命名，如三角肌。有些肌肉则以其附着的骨来命名：肋间肌分布于肋骨间；背部的髂肋肌从肋骨向下延伸至髂骨，而髂骨是骨盆或髋骨的组成部分。肌肉的名称还可来源于它所完成运动的类型。竖脊肌复合体使脊柱保持直立，而与之所抗的伸肌能在其跨越的关节处屈曲肢体。各种屈曲与伸展动作的相应肌肉成对存在。旋外肌带动远离身体中轴的运动，如将手臂向外侧伸出，相应的内收肌则带动归回身体中轴的运动。图中，右侧的是浅层肌，左侧的是深层肌。

颞顶肌（耳肌）
抖动耳朵

头半棘肌
伸头和颈部，使头颈部侧屈

头夹肌
移动头部，扭转颈部

颈夹肌
屈曲和旋转上部脊柱

肩胛提肌
上抬和旋转肩胛骨

冈上肌
上提臂部，稳定肩关节

小菱形肌
协助拉肩胛骨向内，并使其恢复到静息位

大菱形肌
协助拉肩胛骨向内，并使其恢复到静息位

斜方肌
旋转、上提和拉肩胛骨向内

三角肌
举起臂部至身体前方、侧方和后方

肱三头肌长头
使臂部向躯干靠拢

肱三头肌外侧头
伸肘关节，或伸臂部

背阔肌
人体表面积最大的肌肉；使臂部后伸、旋转、下降，向后拉伸肩关节

腹外斜肌
支持腹壁，协助腹式呼吸，增加腹内压，协助屈曲和旋转躯干

肘肌
轻度伸肘关节，旋转尺骨使手掌向下

尺侧腕伸肌
伸腕关节

尺侧腕屈肌
屈腕关节

指伸肌
伸第2～5指

伸肌支持带
支撑腕关节的韧带

小圆肌
上提和扭转臂部，稳定肩关节

冈下肌
旋转臂部，稳定肩关节

大圆肌
上提和扭转臂部，稳定肩关节

前锯肌
旋转和拉肩胛骨向前
肋间外肌
提肋骨

棘肌

最长肌
提升和竖直脊柱

竖脊肌

髂肋肌

腹内斜肌
支持腹壁，协助腹式呼吸，增加腹内压，协助屈曲和旋转躯干

臀小肌
外展髋关节，旋转大腿

梨状肌
外展髋关节，旋转大腿，行走时倾斜骨盆

上孖肌
旋转和稳定髋关节的肌肉

闭孔内肌
下孖肌

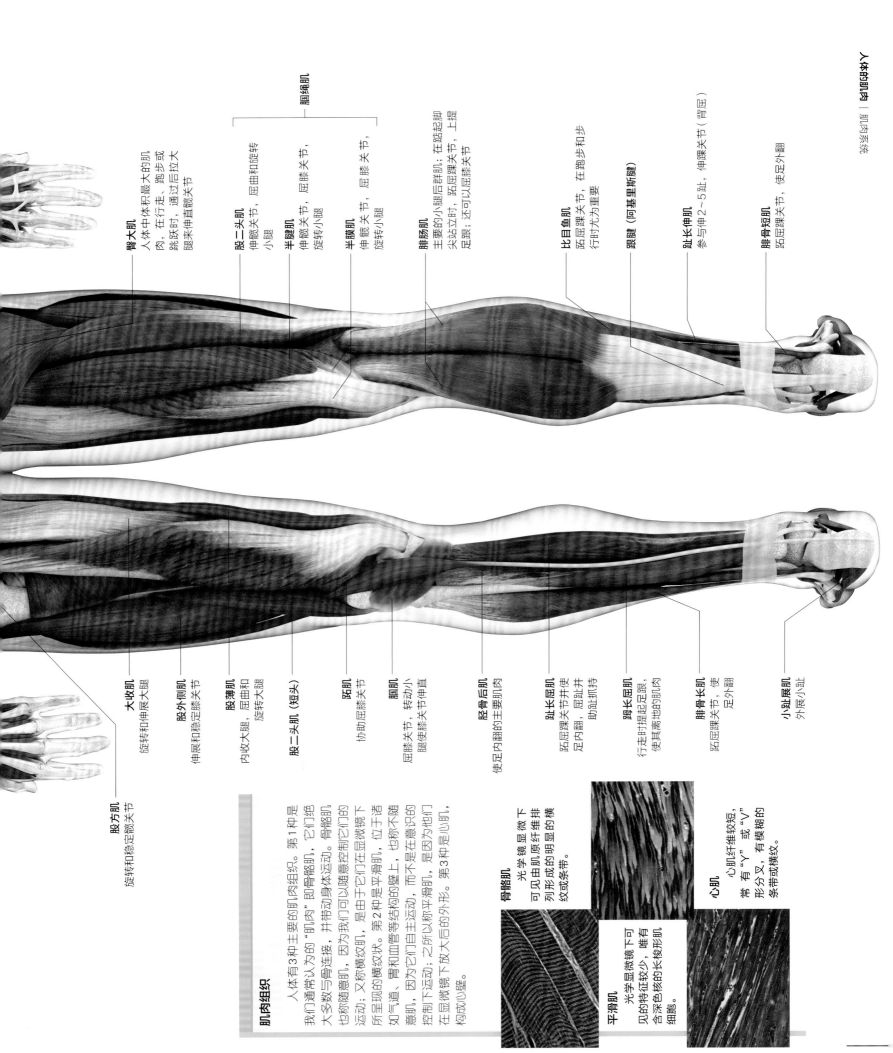

腘绳肌

臀大肌
人体中体积最大的肌肉，在行走、跑步或跳跃时，通过后拉大腿来伸直髋关节

股二头肌
伸髋关节，屈曲和旋转小腿

半腱肌
伸髋关节，屈膝关节，旋转小腿

半膜肌
伸髋关节，屈膝关节，旋转小腿

腓肠肌
主要的小腿后群肌；在踮起脚尖站立时，跖屈踝关节，上提足跟；还可以屈膝关节

比目鱼肌
跖屈踝关节，在跑步和步行时尤为重要

跟腱（阿基里斯腱）

趾长伸肌
参与伸2～5趾，伸踝关节（背屈）

腓骨短肌
跖屈踝关节，使足外翻

股方肌
旋转和稳定髋关节

大收肌
旋转和伸展大腿

股外侧肌
伸展和隐定膝关节

股薄肌
内收大腿，屈曲和旋转大腿

股二头肌（短头）

跖肌
协助屈膝关节

腘肌
屈膝关节，转动小腿使膝关节伸直

胫骨后肌
使足内翻的主要肌肉

趾长屈肌
跖屈踝关节并使足内翻，屈趾并助趾抓地

跨长屈肌
行走时提起足跟，使其嵌地的肌肉

腓骨长肌
跖屈踝关节，使足外翻

小趾展肌
外展小趾

肌肉组织

人体有3种主要的肌肉组织。第1种是我们通常认为的"肌肉"即骨骼肌，它们绝大多数与骨连接，并带动身体运动。骨骼肌也称随意肌，因为我们可以随意控制它们的运动。又称横纹肌，是由于它们在显微镜下所呈现的横纹状。第2种是平滑肌，位于诸如气道、胃和血管等结构的壁上，也称不随意肌，因为它们自主运动，而不是在意识的控制下运动；之所以称为平滑肌，是因为它们在显微镜下放大后的外形。第3种是心肌，构成心壁。

骨骼肌
光学显微镜下可见由肌原纤维明显排列形成的明显的横纹或条带。

平滑肌
光学显微镜下可见的特征较少，唯有含深色核的长梭形细胞。

心肌
心肌纤维较短，常有"Y"或"V"形分叉，有模糊的条带或横纹。

面部、头部和颈部肌肉

为了固定和移动头部，也为了运动如眉毛、眼睑和嘴唇在内的面部特征性结构，面部、头部和颈部肌肉相互协同。所涉及的肌肉组织非常复杂，借此实现丰富多样的面部表情。

面肌

面肌的一部分附着于骨，一部分则与肌腱或致密的片状纤维结缔组织（腱膜）相连。这意味着一些面肌彼此连接。许多面肌的另一端会插入皮肤的深层。这个复杂结构的优势在于：即使是轻微的肌肉收缩也会引起面部皮肤的运动，呈现出某种表情以表达情绪。几乎所有的面肌都由面神经控制，该神经也称第Ⅶ对脑神经（见第98页）。面神经的损伤或疾病会导致面部活动和表情的丧失，降低了交流的能力。

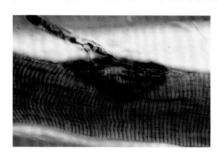

神经肌肉接头

在这张显微镜图片中，神经细胞（左上）连接面肌纤维。接触点是运动终板（中央），一个高度易兴奋的肌纤维区域。

笑纹

健康年轻的皮肤含有弹性纤维，该纤维由弹性蛋白构成，可帮助皮肤恢复到它初始的位置，如在微笑后面肌位置的恢复。随着年龄的增长，弹性蛋白退化，皮肤真皮层（见第164~165页）与其下方面肌的连接也变得更加松散。这会导致皱纹，因为皮肤不再能轻易地伸展或收缩。首先，鱼尾纹从眼角发散开来。随后，皱纹出现在额头和嘴周围，以及耳前方、眉毛之间、颏部和鼻梁处。面部皱纹总是垂直于肌纤维的方向，它们揭示了面肌的模式。暴露在过多的阳光和过高的温度之下，可加速皱纹的生成。

抬头纹
眼角鱼尾纹
面颊皱纹

衰老的征象

皱纹（沟）倾向于出现在常用的面肌周围（见第258~261页）。眼角鱼尾纹与眼轮匝肌有关，抬头纹与额肌有关，面颊皱纹则与提上唇肌有关。

面部和颈部肌肉

口唇周围相互交错的肌肉参与说话、非语言表达、进食和饮水。部分面肌起着括约肌的作用，用来打开和关闭孔裂，如眼裂、鼻孔和口裂。

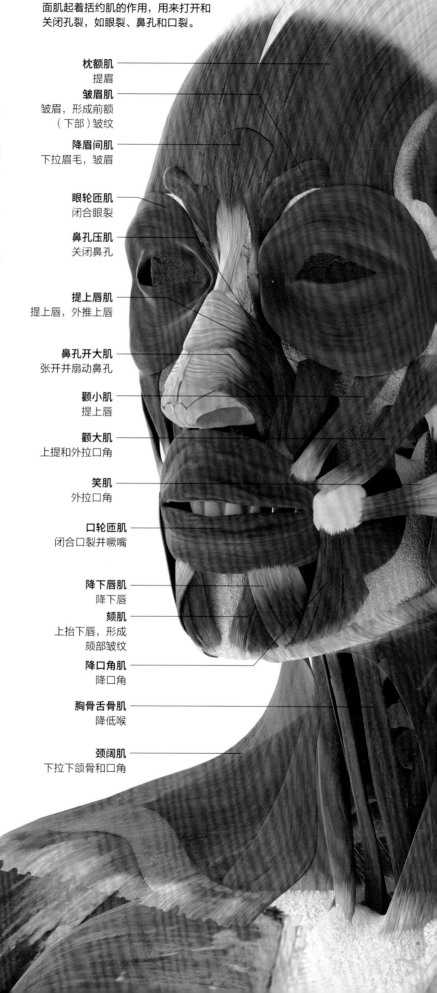

枕额肌
提眉

皱眉肌
皱眉，形成前额（下部）皱纹

降眉间肌
下拉眉毛，皱眉

眼轮匝肌
闭合眼裂

鼻孔压肌
关闭鼻孔

提上唇肌
提上唇，外推上唇

鼻孔开大肌
张开并扇动鼻孔

颧小肌
提上唇

颧大肌
上提和外拉口角

笑肌
外拉口角

口轮匝肌
闭合口裂并噘嘴

降下唇肌
降下唇

颏肌
上抬下唇，形成颏部皱纹

降口角肌
降口角

胸骨舌骨肌
降低喉

颈阔肌
下拉下颌骨和口角

颞肌
上提下颌骨

头部和颈部肌肉

　　成年人的头部重量超过5千克，在某种程度上脊柱顶部是"平衡的"。颈部、肩内侧和上背部强壮、稳定的肌肉经常处于活动状态，通过紧张来稳定头部，通过相互协调收缩来完成颈部的复杂运动。这些肌肉有助于完成面部表情和非语言交流，如通过微微把头歪向一边来强调怀疑，或移动头部来表示"是"与"不是"。

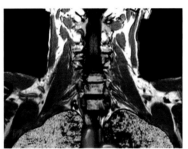

颈部肌肉扫描
　　颈部肌肉运动脊柱上方的颅骨（在此 CT 扫描图中显示为绿色），并包裹和支持气管与食管。

背部肌肉
　　颈肩部肌肉支持和稳定头部。附着于肩胛骨上的上背部肌肉有助于稳定肩部。

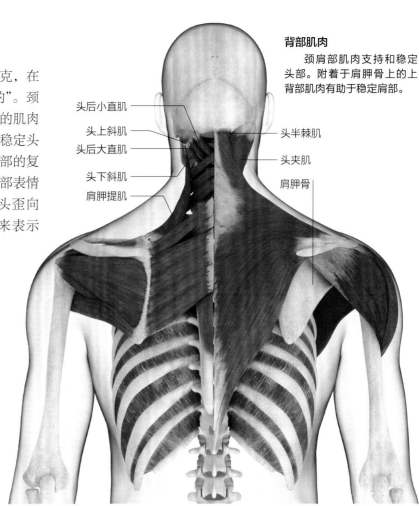

头后小直肌 ── 头半棘肌
头上斜肌 ── 头夹肌
头后大直肌 ── 肩胛骨
头下斜肌
肩胛提肌

颞顶肌（耳肌）
摆动耳

咬肌
咀嚼时上提下颌骨，闭口

胸锁乳突肌
旋转和侧屈颈部

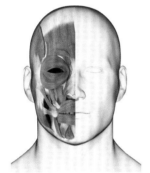

放松时的"中立"表情

斜角肌
助吸气和屈颈

面部表情

　　面部表情是我们最重要的非语言交流方式之一。面部肌肉组织能够呈现众多微妙的外观上的细微差别，以此传达千变万化的情绪。微笑通常表示愉悦，皱眉则相反，但也并不总是如此。微笑是一种高度模棱两可和多样的表情，可以表达宽慰或同情，或通过扩大为露齿而笑，来表达具有讽刺意味的不赞成。同样，皱眉可以表达各种各样的感觉，包括失望和困惑。除嘴以外，面部的其他区域也参与了添加这一细微差别的过程。

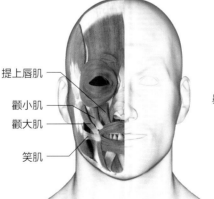

提上唇肌
颧小肌
颧大肌
笑肌

微笑
　　提上唇肌提起上唇，同时颧大肌、颧小肌和笑肌则拉起口角和唇角向上和向两侧。

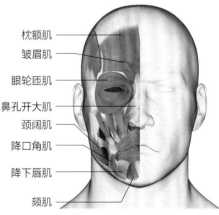

枕额肌
皱眉肌
眼轮匝肌
鼻孔开大肌
颈阔肌
降口角肌
降下唇肌
颏肌

皱眉
　　颈阔肌和降下唇肌下拉口和口角，颏肌使下颌起皱。皱眉肌皱眉，鼻孔开大肌扩张鼻孔，眼轮匝肌使眼裂狭窄。

肌肉和肌腱

肌肉只能收缩和缩短。为了恢复原来的形状,肌肉会在其他肌肉收缩时被动地放松和伸展。骨骼肌和肌腱的收缩产生身体运动。

肌肉的结构

骨骼肌(横纹肌或随意肌)由密集排列的极度细长的细胞群组成,该类细胞即肌纤维。它们分组形成肌束。典型的肌纤维长2~3厘米,直径0.05毫米,由更纤细的肌原纤维组成。肌原纤维含有粗细不等的肌丝,肌丝主要由肌动蛋白和肌球蛋白组成。大量的毛细血管为肌肉提供收缩时所需的氧气和葡萄糖。

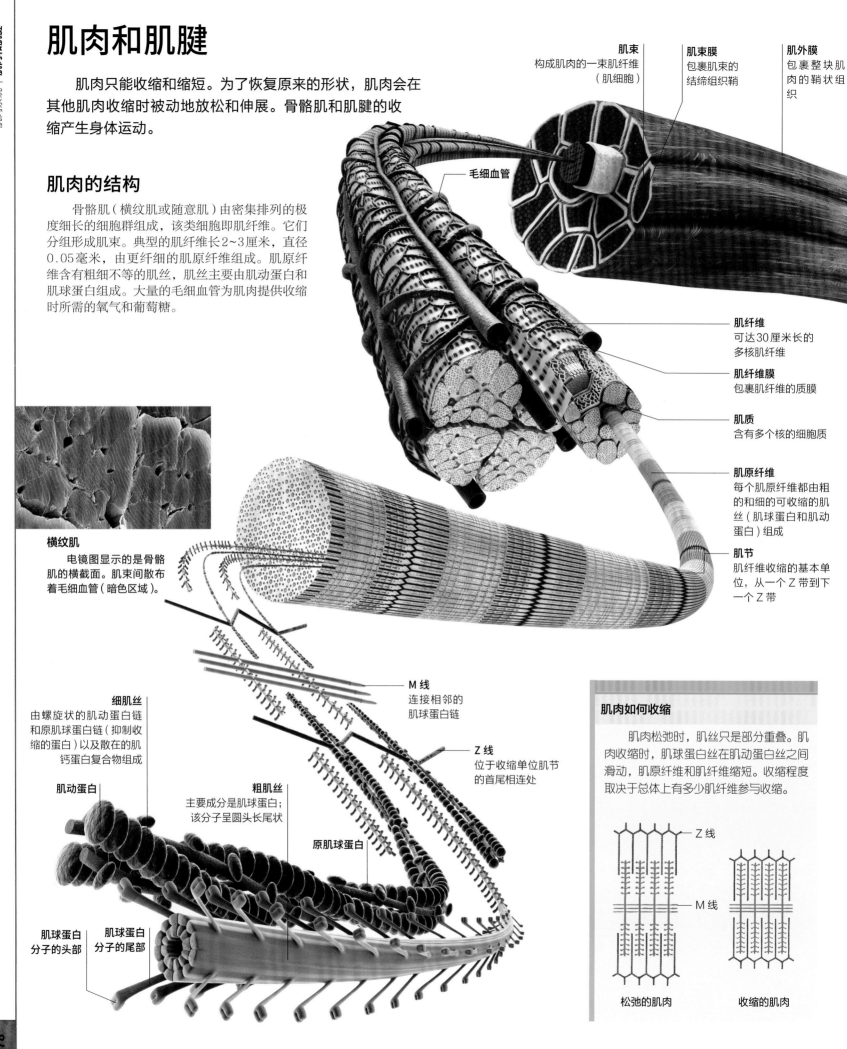

肌束
构成肌肉的一束肌纤维(肌细胞)

肌束膜
包裹肌束的结缔组织鞘

肌外膜
包裹整块肌肉的鞘状组织

毛细血管

肌纤维
可达30厘米长的多核肌纤维

肌纤维膜
包裹肌纤维的质膜

肌质
含有多个核的细胞质

肌原纤维
每个肌原纤维都由粗的和细的可收缩的肌丝(肌球蛋白和肌动蛋白)组成

肌节
肌纤维收缩的基本单位,从一个Z带到一个Z带

横纹肌
电镜图显示的是骨骼肌的横截面。肌束间散布着毛细血管(暗色区域)。

M 线
连接相邻的肌球蛋白链

Z 线
位于收缩单位肌节的首尾相连处

细肌丝
由螺旋状的肌动蛋白链和原肌球蛋白链(抑制收缩的蛋白)以及散在的肌钙蛋白复合物组成

肌动蛋白

粗肌丝
主要成分是肌球蛋白;该分子呈圆头长尾状

原肌球蛋白

肌球蛋白分子的头部

肌球蛋白分子的尾部

肌肉如何收缩

肌肉松弛时,肌丝只是部分重叠。肌肉收缩时,肌球蛋白丝在肌动蛋白丝之间滑动,肌原纤维和肌纤维缩短。收缩程度取决于总体上有多少肌纤维参与收缩。

Z 线

M 线

松弛的肌肉　　　　收缩的肌肉

充当杠杆的机体部分

身体的运动，如点头和走路，运用了机械原理，即对硬性杠杆的一部分施加一个力，使其倾斜于一个支点，从而移动杠杆另一处的重物（负载）。肌肉施加力，骨骼起杠杆作用，关节起支点作用。人体内有全套的杠杆系统，这些系统提供了广泛的运动，如举起和搬运物品。

斜方肌

负载的运动方向

力的方向　支点

一类杠杆

支点位于力和负载之间，如跷跷板。颈后肌就是一个例子，它们使头部向后倾斜（颈椎后倾）。

二类杠杆

负载位于力和支点之间。足尖站立时，小腿后群肌提供力量，足跟和足形成杠杆，足尖成为支点。

力的方向

负载的运动方向

腓肠肌　肌腱

支点

三类杠杆

人体中最常见的杠杆类型，力作用于负载和支点之间。比如通过收缩肱二头肌来屈肘关节（支点）。

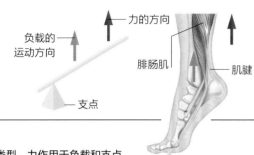

负载的运动方向

肱二头肌

肌腱

力的方向

支点

位置觉

肌肉中含有许多微小的感受器，称神经肌梭。这些特殊的肌纤维具有纺锤状的鞘或包膜，以及由多种神经支配。感觉或传入神经纤维环绕在特殊的肌纤维周围，当肌肉伸展时，将有关肌肉长度和张力的信息传递给脊髓和脑。然后信号通过运动神经元发送回肌肉，告诉它收缩，从而使肌张力恢复正常。在韧带和肌腱中也发现有类似的感受器。它们共同提供了对身体位置和姿势的固有感觉，称位置觉。

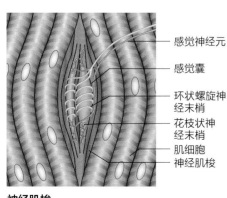

感觉神经元

感觉囊

环状螺旋神经末梢

花枝状神经末梢

肌细胞
神经肌梭

神经肌梭

这些拉伸传感器位于骨骼肌纤维之间或与之平行，来自它们的信息使脑能够判断肌肉的张力和长度。

肌腱

肌腱是连接骨骼肌和骨的坚韧的结缔组织纤维索。在其内部，穿通纤维穿过骨膜嵌入骨内。手和足处的肌腱被具有自我润滑功能的鞘所包裹，以保护它们免受与骨之间的摩擦。从手骨开始，肌腱向上延伸至肘部附近的肌肉。

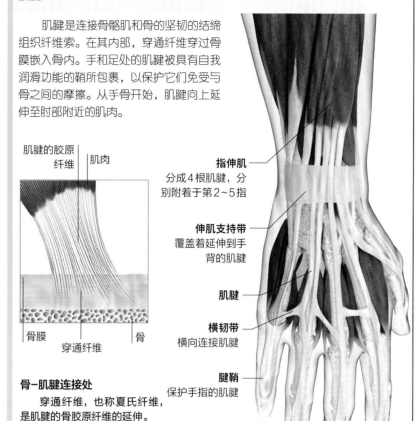

肌腱的胶原纤维　肌肉

骨膜　穿通纤维　骨

指伸肌

分成4根肌腱，分别附着于第2～5指

伸肌支持带

覆盖着延伸到手背的肌腱

肌腱

横韧带

横向连接肌腱

腱鞘

保护手指的肌腱

骨－肌腱连接处

穿通纤维，也称夏氏纤维，是肌腱的骨胶原纤维的延伸。

肌肉如何协同工作

肌肉只能牵拉，不能推伸，所以它们成对排列，以发挥彼此对立的运动功能。一块肌肉产生的运动可以被与之对立的肌肉的运动所逆转。当某一块肌肉收缩产生运动时，该肌肉称原动肌，而其对立的肌肉——称拮抗肌，此时松弛并被拉伸。实际上，很少有运动是通过单块肌肉的收缩来完成的。通常，整个肌群充当主动肌，完成具有精准角度和方向的运动，而拮抗肌则被拉伸，以防止运动过度扩展。

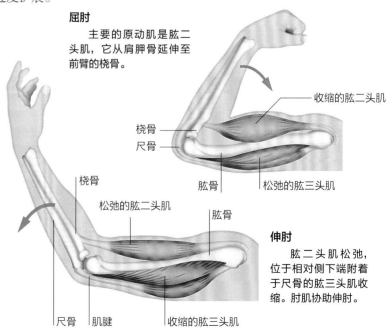

屈肘

主要的原动肌是肱二头肌，它从肩胛骨延伸至前臂的桡骨。

收缩的肱二头肌

桡骨

尺骨

松弛的肱三头肌

桡骨

肱骨

松弛的肱二头肌

肱骨

伸肘

肱二头肌松弛，位于相对侧下端附着于尺骨的肱三头肌收缩。肘肌协助伸肘。

尺骨　肌腱　收缩的肱三头肌

肌肉和肌腱疾病

肌肉及肌腱的损伤通常是由于日常活动中的体力运动，或由于突然拉扯、扭转造成，如在体育运动或意外事故中。职业工作中的重复动作，随着时间的推移也会损伤肌肉和肌腱。另外，一些罕见的肌肉疾病可能导致肌无力和进行性退化。

肌肉拉伤和撕裂

肌肉过度拉伸造成的轻微损伤称拉伤，更为严重的损伤则为撕裂。

肌肉拉伤是指肌纤维受到中等程度的损伤，通常由突然的剧烈运动引起。肌肉内部局部出血会引起触痛和肿胀，可伴有肌痉挛性疼痛或挛缩。随后可能出现瘀伤。更严重的损伤，包括大量肌纤维的撕碎或断裂，称肌肉撕裂。肌肉撕裂会引起剧烈的疼痛和肿胀。其后的医疗检查用于判断病情严重程度，通常的治疗方法包括休息、抗炎，以及必要的物理治疗。很少需要手术来修复严重撕裂的肌肉。运动前充分热身可以降低肌肉拉伤和撕裂的风险。

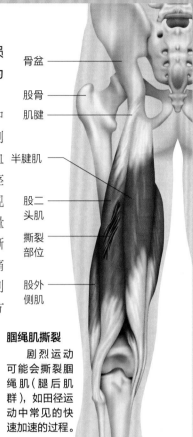

骨盆
股骨
肌腱
半腱肌
股二头肌
撕裂部位
股外侧肌

腘绳肌撕裂

剧烈运动可能会撕裂腘绳肌（腿后肌群），如田径运动中常见的快速加速的过程。

肌肉组织炎症

当愈合过程开始时，机体自身的防御作用会引发肌肉组织的炎症。

与任何软组织一样，肌肉应对损伤（如物理打击）会产生炎症反应（见第178~179页）。由于从破裂的细胞和毛细血管处来的血液和体液在此积聚，患处发热和红肿。当白细胞被肌纤维（细胞）和其他组织渗出的碎片吸引而聚集时，血管就会扩张。运动肌肉会引起不适或疼痛。引起长期肌肉组织炎症的疾病是一组被称作重复性张力劳损（RSI）的疾病。基本原因是一个特定的运动或动作经常重复很长一段时间。快速、用力的运动会增加炎症发生的风险。RSI与许多日常活动有关，从生产线上的工作或使用电脑，到体育运动或演奏乐器。

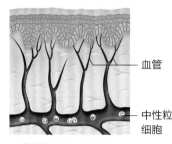

血管
中性粒细胞

正常组织

血液流经未受损的血管，偶尔会有白细胞（如中性粒细胞）清除碎片，攻击入侵的微生物。

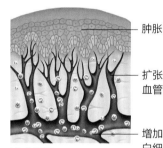

肿胀
扩张的血管
增加的白细胞

炎症组织

当体液从受损的细胞和组织中渗漏出来时，血管的直径会扩大，带来白细胞数量的增加，导致发热、疼痛和红肿。

肌腱炎和腱鞘炎

炎症可影响肌腱本身，引发肌腱炎，或影响包裹肌腱的腱鞘，引发腱鞘炎。

当剧烈或反复的运动造成肌腱外表面和相邻骨之间的过度摩擦时，可能会引发肌腱炎。腱鞘炎可能是由于过度拉伸或反复运动导致包裹部分肌腱的滑膜鞘发炎。这两种情况可同时发生，可能是上述肌肉组织炎症中所描述的重复性张力劳损的一部分。受影响的部位包括肩、肘、腕、指、膝和足跟。肌腱炎和腱鞘炎的症状都是僵硬、肿胀和疼痛，患处皮肤发热、发红。

锁骨
发炎的冈上肌腱
肱骨

肌腱炎

在球拍类的运动中，反复举臂，可能会迫使冈上肌腱与肩胛骨肩峰发生摩擦，引发肌腱炎。

肩胛骨肩峰
冈上肌

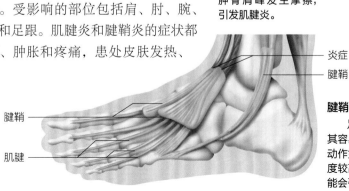

炎症
腱鞘
腱鞘
肌腱

腱鞘炎

足部复杂的负重特性使其容易发生肌腱损伤。一些动作如跑步和踢腿，以及难度较高的运动如跳舞，都可能会引发炎症。

网球肘

网球肘（肱骨外上髁炎）是一种常见病，指附着于肘关节周围骨上的前臂伸肌腱发生的损伤。

前臂伸肌腱将参与腕和手运动的前臂肌固定于外上髁，外上髁是肱骨上的一个球形突起。高尔夫球肘（肱骨内上髁炎）也是类似的疾病，但损伤的部位位于肘关节内侧的内上髁。

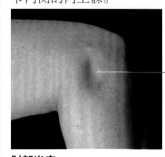

外上髁（网球肘疼痛的部位）

肘部炎症

打网球时，用力地反复使用前臂对抗阻力，引发肌腱产生小的撕裂，导致关节外侧的触痛和疼痛。

肌腱断裂

突然的肌肉强力收缩或扭伤，可导致肌腱断裂。

体育运动和非习惯性举起重物可能会导致肌腱撕裂甚至断裂。如附着于上臂的肱二头肌腱断裂，或者位于大腿前方延伸至膝盖的股四头肌腱断裂。指尖向手掌突然弯曲的冲击可能会折断手指背面的指伸肌腱。更严重的病例中，肌腱甚至可从骨上撕脱。主要症状包括断裂感、疼痛、肿胀和运动障碍。一些损伤如跟腱断裂（在足跟后方），可能需要用石膏固定受影响的区域，以防止肌腱在愈合的早期被反复拉伸。

跟腱断裂
跟腱连接小腿后群肌至跟骨。它可能会在突然用力后断裂，需要手术及石膏固定。

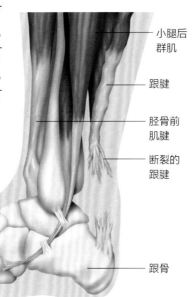

- 小腿后群肌
- 跟腱
- 胫骨前肌腱
- 断裂的跟腱
- 跟骨

重症肌无力

这是一种自身免疫性疾病，可导致慢性肌无力，眼肌和面肌受到的影响最大。

重症肌无力是由于抗体攻击并逐渐破坏肌纤维中接收神经信号的受体而引起的。因此，肌肉不再因受到刺激而收缩，或者只能做出非常微弱的反应。受影响的肌肉包括面肌、咽喉肌和眼肌，可引起说话和视物困难。上肢肌、下肢肌和呼吸肌较少受累。胸腺的病变可引发重症肌无力，因此须切除胸腺，同时使用免疫抑制剂和其他药物进行治疗。

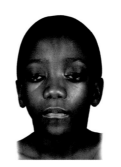

重症肌无力的影响
早期症状包括眼睑下垂，因为面肌衰弱。参与咀嚼和吞咽的肌肉也会受到影响，所以进食会变得困难。

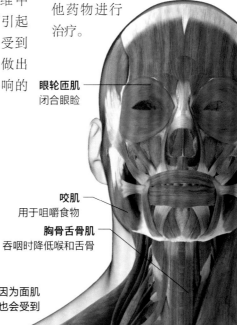

- **眼轮匝肌**
  闭合眼睑
- **咬肌**
  用于咀嚼食物
- **胸骨舌骨肌**
  吞咽时降低喉和舌骨

肌营养不良

肌营养不良（MD）是一组引起肌肉退行性变的遗传性疾病，导致肌无力和功能受损。

各种类型的肌营养不良的共同症状是肌肉渐进性萎缩和运动丧失。没有有效的治疗方法来阻止疾病的进程。但是，通过伸展运动和手术来松弛缩短的肌肉和肌腱，可以改善部分患者的活动能力。常见的是进行性假肥大性肌营养不良和贝克肌营养不良，它们的遗传异常位于 X 染色体上，几乎总是男孩发病。

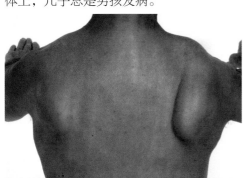

肌营养不良的影响
面肩肱型肌营养不良（FSHD）患者的面部、肩部和上臂肌力变弱。外展臂部时会出现"翼状肩"，即肩胛骨内缘向后突出。

腕管综合征

腕部的神经受压会导致手部、腕部和前臂部的针刺感和疼痛，以及握力减弱等症状。

腕管是手腕部的腕横韧带（屈肌支持带）和深面的腕骨形成的狭窄通道。长肌腱经此通道从前臂延伸到掌骨和指骨。正中神经也通过腕管，支配手部肌肉和传导手指的感觉。腕管综合征（CTS）发生时，正中神经在腕管中被肿胀的周围组织所压迫。其病因包括糖尿病、妊娠、腕部损伤、类风湿关节炎和重复性运动等。有部分案例原因尚不清楚。腕管综合征更好发于40~60岁的女性，可双侧发病。神经受压会引起麻木和疼痛，尤其是拇指、示指和中指，以及环指的一侧。抗炎药物和松解韧带的手术能缓解其症状。

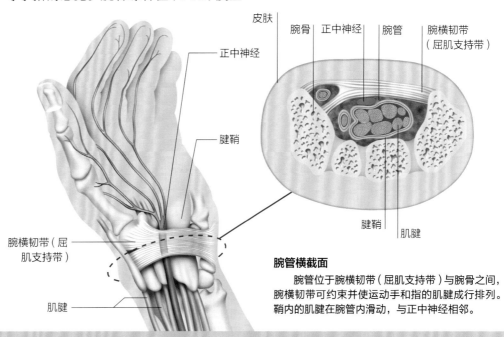

- 正中神经
- 腱鞘
- 腕横韧带（屈肌支持带）
- 肌腱

- 皮肤
- 腕骨
- 正中神经
- 腕管
- 腕横韧带（屈肌支持带）
- 腱鞘
- 肌腱

腕管横截面
腕管位于腕横韧带（屈肌支持带）与腕骨之间，腕横韧带可约束并使运动手和指的肌腱成行排列。鞘内的肌腱在腕管内滑动，与正中神经相邻。

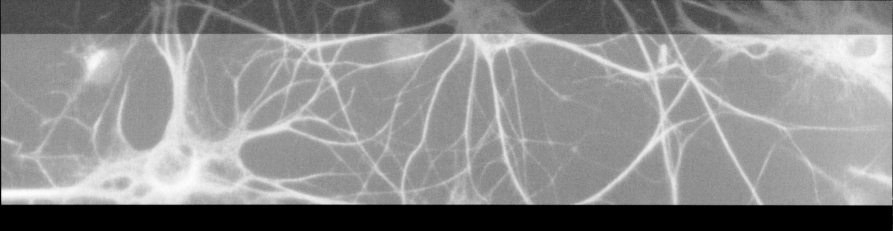

在某些方面，人脑类似于电脑。但除了逻辑处理能力外，人脑还具有其他复杂的功能，包括进化、学习、自我意识、情感和创造力。每时每刻数百万个化学信号和电信号在脑和身体之间错综复杂的神经网络中传递。然而，神经组织又是脆弱的，需要物理保护和可靠的血液供应。如果神经受损，修复将非常困难和缓慢，同时，神经退化也是目前了解程度最低的医学问题之一。

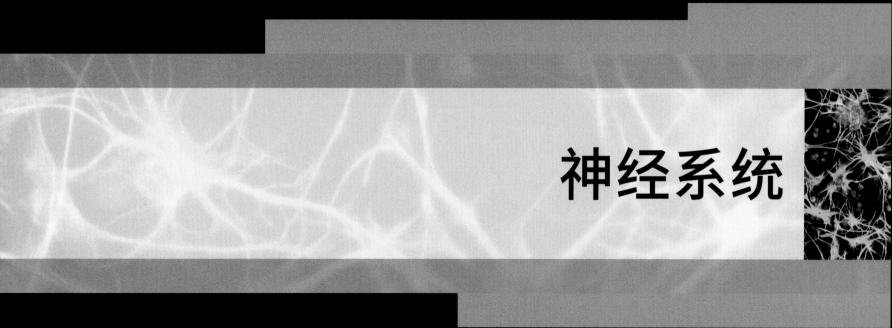

神经系统

神经系统解剖

凭借连续不断的生物电，神经系统组成了人体基本的沟通和协调网络。它是如此庞大和复杂，据专家估计，如果将一个人体内的所有神经首尾相连，长度可以环绕地球两圈半。

从解剖学和功能学角度来看，神经系统实际上由3个系统或3个部分组成。①中枢神经系统（CNS），是身体结构和功能运行的中枢，由脑和位于脊柱椎管内的脊髓组成。②周围神经系统（PNS），是由中枢神经系统发出的43对神经组成，其中12对来自脑，31对来自脊髓。这些神经在器官和组织中穿行，并不断地分支，直至每一个细小的角落和缝隙，形成了周围神经系统网络。中枢神经系统可视为协调为输者和决策者，而周围神经系统则传递从外界传达到人的感觉信息，接受中枢神经系统发出的运动指令并传达至肌肉和腺体。③自主神经系统（ANS），它的有些成分位于中枢神经系统，有些纤维与周围神经系统共享，在脊髓两旁有自己的神经节链，其工作模式是"自动的"，调控一些我们自己几乎意识不到的活动，如血压控制和心率调节。

脑

耳颞神经

面神经

腋神经

膈神经
分布到膈肌

脊神经节
每个神经节能够把感觉信息通过脊髓传递到脑

脊髓
中枢神经系统的一部分，从脑向下延续到背部，被脊柱保护

交感干
交感神经系统的一部分，其中的交感神经节，向机体旁神经节，向机体快速传递应激信息
也称椎旁神经节

阴部神经

臀神经

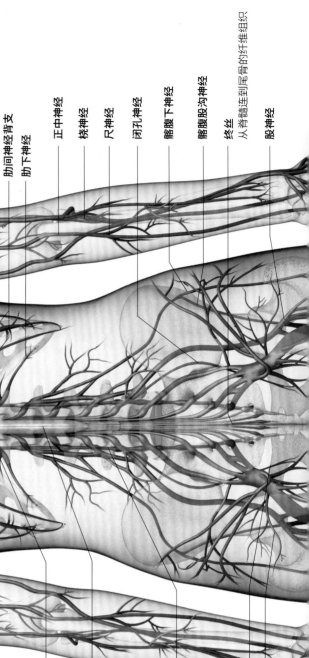

锁骨上神经

臂丛

迷走神经

胸外侧神经

三角肌神经

尺神经

肌皮神经

肋间神经外侧皮支

肋间神经

肋间神经内侧皮支

肋间神经背支

肋下神经

正中神经

桡神经

尺神经

闭孔神经

髂腹下神经

髂腹股沟神经

终丝
从脊髓连接到尾骨的纤维组织

股神经

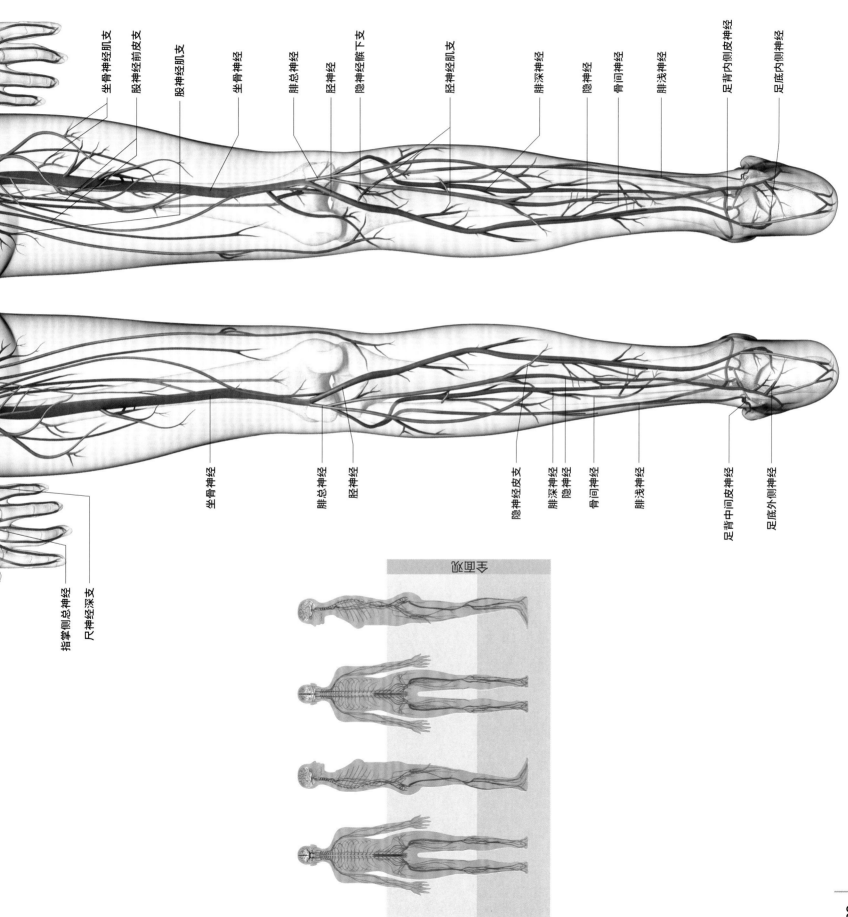

坐骨神经肌支
股神经前皮支
股神经肌支
坐骨神经
腓总神经
胫神经
隐神经髌下支
胫神经肌支
腓深神经
隐神经
骨间神经
腓浅神经
足背内侧皮神经
足底内侧神经

坐骨神经
腓总神经
胫神经
隐神经皮支
腓深神经
隐神经
骨间神经
腓浅神经
足背中间皮神经
足底外侧神经

指掌侧总神经
尺神经深支

全身观

神经与神经元

人脑有超过一千亿个神经细胞，也称神经元，身体其他部位还有数百万个。神经元发出的神经纤维束形成了遍布全身的神经网络。从神经元的结构、功能和相互联系的方式来看，神经元是高度分化的细胞。

神经元的结构

像其他细胞一样，典型的神经元有一个带核的胞体。神经元也有像电线一样的传递结构，将神经元连接起来，允许信息在称为突触的连接处传递。神经元的突起有2种类型。①树突，接受其他神经元或感觉器中的类神经细胞的信息，并将信息传递到神经元的胞体。②轴突，将信息从胞体传递到其他神经元或肌细胞、腺体细胞。树突往往较短，有较多分支；而轴突通常较长，分支较少。脑和脊髓中的神经元受到起支持作用的神经胶质细胞的保护和营养供给。

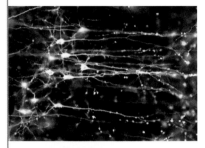

显微镜下观察
显微镜下可以观察到神经元带核的胞体和突起。

神经元的分类

神经元突起的类型、数量和长度各异，神经元胞体的形状和大小差异也很大。可以根据胞体发出突起的数量对神经元进行分类。双极神经元是胚胎时期原始神经元的形态，但到成年后，只有在眼的视网膜和鼻的嗅神经等极少部位才能找到。大脑和脊髓中大多数神经元是多极神经元，而单极神经元主要存在于周围神经系统的感觉神经内。

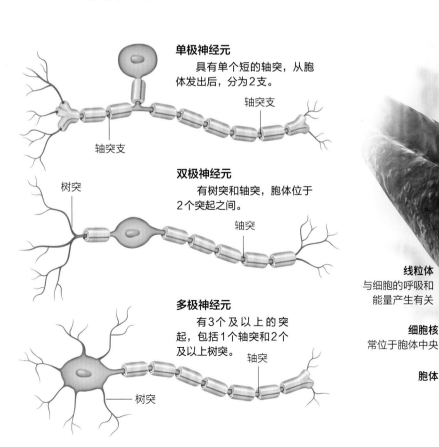

单极神经元
具有单个短的轴突，从胞体发出后，分为2支。

轴突支

轴突支

双极神经元
有树突和轴突，胞体位于2个突起之间。

树突

轴突

多极神经元
有3个及以上的突起，包括1个轴突和2个及以上树突。

轴突

树突

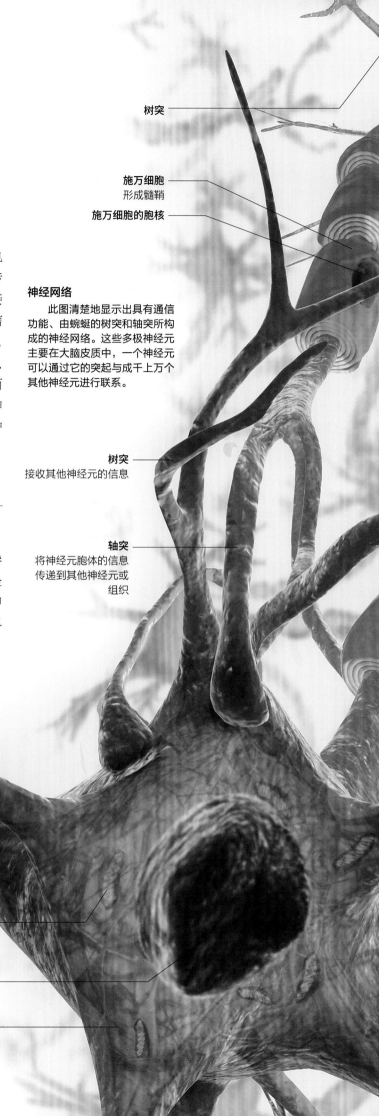

树突

施万细胞
形成髓鞘

施万细胞的胞核

神经网络
此图清楚地显示出具有通信功能、由蜿蜒的树突和轴突所构成的神经网络。这些多极神经元主要在大脑皮质中，一个神经元可以通过它的突起与成千上万个其他神经元进行联系。

树突
接收其他神经元的信息

轴突
将神经元胞体的信息传递到其他神经元或组织

线粒体
与细胞的呼吸和能量产生有关

细胞核
常位于胞体中央

胞体

支持细胞

神经的支持细胞，称胶质细胞或神经胶质，保护和营养神经元。胶质细胞有多种类型。最小的是小胶质细胞，它可以清除微生物、外来颗粒和神经元解体产生的细胞碎片。室管膜细胞分布在充满脑脊液的脑室和脊髓中央管的腔面。其他的胶质细胞或使轴突和树突绝缘，或调节脑脊液的流动。

星形胶质细胞
因星状外形而得名，起支持和营养作用。

少突胶质细胞
提供支持网架，形成和营养特定轴突的髓鞘。

郎飞结
位于轴突表面，是髓鞘节段间的间隙

髓鞘
包绕轴突的一系列脂质，使轴突绝缘，从而神经信号不会短路，加速神经信号的传导

突触小结
轴突的末梢

神经

条束样的神经及其分支穿行在人体器官和组织之间。它由可以传导信号的条索结构组成，即神经元的细长轴突或神经纤维。每一个这样的条索，称为一根神经束。大多数神经内含有两种神经纤维：感觉纤维或传入纤维将感觉器官或其他结构的感受器的信息传递至脊髓和脑；运动纤维或传出纤维将脑或脊髓发出的信息传递至肌肉或腺体。有些神经仅含有感觉纤维成分，如视神经，而另一些则完全是运动纤维。

神经的内部结构
神经纤维束被周围坚韧的结缔组织包裹，以免受损。

髓鞘

轴突
神经纤维或轴突能延伸到离胞体一定距离处

神经束膜
像鞘一样包绕神经束

神经束
一束或一组神经纤维

血管

神经外膜
包裹在整个神经外面，强韧，起保护作用

神经再生

如果胞体未受损，周围神经纤维受压损伤或被部分切断，神经纤维可慢慢再生。受损的神经纤维失去营养并退变，留下髓鞘空壳。而其他健康的神经纤维便开始沿着中空的髓鞘以每天1~2毫米的速度生长。对于脑和脊髓中的神经纤维，自然再生几无可能，因为此处神经元高度分化，一般不能够自我复制或重建它们原来高度复杂的联系。

胞体　**髓鞘**　**神经纤维断端**

损伤的神经

退变的神经纤维

神经纤维发出新芽

修复中的神经

中空的髓鞘

再生
受损神经纤维的残端发出几个新芽，其中之一识别了中空但完整的髓鞘，就生长进去，神经的功能和感觉则会慢慢恢复。

新生的神经纤维

功能恢复的神经

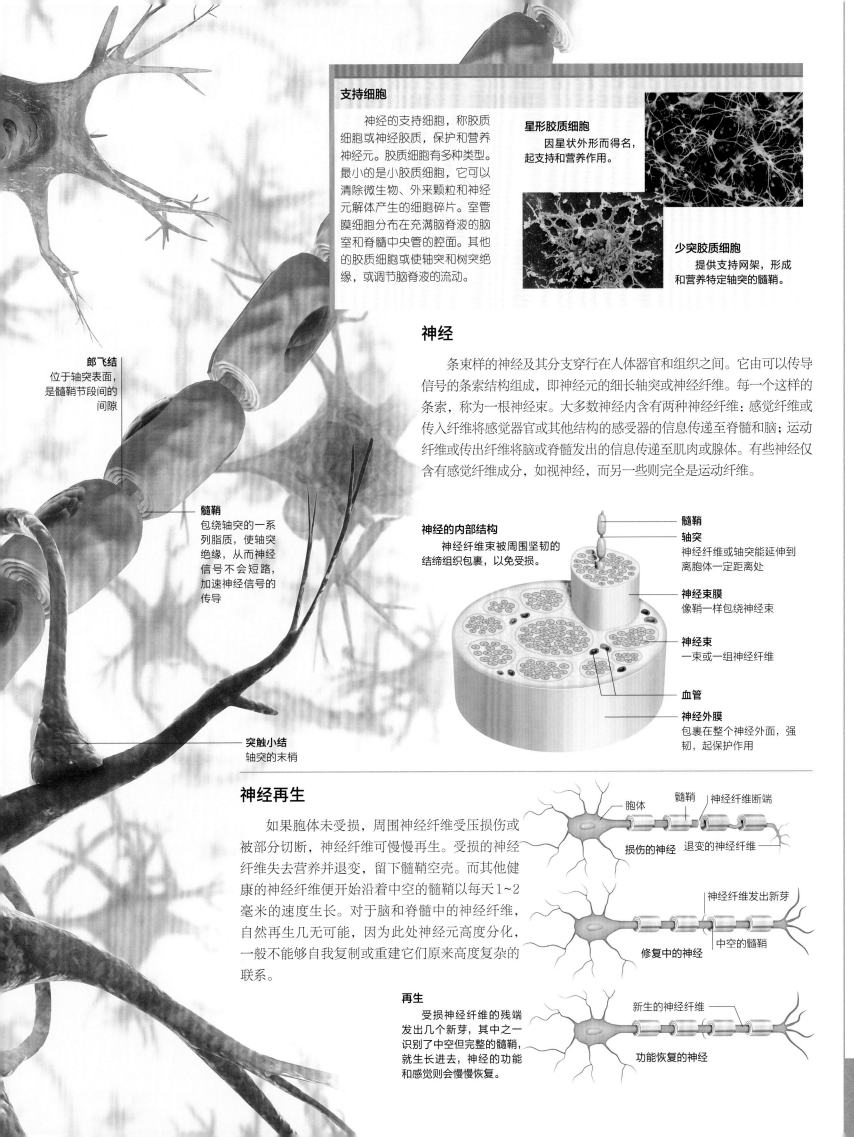

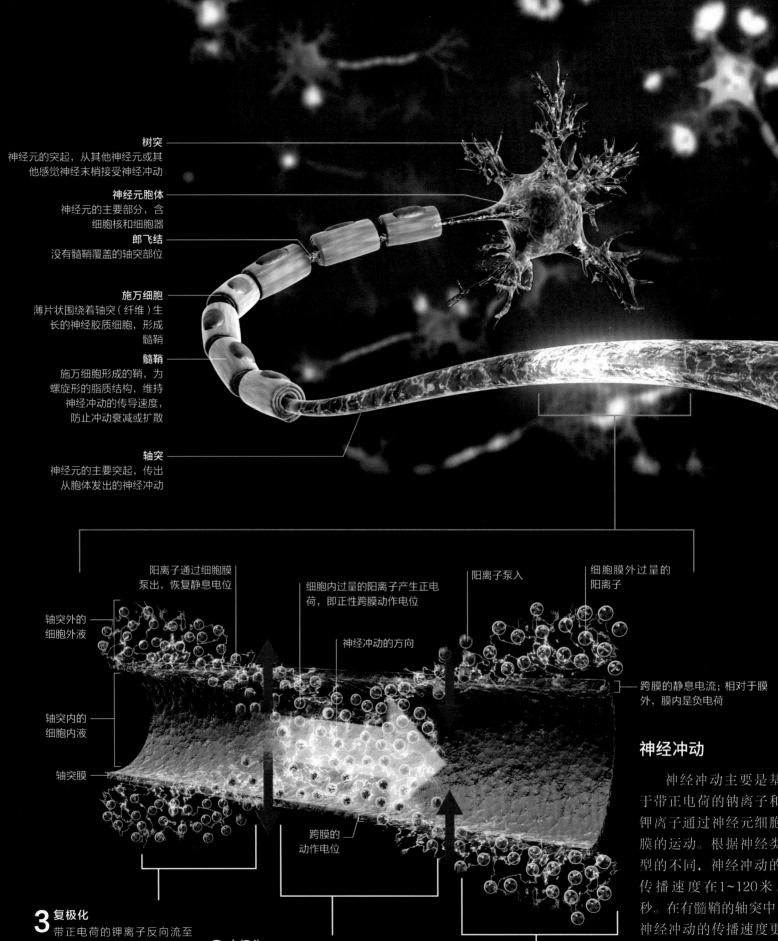

树突
神经元的突起，从其他神经元或其他感觉神经末梢接受神经冲动

神经元胞体
神经元的主要部分，含细胞核和细胞器

郎飞结
没有髓鞘覆盖的轴突部位

施万细胞
薄片状围绕着轴突（纤维）生长的神经胶质细胞，形成髓鞘

髓鞘
施万细胞形成的鞘，为螺旋形的脂质结构，维持神经冲动的传导速度，防止冲动衰减或扩散

轴突
神经元的主要突起，传出从胞体发出的神经冲动

阳离子通过细胞膜泵出，恢复静息电位

细胞内过量的阳离子产生正电荷，即正性跨膜动作电位

阳离子泵入

细胞膜外过量的阳离子

轴突外的细胞外液

神经冲动的方向

跨膜的静息电流；相对于膜外，膜内是负电荷

轴突内的细胞内液

轴突膜

跨膜的动作电位

神经冲动

神经冲动主要是基于带正电荷的钠离子和钾离子通过神经元细胞膜的运动。根据神经类型的不同，神经冲动的传播速度在1~120米/秒。在有髓鞘的轴突中，神经冲动的传播速度更快，动作电位沿着连续的髓鞘从一个郎飞结向下一个郎飞结跳跃性传导。

3 复极化
带正电荷的钾离子反向流至膜外，恢复了电荷平衡。电荷的变化刺激了邻近的细胞膜，再依次影响，冲动以去极化和复极化波沿膜运动。

2 去极化
在去极化阶段，带正电荷的钠离子通过神经元细胞膜上的离子通道进入胞内。膜先去极化，然后极性反转变成略带正电，在膜内产生一个+30毫伏的动作电位。

1 静息电位
在没有冲动时，细胞膜外有很多的阳离子，尤其是钠离子，而细胞膜内有更多的阴离子。这就产生了-70毫伏的静息电位。细胞膜被极化，膜内是负极。

神经冲动

神经细胞或神经元是易兴奋的。当受到刺激时，神经元会发生化学变化，产生微弱的移动性电流即神经信号或神经冲动，再传递给其他神经元，引起类似的反应。

在整个神经系统中，信息是以神经冲动或动作电位这样的微小电信号进行传导的。全身的神经冲动基本一样，强度约为100毫伏（0.1伏），持续时间仅为1毫秒。传递的信息取决于它们在神经系统内的位置和频率，这些频率从每几秒一次到每秒数百次不等。典型情况下，当一个神经元从其他神经元接收到足够的冲动时，就会触发自己的波浪样的离子运动（带电粒子）。在称为突触的神经元连接处，冲动从一个神经元传到另一个神经元。

兴奋和抑制

当神经递质到达它们的受体时，就会使接收的神经元发生激活或抑制。这两种反应在神经系统传递信息方面具有同等的价值。要激活接收细胞，带正电荷的钠离子流入细胞，以类似于神经冲动的方式使细胞膜去极化。去极化效应一边在几毫秒内通过胞膜传播，一边随着时间的推移逐渐消失。如果另一个冲动信号进入神经元，它们可能变强，足以启动新的神经冲动。要抑制神经元，带负电荷的氯离子便会进入胞膜，抑制效应通过细胞膜扩散，从而阻止细胞膜的兴奋。

跨过神经元之间的间隙

当电冲动到达神经元之间的连接处（突触）时，它会触发称为神经递质的化学物质释放。神经递质跨过存在于突触前膜（发出神经冲动的神经元）与突触后膜（接收神经冲动的神经元）之间的极小裂隙（突触间隙）。它们要么触发接收神经元的一个新的神经冲动，要么有效地抑制接收神经元的放电。

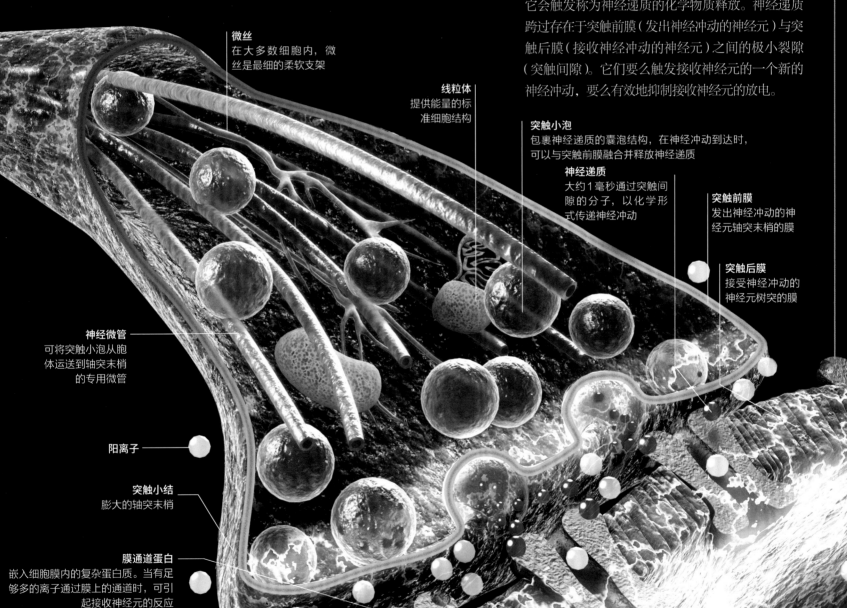

微丝
在大多数细胞内，微丝是最细的柔软支架

线粒体
提供能量的标准细胞结构

突触小泡
包裹神经递质的囊泡结构，在神经冲动到达时，可以与突触前膜融合并释放神经递质

神经递质
大约1毫秒通过突触间隙的分子，以化学形式传递神经冲动

突触前膜
发出神经冲动的神经元轴突末梢的膜

突触后膜
接受神经冲动的神经元树突的膜

神经微管
可将突触小泡从胞体运送到轴突末梢的专用微管

阳离子

突触小结
膨大的轴突末梢

膜通道蛋白
嵌入细胞膜内的复杂蛋白质。当有足够多的离子通过膜上的通道时，可引起接收神经元的反应

受体
神经递质分子结合在膜上的位置，可以改变通道的形状以允许带电离子通过

突触间隙
发出与接收冲动的神经元之间充满液体的间隙，宽度仅25纳米

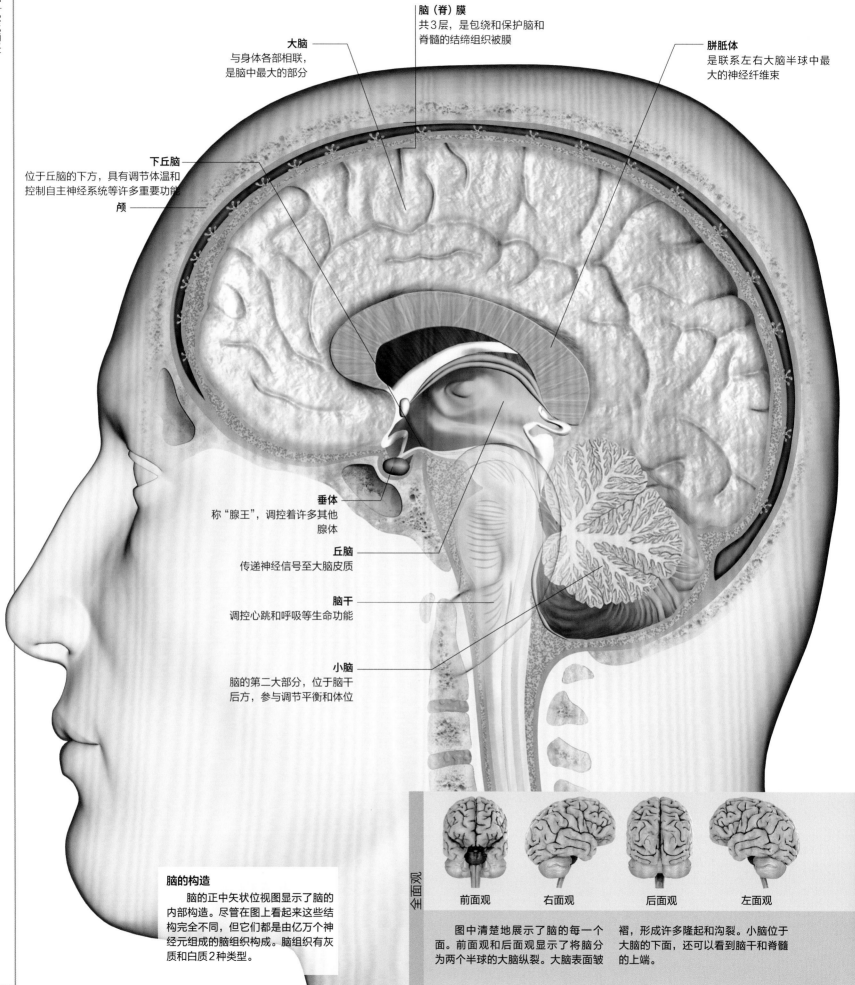

脑（脊）膜
共3层，是包绕和保护脑和
脊髓的结缔组织被膜

胼胝体
是联系左右大脑半球中最
大的神经纤维束

大脑
与身体各部相联，
是脑中最大的部分

下丘脑
位于丘脑的下方，具有调节体温和
控制自主神经系统等许多重要功能

颅

垂体
称"腺王"，调控着许多其他
腺体

丘脑
传递神经信号至大脑皮质

脑干
调控心跳和呼吸等生命功能

小脑
脑的第二大部分，位于脑干
后方，参与调节平衡和体位

脑的构造
　　脑的正中矢状位视图显示了脑的
内部构造。尽管在图上看起来这些结
构完全不同，但它们都是由亿万个神
经元组成的脑组织构成。脑组织有灰
质和白质2种类型。

全面观

前面观　　　　右面观　　　　后面观　　　　左面观

　　图中清楚地展示了脑的每一个
面。前面观和后面观显示了将脑分
为两个半球的大脑纵裂。大脑表面皱
褶，形成许多隆起和沟裂。小脑位于
大脑的下面，还可以看到脑干和脊髓
的上端。

脑

脑与脊髓一起，既调节无意识的活动，也协调大多数有意识的活动。更进一步，脑是意识产生的部位，让人思考和学习。

脑的结构

脑中最大的部分是大脑，其表面有明显的皱褶，皱褶的形式因人而异。脑表面的浅凹称沟，深凹称裂。裂和几个大的沟将大脑分为4个称为叶的功能区：额叶、顶叶、枕叶和颞叶（见第92页）。脑表面的突起称回。脑的中央有丘脑，是脑的信息中转站。围绕丘脑的结构称边缘系统（见第94页），与生存本能、行为和情绪有关。与边缘系统紧密相连的是下丘脑，可接受感觉信息。

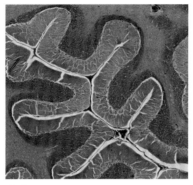

小脑
小脑（如上图切面所示）包含数十亿个神经元，它们与脑和脊髓存在广泛联系，以调节精细运动。

脑的血液供应

人脑仅占人体总重量的2%，但需要人体20%的血液供应。氧气和葡萄糖通过血液运输至脑。没有这些基本成分，脑的功能会迅速受到损害，出现头晕、神志不清，甚至是意识丧失。缺氧4~8分钟，便出现脑损伤，甚至死亡。脑的丰富血供来源于巨大的血管网络，主要是来自沿颈部两侧上行的颈内动脉和沿脊髓两侧上行的椎动脉。

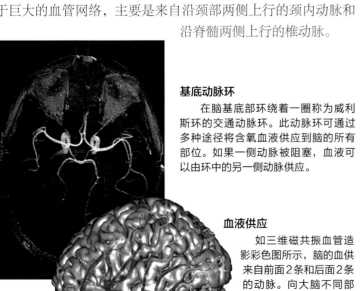

基底动脉环
在脑基底部环绕一圈称为威利斯环的交通动脉环。此动脉环可通过多种途径将含氧血液供应到脑的所有部位。如果一侧动脉被阻塞，血液可以由环中的另一侧动脉供应。

血液供应
如三维磁共振血管造影彩色图所示，脑的血供来自前面2条和后面2条的动脉。向大脑不同部位供应含氧血液的血管显示为红色，被供应的脑区显示为蓝色。

保护

脑有几种保护形式。它被三层保护膜（脑膜）包裹，脑室产生的脑脊液（见下文）可以吸收和分散足以造成脑严重损伤的过量机械力。而对脑脊液化学成分和流动压力的分析已经为许多脑和脊髓疾病（如脑膜炎）提供了重要的诊断线索。

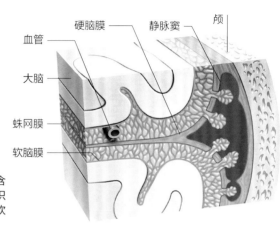

脑膜
最外层是硬脑膜，包含血管；中间层是由结缔组织组成的蛛网膜；最内层是软脑膜，紧贴脑组织。

脑脊液流动

柔软的脑漂浮在颅腔内的脑脊液中。脑脊液清澈透明，每天更新4~5次。它含有蛋白质和葡萄糖，为脑细胞的活动和淋巴细胞的抗感染提供能量。当脑脊液在脑和脊髓周围流动时，起到保护和营养作用。它主要由侧脑室的脉络丛产生，流入第三脑室，然后再进入位于小脑前部的第四脑室。大脑动脉的搏动有助于促进脑脊液的循环。

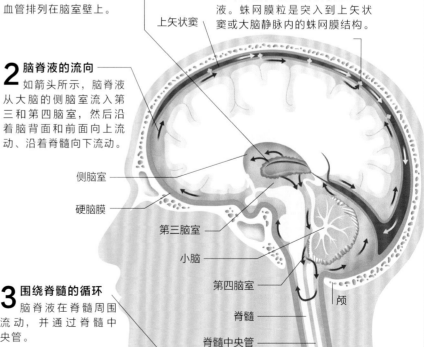

1 脑脊液产生的部位
脑脊液存在于脑室内，由壁薄、成簇的毛细血管所产生，称脉络丛。这些毛细血管排列在脑室壁上。

2 脑脊液的流向
如箭头所示，脑脊液从大脑的侧脑室流入第三和第四脑室，然后沿着脑背面和前面向上流动、沿着脊髓向下流动。

3 围绕脊髓的循环
脑脊液在脊髓周围流动，并通过脊髓中央管。

4 再吸收部位
脑脊液在脑周围循环后，通过蛛网膜粒被重新吸收进入血液。蛛网膜粒是突入到上矢状窦或大脑静脉内的蛛网膜结构。

脑的结构

脑约占整个体重的 1/50，成人脑平均为 1.4 千克。从解剖学看，它有 4 个主要结构：巨大的半球形的大脑；较深部的间脑（包括丘脑及其周围的结构）；下后方的小脑；基底部的脑干。

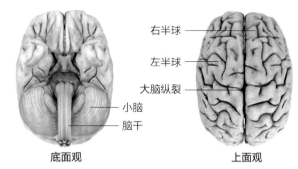

右半球
左半球
大脑纵裂
小脑
脑干

底面观　　上面观

脑的表面结构

大脑被深深的纵向裂缝（大脑纵裂）部分地分成两个大脑半球。小脑是较小的球状结构，与肌肉运动的控制有关。脑干位于小脑的前下面，控制着基本的生命过程。

脑的外部特征

脑最明显的特征是大脑，占全部脑组织的 4/5 以上。大脑表面皱褶明显，呈凹凸状，称大脑皮质。大脑部分包围了丘脑及其周围的结构（间脑）以及它下面的脑干。小脑约占整个脑体积的 1/10，它的功能关系到运动信息的组织，使得肌肉运动平稳而协调。

脑表面扫描

扫描显示出独特的脑表面印刻模式，即每个人大脑表面的沟裂和突起各不相同。

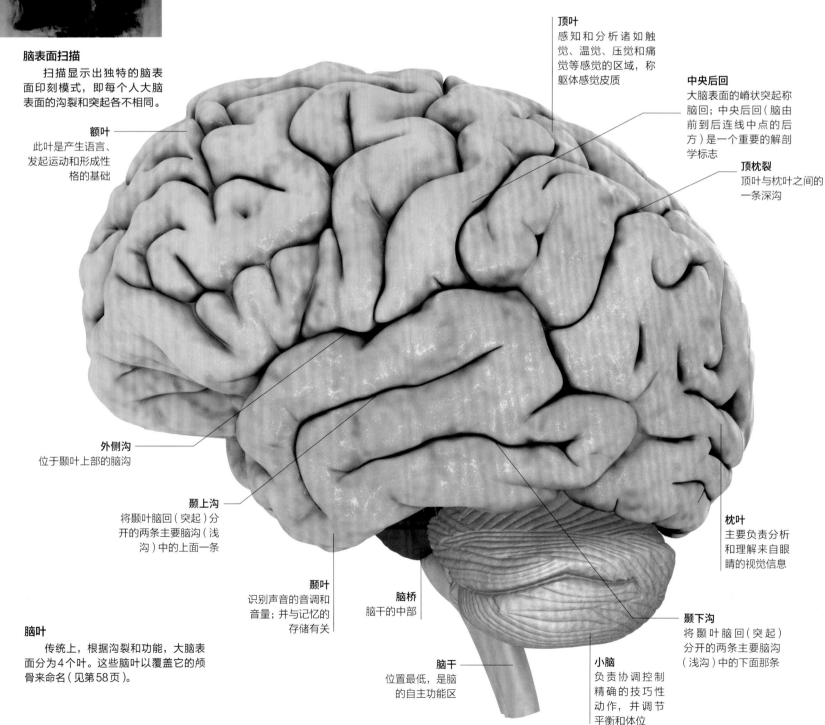

顶叶
感知和分析诸如触觉、温觉、压觉和痛觉等感觉的区域，称躯体感觉皮质

中央后回
大脑表面的嵴状突起称脑回；中央后回（脑由前到后连线中点的后方）是一个重要的解剖学标志

顶枕裂
顶叶与枕叶之间的一条深沟

额叶
此叶是产生语言、发起运动和形成性格的基础

外侧沟
位于颞叶上部的脑沟

颞上沟
将颞叶脑回（突起）分开的两条主要脑沟（浅沟）中的上面一条

颞叶
识别声音的音调和音量；并与记忆的存储有关

脑桥
脑干的中部

枕叶
主要负责分析和理解来自眼睛的视觉信息

颞下沟
将颞叶脑回（突起）分开的两条主要脑沟（浅沟）中的下面那条

脑叶
传统上，根据沟裂和功能，大脑表面分为 4 个叶。这些脑叶以覆盖它的颅骨来命名（见第 58 页）。

脑干
位置最低，是脑的自主功能区

小脑
负责协调控制精确的技巧性动作，并调节平衡和体位

中空的脑

从某种意义上讲，脑是中空的结构，包含4个充满脑脊液的腔即脑室。侧脑室有2个，位于两侧大脑半球内，脑脊液在此产生后通过室间孔流入靠近丘脑的第三脑室。再经过中脑导水管进入位于脑桥和小脑之间的第四脑室。脑脊液总量约为25毫升，头部的运动和脑动脉的搏动有助于其循环。

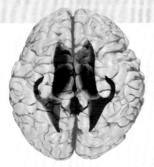

上面观
图中可见侧脑室分为前角、后角和下角，以及位于侧脑室之间的第三脑室。

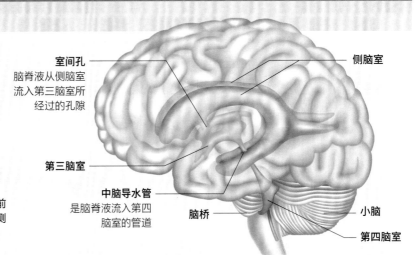

室间孔
脑脊液从侧脑室流入第三脑室所经过的孔隙

第三脑室

中脑导水管
是脑脊液流入第四脑室的管道

脑桥

侧脑室

小脑

第四脑室

灰质和白质

大脑实质分为两层。外层呈浅灰色，通常称灰质，即大脑皮质。它沿着大脑的沟和回覆盖整个大脑表面，平均厚度为3~5毫米。如果将其展开，其面积相当于一个枕套大小。大脑深部有像小岛一样的灰质团块，它们和大脑皮质一样，主要是由神经元胞体和接受冲动的突起（树突）所组成。灰质的深面是构成大脑内部实质的白质，色苍白，主要由神经纤维组成。

上下联系

有髓神经纤维组成的束状结构，称投射神经束，在脊髓、低位脑区和大脑皮质之间传递神经冲动。这些神经束可通过内囊上下交通，也可通过胼胝体左右交叉投射。此外，类似的束状物穿过白质的上部和外侧区域，使大脑皮质的一个区域与另一个区域相联系，这些联络纤维束可以在皮质的不同区域或中心直接传递神经信号。

灰质
大脑皮质的最外层包含大约500亿个神经元和5 000亿个胶质细胞

白质
由低位脑区神经元发出向上以及大脑皮质神经元发出向下的轴突或神经纤维组成

胼胝体
最粗大的几个神经纤维束组成的联合纤维，连接两侧大脑半球上部特殊脑区

基底神经核
大脑深部的灰质核团

运动神经束
将运动信息传递到脊髓的粗大神经纤维束，在脑干下部交叉

左右对称
过大脑中间的冠状面显示左右对称的结构，外部的灰质和内部的白质。由超过1亿个神经纤维所组成的胼胝体是连接两侧大脑半球的主要"桥梁"。

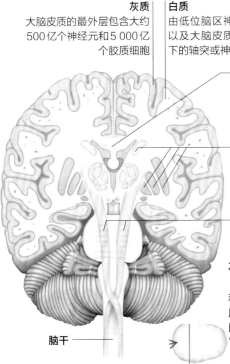

脑干

基底神经核
包括豆状核（壳核和苍白球）、尾状核、丘脑底核和黑质。基底神经核是联系感觉输入和运动技巧调控的复杂平台，特别与行走等半自主运动有关。

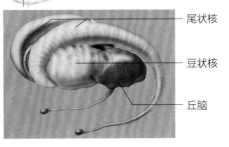

尾状核

豆状核

丘脑

辐射冠
由扇形放射状投射的纤维组成

脑神经

投射模式
投射纤维穿过脑干的上部，然后呈扇形放射状投射至大脑皮质。

灰质（大脑皮质）
接收来自投射纤维的神经冲动

白质
包含投射纤维和联络纤维

内囊
神经纤维密集通过的区域

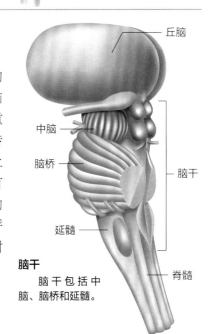

丘脑和脑干

丘脑的形状像两个并排的鸡蛋位于脑干的顶部，位于脑的"中心"部位。丘脑是一个重要的"中继站"，监控和处理传入的信息，然后将这些信息上传至脑的高级部位。脑干含有一些调节生存功能至关重要的中枢，这些功能包括心跳、呼吸、血压、吞咽及呕吐等反射活动。

丘脑

中脑

脑桥

延髓

脑干

脊髓

脑干
脑干包括中脑、脑桥和延髓。

原始的脑

人类的行为并不总是理性。在面临压力或危机时刻，人们内心深处的本能就会暴露并压倒理性。此时，由边缘系统一些结构组成的"原始的脑"便开始发挥作用。

| 前面观 | 右面观 | 后面观 | 左面观 |

边缘系统包括位于脑干中下部的"自主"神经中心和大脑皮质高级精神活动相关的"思考"脑区。边缘皮质位于大脑半球的内侧面，正对中脑的大脑皮质（后面观）。

边缘系统

边缘系统影响着潜意识、本能的行为，与动物的生存和繁殖行为类似。在人类，当考虑到道德、社会、文化准则和行为后果时，经过脑的高级中枢深思熟虑后，许多先天的、早期进化的"原始"行为便会改变。然而，当边缘系统和相关结构起作用时，原始的冲动就会占主导地位。在本能表达、驾驶行为和情绪变化的情况下，虽然边缘系统的作用较小，但仍然发挥了复杂且重要的作用。

边缘结构

环状边缘系统的组成部分位于脑的低级中枢，调节受到外部行为影响的内心情绪变化。它们还影响人体功能如消化和排尿，以及与感觉相关的情绪变化。

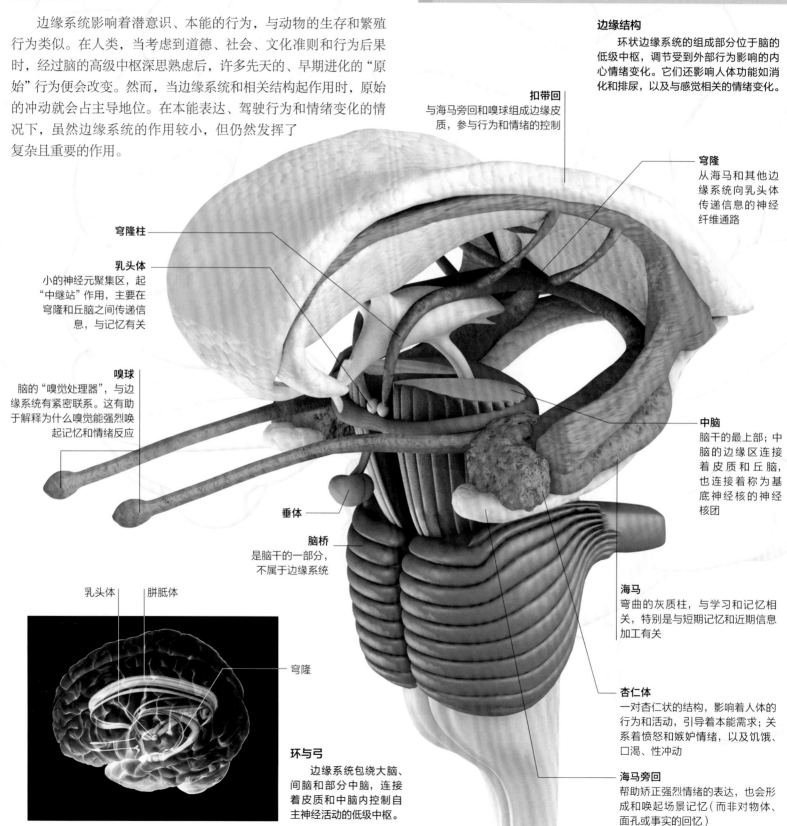

扣带回
与海马旁回和嗅球组成边缘皮质，参与行为和情绪的控制

穹隆
从海马和其他边缘系统向乳头体传递信息的神经纤维通路

穹隆柱

乳头体
小的神经元聚集区，起"中继站"作用，主要在穹隆和丘脑之间传递信息，与记忆有关

嗅球
脑的"嗅觉处理器"，与边缘系统有紧密联系。这有助于解释为什么嗅觉能强烈唤起记忆和情绪反应

垂体

脑桥
是脑干的一部分，不属于边缘系统

中脑
脑干的最上部；中脑的边缘区连接着皮质和丘脑，也连接着称为基底神经核的神经核团

海马
弯曲的灰质柱，与学习和记忆相关，特别是与短期记忆和近期信息加工有关

杏仁体
一对杏仁状的结构，影响着人体的行为和活动，引导着本能需求；关系着愤怒和嫉妒情绪，以及饥饿、口渴、性冲动

海马旁回
帮助矫正强烈情绪的表达，也会形成和唤起场景记忆（而非对物体、面孔或事实的回忆）

乳头体　胼胝体

穹隆

环与弓

边缘系统包绕大脑、间脑和部分中脑，连接着皮质和中脑内控制自主神经活动的低级中枢。

下丘脑

下丘脑（丘脑的下方）相当于一块方糖的大小，内有许多微小的神经元聚集区，称神经核，是边缘系统重要的整合中心。下丘脑通过垂体柄与下方内分泌系统的主要腺体（垂体）相连。此外，下丘脑还与周围其他的边缘系统结构和自主神经系统有着复杂的联系。下丘脑可以监测和调节机体内环境的稳定，如体温、营养代谢、水 - 电解质平衡、血流、睡眠 - 觉醒周期和激素水平，也与饥饿、口渴、愤怒、恐惧等感觉和情绪密切相关。

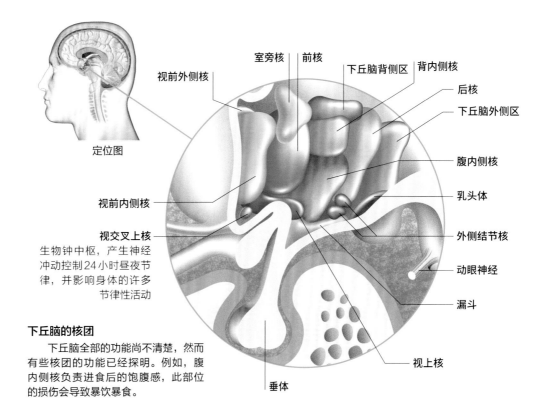

定位图

室旁核　前核　下丘脑背侧区　背内侧核

视前外侧核

后核

下丘脑外侧区

腹内侧核

视前内侧核

乳头体

视交叉上核
生物钟中枢，产生神经冲动控制24小时昼夜节律，并影响身体的许多节律性活动

外侧结节核

动眼神经

漏斗

视上核

垂体

下丘脑的核团
下丘脑全部的功能尚不清楚，然而有些核团的功能已经探明。例如，腹内侧核负责进食后的饱腹感，此部位的损伤会导致暴饮暴食。

网状结构

网状结构是由一系列位于脑干大部的细长的神经束结构组成，包含各种神经元簇（核）。网状结构包括几个不同的神经系统，每个系统都有自己的神经递质（在神经元的连接处或突触，传递神经信号的化学物质）。网状结构的功能之一便是"网状激活系统"的唤醒功能，可使脑保持清醒和警觉状态。网状结构还包括控制心率和呼吸的心脏调节中枢和呼吸中枢，以及其他的重要生命中枢。

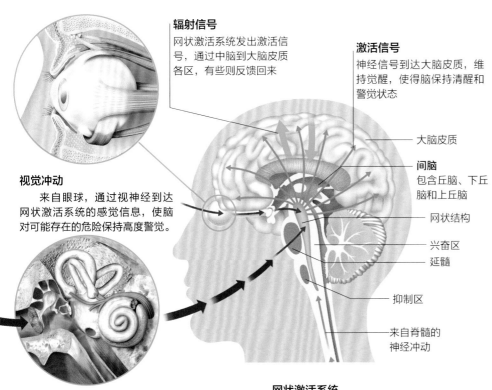

辐射信号
网状激活系统发出激活信号，通过中脑到大脑皮质各区，有些则反馈回来

激活信号
神经信号到达大脑皮质，维持觉醒，使得脑保持清醒和警觉状态

视觉冲动
来自眼球，通过视神经到达网状激活系统的感觉信息，使脑对可能存在的危险保持高度警觉。

大脑皮质

间脑
包含丘脑、下丘脑和上丘脑

网状结构

兴奋区

延髓

抑制区

来自脊髓的神经冲动

听觉冲动
网状激活系统滤除无意义的感觉信息，如环境噪声，并对有变化的输入信息做出反应。

网状激活系统
位于脑干网状结构内细长的神经通路，识别多个来源的感觉信息，并发出激活信号至脑的高级中枢。

睡眠周期

睡眠期间，人体大部分器官在休息，但脑没有休息。脑电图显示，数十亿神经元继续发出信号。睡眠存在周期性变化，包括做梦的快速眼动睡眠（REM）和没有做梦的分为4期的非快速眼动睡眠（NREM）。非快速眼动睡眠第1期，浅睡眠，容易唤醒，脑电波活跃；第2期，脑电波开始变慢；第3期，快波和慢波交替出现；第4期，深睡眠，只有慢波。

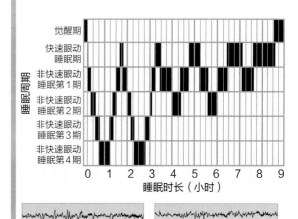

觉醒期
快速眼动睡眠期
非快速眼动睡眠第1期
非快速眼动睡眠第2期
非快速眼动睡眠第3期
非快速眼动睡眠第4期

睡眠周期

0　1　2　3　4　5　6　7　8　9
睡眠时长（小时）

非快速眼动睡眠第1期

快速眼动睡眠期

非快速眼动睡眠第2期

睡眠周期
脑电图显示，不同的睡眠阶段，具有不同的脑电波波形特征。随着身体进入深度睡眠，体温、心跳、呼吸和血压都会降低。在快速眼动睡眠期，这些功能会轻微升高，通常会做梦。

非快速眼动睡眠第3期

非快速眼动睡眠第4期

脊髓

脊髓的神经纤维连接着脑与躯干、四肢。脑通过脑神经直接与头部的感觉器官连接（见第98页）。脑既需要脊髓将信息传递至身体其他部位，也需要脊髓将其他部位的信息传入脑。脊髓不仅是被动传递神经信号的结构，必要时还可以不通过脑完成脊髓反射。

脊髓的解剖

脊髓是复杂的神经纤维束（轴突），长约40～45厘米，上续脑底，下至脊柱下端（腰骶部）。脊髓呈略扁的圆柱形，比铅笔略粗，末端逐渐变细，形成丝状的结构。从脊髓发出的31对脊神经，与四肢、胸部、腹部的皮肤、肌肉和其他结构连接在一起。脊神经把人体本体感觉信息和来自皮肤的触觉信息传入脊髓，并把运动信息传出至全身的肌肉和胸腹部的腺体。

神经交叉

脊髓左右侧的神经纤维束（轴突）并不是全部直接上升投射至脑对应的左右两侧。在脊髓和脑干的下部（延髓），许多神经纤维形成X形交叉至对侧，包括从左到右和从右到左。这也意味着，身体左侧的触觉信息会传递至大脑右侧的躯体感觉皮质。同样，来自于右侧运动皮质和右侧小脑的运动信号则传递至左侧肢体的肌肉。不同功能的神经束在不同的水平进行交叉。

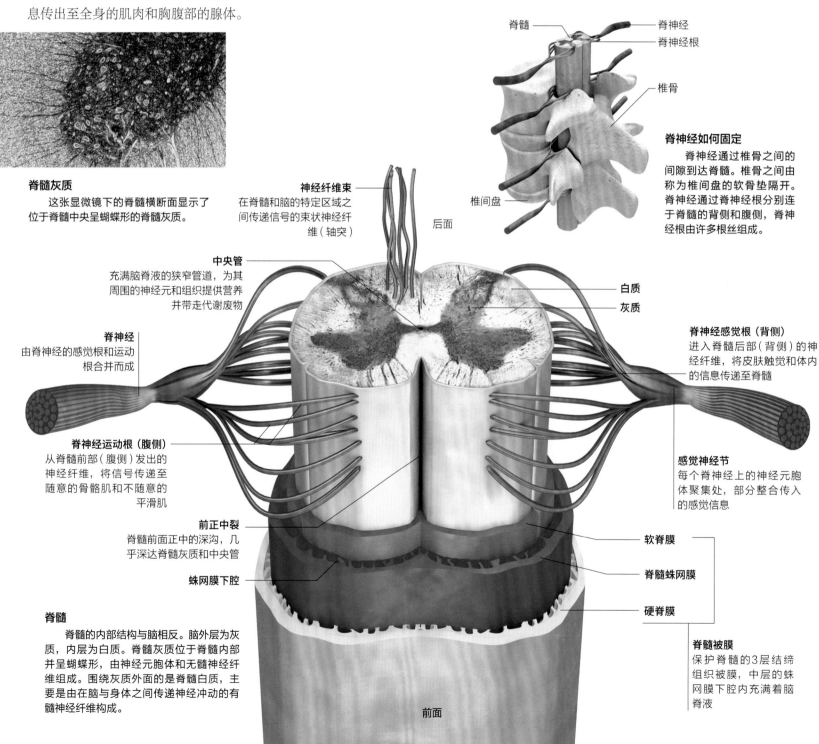

脊髓灰质
这张显微镜下的脊髓横断面显示了位于脊髓中央呈蝴蝶形的脊髓灰质。

神经纤维束
在脊髓和脑的特定区域之间传递信号的束状神经纤维（轴突）

后面

脊神经如何固定
脊神经通过椎骨之间的间隙到达脊髓。椎骨之间由称为椎间盘的软骨垫隔开。脊神经通过脊神经根分别连于脊髓的背侧和腹侧，脊神经根由许多根丝组成。

脊髓 — 脊神经 / 脊神经根
椎骨
椎间盘

中央管
充满脑脊液的狭窄管道，为其周围的神经元和组织提供营养并带走代谢废物

白质
灰质

脊神经
由脊神经的感觉根和运动根合并而成

脊神经感觉根（背侧）
进入脊髓后部（背侧）的神经纤维，将皮肤触觉和体内的信息传递至脊髓

脊神经运动根（腹侧）
从脊髓前部（腹侧）发出的神经纤维，将信号传递至随意的骨骼肌和不随意的平滑肌

感觉神经节
每个脊神经上的神经元胞体聚集处，部分整合传入的感觉信息

前正中裂
脊髓前面正中的深沟，几乎深达脊髓灰质和中央管

软脊膜

脊髓蛛网膜

蛛网膜下腔

硬脊膜

脊髓
脊髓的内部结构与脑相反。脑外层为灰质，内层为白质。脊髓灰质位于脊髓内部并呈蝴蝶形，由神经元胞体和无髓神经纤维组成。围绕灰质外面的是脊髓白质，主要是由在脑与身体之间传递神经冲动的有髓神经纤维构成。

脊髓被膜
保护脊髓的3层结缔组织被膜，中层的蛛网膜下腔内充满着脑脊液

前面

脊髓的保护

脊髓位于脊柱椎骨形成的长长的椎管内。脊柱被韧带和肌肉加强，既允许脊髓弯曲，又保护脊髓免受直接的撞击损伤。在椎管内，循环的脑脊液起到缓冲的作用，同时硬膜外间隙内的脂肪和结缔组织也起到缓冲的作用。硬膜外组织位于骨膜（椎骨骨膜）和脊髓最外侧的被膜（硬脊膜）之间。

脊髓的延伸

在生长过程中，脊髓不会像脊柱那样持续增长。成年后，脊髓从脑向下延伸至第一腰椎水平，形成圆锥形的末端，逐渐变细，最终形成细长丝状的终丝。终丝继续向下通过其余腰椎、骶椎至尾骨。

大脑
颅

脊髓

终丝

腰椎

骶椎

尾骨

后面

椎管内部

经过颈椎的横断面，显示填充良好的骨性管道内的脊髓。脊椎虽然会随着身体的运动而改变位置，但脊髓仍能得到良好的支撑和保护。

蛛网膜下腔
脊髓蛛网膜

软脊膜

骨膜
覆盖椎骨表面并衬在椎管上的致密膜

硬脊膜

硬膜外隙
含有结缔组织和血管的脊髓垫

脑脊液
充满于脊髓被膜中间层和内层之间的蛛网膜下腔内

脊神经感觉根

脊髓

脊神经运动根

感觉神经节

椎体

前面

椎动脉穿过的通道

脊神经根鞘

脊神经

脊髓神经束

在脊髓的白质中，神经纤维根据它们所传递神经信号的方向，以及信号类型（如疼痛或温度），形成了不同的神经束。其中一些神经束只在脊髓不同平面之间传递信息，而不传递至脑。脊髓的中央灰质形成蝴蝶形并有3对角。

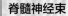
上行神经束
　　将本体感觉信息和内感受器感觉信息如痛觉，通过脊髓传递到脑。

下行神经束
　　将运动信号从脑传递到躯干和四肢的骨骼肌，以实现自主运动。

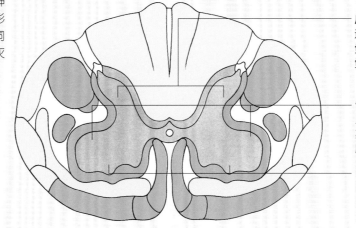

后角（背角）
这里的神经元接收来自体表感觉神经纤维传入的触觉、温度觉、肌肉活动和平衡觉的信息

侧角
只存在于脊髓的特定水平，其内的神经元负责调节心、肺、胃和肠道等器官的活动

前角（腹角）
这里的神经元向骨骼肌发出运动纤维，引起肌肉的收缩和运动

周围神经

人体的周围神经网络不仅将信息传递至脑和脊髓，也将信息从脑和脊髓传出。周围神经的感觉纤维传递着来自眼、耳、皮肤等感受器和内脏器官的信息；运动纤维传出信息控制肌肉的运动和腺体的分泌。

脑神经

12对脑神经直接与脑相连，无须经过脊髓。有些脑神经负责传递头颈部器官和组织的感觉信息，而其他脑神经负责控制运动。一些以运动纤维为主的脑神经也包含一些感觉纤维成分，向大脑传递有关肌肉伸展时的本体感觉信息。大多数脑神经是以它们支配的人体部位及其功能来命名，如视神经（眼睛）。习惯上，脑神经用罗马数字表示，例如，三叉神经写作脑神经 V。

嗅神经（Ⅰ，感觉性）
通过嗅球和嗅束将气味信息从鼻腔顶部的嗅上皮传递到脑的边缘系统

三叉神经（Ⅴ，2根感觉支和1根混合支）
眼支和上颌支收集来自眼、面部和牙齿的感觉信息；下颌支的运动纤维支配咀嚼肌，感觉纤维则负责接收下颌的感觉信息

面神经（Ⅶ，混合性）
感觉纤维接受舌前部2/3的味觉；运动纤维支配面部表情肌、唾液腺和泪腺

底面观
脑底面显示，脑神经主要连接到脑的下部区域。一些脑神经是感觉性的，将神经冲动传递到脑。另一些是运动性的，将神经信号从脑传递至肌肉和腺体。还有些是混合性的，包含感觉神经纤维和运动神经纤维。

视神经（Ⅱ，感觉性）
视神经将视网膜的视杆细胞和视锥细胞产生的视觉信息传送到脑的视觉皮质；双侧视神经的部分纤维交叉至对侧，形成视交叉（见第109页）。交叉后的神经纤维，称视束。单侧视神经包含约100万根感觉纤维，是脑神经中信息量最大的神经

动眼神经、滑车神经和展神经（Ⅲ、Ⅳ和Ⅵ，以运动性为主）
这3条神经支配眼外肌，控制眼球和眼睑的随意运动；动眼神经还通过虹膜肌控制瞳孔的收缩，并通过睫状肌控制晶状体的聚焦

前庭蜗神经（Ⅷ，感觉性）
有2个分支，前庭支从内耳收集关于头部方向和平衡的感觉信息，蜗支负责传递内耳的听觉信息

舌咽神经和舌下神经（Ⅸ和Ⅻ，混合性）
这些神经的运动纤维参与舌的运动和吞咽动作，而感觉纤维传递舌和咽部味觉、触觉和温度觉的信息

副神经（Ⅺ，以运动性为主）
支配头部、颈部和肩部的肌肉，也支配与吞咽有关的咽喉部肌肉

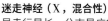
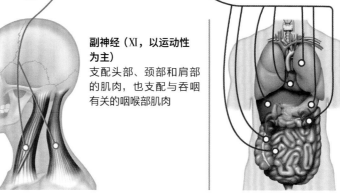

迷走神经（Ⅹ，混合性）
是走行最长、分支最广的脑神经，迷走神经（意思是迷路）含有感觉神经纤维、运动神经纤维和自主神经纤维，分布至头的下部、喉、颈部、胸部和腹部，参与多种生命活动的调节，包括吞咽、呼吸、心跳和胃酸分泌

脊髓反射

反射是对刺激进行的一种快速的、无意识的、可预见的反应。大部分的反射与生存和保护身体免受伤害有关，如排出下呼吸道刺激物的咳嗽反射和清洁鼻腔气道的喷嚏反射。总体来说，脊髓反射不需要脑的高级区域如意识、警觉的功能区参与。往往在反射发生后，大脑才意识到反射的发生，阻止反射已为时已晚。脊髓反射的环路包括将感觉信息传递给脊髓的感觉神经纤维，然后直接或通过中间神经元与运动神经纤维联系，最后将运动指令直接从脊髓传递到相关肌肉。

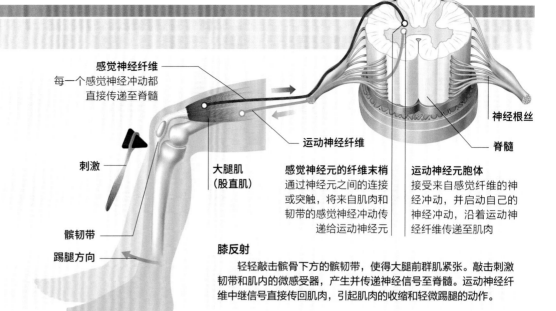

感觉神经纤维
每一个感觉神经冲动都直接传递至脊髓

刺激

髌韧带

踢腿方向

运动神经纤维

大腿肌（股直肌）

神经根丝

脊髓

感觉神经元的纤维末梢
通过神经元之间的连接或突触，将来自肌肉和韧带的感觉神经冲动传递给运动神经元

运动神经元胞体
接受来自感觉纤维的神经冲动，并启动自己的神经冲动，沿着运动神经纤维传递至肌肉

膝反射
轻轻敲击髌骨下方的髌韧带，使得大腿前群肌紧张。敲击刺激韧带和肌内的微感受器，产生并传递神经信号至脊髓。运动神经纤维中继信号直接传回肌肉，引起肌肉的收缩和轻微踢腿的动作。

脊神经

31对脊神经通过椎骨间的间隙穿出。每根脊神经都发出若干分支。脊神经后支分布于身体的背部，而前支分布于身体的前部和两侧。脊神经的分支可相互吻合、交叉形成网状神经丛。神经离开每个神经丛，然后继续在身体的特定区域之间传递信号。

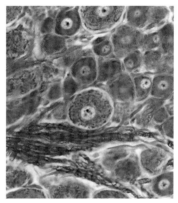

脊神经节
镜下图像显示脊神经节内整合感觉信息的神经元，每个神经元（紫色）被胶质细胞（浅蓝色）围绕。

脊神经的分区

根据脊柱的分段对脊神经进行组织和命名，分为颈区、胸区、腰区和骶区。

颈区（C1~C8）
8对颈神经形成两个神经丛，颈丛（C1~C4）和臂丛（C5~C8/T1），分布于头部、颈部、胸部、肩部、臂部和手，以及膈肌

胸区（T1~T12）
除T1部分参与构成臂丛外，其余胸神经分布于肋骨之间的肋间肌、背部深层肌和腹肌

腰区（L1~L5）
5对腰神经中的上4对（L1~L4）形成腰丛，分布于下腹壁、大腿和小腿的部分区域。L4和L5与上4对骶神经（S1~S4）相连

骶区（S1~S5）
两个神经丛。骶丛（L5~S3）和尾丛（S4~S5/Co1）发出分支至大腿、臀部和下肢的肌肉、皮肤，还分布于肛区和会阴

皮节

由一对脊神经后根的感觉神经纤维分布的皮肤区域，称一个皮节。神经分支将相应皮节内的皮肤微感受器产生的触觉、压觉、温度觉和痛觉的感觉信息，沿着脊神经的感觉神经纤维传递至脊神经后根，再进入脊髓。皮节示意图显示了皮节范围。实际上，神经根和感觉的分布，在相邻皮节略有重叠。

皮节示意图

脊神经C1中没有来自皮肤的感觉纤维，故缺如；面部和前额的感觉信息通过三叉神经（V）传递，故标注为V1~V3。

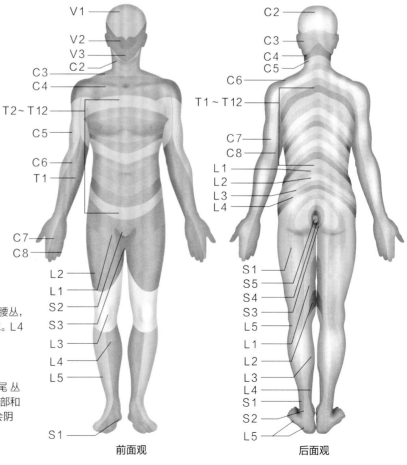

前面观　　　　　后面观

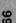

自主神经系统

自主神经系统的关键任务是维持机体内环境的稳定，即内稳态平衡。自主神经系统的大部分活动是人们意识不到的，所以我们难以觉察到它在工作。

自主功能

自主神经系统是神经系统的三大组成部分之一。中枢神经系统和周围神经系统与自主神经系统有一些共同的神经结构。自主神经系统有沿着脊髓两侧排列的神经节链（交感干）——轴突将神经元胞体聚集区连成一串。自主神经系统是自动工作的，产生短时和长期的不随意反应。其感觉神经纤维传递器官和机体内部活动的信息，如心跳。这些信息将在下丘脑、脑干或脊髓中被整合。然后，自主神经系统会发出运动神经信号至三种主要靶器官：多个器官和血管内的非随意的平滑肌、心肌和一些腺体。

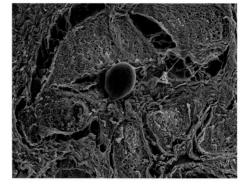

泪腺

电子显微镜图像显示分泌泪液（红色小滴）的泪腺。泪腺是自主神经系统控制的众多腺体之一。

两个组成部分

自主神经系统由交感神经和副交感神经两个部分组成。交感神经节排列在脊柱的两侧（此处显示一侧）。副交感神经节位于器官内（见下图）。只有皮肤和血管接受来自脊髓各个部位的神经信息。

图注

▨ 副交感神经部分		⚎ 突触
▨ 交感神经部分		⚎ 终末神经节
━━ 节前神经纤维		⊙ 侧支神经节
┈┈ 节后神经纤维		⊙

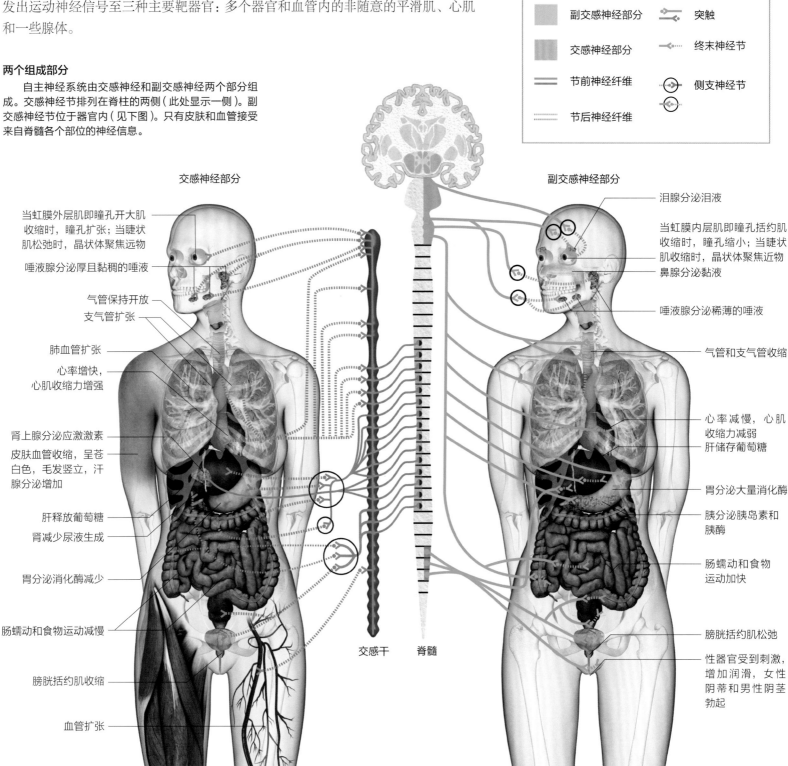

交感神经部分

副交感神经部分

当虹膜外层肌即瞳孔开大肌收缩时，瞳孔扩张；当睫状肌松弛时，晶状体聚焦远物

唾液腺分泌厚且黏稠的唾液

气管保持开放
支气管扩张

肺血管扩张

心率增快，心肌收缩力增强

肾上腺分泌应激激素

皮肤血管收缩，呈苍白色，毛发竖立，汗腺分泌增加

肝释放葡萄糖

肾减少尿液生成

胃分泌消化酶减少

肠蠕动和食物运动减慢

膀胱括约肌收缩

血管扩张

交感干　脊髓

泪腺分泌泪液

当虹膜内层肌即瞳孔括约肌收缩时，瞳孔缩小；当睫状肌收缩时，晶状体聚焦近物

鼻腺分泌黏液

唾液腺分泌稀薄的唾液

气管和支气管收缩

心率减慢，心肌收缩力减弱
肝储存葡萄糖

胃分泌大量消化酶

胰分泌胰岛素和胰酶

肠蠕动和食物运动加快

膀胱括约肌松弛

性器官受到刺激，增加润滑，女性阴蒂和男性阴茎勃起

交感神经和副交感神经功能对比

交感神经和副交感神经产生对抗的效应。交感神经在活动和压力情况下发挥作用，副交感神经在恢复功能和储存能量时起作用。

影响的器官	交感神经反应	副交感神经反应
眼	瞳孔开大	瞳孔缩小
肺	支气管扩张	支气管收缩
心	心率加快，心肌收缩力增强	心率减慢，心肌收缩力降低
胃	酶分泌减少	酶分泌增加

维持平衡

自主神经系统主要是支配肌肉，既拮抗又协同，达到相互作用和平衡的结果。例如，瞳孔的大小自主性改变持续发生，是因为在虹膜内层存在环形平滑肌，而外层分布着放射状平滑肌。当眼球的感受器接受光线的刺激后，便发出神经信号传递至脑。脑将信息处理后发送到其中一种肌肉，以调节瞳孔的大小。

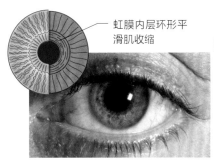

虹膜内层环形平滑肌收缩

瞳孔缩小

在强光或视近物时，副交感神经支配的环形平滑肌收缩，瞳孔缩小。

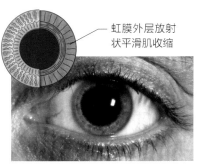

虹膜外层放射状平滑肌收缩

瞳孔开大

在机体处于应激状态下，交感神经支配的放射状平滑肌收缩，瞳孔开大。

不随意反应

不随意，或自主反应不涉及意识和知觉，主要有两种形式。一种为反射活动（见第99页），主要涉及控制随意肌。另一种为自主运动，这种反应的最初神经通路沿着脊神经进入脊髓，然后向上投射至大脑下部的自主神经中枢，特别是下丘脑和边缘系统，负责整合和分析上传的信息，再通过自主神经通路发出运动神经冲动，支配不随意肌和腺体。副交感神经和交感神经具有不同的反应信号通路。

随意控制下的反应

随意控制下的神经反应与自主神经系统控制的神经反应是相反的。大脑皮质接收并整合了感觉神经传入的信号或经过意识和思考的信息，制订特殊的运动计划并发出运动信号指令至随意肌。运动在执行过程中，也受到肌肉、肌腱和关节的感觉神经末梢的实时监控。感觉信息传入小脑，以便于大脑皮质发出矫正信号返回随意肌，保持了运动的协调并按计划执行。

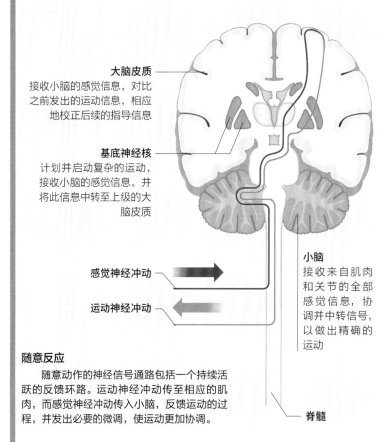

大脑皮质
接收小脑的感觉信息，对比之前发出的运动信息，相应地校正后续的指导信息

基底神经核
计划并启动复杂的运动，接收小脑的感觉信息，并将此信息中转至上级的大脑皮质

感觉神经冲动

运动神经冲动

小脑
接收来自肌肉和关节的全部感觉信息，协调并中转信号，以做出精确的运动

随意反应

随意动作的神经信号通路包括一个持续活跃的反馈环路。运动神经冲动传至相应的肌肉，而感觉神经冲动传入小脑，反馈运动的过程，并发出必要的微调，使运动更加协调。

脊髓

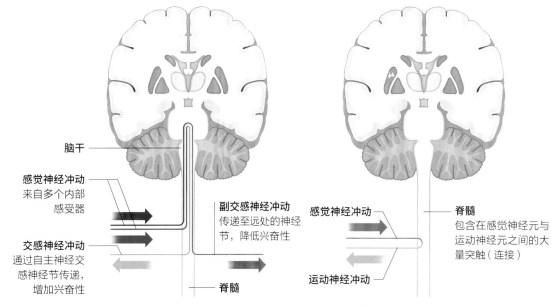

脑干

感觉神经冲动
来自多个内部感受器

交感神经冲动
通过自主神经交感神经节传递，增加兴奋性

副交感神经冲动
传递至远处的神经节，降低兴奋性

脊髓

感觉神经冲动

运动神经冲动

脊髓
包含在感觉神经元与运动神经元之间的大量突触（连接）

自主运动

神经信号通过脊神经，沿脊髓向上传至脑的低级自主神经中枢，再发出运动神经冲动。

反射

感觉信号传入和运动信号传出均在脊髓内完成，虽然脑不参与，但反射发生后脑即可感知到。

记忆、思维和情绪

脑极其复杂、各部分高度协调。脑的诸多高级功能并非由单一脑区控制，没有单一的"记忆中心"。记忆、思维、情绪、感觉和意识等，都涉及众多脑区。

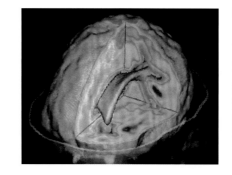

说话时的脑活动

这幅 PET 扫描图像提供了一个人说话时大脑的"快照"。红色片区表示高度活跃。此图显示了控制语言的布罗卡（Broca）区（底部），以及分析语言的韦尼克（Wernicke's）区（后部）。对大多数人来说，语言中枢和语言理解中枢，位于大脑左侧。

脑皮质地图

脑皮质的某些区域称初级感觉区，各自从特定的感觉器官接收感觉信息。如初级视觉皮质，分析来自眼的信息。每个初级感觉区的周围，都有关联区，把来自特定感觉器官的信息，与其他感觉器的信息整合起来、与记忆中的信息和相关知识相比较、与情感和情绪关联起来。通过这种方式，我们对所遇见的某特定场景中的事物予以识别、确认和命名，使我们记起之前在哪里遇见过它们，回忆起相关感知信息，比如某种气味及其相应感受。

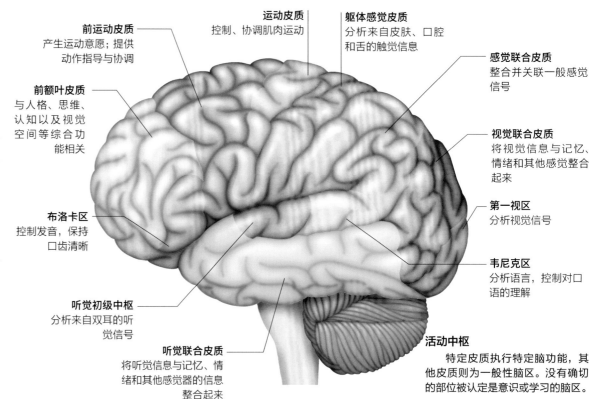

前运动皮质
产生运动意愿；提供动作指导与协调

运动皮质
控制、协调肌肉运动

躯体感觉皮质
分析来自皮肤、口腔和舌的触觉信息

感觉联合皮质
整合并关联一般感觉信号

前额叶皮质
与人格、思维、认知以及视觉空间等综合功能相关

视觉联合皮质
将视觉信息与记忆、情绪和其他感觉整合起来

布洛卡区
控制发音，保持口齿清晰

第一视区
分析视觉信号

听觉初级中枢
分析来自双耳的听觉信号

韦尼克区
分析语言，控制对口语的理解

听觉联合皮质
将听觉信息与记忆、情绪和其他感觉器的信息整合起来

活动中枢
特定皮质执行特定脑功能，其他皮质则为一般性脑区。没有确切的部位被认定是意识或学习的脑区。

壳核
存储"潜意识"记忆，如通过重复动作获得的运动技能

皮质
在相关区域存储特定感觉和运动的记忆部件

前额叶皮质
控制、把握遇见的情景，如感知当前环境的视觉空间

杏仁核
回忆与难忘事件相关的强烈情感，比如恐惧

海马
建立与空间感知相关的长期记忆和认知

颞叶
存储文字、单词、词汇、语言和句法

记忆和回忆

记忆是大脑的信息库，不仅包括正式学习的事实和数据，也包括非正式学习的信息，如喜欢或不喜欢、在情感性重要事件中遇到的经验等。在记忆形成过程中，脑内没有一个单独的区域处理记忆，也没有一个区域是所有记忆的存储区。这些过程取决于几个因素：记忆的重要性和时间跨度、对情感影响的程度，以及与所见物特定意义的关联性。比如说，对音乐的回忆，部分是来自大脑皮质中处理听觉信息的区域。

记忆存储相关区

大脑外表的灰质与记忆密切相关。海马参与把即时的想法和感觉信息转化为短期和长期的记忆并存储。海马受损的人，可回忆起未受损时很久以前发生过的事件，但想不起几小时甚至几分钟前发生的事。

记忆形成

为创建记忆，神经元（神经细胞）会形成新的投射（轴突）和连接。信息会因其重要性被某些脑区如丘脑和皮质，持续地监测。记忆形成的最初阶段，杏仁核和海马等脑区会选取某些事实、感受与感觉数据，如气味。各种记忆被分配到各自的相关脑区。神经细胞形成新的连接或突触，创建新的神经环路，称记忆痕迹或记忆印迹，用于保存特定方面的记忆。

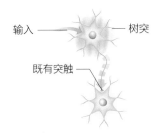

1 输入
神经元通过树突收集记忆相关的神经冲动，并向第2个神经元输出相应系列的冲动信息。

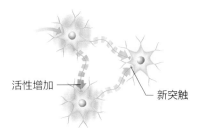

2 环路形成
与第1个神经元一样，第2个神经元与第3个神经元形成新的突触连接。这些新突触由轴突末梢和树突生长而成。

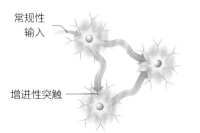

3 活动增加
活跃的活动产生更多突触，这些突触逐渐变得稳定（增进性）。回忆可以"刷新"神经环路，延长记忆时间。

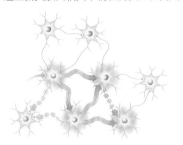

4 整合
通过持续激活，记忆环路被整合到邻近神经元网络中。脑网络代表着整个记忆。

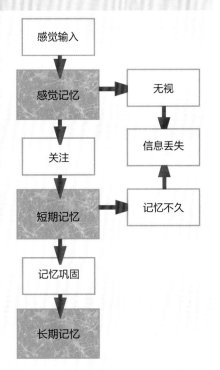

长期还是短期？

对记忆及其形成过程有多种分类体系。一种是根据"时长"（基于时间），包括三个基本阶段。感觉记忆，例如对声音的短暂识别，是瞬间的，通常只存储半秒钟。如果对其有意识地保留和理解，这种感觉输入就可能成为几分钟的短期记忆。短期记忆向长期记忆的转化，称作巩固，需要注意、重复和联想。信息回忆的难易程度取决于信息被巩固的方式。

从输入到记忆
感官输入被监控，以获取其中的重要信息，这些信息要么被短暂地保留下来，要么，若感兴趣，就被巩固并存储起来。

思维活动

实时扫描技术的出现，如 fMRI（功能性磁共振成像），使研究人员可以监测大脑不同部位的活动情况。fMRI 可以显示微小局部的血流（血流动力学活动）增加。显示血流动力学活动的扫描可绘成即时"地图"，从而呈现在特定的心理活动时，譬如，研究图像的视觉细节、倾听并理解讲话或执行一组特定动作时，哪些脑区在忙碌、活动。而许多心理活动时，数个脑区会同时"亮起"，表明在思考过程中，各脑区之间的相互作用非常复杂。

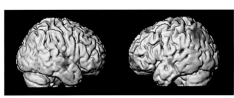

脑右侧面　　　　脑左侧面

计划一次运动
受试者被要求在 fMRI 扫描过程中，思考执行一项运动任务。图像显示在左、右前额叶以及左、右听觉皮质有活动。

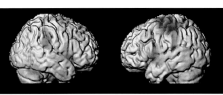

脑右侧面　　　　脑左侧面

实施该运动
实际执行该任务时，大部分前运动皮质和运动皮质出现在大脑左侧。小脑（位于大脑后下方）帮助精确地控制和协调肌肉。

情绪性记忆

许多记忆包含着与某一事件相关的强烈情感，如失去亲人的悲伤，或听到好消息时的喜悦。同样地，在经历相关的情况时，可引起情绪性回忆，如目击道路交通事故的人，可能会想起他之前亲身经历过的事故，当时的强烈恐惧和痛苦感觉就会重现。储存和回忆这些强烈情绪的主要脑结构，是位于大脑两侧颞叶中的杏仁体。通常情况下，杏仁体所能引起的强烈情绪反应要受到其他脑区的控制，尤其是前额叶皮质和丘脑的控制。

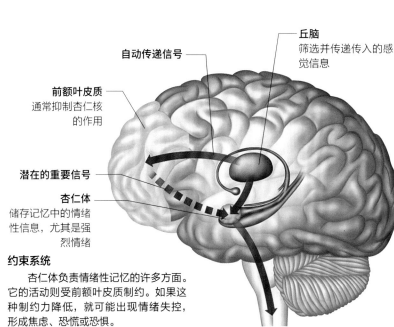

自动传递信号

丘脑
筛选并传递传入的感觉信息

前额叶皮质
通常抑制杏仁核的作用

潜在的重要信号

杏仁体
储存记忆中的情绪性信息，尤其是强烈情绪

约束系统
杏仁体负责情绪性记忆的许多方面。它的活动则受前额叶皮质制约。如果这种制约力降低，就可能出现情绪失控，形成焦虑、恐慌或恐惧。

触觉、味觉和嗅觉

感受压力、疼痛和温度的一般性感受器，在体内广泛存在。相比之下，味觉和嗅觉则是"特殊感觉"，它们的感受器是复杂的、局限的，接受特定刺激。

嗅觉

嗅觉（还有味觉）属于化学感觉——一种能探测到化学物质的感觉器。嗅觉可以探测到漂浮在空气中被称作气味剂的分子或微小颗粒。人类的嗅觉比味觉更敏感，可能分辨出数万种气味。特殊的上皮组织形成了一个嗅区，称嗅上皮，位于鼻腔顶部。除了对危险如烟雾及有毒气体发出预警外，嗅觉更重要的贡献是对食物和饮品的鉴赏。嗅觉会随年龄增长而衰退，所以儿童和年轻人能区别更多气味，而且比老年人对气味的体验更真切。

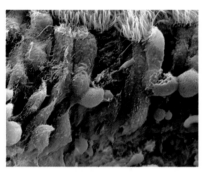

鼻黏膜

鼻腔黏膜上皮细胞有一簇一簇的毛发状纤毛，它们将捕获了细菌和气味分子的黏液推动到鼻腔后部，以便其被吞咽。

我们如何闻味

进入鼻腔的气味分子溶解于鼻腔内壁的黏液中。在鼻腔的顶部，它们刺激纤毛（微小的毛发状嗅细胞的末端）。如果某一形状的气味分子恰好进入纤毛膜上形状相同的受体，像合适的钥匙插进锁里，就会产生一种神经冲动。这些神经冲动由嗅球中称作嗅小球的中间神经元做初步加工处理。

位置

嗅球 —— 嗅小球
硬脑膜 —— 神经纤维
筛骨
黏液腺
基底细胞
嗅细胞
支持细胞
气流
气味分子 —— 纤毛

嗅上皮

气味分子与嗅细胞上的纤毛接触，刺激嗅细胞产生神经冲动，并沿神经纤维向上穿过分隔着鼻腔和大脑的筛骨筛孔。

触觉

触觉源自皮肤或深层组织中的微小感受器（特化的神经末端）（见第166页）。一些感受器被结缔组织膜包裹，而另一些则无包膜。不同形状和大小的感受器可探测不同的刺激，如轻触、热、冷、压力和疼痛。这些感受器通过脊髓和脑干将信号传递到弯曲的脑回皮质上，此处称躯体感觉皮质，或"触觉中枢"。

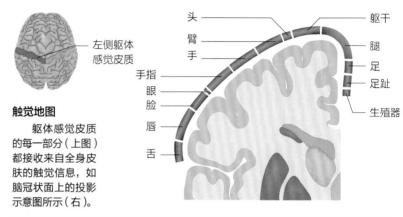

左侧躯体感觉皮质

头 —— 躯干
臂 —— 腿
手 —— 足
手指 —— 足趾
眼睑 —— 生殖器
唇
舌

触觉地图

躯体感觉皮质的每一部分（上图）都接收来自全身皮肤的触觉信息，如脑冠状面上的投影示意图所示（右）。

味觉

味觉和嗅觉的作用方式相似。味觉细胞（尝味）感受器也通过"锁－钥匙"的方法，检测唾液中溶解的特定化学物质（见左侧框图）。感受器细胞聚在一起，称味蕾。儿童大约有10 000个味蕾，但随年龄增长，可能会下降到5 000个以下。它们主要位于舌上表面某些区域的疙瘩状突起（乳头）上或其中间。在上腭（口腔顶）、喉和会厌等部位，也有一些味蕾。

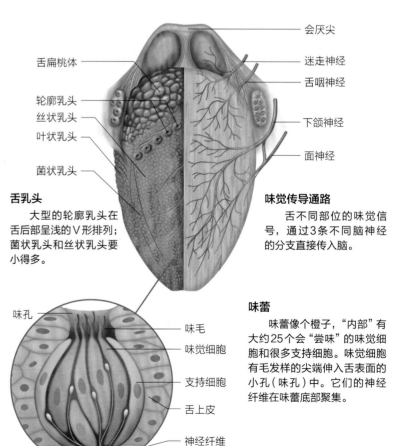

舌扁桃体 —— 会厌尖
轮廓乳头 —— 迷走神经
丝状乳头 —— 舌咽神经
叶状乳头 —— 下颌神经
菌状乳头 —— 面神经

舌乳头

大型的轮廓乳头在舌后部呈浅的V形排列；菌状乳头和丝状乳头要小得多。

味觉传导通路

舌不同部位的味觉信号，通过3条不同脑神经的分支直接传入脑。

味孔 —— 味毛
—— 味觉细胞
支持细胞
舌上皮
神经纤维

味蕾

味蕾像个橙子，"内部"有大约25个会"尝味"的味觉细胞和很多支持细胞。味觉细胞有毛发样的尖端伸入舌表面的小孔（味孔）中。它们的神经纤维在味蕾底部聚集。

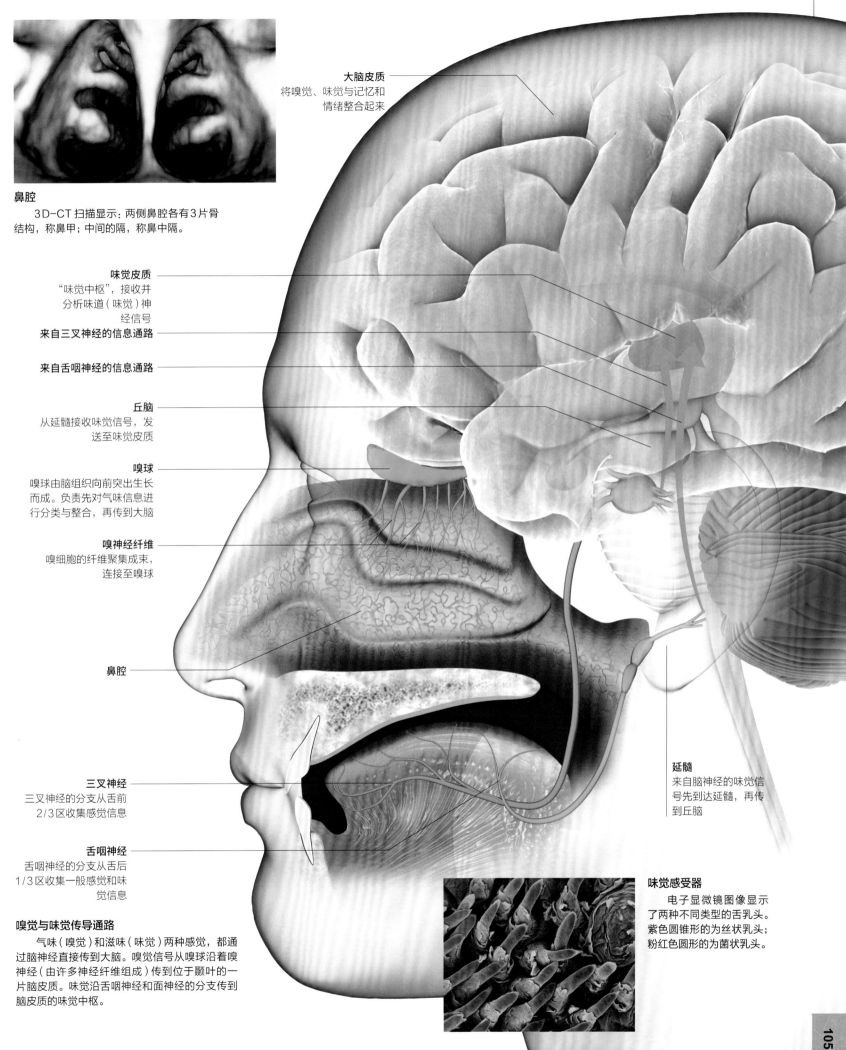

鼻腔
　3D-CT 扫描显示：两侧鼻腔各有3片骨结构，称鼻甲；中间的隔，称鼻中隔。

大脑皮质
将嗅觉、味觉与记忆和情绪整合起来

味觉皮质
"味觉中枢"，接收并分析味道（味觉）神经信号

来自三叉神经的信息通路

来自舌咽神经的信息通路

丘脑
从延髓接收味觉信号，发送至味觉皮质

嗅球
嗅球由脑组织向前突出生长而成。负责先对气味信息进行分类与整合，再传到大脑

嗅神经纤维
嗅细胞的纤维聚集成束，连接至嗅球

鼻腔

三叉神经
三叉神经的分支从舌前2/3区收集感觉信息

舌咽神经
舌咽神经的分支从舌后1/3区收集一般感觉和味觉信息

延髓
来自脑神经的味觉信号先到达延髓，再传到丘脑

嗅觉与味觉传导通路
　气味（嗅觉）和滋味（味觉）两种感觉，都通过脑神经直接传到大脑。嗅觉信号从嗅球沿着嗅神经（由许多神经纤维组成）传到位于颞叶的一片脑皮质。味觉沿舌咽神经和面神经的分支传到脑皮质的味觉中枢。

味觉感受器
　电子显微镜图像显示了两种不同类型的舌乳头。紫色圆锥形的为丝状乳头；粉红色圆形的为菌状乳头。

耳、听觉与平衡

两耳提供听觉，还能检测头部的位置和运动，对平衡至关重要。听觉和平衡相关结构位于耳的不同部位，两者的功能均基于毛细胞感受器。

耳的内部

耳分三部分。外耳，包括耳郭（耳翼）和略呈 S 形的外耳管（外耳道）。外耳道将声波引导至第二区——中耳。中耳，包括耳膜（鼓膜）、充满空气的中耳腔（鼓室），和横架于鼓室内的3块体内最小的骨——听小骨。中耳将声波放大，并将声波由空气传导经听小骨传到内耳变为液体传导。内耳充满液体，将声波在蜗牛形的耳蜗内转换成神经信号。中耳腔通过咽鼓管与咽相连，从而与外界空气相通，将空气传递至鼓室，使鼓膜两侧的空气压力保持平衡，防止鼓膜随外界压力的变化而鼓胀。

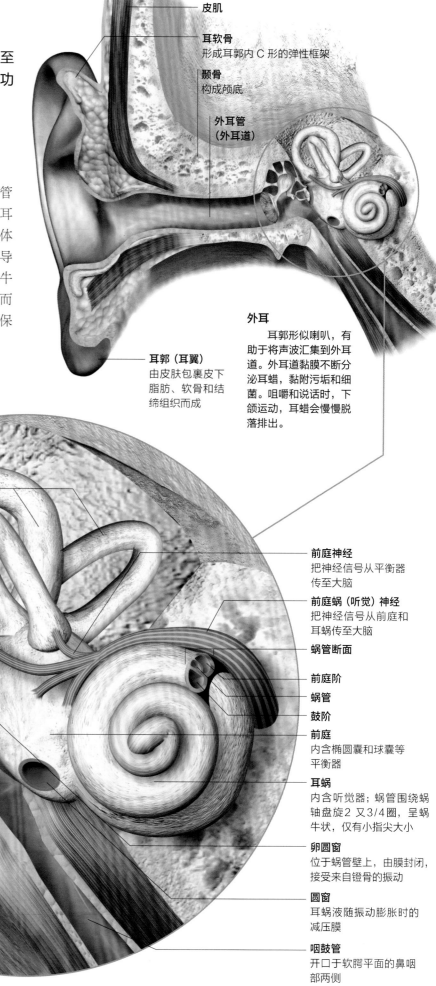

皮肌

耳软骨
形成耳郭内 C 形的弹性框架

颞骨
构成颅底

外耳管
（外耳道）

外耳
耳郭形似喇叭，有助于将声波汇集到外耳道。外耳道黏膜不断分泌耳蜡，黏附污垢和细菌。咀嚼和说话时，下颌运动，耳蜡会慢慢脱落排出。

耳郭（耳翼）
由皮肤包裹皮下脂肪、软骨和结缔组织而成

半规管
内含司平衡功能的感受器

悬韧带
听小骨韧带把听小骨维持在一定位置，但可以自由振动

鼓室
（中耳腔）

听小骨
　锤骨
　砧骨
　镫骨

鼓膜（耳膜）
大小约同小指甲盖，像薄薄的皮肤

外耳道黏膜
分泌耳蜡，黏附捕获异物

前庭神经
把神经信号从平衡器传至大脑

前庭蜗（听觉）神经
把神经信号从前庭和耳蜗传至大脑

蜗管断面

前庭阶

蜗管

鼓阶

前庭
内含椭圆囊和球囊等平衡器

耳蜗
内含听觉器；蜗管围绕蜗轴盘旋2 又3/4圈，呈蜗牛状，仅有小指尖大小

卵圆窗
位于蜗管壁上，由膜封闭，接受来自镫骨的振动

圆窗
耳蜗液随振动膨胀时的减压膜

咽鼓管
开口于软腭平面的鼻咽部两侧

中耳和内耳
内耳的耳蜗、半规管和前庭彼此连接。内耳在厚厚的颞骨内，形成一套复杂的通道和管腔，称骨迷路，其内充满液体。听小骨由微小韧带、肌腱和关节连结并固定于适当位置，这与较大骨的连结方式类似。

我们如何听声

两耳是能量转换器，能将空气的压力差即声波，转化为电化学神经冲动。声波，通常以复杂的频率模式出现，使鼓膜以同样的模式振动。这种振动沿听骨链传导，听骨链像弯曲的杠杆一样晃动，使镫骨底像活塞一样推拉耳蜗卵圆窗上的柔软薄膜，就此引起耳蜗内外淋巴波动。进而，将振动能转送至盘旋在耳蜗中的管状的科蒂器（螺旋器）。

毛细胞

在科蒂器内，其右侧的盖膜已被移除，可见每个毛细胞有40～100根毛，呈弧线形排列。神经信号从细胞基底部传出。

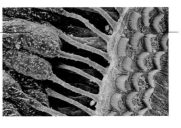

毛细胞 — — 毛细胞的毛

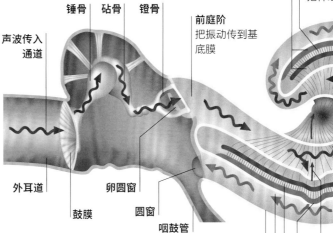

锤骨　砧骨　镫骨

声波传入通道

外耳道

鼓膜

卵圆窗

圆窗

咽鼓管

前庭阶
把振动传到基底膜

毛细胞
对基底膜和盖膜的活动做出反应，从而产生神经信号

科蒂器
耳蜗中的螺旋结构，包括盖膜和基底膜及其敏感的毛细胞

蜗神经
把神经信号传送至大脑

神经纤维

神经信号

鼓阶
传递多余的振动波返回圆窗

盖膜
毛细胞的毛尖嵌在此

基底膜
支撑着毛细胞的基底部及其神经纤维

听觉范围

人类的双耳可以接收从20赫兹（每秒振动频率）到16 000赫兹范围内的声音频率（音调）。这个范围以外的压力波（次声波和超声波）是听不到的。听力范围因人而异，并随年龄增长而减弱，尤其是在高频端减弱。

听力图

声波的最低可听压力（听觉阈值）图形，称听力图，显示人耳对中频声音最敏感。

中频 C 为262赫兹

听力范围顶部；在此之上为超声波

听力范围底部；在此以下为次声波

声音强度（分贝）

频率（赫兹）

7.8　15.6　31.2　62.4　125　250　500　1000　2000　4000　8000　16,000

80　70　60　50　40　30　20　10　0　-10　-20

振动转换

振动从卵圆窗通过前庭阶中的耳蜗液传至科蒂器。在此，基底膜上毛细胞的微毛尖端嵌入其上方的凝胶状的盖膜内。盖膜振动时，各种不同的力拉动毛细胞的毛，刺激毛细胞产生神经冲动。这些冲动信息通过蜗神经传到听觉皮质解读。前庭阶内多余的振动波通过鼓阶传回到圆窗。

频率响应

根据振动频率，科蒂器在其全长的特定点位振动。

平衡的过程

平衡并非单纯性感觉，而是一个涉及感觉输入、大脑分析和运动输出的系列过程。感觉输入可来自眼（见第108页），肌肉和肌腱中的微型感受器（见第79页），以及皮肤压力感受器（见第166页），譬如脚底的压力感受器。内耳充满液体的前庭和半规管是起关键作用的部位。它们含有与耳蜗相似的敏感的毛细胞。前庭主要对头部方向相对于重力做出反应（静态平衡），而半规管主要对头部的运动速度和方向（动态平衡）做出反应。日常中，前庭和半规管能对头部的大多数位置和动作做出反应。

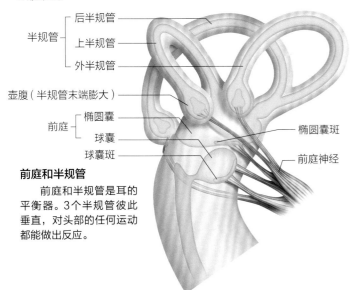

后半规管
上半规管
外半规管

半规管

壶腹（半规管末端膨大）

前庭

椭圆囊
球囊
球囊斑

椭圆囊斑

前庭神经

前庭和半规管

前庭和半规管是耳的平衡器。3个半规管彼此垂直，对头部的任何运动都能做出反应。

前庭

前庭的椭圆囊和球囊各有一处增厚区，分别称椭圆囊斑和球囊斑，其内含毛细胞。毛细胞的顶端延伸进入一层覆盖着厚重的膜的矿物晶体（耳石）内。头部水平端正时，球囊斑是垂直的，而椭圆囊斑是水平的。当头颈向前弯屈时，毛细胞监测着头部与地面的相对位置。

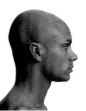
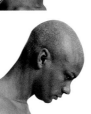

耳石的覆膜
耳石膜
毛细胞的毛
毛细胞

椭圆囊斑旋转至垂直位
重力牵拉膜
毛偏移
毛细胞受到刺激

半规管

每个半规管的一端膨大，叫壶腹。其内装有一个低矮的毛细胞丘，而毛细胞的毛端构成一个高高的胶状突起，称壶腹帽。头部运动时，半规管中的液体随之流动，绕过壶腹帽顶部形成旋涡，致壶腹帽弯曲。从而牵拉了毛细胞的毛，触发毛细胞发出神经信号。

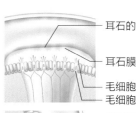
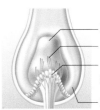
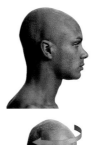
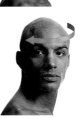

壶腹帽
毛细胞的毛
毛细胞丘（壶腹嵴）
壶腹

头部转动引起流体旋涡
壶腹帽弯曲
毛细胞受到刺激

眼与视觉

视觉为脑提供的信息输入比其他感官提供的总和还要多。每侧眼的视神经包含100多万条神经纤维。据估计，意识性信息一半以上来自视觉。

视觉形成

光通过眼球前部透明的半球形角膜进入眼内。在角膜处，光发生部分折屈（屈光）。光进而通过会改变方向使图像精细聚焦的晶状体，这种机制称聚焦调节。光通过眼球内的液体或玻璃体液，在视网膜上呈现出一个倒置的图像。视网膜上含有超过1.2亿个视锥细胞和大约700万个视杆细胞，它们将光能转换成神经信号。视杆细胞分散在视网膜中，对弱光有反应，但不能区分颜色。视锥细胞集中在中央凹，需要更明亮的环境才能发挥作用，并能区分物体的颜色和细节。视杆细胞和视锥细胞的神经纤维通过视网膜的双极细胞连接到节细胞上，节细胞中枢突的神经纤维形成视神经。图像由视神经送到大脑的视觉皮质，形成正常图像。

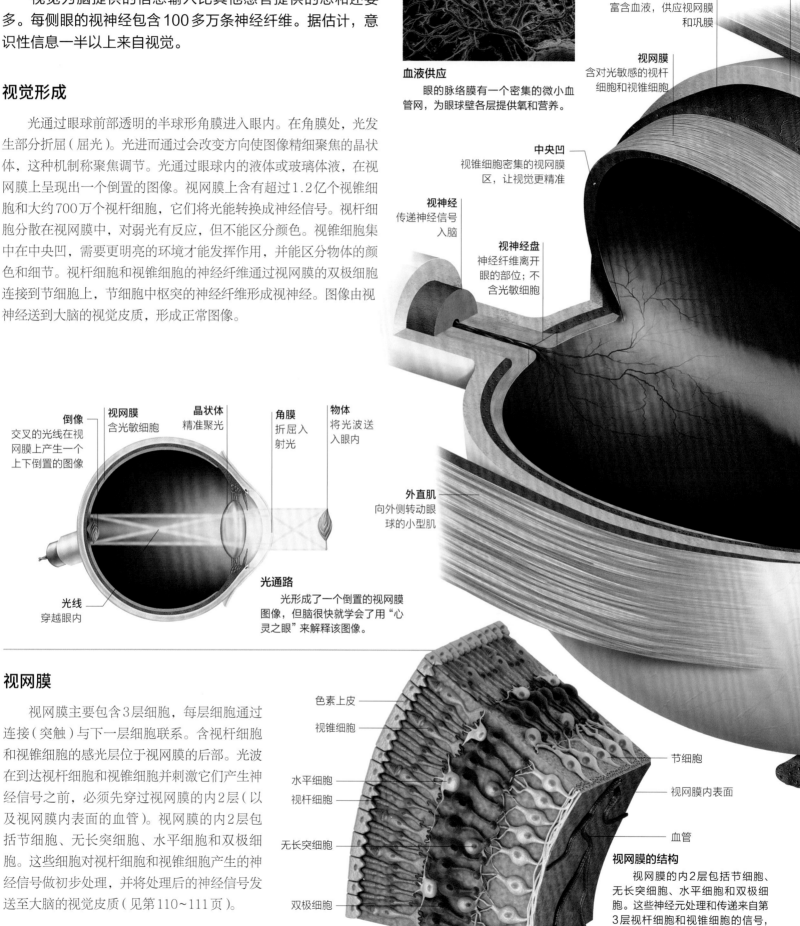

血液供应
眼的脉络膜有一个密集的微小血管网，为眼球壁各层提供氧和营养。

巩膜
眼球坚韧的白色保护性外壳

脉络膜
富含血液，供应视网膜和巩膜

视网膜
含对光敏感的视杆细胞和视锥细胞

中央凹
视锥细胞密集的视网膜区，让视觉更精准

视神经
传递神经信号入脑

视神经盘
神经纤维离开眼的部位；不含光敏细胞

外直肌
向外侧转动眼球的小型肌

倒像
交叉的光线在视网膜上产生一个上下倒置的图像

视网膜
含光敏细胞

晶状体
精准聚光

角膜
折屈入射光

物体
将光波送入眼内

光线
穿越眼内

光通路
光形成了一个倒置的视网膜图像，但脑很快就学会了用"心灵之眼"来解释该图像。

视网膜

视网膜主要包含3层细胞，每层细胞通过连接（突触）与下一层细胞联系。含视杆细胞和视锥细胞的感光层位于视网膜的后部。光波在到达视杆细胞和视锥细胞并刺激它们产生神经信号之前，必须先穿过视网膜的内2层（以及视网膜内表面的血管）。视网膜的内2层包括节细胞、无长突细胞、水平细胞和双极细胞。这些细胞对视杆细胞和视锥细胞产生的神经信号做初步处理，并将处理后的神经信号发送至大脑的视觉皮质（见第110~111页）。

色素上皮
视锥细胞
水平细胞
视杆细胞
无长突细胞
双极细胞
节细胞
视网膜内表面
血管

视网膜的结构
视网膜的内2层包括节细胞、无长突细胞、水平细胞和双极细胞。这些神经元处理和传递来自第3层视杆细胞和视锥细胞的信号，并通过视神经将信号发送至脑。

调焦

角膜是眼球聚焦能力最强的结构，它折屈光波，使光线汇聚，在视网膜上实现清晰聚焦。晶状体周围的环状睫状肌可改变晶状体的形状，对聚焦做进一步的精细调节。睫状肌收缩时，晶状体靠自身弹性膨胀变厚，汇聚来自附近物体的光波，产生更大的聚焦能力。睫状肌放松时，牵拉晶状体变得扁而薄，使眼聚焦在较远的物体上。

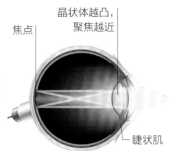

视近物

来自近距离物体的光波更为发散，需要晶状体变得更厚，加大聚焦能力来折屈光线，使其会聚。

焦点 / 晶状体越凸，聚焦越近 / 睫状肌

视近物

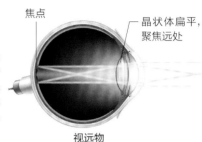
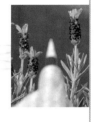

视远物

来自远处物体的光波几乎是平行的，仅需较小折光力就能聚焦，因此睫状肌放松，使晶状体不那么凸。

焦点 / 晶状体扁平，聚焦远处

视远物

上直肌
向上转动眼球的小型肌

悬韧带
将晶状体悬挂于睫状肌环内

后房
居虹膜后面，充满房水

虹膜
瞳孔周边的平滑肌环，可改变瞳孔大小，调节进入眼的光量

前房
位于角膜和虹膜之间，充满房水

瞳孔
虹膜围成的孔，环境变暗时会扩大

角膜
眼球前部半球形透明"窗"

结膜
覆盖在眼球巩膜和眼睑内面的精细而敏感的薄膜

睫状肌
能够改变晶状体形状的平滑肌环

晶状体
透明圆盘状结构，可随着视近物或远物而改变形状

眼的内部

眼球的平均直径为25毫米，眼球壁有3层：巩膜、脉络膜和视网膜。眼球前部的巩膜为所见的白眼球部分，最前面，它变成了透明的角膜。眼球的最大部分位于晶状体和视网膜之间，充满了透明的果冻状液体，称玻璃体，它维持眼球的球状外形。

眼附器

眼周围的附属结构并不直接参与视觉，而是帮助眼正常工作，维持其健康。眼睑的皮肤内含环状肌（括约肌），称眼轮匝肌。正常眨眼活动时，眼轮匝肌收缩，眼裂缩小，闭合眼睑。这既可保护眼球，又可把泪液涂抹到结膜上。泪液从泪腺流出，洗刷眼球表面去除污尘，并抵抗微生物。此外，还有6条带状的小型肌，称眼外肌或眼外在肌，将眼球连接到颅骨的眼窝（眶）后部。它们牵动眼球在眼窝内旋转或滚动，使眼看向上或下、看向内或外。这些肌肉的动作非常迅速，由脑神经中的动眼神经、滑车神经和展神经的分支支配（见第98页）。

泪腺
分泌泪液，保持眼球的清洁与湿润

泪腺导管
5~10条泪腺导管将泪液送到眼球表面

泪小管
收集从眼睑内角处小孔引流出的泪液

泪囊
引导泪液流向鼻腔

鼻泪管
开口于鼻腔

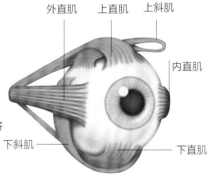

外直肌 / 上直肌 / 上斜肌
内直肌
下斜肌 / 下直肌

右眼的眼外肌

眼外肌共6条，每条长30~35毫米。各肌肉密切协调，收缩或舒张，使眼球在眼窝内活动。

泪器

泪腺位于上睑外侧的软组织和骨性泪腺窝内。通常，每天产生1~2毫升泪液。

视觉如何形成

神经信号从视网膜到脑后部的视皮质，仅是脑感知图像的一部分。对于完整视觉处理，其他脑区也必须参与。

视觉感知的多阶段处理过程非常复杂，并且在处理过程中还有所拓展。视网膜中的视杆细胞和视锥细胞对光强度、颜色和物体运动做出反应。视网膜细胞对这些信息进行预处理，产生的神经信号沿视神经传至视交叉，交换视野信息。

继而，经视辐射将信息传至视皮质。视皮质分析后，再把视觉信息通过背侧和腹侧两条主要通路送向额叶，并同时增加对视觉信号的认知及其意义的信息，最终在大脑额叶形成意识性知觉。

眼-脑-心智

信息以光的形式入眼，最终在脑额叶中分析理解为图像。从视网膜信号，到在脑内转换成意识性知觉，用时不到0.2秒。

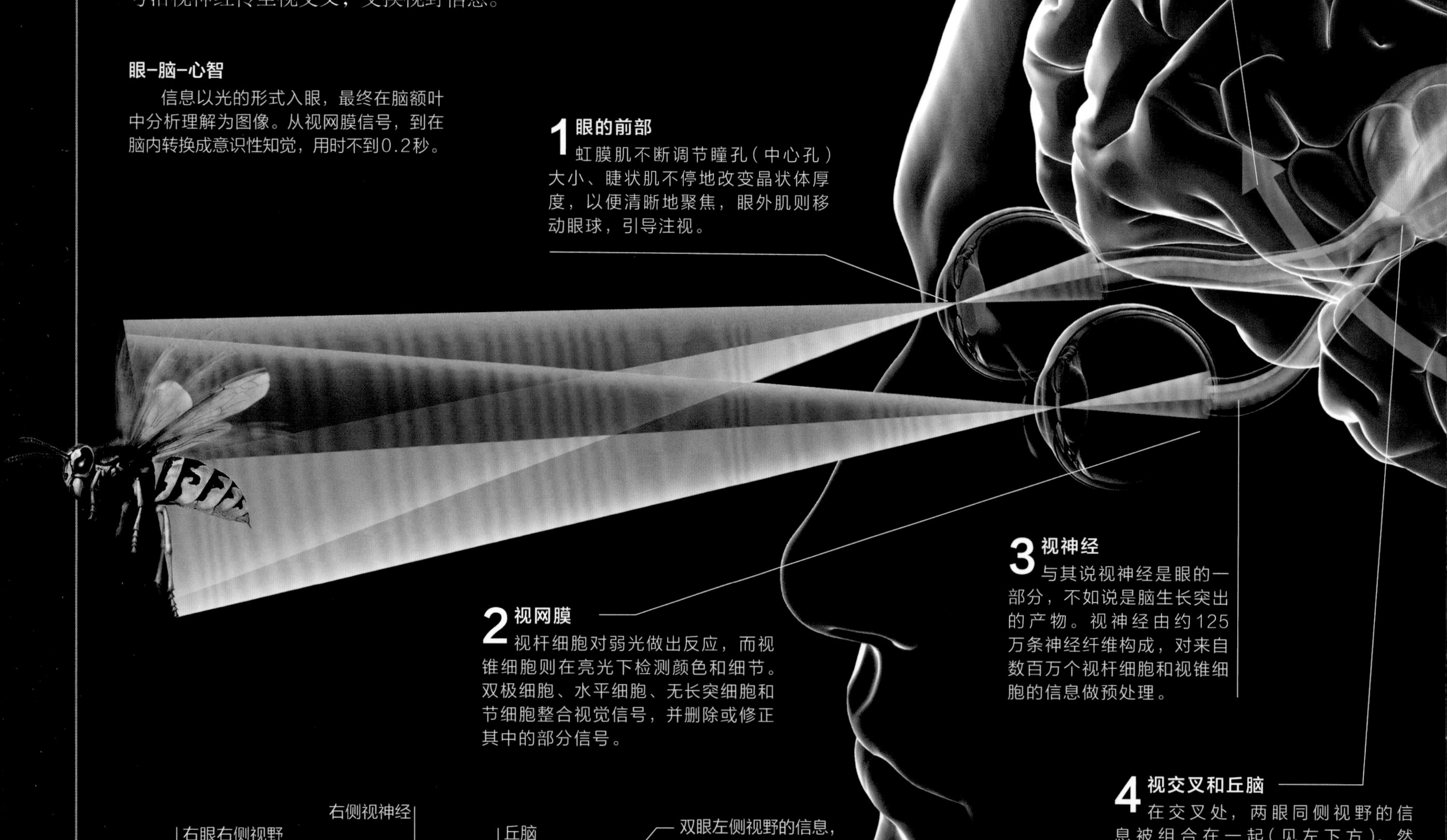

9 知觉
视皮质通过背侧和腹侧通路向额叶发送信号（见对页），最后在额叶形成完整结果，成为意识性大脑中的完整知觉。

1 眼的前部
虹膜肌不断调节瞳孔（中心孔）大小、睫状肌不停地改变晶状体厚度，以便清晰地聚焦，眼外肌则移动眼球，引导注视。

3 视神经
与其说视神经是眼的一部分，不如说是脑生长突出的产物。视神经由约125万条神经纤维构成，对来自数百万个视杆细胞和视锥细胞的信息做预处理。

2 视网膜
视杆细胞对弱光做出反应，而视锥细胞则在亮光下检测颜色和细节。双极细胞、水平细胞、无长突细胞和节细胞整合视觉信号，并删除或修正其中的部分信号。

4 视交叉和丘脑
在交叉处，两眼同侧视野的信息被组合在一起（见左下方）。然后将信号传至丘脑的外侧膝状体核（LGN）。该核作为"中继站"，分类处理来自视交叉的信息。

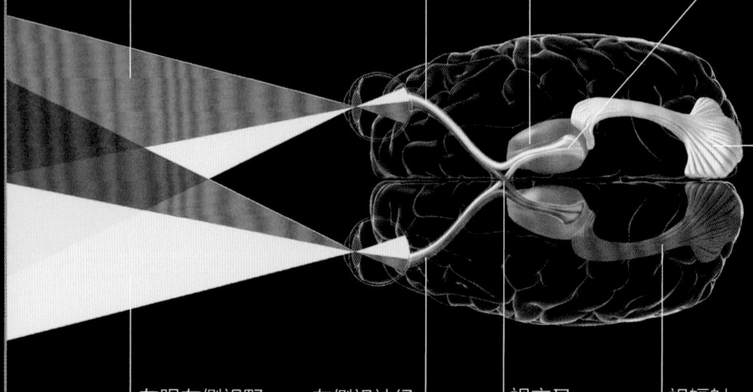

右眼右侧视野
右侧视神经
丘脑
双眼左侧视野的信息，合二为一
右侧视皮质接收来自双眼左侧视野的信息

视野互换

在视交叉处，来自左侧视野的神经信号移至脑的右侧，反之亦然。因此，来自左侧视野的数据进入大脑右侧视皮质，在此，数据被评估翻译为距离性和方向性信息。

左眼左侧视野　　左侧视神经　　视交叉　　视辐射

脑皮质

位于枕叶的视觉皮层负责处理视觉信号，包括颜色、形状、运动和方向等信息。然后，视觉信息在大脑的其他部分进一步被处理，增加了更多关于特征性、相关性，以及背景细节性等信息。

5 视辐射

发自外侧膝状体的信号沿着一个扇形的带状纤维束，即视辐射，到达目的地即第1视皮质，在此处重建来自视网膜的图像。

6 第1视皮质

第1视皮质是视觉皮质的中心区域，位于大脑后下部的皮质，专司视觉。对视觉信息的分析先在第1视皮质，然后在视皮质邻近区域。继而，沿着被称为背侧通路和腹侧通路的两条途径继续向额叶传导。

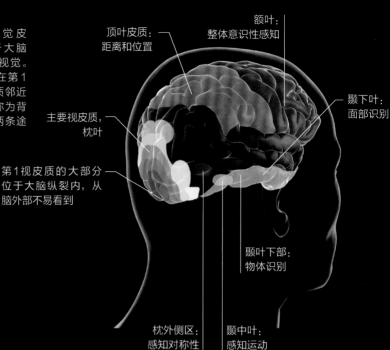

额叶：
整体意识性感知

顶叶皮质：
距离和位置

颞下叶：
面部识别

主要视皮质，
枕叶

第1视皮质的大部分
位于大脑纵裂内，从
脑外部不易看到

颞叶下部：
物体识别

枕外侧区：
感知对称性

颞中叶：
感知运动

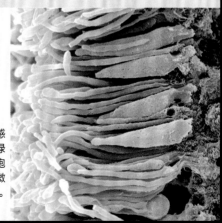

单眼看到的
区域

双眼看到
的区域

双眼视觉

大脑同时从两只眼睛接收信息，但每只眼睛的图像略有不同。大脑将来自每只眼睛的二维信息结合起来，形成一个单一的三维图像（立体视觉）。这允许深度感知和帮助形状识别，还可以帮助人们判断物体移动的速度有多快。

人类的整个视野大约是180度，中心双眼的视野大约是120度。新生儿没有双眼视力，其在婴儿大约4个月大的时候开始发育。

7 背侧通路：物体在哪儿

从第1视皮质开始，背侧通路提供物体在视野中的位置、距离、运动、与观察者的方位关系，以及物体大小和形状等信息。

8 腹侧通路：物体是什么

来自第1视皮质的神经信号，穿行通过下部脑区，并增加形状、颜色和纵深等细节，添加来自记忆中的印象和以前的知识，比如物体的名字。

视锥细胞与色觉

视网膜中，数以百万计的光敏性视锥细胞并不都是相同的，有3种不同类别。红色敏感的视锥细胞对波长较长的光，即光谱的红－橙－黄端反应性最好。绿色敏感的视锥细胞主要对中波长的光做出反应，而蓝色敏感的视锥细胞则对光谱中靛蓝色端的最短波长的光做出反应。例如，黄色光对红色敏感的视锥细胞刺激作用最显著，对绿色敏感的视锥细胞刺激作用较小，而对蓝色敏感的视锥细胞几乎就无刺激作用，这种信号模式的光，大脑就解释为黄色。

紧密聚集

在视网膜中，色感性视锥细胞（黄色－绿色）比弱光性视杆细胞（白色）短而宽。该显微镜图中，光线来自右侧。

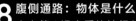

脑血管疾病

脑血管疾病，包括影响脑血供的任何问题。脑卒中是最严重的脑血管疾病之一，死亡率超过 14 %。同样严重的是颅内出血，可由先天性缺陷或头部损伤而引起。偏头痛累及头皮和脑的血管，但不造成任何永久性功能丧失。

脑卒中

任何一支脑动脉阻塞或出血而导致的血供中断，都会使大脑受到损害。

任何情况导致的脑血供中断，都会使一部分神经细胞缺乏氧及营养物质。受累的神经细胞难以与其所支配的肢体联系，从而导致暂时性或永久性功能丧失。对大多数人来说，脑卒中症状在几秒钟或几分钟内迅速发展，可能出现一侧肢体无力或麻木、视觉障碍、说话不清、难以保持平衡等。如有可能患者就必须立即入院，并对其密切监控，防止脑进一步损伤。某些类型的脑卒中，可以使用药物溶栓。降低脑卒中恶化风险的长期治疗，取决于脑卒中的病因，但通常包括药物治疗、必要时需要手术治疗、康复治疗（如物理康复和语言康复等）。脑卒中的后遗症多种多样，从轻微或暂时的症状如口齿不清，到终身残疾。

脑出血

脑出血，即脑组织内出血，是老年高血压患者脑卒中的主要原因。高血压可对脑内小动脉造成额外压力，致其破裂。

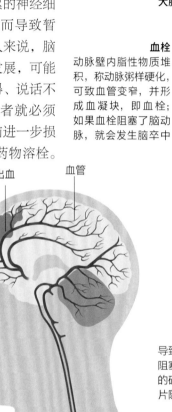

出血

血管

小血管阻塞
长期高血压或糖尿病，会损害脑内小血管，导致局部性障碍，称腔隙性脑梗死，有时会导致某种痴呆

大脑前动脉及其分支

血栓
动脉壁内脂性物质堆积，称动脉粥样硬化，可致血管变窄，并形成血凝块，即血栓；如果血栓阻塞了脑动脉，就会发生脑卒中

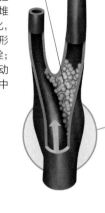

颈总动脉

栓子
导致脑卒中的脑动脉阻塞，可由称为栓子的碎片引起，这些碎片随血流而动，并滞留在血管中

大脑后动脉

基底动脉

颈外动脉

颈内动脉

椎动脉

血管阻塞
导致脑卒中的动脉阻塞，可以是大脑深部小血管的局部阻塞，也可以是来自身体其他部位的栓子碎片造成的阻塞。

蛛网膜下腔出血

偶尔有靠近脑的动脉自发性破裂，血液进入脑表面的中层膜（蛛网膜）与最内层膜（软脑膜）之间的蛛网膜下腔。

蛛网膜下腔出血，最常见的原因是脑动脉呈浆果状异常膨胀，形成颅内小动脉瘤而破裂。另一个常见原因，是动、静脉异常缠结吻合形成动静脉畸形所致的破裂。蛛网膜下腔出血可危及生命，须紧急治疗。为防止颅内小动脉瘤出血，要在动脉瘤的颈部夹上一个夹子。扩张或缠结的异常血管，有时无需大型手术，用导管插入支架或用放疗法即可稳定病情。

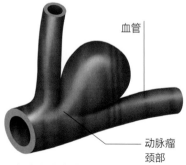

血管

动脉瘤颈部

颅内小动脉瘤
颅内小动脉瘤常见于动脉分叉处，通常位于大脑基底动脉环（威利斯环）上。据研究，颅内小动脉瘤是先天的，可以是一个或数个。

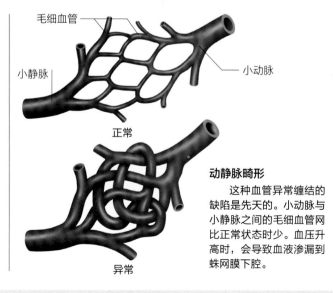

毛细血管

小静脉

小动脉

正常

异常

动静脉畸形
这种血管异常缠结的缺陷是先天的。小动脉与小静脉之间的毛细血管网比正常状态时少。血压升高时，会导致血液渗漏到蛛网膜下腔。

短暂性脑缺血发作

由于血供受阻,大脑的一部分突然短暂性功能失灵。

短暂性脑缺血发作(TIA),会产生临时性类似脑卒中的症状,通常持续几分钟到几小时,没有或很少有后遗症。若症状持续时间较长,则提示脑卒中。阻塞可能源于栓子或血栓(见下文),起于各种潜在性原因,包括动脉粥样硬化(动脉壁内脂性物质沉积)、冠心病、心律失常和糖尿病。TIA患者,大约有1/3的人会在1年内出现脑卒中。TIA发生越频繁,患脑卒中的风险就越高。治疗潜在性原因,可降低TIA发生风险。改变生活方式,如低脂饮食和戒烟,通常是有益的。

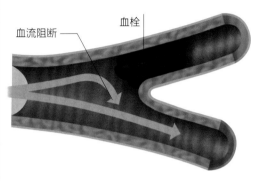

阻塞

如果身体其他部位血凝块的碎片(栓子)脱落,随血液流动至脑,脑动脉就可能会被阻塞。血凝块,称血栓,也可能在大脑动脉内形成,通常是动脉粥样硬化的结果(见第140页)。

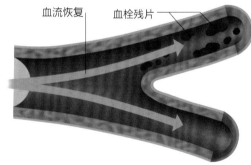

消融

正常血流冲碎并分解血凝块后,含氧血再次到达因血供中断而缺氧的脑区。虽然血凝块通常会消散,症状也会消失,但往往会复发。有的人可能会在一天或几天内反复多次发作。有的可能几年后发作。

硬膜下出血

静脉破裂会导致颅内硬脑膜与蛛网膜之间出血。

头部受严重撞击,会突然出现颅内出血(急性硬膜下出血);也可能会在数天或数周内慢慢积血(慢性硬膜下出血),这种情况通常发生在明显但轻微头部受损之后。因损伤类型不同,由血凝块形成并扩大压迫脑组织引起的头痛、神志不清、嗜睡等症状可能在几分钟内出现,也可能在数月内才出现。清除出血的手术是必要的。预后情况取决于血块的大小和位置。多数人恢复得很快,但若出血挤压了大面积脑组织,可能会致命。

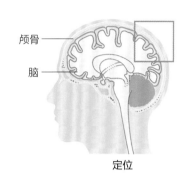

定位

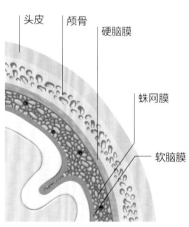

正常

3层脑膜覆盖着大脑。最外层是硬脑膜,其中含有滋养颅骨的动脉和静脉。下一层是蛛网膜,由弹性组织构成。紧贴脑的一层是软脑膜。

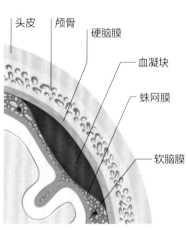

硬膜下出血

如果硬脑膜内的静脉破裂,流血(出血)会进入硬脑膜和蛛网膜之间的硬膜下间隙。血液聚集并形成血凝块,可压迫周围脑组织。

偏头痛

大约1/10的人患过偏头痛。严重的头痛发作,常伴有视觉障碍、恶心和呕吐。

导致偏头痛的原因尚不清楚,但一般认为,可能由头皮和脑的血管直径变化引起。目前的研究表明,偏头痛与神经通路功能异常和大脑化学物质活动紊乱有关。偏头痛发作的诱因,包括精神紧张、没按时进餐、睡眠不足和进食了某种食物(如奶酪或巧克力)。女性偏头痛,多与月经有关。

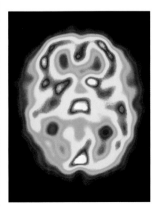

血流变化

SPECT扫描显示血液流经组织。图片左下方显示了偏头痛发作时血流量减少的区域。

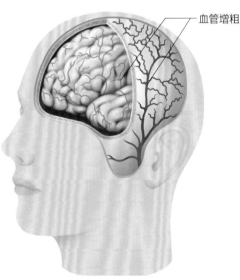

头痛期

偏头痛期间,头皮和脑的血管变粗(扩张),剧烈的搏动性疼痛可能累及头部的一半或全部。这些血管病变被认为是继发于神经通路异常。

偏头痛的症状

偏头痛发作之前,可能有先兆,如感知和感觉的改变,也可能没有。主要症状出现前,有时会出现前期症状,包括焦虑或情绪异常、味觉和嗅觉改变、精神亢奋或精力不足等。有偏头痛先兆的人,发作前会经历一系列症状,包括视觉障碍,如视物模糊或眼前闪光,还会坐立不安;也可出现面部及身体一侧麻木或无力感。先期症状,最终都会发展出共同的主要症状,包括剧烈头痛、心悸,并因活动而加剧,疼痛通常在头部一侧、一只眼的上方或一侧太阳穴周围,常伴有恶心、呕吐、厌强光和厌噪声等。偏头痛可持续几小时或几天不等。

脑和脊髓的疾病

脑和脊髓的结构、生化或生物电改变，或与脑和脊髓相连的神经改变，都可能导致瘫痪、无力、协调性差、癫痫或感觉丧失等异常。尽管对大脑功能的认知的提高，促进了脑疾病的治疗，但一些常见情形难以逆转，对患者所能做的只是减轻其症状。

癫痫

反复性或短暂性意识改变，由脑的异常电活动引起。

癫痫的病因通常是未知的，但在某些病例中，可能是脑部疾病，如肿瘤、脓肿、头部受伤、脑卒中或化学失衡等引起的。癫痫发作可以是全身的，也可以是局部的，这取决于大脑异常电活动的影响程度。癫痫（发作）有多种类型。强直阵挛性癫痫发作，在四肢和躯干失控性运动发生之前，身体变硬，持续时间可达数分钟。无症状癫痫（小发作），主要见于儿童，患者可能短暂性意识不到外界，但不会失去意识。有些癫痫发作可能更局限。简单的局部癫痫发作时，患者仍保持清醒，头和眼睛可能会转向一侧，手、臂部和一侧面部可能会抽搐或感到刺痛。复杂的局部癫痫发作会影响意识，通常发生在一侧颞叶。

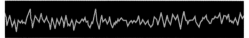

正常脑电图

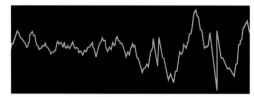

简单局部癫痫发作时的脑电图

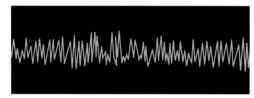

全身性癫痫发作时的脑电图

脑内的电活动

正常脑电波的脑电图显示有规律的波形模式。局部癫痫发作时，脑电活动是不规则的，而全身性癫痫发作时，脑电波是混乱的。

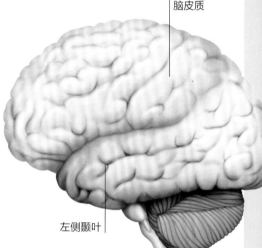

颞叶癫痫

这种癫痫发生于一侧颞叶。发作前，患者可能会感受到他人察觉不到的气味或声音。发作期间，可能有不自主的运动，特别是咀嚼、吮吸，以及部分意识丧失。这种发作还可能导致非理性恐惧或快乐。

帕金森病

中脑黑质中部分细胞退化导致的颤抖和运动问题，并逐渐恶化。

正常情况下，黑质中的细胞产生一种叫作多巴胺的神经递质，它作为一种神经递质来帮助微调肌肉控制。在帕金森病中，产生多巴胺的神经细胞退化，产生的多巴胺越来越少，对肌肉控制产生不利影响。治疗包括使用增加多巴胺含量的药物、多巴胺的替代品或阻断多巴胺分解的酶。这些药物有助于缓解症状，但没有一种能逆转疾病的进展。在某些情况下，如果疾病对药物不再有反应，脑深部电刺激可能是合适的。干细胞和基因疗法也在试验中。

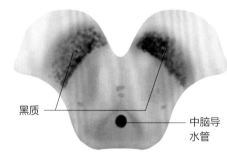

健康脑

黑质含大型色素神经细胞，产生多巴胺，一种控制运动所需的神经递质（脑化学物质）。

黑质 —— 中脑导水管

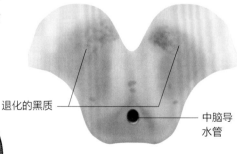

退化的黑质 —— 中脑导水管

患病脑

帕金森病患者，黑质退化，多巴胺分泌减少，引起了运动性问题。

 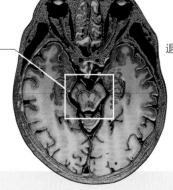

黑质部位 ——

黑质部位

头部水平位伪彩色MRI扫描图显示了大脑深处黑质的位置。头的前面在该图上部。

克－雅病

脑组织被一种叫朊病毒的传染性病原体逐渐破坏，朊病毒在脑内复制，导致脑损伤。

克－雅病（CJD）也称疯牛病，会引起精神和身体多方面能力普遍下降，最终导致死亡。感染原通常是未知的，但一种叫作vCJD的罕见变体的感染，被认为与食用了感染牛海绵状脑病（BSE）的牛肉有关。该病没有治愈方法，但药物可以缓解某些症状。然而，通常在症状首次出现后，患者会在一年内死亡。

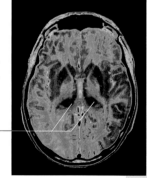

脑组织受损区 ——

克－雅病脑

在这张彩色增强MRI扫描图中，2个红色区域是丘脑中克－雅病的病灶区。丘脑是将传入性感觉信息中转给大脑皮质（大脑的外层）的结构。

多发性硬化症

脑神经和脊神经渐进性损害，导致肌无力并伴随感觉和视力障碍。

多发性硬化症（MS）是因免疫系统损害了神经纤维的髓鞘，使神经冲动不能沿神经正常传导，导致的感觉、运动、身体功能和平衡异常等广泛症状。如，脊神经受损，会影响平衡。有些人的症状可能持续几天或几周，而数月或数年后就消失了；一些患者症状会逐渐恶化。MS 不能治愈，干扰素有助于延长缓解期和缩短发作时间，许多症状也可通过其他药物缓解。

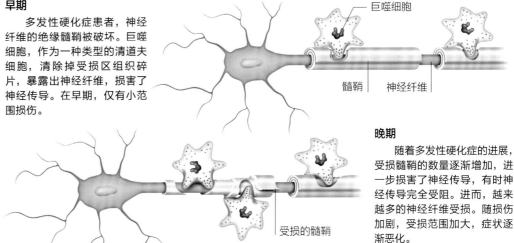

早期

多发性硬化症患者，神经纤维的绝缘髓鞘被破坏。巨噬细胞，作为一种类型的清道夫细胞，清除掉受损区组织碎片，暴露出神经纤维，损害了神经传导。在早期，仅有小范围损伤。

巨噬细胞

髓鞘 　神经纤维

晚期

随着多发性硬化症的进展，受损髓鞘的数量逐渐增加，进一步损害了神经传导，有时神经传导完全受阻。进而，越来越多的神经纤维受损。随损伤加剧，受损范围加大，症状逐渐恶化。

受损的髓鞘

痴呆

脑细胞数量减少导致脑组织萎缩，进而导致智力下降。

痴呆是记忆力丧失、思维混乱和智力下降的综合性症状。主要发生于超过65岁的人群，但年轻人有时也会发病。痴呆早期，由于意识到自己记忆力下降，人容易变得焦虑或抑郁。随着病情恶化，患者会变得更加依赖他人，最终可能需要住进护理院，全天候接受护理。

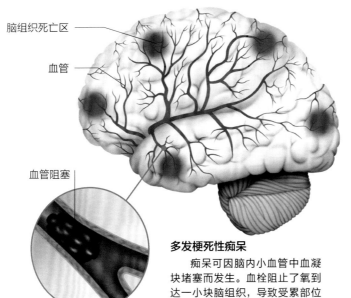

脑组织死亡区

血管

血管阻塞

多发梗死性痴呆

痴呆可因脑内小血管中血凝块堵塞而发生。血栓阻止了氧到达一小块脑组织，导致受累部位的脑组织死亡（梗死）。

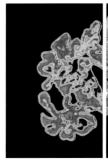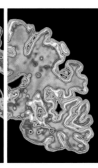

阿尔茨海默病患者脑　健康脑

阿尔茨海默病患者脑

这张计算机图像显示了一个阿尔茨海默病患者的脑切片与健康人脑切片的对比。阿尔茨海默病患者的脑，由于神经细胞退化、死亡而大幅萎缩。除脑容量减少，阿尔茨海默病患者脑表面的脑沟更深。

脊柱裂

妊娠早期，胚胎发育异常，导致脊柱不能完全闭合。

脊柱裂有三种主要形式：隐性脊柱裂、脊膜膨出和脊髓脊膜膨出。隐性脊柱裂需要手术，防止后期发生严重的神经并发症。脊膜膨出，术后通常预后良好。脊髓脊膜膨出可能造成腿部麻痹或无力、膀胱和肠道缺乏控制。有这些症状的患儿是永久性残疾，需要终身照顾。叶酸有助于预防脊柱裂，建议一些妇女在计划妊娠和妊娠的前12周服用。

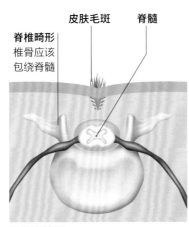

脊椎畸形
椎骨应该包绕脊髓

皮肤毛斑　脊髓

隐性脊柱裂

这是脊柱裂中最轻的一种。有一个或多个畸形椎骨。无脊髓损伤，外部特征可能是在脊柱后部出现一个凹陷或一簇毛发、一个胎记，或皮肤脂瘤（脂肪瘤）。

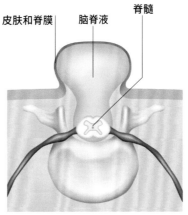

皮肤和脊膜　脑脊液　脊髓

脊膜膨出

脊髓周围的保护层（脊膜）通过畸形的椎骨突出，形成一个可见的囊，称脊膜膨出，内充脑脊液。脊髓仍然完整。缺损可以修复。

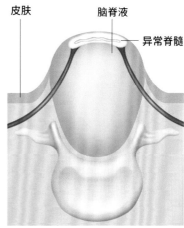

皮肤　脑脊液　异常脊髓

脊髓脊膜膨出

脊髓与含脑脊液的囊，从皮肤缺损处突出，形成一个外突的大凸包。这是脊柱裂最严重的类型，患儿需要终身护理。

脑感染、损伤和肿瘤

脑和神经系统的损伤与病变可导致广泛的身体和精神残疾。颅骨是一个封闭骨腔，颅内任何肿胀都将增加颅内压并压缩脑结构，都可能对重要的神经组织造成损害，使身体失去某些控制和功能。脊髓损伤会对神经传导束造成伤害，可导致感觉丧失或瘫痪。

脑感染

脑组织或脑膜的感染可由多种病毒、细菌和热带寄生虫引起。

脑感染或脑炎，可能是某些病毒感染，如腮腺炎或麻疹引起的罕见并发症。发病后，有时是致命性的，小儿和老年人最危险。

脑膜炎

脑膜炎通常由病毒或细菌感染引起。最初，脑膜炎可能出现类似流感的症状，接下来，如头痛、发热、恶心、呕吐、颈部僵

硬、畏光等，也可能出现。患儿的症状通常不那么明显，可能有发热和其他症状，如哭泣、呕吐、腹泻、厌食、嗜睡等。脑膜炎球菌（奈瑟菌）感染的患者，出现独特的紫红色点状皮疹。如果怀疑患脑膜炎，必须立即住院治疗。腰椎穿刺检测感染原，然后静脉注射抗生素。如果确诊为细菌性脑膜炎，通常需要在重症监护下治疗。细菌性脑膜炎可能需要数周或数月才能完全康复，偶尔会出现后遗症，如记忆障碍。细菌性脑膜炎还会有生命危险。另外，病毒性脑膜炎的康复

时间，通常需要两周。

脑脓肿

脓肿是脓液集聚。脑脓肿很少见，通常是颅内细菌性组织感染扩散到了脑部。治疗方法包括使用大剂量抗生素和皮质类固醇制剂；也可能需要手术，通过颅骨钻孔排出脓液。如果治疗及时，许多脑脓肿患者会康复。然而，部分人可能会留下后遗症，如癫痫、口齿不清或某一侧肢体无力。

感染部位

传染性微生物可以影响大脑本身，也可影响3层脑膜。感染可以通过血液到达大脑，也可以通过附近的感染（如耳感染）或颅骨伤口传播。脑也可能被朊病毒感染（见第114页）。

脑组织

通常所说的脑炎，脑组织感染一般是轻微的。但偶尔可能危及生命，症状包括头痛、发热和恶心

颅骨

硬脑膜

蛛网膜

软脑膜

脑膜

覆盖并保护脑的3层膜（脑膜）发炎，称脑膜炎。蛛网膜和软脑膜受累程度比最外层的硬脑膜更为严重

腰椎穿刺

腰椎穿刺，也称脊椎穿刺，可以用来寻找脑膜炎的诊断证据。穿刺在局部麻醉下进行，需时约15分钟。患者侧卧，穿刺者将一根空心针插入脊柱椎管内抽取脑脊液样本。在实验室中对样本进行分析，寻找感染证据，并确定微生物的类型。穿刺后，建议患者继续躺着休息1小时，防止严重头痛。

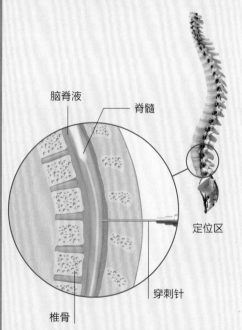

脑脊液

脊髓

定位区

穿刺针

椎骨

腰椎穿刺方法

将一根小型空心针，从脊柱下部相邻两个椎骨之间插入，通常在第3、4腰椎之间进针，此处位于脊髓末端以下。将针头小心地插入脊髓终丝周围的空间中，将脑脊液样本抽入注射器。

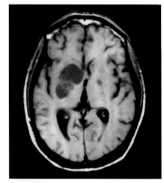

脑脓肿

这张脑部 MRI 扫描图显示了艾滋病患者真菌感染引起的脑脓肿（蓝色区）。艾滋病患者患脑脓肿风险较高。

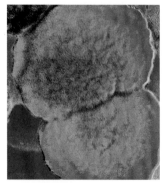

脑膜炎的细菌

扫描电子显微镜显示的脑膜炎奈瑟菌图像。某些脑膜炎可通过免疫接种予以预防。

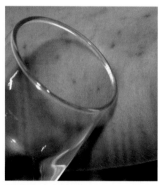

脑膜炎皮疹检测

脑膜炎球菌性脑膜炎患者，血液中细菌可能导致暗红色或紫红色皮肤斑点，进而发展成片。按压皮疹不褪色。

脑瘫

未成熟脑受损导致肢体运动和姿态异常。

脑瘫并不是一种特定疾病，而是在出生前、出生时或幼儿期，因大脑发育受损而引起的综合性疾病。脑瘫患儿缺乏对肢体和姿势的正常控制，还可能有吞咽困难、言语障碍、慢性便秘等症状，然而智力往往不受影响。大脑损伤不会继续发展，但随儿童成长，残疾状态会发生变化。轻微残疾的儿童，通常活得积极、充实、长寿，成年后往往可独立生活。严重残疾的儿童，则需要专家长期指导照护。有的患儿，尤其是吞咽困难者，很容易发生严重胸部感染，其预期寿命较短。

脑肿瘤

发生在脑组织或脑被膜的癌性或非癌性生长物。

最先在脑组织或其被膜中发生的肿瘤，称原发性肿瘤，可以是癌性或非癌性。继发性脑肿瘤（转移）比原发性脑肿瘤更常见，而且总是癌性的，由血液中携带的癌细胞发展而来。这些细胞来自乳腺或肺等部位的癌性肿瘤。脑肿瘤患者的预后取决于肿瘤的位置、大小和生长速度。生长缓慢的非癌性肿瘤，患者预后较好，多数人可以通过手术而治愈。大多数脑转移瘤患者的生存期不超过18个月。

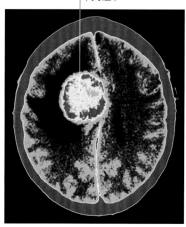

大型非癌性脑肿瘤（良性）

脑肿瘤
彩色增强CT扫描图显示了一个脑膜瘤。这是一种良性的、生长缓慢的肿瘤，起源于脑膜之一的蛛网膜。手术切除肿瘤是可能的。

瘫痪

脑或肌肉损伤造成的肌肉功能丧失。这可能是暂时的，也可能是永久的。

瘫痪可发生于一小块面肌，也可发生于身体诸多肌肉的任何一部分。肌肉随意活动和自动功能如呼吸，都受到影响，并丧失感觉。瘫痪是大脑运动区或脊髓内神经通路受损所致，也可由肌肉的病变引起。如有可能，应该针对瘫痪的病因进行治疗。如果是暂时瘫痪，可以使用物理疗法，既能防止关节僵直，又有助于肌肉功能恢复。依赖轮椅的瘫痪患者，需要护理，以避免因无运动而出现并发症。

头部损伤

头皮、颅骨或大脑的损伤，其程度可从轻微到危及生命不等。

通常，仅轻微的头部碰撞或头皮损伤，并不严重，也不会有后遗症。然而，大脑受到任何损伤，都可能是极为严重的。如果头皮和颅骨都被击穿，就可能对大脑造成直接伤害。头部受到打击而没伤及颅骨，则可能间接损伤大脑，这种损伤仍然有可能很严重，特别是颅内出血（见第113页）。任何头部严重受伤的人，都要及时就医；治疗包括抗生素、手术等。颅脑严重受伤的人，约50%能幸存，但某些损害可能长期存在（后遗症）。

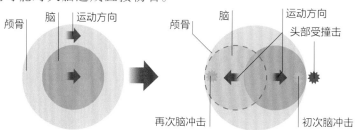

颅骨　脑　运动方向

颅骨　脑　运动方向
头部受撞击

再次脑冲击　　初次脑冲击

1 快速运动的人
人的颅骨和脑以同样速度快速运动。如果运动突然停止，比如跌倒，脑就有可能受伤。

2 突然减速
脑撞击到坚硬的颅骨内表面，可能会受伤；而当其被反弹时，可能会再次受伤。

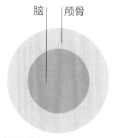

脑　颅骨

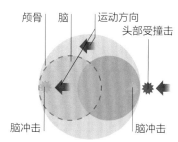

颅骨　脑　运动方向
头部受撞击

脑冲击　　脑冲击

1 静态的头部
颅骨和脑都是静止的。若头部突然受到冲击，如在打拳击时被击中，脑有可能会受伤。

2 突然加速
脑可能被冲击压迫到颅骨内部，然后被反弹到颅骨内面的另一侧。

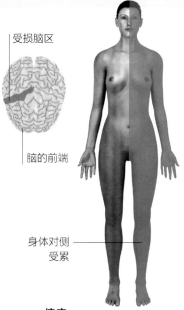

受损脑区

脑的前端

身体对侧受累

偏瘫
脑一侧的运动区受损，导致对侧肢体瘫痪。这种瘫痪被称作偏瘫。

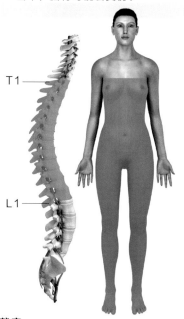

T1

L1

截瘫
脊髓中部或下部损伤，可导致双腿，甚至部分躯干瘫痪。膀胱和肠道的控制也可能受累。

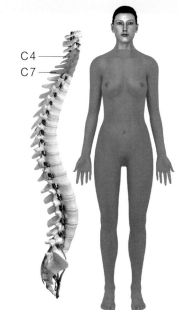

C4
C7

全躯干与四肢瘫痪
颈根部平面的脊髓受损，会导致全躯干与四肢瘫痪。如果损伤位于第1与第2颈椎之间或更高位，生存率会大大降低。

耳与眼的疾病

耳和眼均易罹患多种疾病。超量声响和强光可造成耳和眼损伤；随着年龄增长，耳和眼还可发生功能的自然衰退。听觉和视觉功能可以互补，其中一种表现不佳时，另一种会变得更敏锐，以作为补偿。

耳聋

听力障碍可由疾病或损伤引起，也可能一出生就存在；随年龄增长，大多数人听力减弱。

失聪即耳聋，分为传导性耳聋和感音神经性耳聋。传导性耳聋，因声波向内耳传输受阻所致，多为暂时的。儿童最常见的原因是胶耳（见下文）。成人最常见的原因则是耳垢堵塞。其他原因还包括鼓膜受损，或者中耳听小骨硬化（这种情况很少发生），致中耳无法传递声音。感音神经性耳聋最常见的原因是增龄引起的耳蜗退化。过量的噪声，梅尼埃病也可能导致耳蜗受损。少数耳聋可由听神经瘤或某些药物引起。简单的措施对治疗传导性耳聋还是有效的，例如冲洗耳道清除耳垢。胶耳或耳硬化症可能需要手术治疗。感音神经性耳聋通常不能治愈，但佩戴助听器可能有用。重度耳聋，可用手术植入人工耳蜗或把电极植入耳蜗。

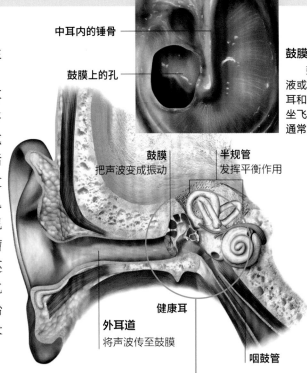

中耳内的锤骨
鼓膜上的孔

鼓膜
把声波变成振动

半规管
发挥平衡作用

外耳道
将声波传至鼓膜

健康耳

咽鼓管

中耳骨（听小骨）

胶样液

胶耳

鼓膜穿孔

鼓膜撕裂或穿孔，多是中耳感染后脓液或液体积聚，压力升高所致；也可由中耳和外耳之间的压力不平衡而发生，就像坐飞机时常出现的耳内压力不平衡一样。通常1个月左右可以愈合。

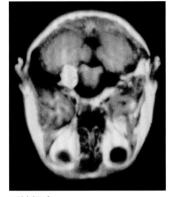

听神经瘤

MRI扫描显示了一个非癌性肿瘤，听神经瘤（红色区域）。肿瘤生长压迫了前庭蜗神经，导致患者进行性听力丧失。

前庭神经
耳蜗

胶耳

胶耳是中耳内持续性积液，多见于儿童，可导致听力障碍。积液由咽鼓管堵塞引起，咽鼓管是中耳的通气管道，阻塞通常由感染所致。

胶耳治疗

胶耳是中耳充满一种黏稠的胶状液体，损害了听力。如果胶耳的液体不能清除，可以通过外科手术将一根叫作耳套管的小塑料管插入鼓膜。管子可以引流液体，并使中耳通气。6~12个月后，套管脱落，鼓膜上的孔封闭。

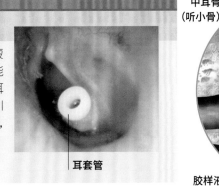

耳套管

眩晕

眩晕是一种错误的运动感和旋转感。常伴有恶心，有时出现严重呕吐。

眩晕可能是内耳平衡器的问题，也可能是脑神经或司平衡的脑区出了问题。偶尔，眩晕可能是某种严重疾病的先兆。眩晕通常是突然发作，持续时间从几秒到几天不等，有时呈间歇性发作，有时持续发作。眩晕患者非常痛苦，严重时，无法行走或站立。通常眩晕会自行消失，或治疗原发病（如高血压）后消失。

晕动病

晕动病是乘交通工具过程中，大脑接受的视觉信息与平衡觉信息发生冲突时，所出现的恶心和其他症状。

最初症状通常是恶心，头痛和头晕，嗜睡和疲倦。若继续处于运动中，症状会恶化，并出现其他症状，如皮肤苍白、多汗、呼吸急促，呕吐等。为避免晕动病，远望地平线或运动方向前方的远处物体，会有所缓解。现在有预防或治疗晕动病的有效药物，需要者，乘车前可以服用。

耳鸣

耳鸣是源自耳内的持续性声响感。所听到的声响可能是响铃声、嗡嗡声、口哨声、咆哮声或嘶嘶声，各种各样。

耳鸣可以是短暂的，但对很多人来说，却是长期的，长期耳鸣常可导致听力丧失。长期处于巨大噪声环境会增加耳鸣风险。耳鸣发生可无明显原因，但通常与某些耳部疾病有关，如梅尼埃病。若及时发现并成功治疗导致耳鸣的疾病，耳鸣就会改善。如果持续耳鸣，将一种小型设备，像助听器一样戴在耳内或耳后，能够产生分散注意力的声音。

梅尼埃病

该病是一种突然发作的严重眩晕。伴听力降低、耳鸣和耳内压力感，可持续几分钟至数日。

梅尼埃病的病因不明。是患者内耳内液体平衡调节系统（右图）出了问题，导致内耳的液体增加。此病发病突然，可持续几分钟至数日，发作间隔期，可以是几天或几年不等。若反复发作，听力会逐渐恶化。目前尚无治愈该病的方法，某些药物有助于缓解症状并减少发作频次。严重眩晕患者，可考虑手术切断前庭神经或毁损内耳迷路。

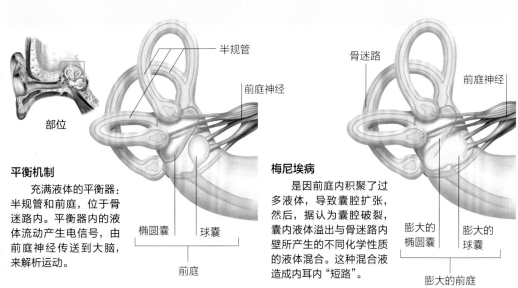

平衡机制

充满液体的平衡器：半规管和前庭，位于骨迷路内。平衡器内的液体流动产生电信号，由前庭神经传送到大脑，来解析运动。

梅尼埃病

是因前庭内积聚了过多液体，导致囊腔扩张，然后，据认为囊腔破裂，囊内液体溢出与骨迷路内壁所产生的不同化学性质的液体混合。这种混合液造成内耳内"短路"。

屈光不正

也称聚焦异常，是最常见的视力障碍。

屈光不正，远视或近视的眼球眼轴要么太短，使聚焦点落在视网膜之后；要么太长，使聚焦点落在视网膜之前，而不是恰好落在视网膜上（见下文）。散光，视物模糊是因为角膜不规则弯曲，晶状体无法将物体上的所有光线聚焦到视网膜上。正常增龄，通常带来远视困扰，因为晶状体逐渐失去弹性，不易调整形状，这种情况称老花眼。屈光不正通常可用眼镜或隐形眼镜矫正。手术也可永久纠正某些屈光不正（老花眼除外）。主要手术技术是激光辅助原位角膜成形术（LASIK）和激光屈光角膜切除术（PRK）。LASIK是将角膜的中间层通过激光进行重塑，PRK则是用激光刮削角膜表面，以改变其形状。

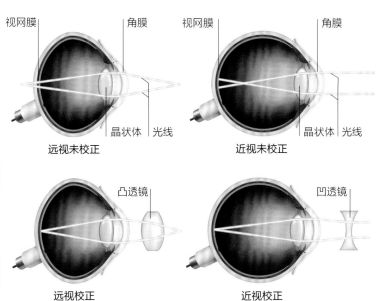

远视

远视者的眼，相对于角膜和晶状体的聚焦力，眼球过短。光线焦点落在视网膜之后，图像就会变得模糊。需要凸透镜，使光线折屈（汇聚），在视网膜上聚焦，矫正视力。

近视

近视者的眼，相对于角膜和晶状体的聚焦力，眼球过长。光线焦点落在视网膜之前，图像就会变得模糊。需要凹透镜，使光线弯曲（发散），在视网膜上聚焦。

致盲原因

很多原因可导致完全致盲，无法通过镜片矫正。

失明风险随年龄增长而增加；偶有患者出生时就失明。失明原因包括白内障、青光眼（40岁前罕见）、糖尿病或高血压对视网膜的损害（此二病在老年人中更常见）。60岁以上的人可能出现黄斑变性，使视网膜感光最敏感的部位受损。

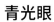

青光眼

青光眼是因眼内积液导致的眼压异常升高。高眼压可能永久性损害视网膜中的神经纤维或视神经。青光眼可以是急性的，发病突然伴严重疼痛；也可以是慢性的，多年来缓慢进展且无疼痛。

慢性青光眼

房水不断产生与回流，滋养眼组织，维持眼球形状。正常情况下，房水通过瞳孔流至引流角，从小梁网处回流入静脉。慢性青光眼患者的小梁网处堵塞，房水不能回流，致眼压升高。

白内障

正常晶状体是透明的。而白内障患者的晶状体因蛋白纤维发生云翳状改变，变得混浊了。晶状体的云翳影响光线的透射和聚焦，降低了视力。白内障似乎是一般性衰老过程中的问题，大多数75岁以上的人都有白内障形成。白内障有时从出生就存在，可能是由于患儿母亲在妊娠早期感染风疹所引起。糖尿病和阳光照射可能也是致病因素。治疗白内障，可通过手术植入人工晶状体。

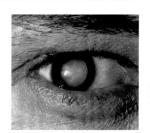

重症白内障

重症白内障是指晶状体发生大范围云翳状混浊。这种白内障可致视力完全丧失。但眼睛仍可识别明暗。

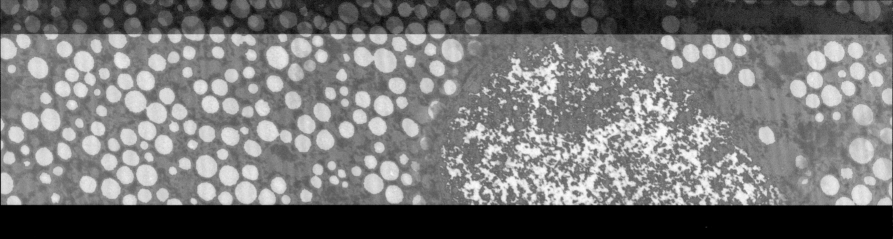

内分泌系统一般受脑和神经控制，也参与调节人体的各种信息活动。激素携带具有远程效应的基本信息，控制着从单个细胞的能量摄取到整个机体生长发育速度等每个层面上的全过程。现在已有可能对功能低下的腺体进行人工置换，对功能亢进的腺体给予激素受体阻滞剂。与此同

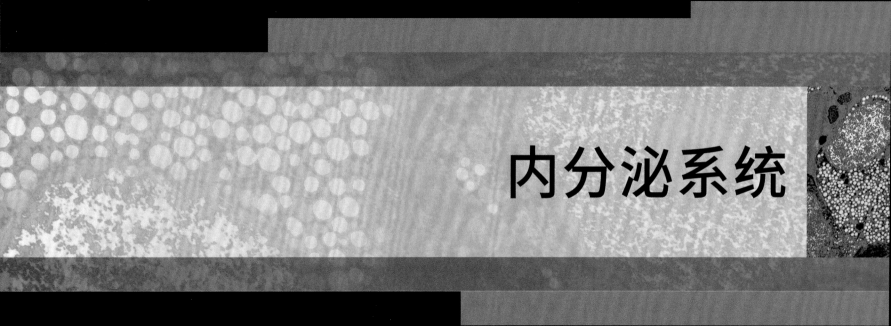

内分泌系统

内分泌系统解剖

人体的化学信使物质（激素）由内分泌腺产生，这些腺体通常没有导管，分泌的激素直接进入血液，然后经血流到达人体的所有细胞。激素作用于特定的靶组织或靶器官，并调控它们的活动。

内分泌系统由内分泌器官如甲状腺、卵巢，以及心的腺组织构成。与神经系统用微小的电信号控制和协调人体功能相类似，内分泌系统则是通过激素来发挥作用。两大系统由大脑整合，彼此互补，并以不同的速度发挥作用。神经反应迅快，数秒内即可完成，但其作用消失也很快，可达数小时，但其作用持久，乃至数年。激素可调节新陈代谢时化学物质的分解、体液平衡、尿液生成，人体的生长发育和生殖过程。其分泌和合成受多种因素影响，包括血液中某些物质的水平和神经系统的调控。由于激素随血液运行，因此其可到达人体的所有部位。然而，各种激素位点具有特殊的分子构型，故只能作用于相应靶组织或靶器官上的受体。

下丘脑

密集的神经细胞作为神经与激素之间的重要通路，产生"释放因子"（调节激素）进入垂体

垂体

称"腺王"，控制许多其他内分泌腺

甲状腺

调控新陈代谢率，包括体重维持、能量利用率和心率，与其他内分泌腺的区别在于它可储存自身激素

胸腺

产生3种激素，涉及T细胞的白细胞发育，为T细胞提供成熟环境，而T细胞与免疫系统功能相关

松果体

位于脑部中央豌豆大小的腺体，产生褪黑素，一种调节人体节律如睡眠－觉醒周期的重要激素，也影响性行为

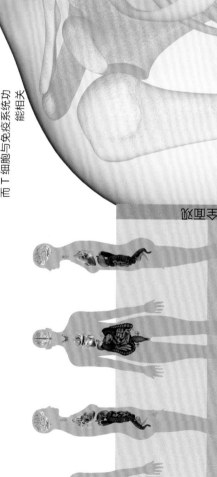

全图位置

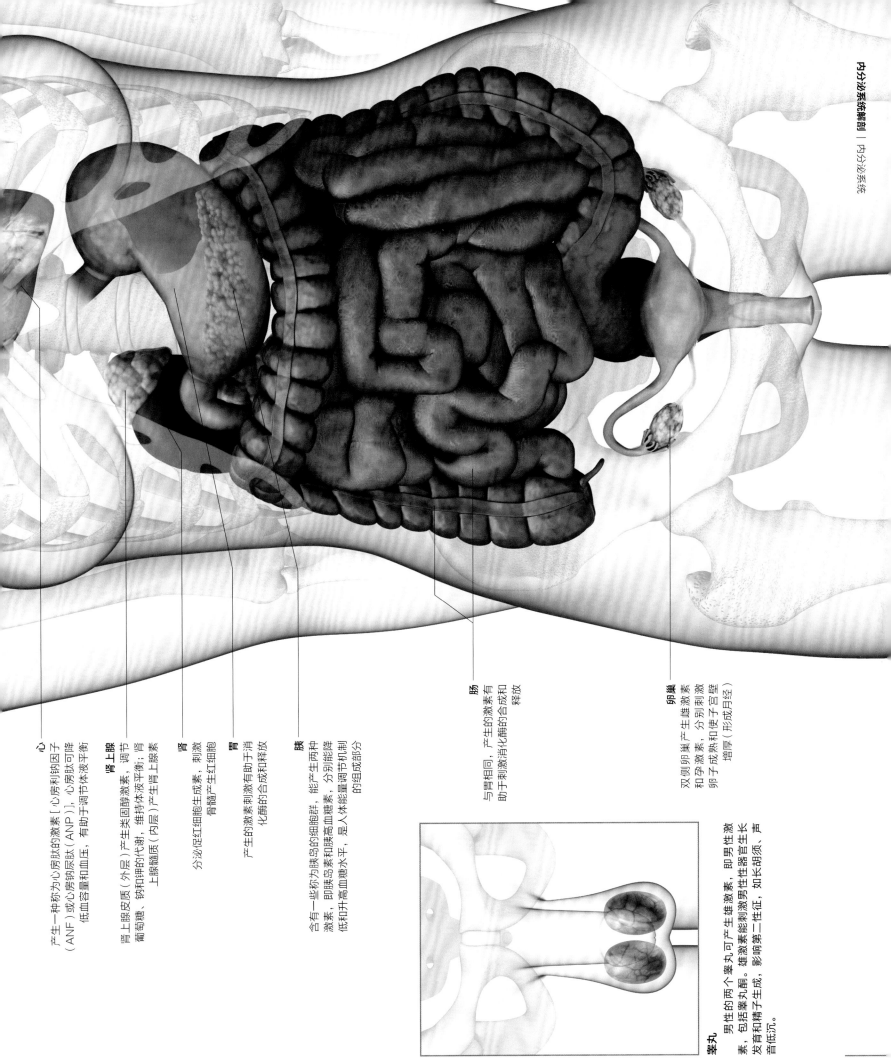

心

产生一种称为心房肽的激素 [心房利钠因子 （ANF）或心房钠尿肽（ANP）]，心房肽可降低血容量和血压，有助于调节体液平衡

肾上腺

肾上腺皮质（外层）产生类固醇激素，调节葡萄糖、钠和钾的代谢，维持体液平衡；肾上腺髓质（内层）产生肾上腺素

肾

分泌促红细胞生成素，刺激骨髓产生红细胞

胃

产生的激素刺激有助于消化酶的合成和释放

胰

含有一些称为胰岛的细胞群，能产生两种激素，即胰岛素和胰高血糖素，分别能降低和升高血糖水平，是人体能量调节机制的组成部分

肠

与胃相同，产生的激素有助于刺激消化酶的合成和释放

卵巢

双侧卵巢产生雌激素和孕激素，分别刺激卵子成熟和使子宫壁增厚（形成月经）

睾丸

男性的两个睾丸可产生激素，即男性激素，包括睾丸酮。雄激素能刺激男性性器官生长发育和精子生成，影响第二性征，如长胡须、声音低沉。

激素的产生

激素携带的化学信息能调控腺体和其他器官发挥功能的速度。产生激素的细胞遍布全身。在腺体内，许多细胞聚集成群，具有特定功能，如甲状腺。

垂体

垂体，或称脑垂体，是内分泌系统中最具影响力的腺体。实际上它由两部分功能不同的腺体组成。前部或前叶构成垂体的主要部分，称腺垂体。后部为后叶，称神经垂体。腺垂体产生8种主要激素，并释放至血液中。神经垂体接受其上方下丘脑内的神经内分泌细胞产生的两种主要激素。其他神经内分泌细胞产生的调控激素经毛细血管到达垂体前叶，控制垂体前叶激素的释放。

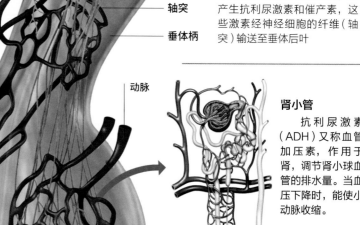

下丘脑

神经内分泌细胞
下丘脑内特殊的神经细胞，能产生抗利尿激素和催产素，这些激素经神经细胞的纤维（轴突）输送至垂体后叶

轴突

垂体柄

动脉

垂体门脉系统
是一套血管系统，将下丘脑的调节激素（释放因子）输送至垂体前叶

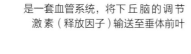

皮肤
在垂体前、后叶之间，有一薄层细胞，能产生促黑激素（MSH），它能使皮肤组织中的黑素细胞产生更多黑色素，使皮肤变黑。

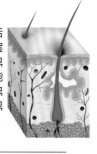

垂体前叶
含有能产生8种主要激素的细胞，这些激素的分泌受下丘脑调节

肾小管
抗利尿激素（ADH）又称血管加压素，作用于肾，调节肾小球血管的排水量。当血压下降时，能使小动脉收缩。

肾上腺
促肾上腺皮质激素（ACTH）促使肾上腺产生类固醇激素，调控应激反应，并调节人体对脂肪、碳水化合物、蛋白质和矿物质的利用。

肾上腺

甲状腺
来自下丘脑的促甲状腺激素释放激素（TRH）控制促甲状腺激素（TSH）的释放。TSH能增强甲状腺的活性，从而影响新陈代谢。

静脉

垂体后叶
储存由下丘脑神经内分泌细胞产生的激素，并在需要时释放

垂体的血管和神经
垂体经垂体柄与下丘脑相连。垂体前叶从下丘脑获得血供，而后叶则直接从心获得血供。下丘脑和垂体之间的相互作用连接了神经系统和内分泌系统。图中显示了垂体激素作用的靶位。

骨和人体生长
生长激素（GH）在整个生命周期作用于全身，促进蛋白质合成、骨生长和新生组织构建，特别在儿童期，GH对生长发育尤为重要。

性腺
黄体生成素（LH）和促卵泡激素（FSH）促使男性、女性的性腺产生激素，并促使女性卵细胞和男性精子的成熟。

睾丸 **卵巢**

子宫和乳腺
催产素在分娩时刺激子宫收缩，并与来自垂体前叶的催乳素一起，促使乳腺分泌乳汁。

箭头图例
- 促黑激素（MSH）
- 促肾上腺皮质激素（ACTH）
- 促甲状腺激素（TSH）
- 生长激素（GH）
- 黄体生成素（LH）和促卵泡激素（FSH）
- 催产素
- 抗利尿激素（ADH）
- 催乳素

胰

胰是一个具有双重功能的腺体。它的胰泡细胞产生消化酶，同时胰还有内分泌功能。在胰泡组织内约有100万个称为胰岛的细胞簇。胰岛细胞产生的激素参与调节人体的主要能源葡萄糖（血糖）。胰岛的B细胞产生胰岛素，促进细胞摄取葡萄糖，并加速葡萄糖转变成糖原，储存于肝内，因而胰岛素能降低血糖水平。胰岛中的A细胞产生另一种激素，胰高血糖素，它的作用与胰岛素相反，可使血糖升高。胰岛中的D细胞分泌生长激素抑制素，调节A细胞和B细胞。

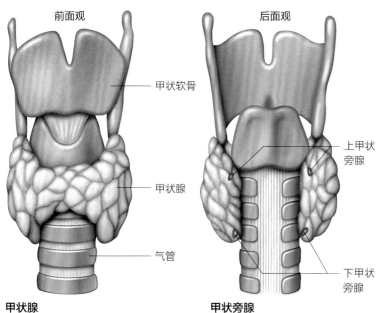

胰岛

微小的胰岛被分泌消化酶的胰泡细胞包围，它含有3种细胞：A细胞、B细胞和D细胞。D细胞分泌的激素能调节胰岛素和胰高血糖素的生成。

甲状腺和甲状旁腺

甲状腺位于颈部前方，有4个极小的甲状旁腺包埋于其侧叶的后方。甲状腺分泌的激素对人体的化学反应具有广泛的影响，包括体重维持、来自血糖的能量利用率和心率。与其他腺体不同的是，甲状腺能储存自身产生的激素。甲状旁腺分泌甲状旁腺激素（PTH），能增加血钙水平。PTH作用于骨，促使骨钙的释放；作用于肠，增加钙的吸收；作用于肾，防止钙的丢失。

甲状腺

甲状腺形似蝶形领结包绕于气管上部，其球形的滤泡细胞群产生甲状腺素（T3和T4），可调节人体的新陈代谢。

甲状旁腺

小的甲状旁腺位于气管后方甲状腺侧叶后面的上、下角内，通常有4个，但其数量和具体位置常发生变异。

肾上腺

肾上腺内层的髓质和外层的皮质各自分泌不同的激素。肾上腺皮质激素是类固醇激素（见第126页），包括糖皮质激素，如可的松，影响新陈代谢；盐皮质激素，如醛固酮，影响盐和矿物质平衡；以及性激素，作用于卵巢和睾丸。肾上腺髓质作为独立的腺体发挥作用，它的神经纤维与交感神经系统相连，产生"攻击或逃避"激素，如肾上腺素。

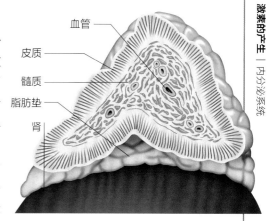

肾上腺解剖

每个肾上腺形似矮锥形或塔形，位于肾的顶部，衬有单层脂肪垫。肾上腺由皮质和髓质组成。皮质约占9/10，形成腺体的大部分，可分为3层。髓质含有神经纤维和血管。

肾上腺激素

肾上腺皮质激素具有维持生命的作用，调节和维持内环境稳定（动态平衡）；而肾上腺髓质激素则参与人体的应激反应。

醛固酮	由肾上腺皮质外层细胞分泌，该激素能使尿液中钠排出减少，钾排出增加，维持血容量和血压
皮质醇	由肾上腺皮质中层细胞分泌，调节人体对脂肪、蛋白质、碳水化合物和矿物质的利用，并能减轻炎症
性激素	由肾上腺皮质内层细胞分泌，与促肾上腺皮质激素联合发挥作用，可影响男性的精子生成和女性的体毛分布
肾上腺素和去甲肾上腺素	这些肾上腺髓质激素与交感神经系统一起发挥作用，提高心率和血压，触发碳水化合物代谢，并为人体应急做准备

性腺及其激素

女性的主要性腺为卵巢，男性是睾丸。由卵巢和睾丸产生的性激素分别刺激卵子和精子的生成，并影响胚胎的早期发育。出生后，血液循环中的激素水平一直很低，直至青春期。随后，男性睾丸产生更多的雄激素，如睾丸酮。女性卵巢则产生更多雌激素和孕酮。

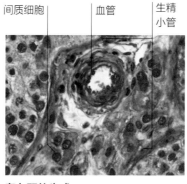

睾丸酮的生成

此显微镜图像中粉红色的是睾丸间质细胞，能分泌睾丸酮。间质细胞分布于生精小管之间的结缔组织中。

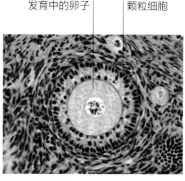

雌激素的生成

此显微镜图像显示了一个发育中的卵子被一圈颗粒细胞包围，颗粒细胞能分泌雌激素。

激素的作用

激素通过改变靶细胞的化学反应而发挥作用。它不是启动细胞的生化反应，而是调节其反应发生的速度。不同的激素其释放的触发机制各有不同。

激素的触发机制

引起内分泌腺释放激素的刺激各不相同。在某些情况下，通过反馈形式，腺体对血液中某种物质的水平直接做出反应（见下文）。另一些情况下，在反馈系统中有一个中间机制，如下丘脑－垂体复合体。肾上腺具有双重触发机制，其外层的皮质受血液循环中促肾上腺皮质激素（ACTH）调控，ACTH 由下丘脑控制的垂体释放。其内层的髓质直接接受来自下丘脑的神经冲动。

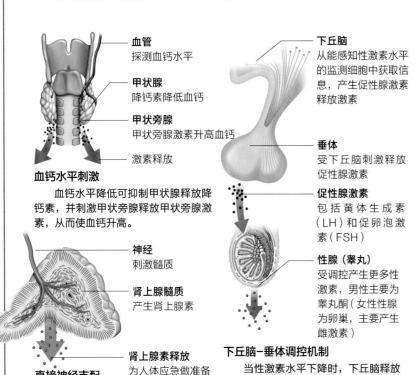

血管
探测血钙水平

甲状腺
降钙素降低血钙

甲状旁腺
甲状旁腺激素升高血钙

激素释放

血钙水平刺激
血钙水平降低可抑制甲状腺释放降钙素，并刺激甲状旁腺释放甲状旁腺激素，从而使血钙升高。

神经
刺激髓质

肾上腺髓质
产生肾上腺素

肾上腺素释放
为人体应急做准备

直接神经支配
肾上腺髓质通过交感神经系统接受来自下丘脑的神经纤维支配

下丘脑
从能感知性激素水平的监测细胞中获取信息，产生促性腺激素释放激素

垂体
受下丘脑刺激释放促性腺激素

促性腺激素
包括黄体生成素（LH）和促卵泡激素（FSH）

性腺（睾丸）
受调控产生更多性激素，男性主要为睾丸酮（女性性腺为卵巢，主要产生雌激素）

下丘脑－垂体调控机制
当性激素水平下降时，下丘脑释放促性腺激素释放激素（GnRH），并输送至垂体，促其释放促性腺激素，增强性腺的活力。

激素调控机制

激素依据其化学结构主要有两类：一类为蛋白质和胺类，另一类为类固醇。这两类激素的作用机制大致相似，它们的生化作用是改变某种物质的生成速度，通常是使加速生成该物质的酶增加或减少。在细胞水平上，这两类激素有不同的作用机制。蛋白质和胺类激素作用于细胞表面的固定受体，而类固醇激素作用于细胞内的活动受体。

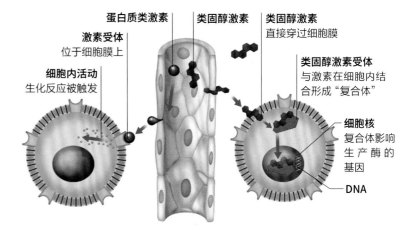

蛋白质类激素

激素受体
位于细胞膜上

细胞内活动
生化反应被触发

类固醇激素

类固醇激素
直接穿过细胞膜

类固醇激素受体
与激素在细胞内结合形成"复合体"

细胞核
复合体影响生产酶的基因

DNA

蛋白质类激素
大多数蛋白质类激素是水溶性的，不能通过脂质细胞膜。它们与细胞膜上的受体相结合，激活控制细胞生化反应的酶。

类固醇激素
类固醇激素是脂溶性的，能通过细胞膜进入胞质。激素与受体结合后进入细胞核，触发基因表达，产生促进生化反应的酶。

反馈机制

血液中激素的水平受反馈或环路机制调控。这些机制的工作原理就像控制中央供暖系统的恒温器一样，它能检测血液循环中或分泌入血的特定激素的含量，并将信息传递至控制装置。对许多激素来说，例如下图中的甲状腺激素，控制装置是脑内的下丘脑－垂体复合体。如果某一特定激素的水平增加到超过了正常水平，控制装置的反应是减少该激素的生成。同样，如果某种激素水平下降，控制装置再次启动，刺激该激素生成，使其上升至所需水平。

松果体的触发机制

松果体如豌豆大小，位于脑的中央，紧邻前面的丘脑。它与人体的睡眠－觉醒周期和昼夜（24小时）节律密切相关，由黑暗作为其触发机制。松果体的活动受到光的抑制。眼睛的视网膜感受光刺激，经一系列神经传递，光信号被送达松果体。黑暗能消除这种抑制，使松果体释放睡眠激素，即褪黑素。

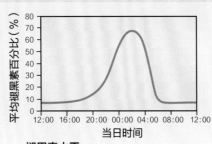

褪黑素水平
在夜间或黑暗的环境中，血液循环中的褪黑素会增加，形成激素水平上升和下降的日常节律。

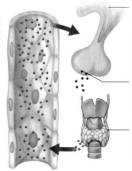

下丘脑
接受血液中甲状腺激素水平的信息，生成TRH

垂体
TRH导致TSH释放入血增加

甲状腺
由TSH触发，产生更多的甲状腺激素

升高激素水平
甲状腺激素水平降低时，下丘脑会释放促甲状腺激素释放激素（TRH），触发垂体分泌促甲状腺激素（TSH）。

下丘脑
能感知血液中甲状腺激素水平的升高，使作用于垂体的TRH生成减少

垂体
释放入血的TSH减少

甲状腺
甲状腺激素生成减少

降低激素水平
高水平的甲状腺激素会引起负反馈，使下丘脑生成的TRH较少。于是TSH水平降低，甲状腺生成的甲状腺激素也会减少。

激素紊乱

有些激素对人体有广泛的影响，所以激素紊乱会引发全身疾病。"亢进"意味着激素过量，使靶组织活跃过度。"低下"意味着激素作用减弱。激素紊乱通常由于腺体受损所致，这可能是自身免疫性疾病或腺体血供障碍所导致的结果。

垂体瘤

垂体控制许多其他内分泌腺，其自身也能生成激素。因此，垂体疾病对人体影响广泛。

由垂体瘤引发的问题，体现了垂体在内分泌系统中的核心作用。垂体瘤可以生长在垂体的任何部位，长在前叶的垂体瘤大多为良性（非癌性）。垂体瘤可使生长激素分泌过多，导致某些部位如头面、手足的骨骼和一些组织肥大，还会导致体毛粗糙、声音低沉，这种情况称肢端肥大症。有的垂体瘤会导致催乳素分泌过多，或过度刺激肾上腺皮质。

催乳素瘤

约40％的垂体瘤是催乳素瘤——一种生长缓慢的非癌性肿瘤，可导致前叶分泌过多的催乳素。正常情况下，这种激素能促进孕妇乳房发育和产生乳汁。症状包括女性月经周期不规律和生育能力下降；男性乳房增大、阳痿、乳头溢液和性欲减退。在大多数情况下，药物治疗有助于缩小肿瘤并减少催乳素分泌，亦可采用手术或放射治疗。

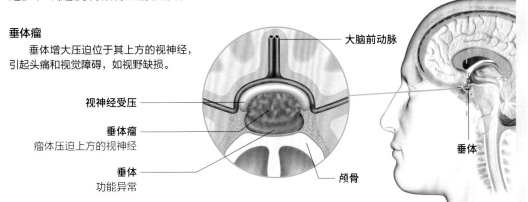

垂体瘤
垂体增大压迫位于其上方的视神经，引起头痛和视觉障碍，如视野缺损。

大脑前动脉

视神经受压

垂体瘤
瘤体压迫上方的视神经

垂体
功能异常

垂体

颅骨

库欣（Cushing）综合征

这种具有特征性的症候群是由于肾上腺产生的皮质类固醇激素过度活跃所致。

皮质类固醇激素有助于调节代谢率、水盐平衡和血压。与激素调节紊乱有关的库欣综合征有以下表现：满月脸、面色潮红、体重增加、体毛增多、月经周期紊乱或闭经、肌无力、抑郁。主要原因是长期口服皮质类固醇药物治疗，增强了肾上腺天然皮质类固醇的作用。较少见的原因是肾上腺肿瘤使皮质类固醇产生过多，或垂体瘤过度刺激肾上腺。

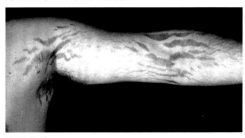

皮肤条纹
库欣综合征的特征是皮肤容易受损，出现红色或红紫色的皮肤条纹，特别是在腹部、大腿和手臂。

甲状腺功能亢进（甲亢）

甲状腺激素影响新陈代谢率和能量消耗。激素过量会使人体代谢加速。

在甲亢病例中，有3/4是由于格雷夫斯病所致，它是一种自身免疫性疾病，由抗体刺激甲状腺，导致激素分泌过多。这是最常见的激素紊乱疾病之一，尤其好发于20~50岁女性。其他少见的原因是腺体小块增生（结节）。激素水平升高加速新陈代谢率，能量消耗增加使体重下降，并出现心跳不规则加快、震颤、多汗、焦虑、失眠、消瘦和排便增多；甲状腺肿大可表现为颈部肿胀（甲状腺肿）。药物治疗经常能控制病情。

格雷夫斯（Graves）病

格雷夫斯病引起的甲状腺功能亢进可导致眼球突出，呈怒视状，也可出现视物模糊。

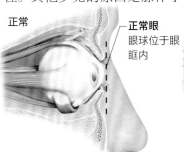

正常

正常眼
眼球位于眼眶内

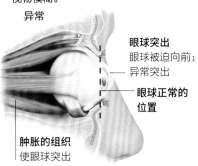

异常

眼球突出
眼球被迫向前；

异常突出

眼球正常的位置

肿胀的组织
使眼球突出

甲状腺功能减退（甲减）

这种疾病是由于甲状腺激素分泌减少，使得人体代谢逐渐下降。

甲减患者的甲状腺激素 T3 和 T4 分泌不足。由于它们控制着许多代谢过程的速度，缺乏会导致人体功能减退。症状包括疲劳、体重增加、排便减少和便秘、面部肿胀、眼皮水肿、皮肤增厚、毛发稀疏、声音嘶哑以及御寒能力下降。常见的病因是自身免疫性疾病，即桥本（Hashimoto）甲状腺炎，自身抗体错误地损害甲状腺。桥本甲状腺炎有家族遗传史，常见于老年女性。甲状腺可有明显肿大，在颈部形成甲状腺肿。其病因如食物中缺碘，特别是在不发达地区，而碘是合成甲状腺激素不可或缺的原料。较少见的病因如垂体受到肿瘤的损害。无论何种原因导致的甲减都可用人工合成的甲状腺激素治疗。

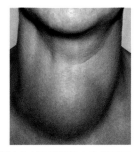

甲状腺肿
甲状腺肿大（甲状腺肿）的原因可以是甲状腺炎、甲状腺功能亢进或减退、甲状腺结节及甲状腺癌等。

糖尿病

　　人体细胞的主要能量来源是葡萄糖，细胞在胰岛素的帮助下从血液中吸收葡萄糖。糖尿病患者的这一过程发生异常，细胞不能吸收足够的葡萄糖，导致过多的葡萄糖留在血液中。糖尿病主要有2种类型：1型糖尿病和2型糖尿病。还有发生在怀孕期间的糖尿病，称妊娠糖尿病。

血糖调节

　　人体需要随时调节血糖水平，以便细胞获得足够的能量满足自身需求。

　　人体通过消化系统分解食物和饮料中的营养物质，加工成细胞用来补充能量和参与自身修复的物质。能量的主要来源是葡萄糖（血糖），经血液输送至细胞。多余的葡萄糖储存于肝细胞、肌细胞和脂肪细胞中，有需要时再释放。人体需要调节血糖水平以保持稳定，如果血糖水平过低，细胞不能获得足够的能量，但血糖过高可导致自身免疫性疾病和胰腺炎。血糖调节是由胰中的2组激素分泌细胞完成，这2组细胞位于称为胰岛的结构中。B细胞分泌胰岛素，使血糖降低；A细胞分泌胰高血糖素，当血糖过低时，可使血糖升高。

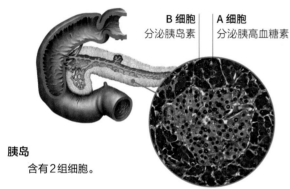

B 细胞
分泌胰岛素

A 细胞
分泌胰高血糖素

胰岛
含有2组细胞。

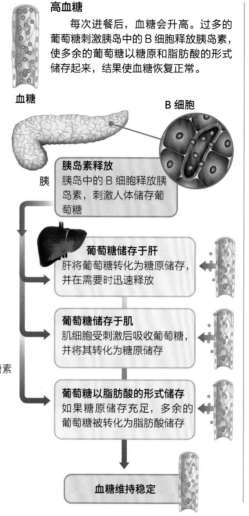

高血糖
　　每次进餐后，血糖会升高。过多的葡萄糖刺激胰岛中的B细胞释放胰岛素，使多余的葡萄糖以糖原和脂肪酸的形式储存起来，结果使血糖恢复正常。

血糖　　　　　B 细胞

胰

胰岛素释放
胰岛中的B细胞释放胰岛素，刺激人体储存葡萄糖

葡萄糖储存于肝
肝将葡萄糖转化为糖原储存，并在需要时迅速释放

葡萄糖储存于肌
肌细胞受刺激后吸收葡萄糖，并将其转化为糖原储存

葡萄糖以脂肪酸的形式储存
如果糖原储存充足，多余的葡萄糖被转化为脂肪酸储存

血糖维持稳定

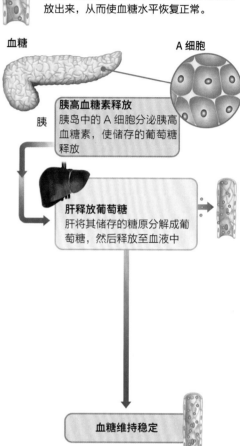

低血糖
　　如果人体数小时不进食，血糖就会降低。血糖过低可刺激胰岛中的A细胞分泌胰高血糖素，使储存于人体中的葡萄糖释放出来，从而使血糖水平恢复正常。

血糖　　　　　A 细胞

胰

胰高血糖素释放
胰岛中的A细胞分泌胰高血糖素，使储存的葡萄糖释放

肝释放葡萄糖
肝将其储存的糖原分解成葡萄糖，然后释放至血液中

血糖维持稳定

1型糖尿病

　　是胰岛中的B细胞受损而引发，结果造成胰岛产生的胰岛素太少或根本没有。

　　1型糖尿病属于自身免疫性疾病（见第186~187页）。发生这种情况是因为免疫系统误将B细胞识别为外来细胞，并将其摧毁。发病原因尚不清楚，但可能由病毒感染或胰腺炎诱发。通常在儿童或青少年时期发展迅速。症状包括口渴、口干、饥饿、多尿、疲倦、视物模糊和体重下降。如果不治疗，一种被称为酮体的有毒化学物质会在血液中积聚，导致酮症酸中毒。此时患者需要紧急救治，否则会陷入昏迷。糖尿病也可引起长期并发症。治疗包括长期注射胰岛素，但无法治愈。肾和胰移植能缓解症状，但为了抑制排异反应，需终身服用免疫抑制类药物。

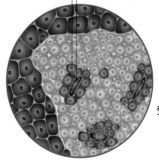

B 细胞
产生胰岛素的细胞

胰岛素
分泌的胰岛素进入毛细血管

B细胞受损
　　如果B细胞受损，就不能释放胰岛素。因此，人体细胞不能吸收葡萄糖，导致血糖水平过高。缺乏胰岛素会使A细胞产生更多的胰高血糖素，从而进一步提高血糖水平。

正常 B 细胞的功能
　　当食物和饮料被消化时，肠道中的葡萄糖、氨基酸和脂肪酸刺激B细胞分泌胰岛素，通过穿行于胰岛内的毛细血管进入血液。

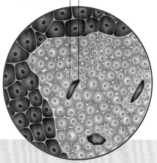

受损的 B 细胞
产生胰岛素的细胞受损

毛细血管
无胰岛素进入毛细血管

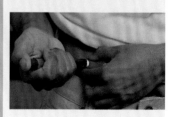

胰岛素治疗
　　注射胰岛素是为了弥补人体内胰岛素的不足。治疗应遵循胰岛素分泌的自然模式。短效胰岛素于餐前注射，使较高水平的胰岛素控制进入体内的葡萄糖。长效胰岛素每天给予1~2次，以维持恒定的胰岛素水平。

2型糖尿病

最常见的是2型糖尿病，当人体细胞对胰岛素产生抵抗时，就会发展成2型糖尿病。

2型糖尿病患者的胰能分泌胰岛素，但细胞无法对胰岛素做出反应。其原因很复杂，包括遗传和生活方式等。2型糖尿病通常与肥胖有关，已成为日益严重的问题。2型糖尿病发展缓慢，最初的症状有口渴、疲倦和多尿，甚至有些病例被忽视多年，直至出现并发症。持续的高血糖水平对人体周围的小血管会造成损害。同时，2型糖尿病患者更容易出现高胆固醇、动脉粥样硬化（见第140页）和高血压。可通过健康的饮食、有规律的锻炼和日常监测血糖来控制该病。但在某些情况下，需要使用药物促进胰岛素的生成或帮助细胞吸收葡萄糖。

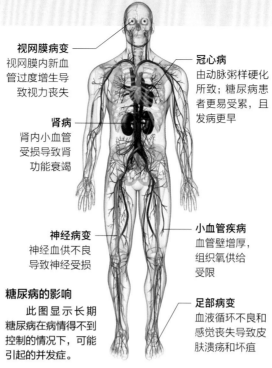

视网膜病变
视网膜内新血管过度增生导致视力丧失

冠心病
由动脉粥样硬化所致；糖尿病患者更易受累，且发病更早

肾病
肾内小血管受损导致肾功能衰竭

神经病变
神经血供不良导致神经受损

小血管疾病
血管壁增厚，组织氧供给受限

足部病变
血液循环不良和感觉丧失导致皮肤溃疡和坏疽

糖尿病的影响
此图显示长期糖尿病在病情得不到控制的情况下，可能引起的并发症。

妊娠糖尿病

这类糖尿病发生在女性怀孕期间，比例约1/20，在体重超标的30岁以上女性和有糖尿病家族史的女性中更常见。怀孕期间胎盘产生的一些激素具有抗胰岛素的作用。如果人体不能产生足够的胰岛素来对抗这种影响，血糖水平就会升高，从而引发妊娠糖尿病。症状包括疲倦、口渴、多尿，也有可能发生真菌感染或膀胱感染。如果妊娠糖尿病没有得到控制，胎儿可能长得过大，会造成分娩困难。妊娠糖尿病可以通过检测血糖和尿糖做出诊断，通过低糖饮食加以控制，通常在分娩后恢复。但仍有一些患病女性在几年后会发展为2型糖尿病。

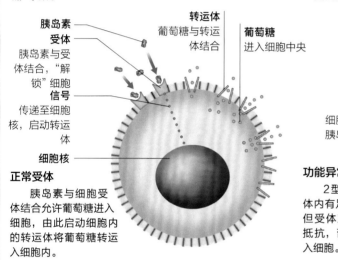

胰岛素受体
胰岛素与受体结合，"解锁"细胞

转运体
葡萄糖与转运体结合

葡萄糖
进入细胞中央

信号
传递至细胞核，启动转运体

细胞核

正常受体
胰岛素与细胞受体结合允许葡萄糖进入细胞，由此启动细胞内的转运体将葡萄糖转运入细胞内。

转运体失活

葡萄糖
存留在血液中

胰岛素

抵抗性受体
细胞受体不允许胰岛素与之结合

功能异常的受体
2型糖尿病患者体内有足够的胰岛素，但受体对胰岛素产生抵抗，葡萄糖无法进入细胞。

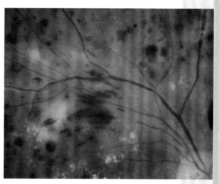

糖尿病视网膜病变
此图显示视网膜血管受损（糖尿病视网膜病变）。斑片是动脉瘤和出血，该处的血管出现渗漏。

肥胖

人体脂肪过多称肥胖，常因进食过多和缺乏锻炼所致。肥胖是发达国家的主要问题，且目前已成为全球性普遍存在的问题。肥胖人群患严重疾病的风险更高。主要危险包括冠心病（见第140页）、脑卒中（见第112页），二者归因于动脉中脂肪沉积逐渐增加，以及2型糖尿病。对于腹部脂肪过多的人来说，这些风险尤甚。其他问题包括某些癌症，如乳腺癌和结肠癌。体重过重对肌肉和关节造成压力，面部和颈部的脂肪会影响睡眠时的呼吸。衡量肥胖的方法是测定体重指数（BMI），根据该指数，如果一个人的体重超过其相应体型最大健康体重的20%以上，就定义为肥胖。但这个指数没有考虑骨骼大小和肌量，一些肌肉发达的人实际上可能被纳入"超重"。另一个有用的测量指标是腰围，男性超过102厘米或女性超过89厘米可能意味着腹部脂肪过多。

脂肪过多
脂肪既可位于皮肤下（皮下脂肪），也可积聚在腹腔（中心脂肪或内脏脂肪）。脂肪的分布有性别因素；男性过剩的脂肪大多积聚在腹部周围和腹内，而女性过剩的脂肪常积聚在髋部、大腿和臀部。

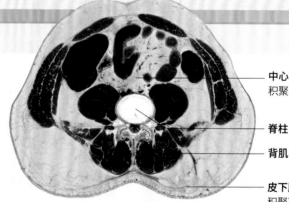

中心或内脏脂肪
积聚在腹腔和器官周围

脊柱

背肌

皮下脂肪
积聚在皮下

躯体横断面

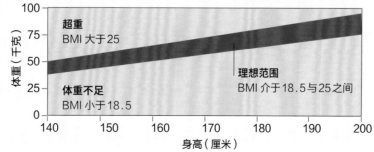

超重
BMI 大于25

体重不足
BMI 小于18.5

理想范围
BMI 介于18.5与25之间

体重（千克）

身高（厘米）

体重指数
体重指数（BMI）用来测定一个人的健康体重是否与其体型相符，通常用数字表示，理想范围介于18.5与25之间（图中以红色条带显示）。超过25为超重，超过30为肥胖。BMI 低于18.5为体重不足。

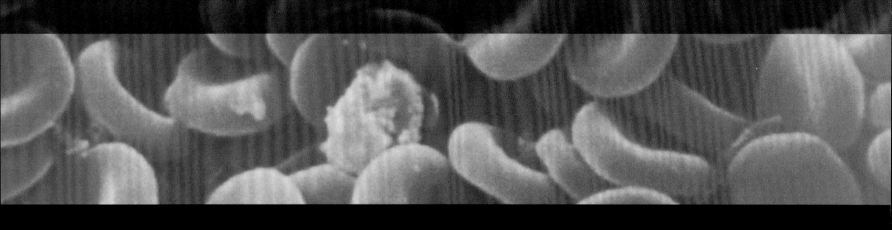

　　跳动的心脏，搏动的动脉，伤口处流出的血液——心血管系统深深地影响着我们的意识。人体的每一部分都依靠稳定的血液流动来维持。心脏，作为人体最重要的泵，主要由心肌构成。如果不被善待，缺乏足够的血液供应，心脏将变得脆弱甚至损伤。吸烟、饮食过量、运动过少等

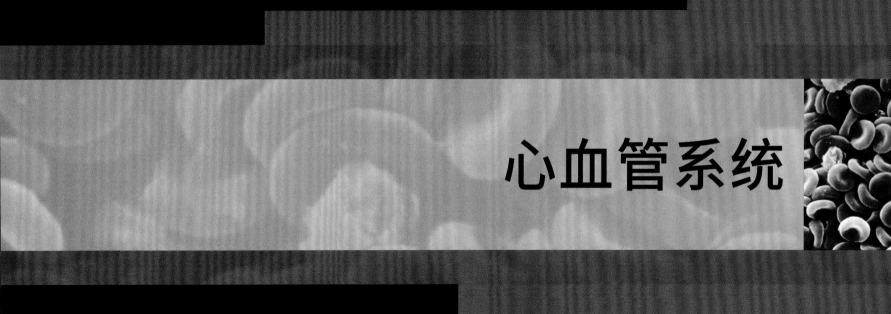

心血管系统

心血管系统解剖

心血管系统负责向人体所有的细胞输送氧气和营养物质,并带走二氧化碳和代谢废物。与神经系统和淋巴系统一样,心血管系统的复杂网络遍及全身。

心血管系统由心、血管和血液组成。虽然人们常常把心与情感和美德如爱和勇气相关联,但实际上它是一个单纯的肌性泵。它规律性的跳动将血液送入坚韧而有弹性,称为动脉的管道。这些动脉分支成较小的血管,将富含氧的血液在体内运输。动脉最终分成微小的毛细血管,其管壁非常薄,氧气、营养物质、矿物质和其他物质都可以穿过管壁到达周围的组织和细胞。组织和细胞产生的废物进入血液进行处理。毛细血管逐渐汇合并扩大形成新的管道,称静脉,它将血液带回心。携带含氧血液的血管(通常是动脉)以红色表示,携带去氧血液的血管(通常是静脉)以蓝色表示。这些复杂的网络总长度约为15万千米——几乎能绕地球4周。

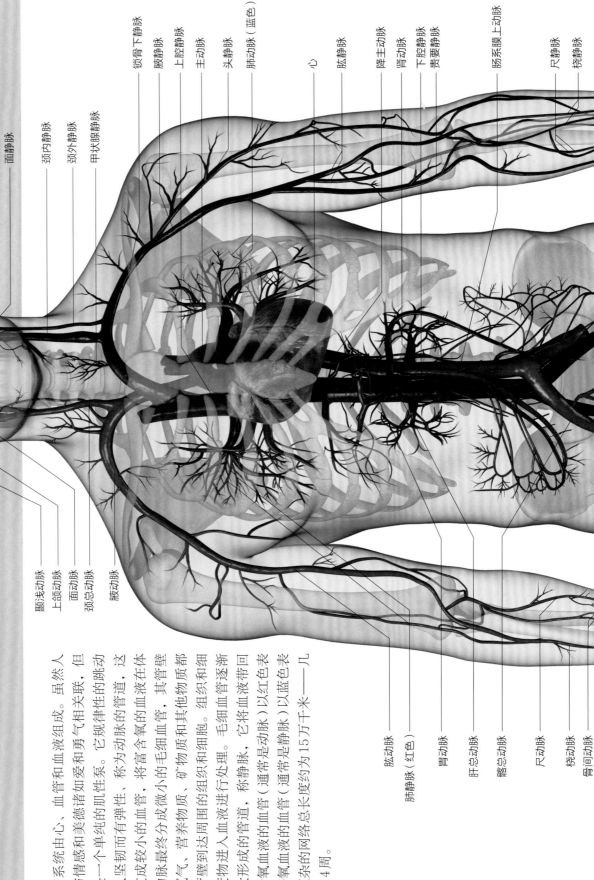

脑静脉,或上矢状窦
颞浅静脉
内眦静脉
面静脉
颈内静脉
颈外静脉
甲状腺静脉
锁骨下静脉
腋静脉
上腔静脉
主动脉
头静脉
肺动脉(蓝色)
心
肱静脉
降主动脉
肾动脉
下腔静脉
奇要静脉
肠系膜上动脉
尺静脉
桡静脉
髂总静脉

颞浅动脉
上颌动脉
面动脉
颈总动脉
肱动脉

肱动脉
肺静脉(红色)
胃动脉
肝总动脉
髂总动脉
尺动脉
桡动脉
骨间动脉
旋股动脉

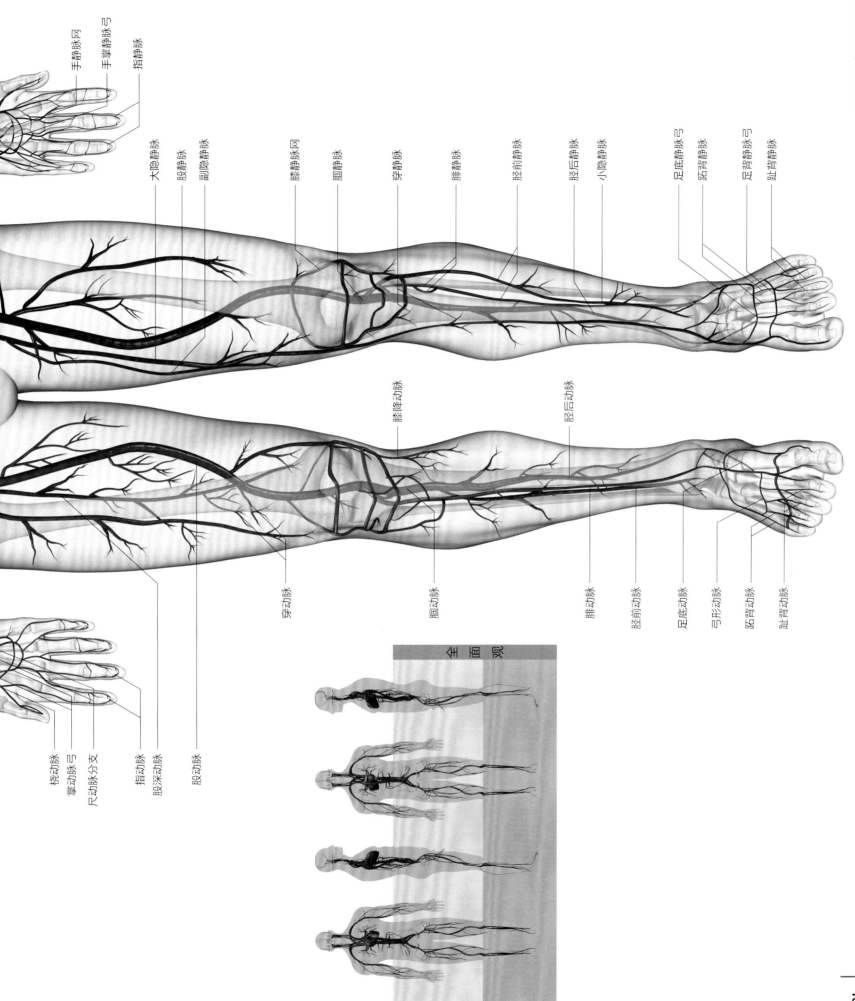

手静脉网
手掌静脉弓
指静脉

桡动脉
掌动脉弓
尺动脉分支
指动脉
股深动脉
股动脉

大隐静脉
股静脉
副隐静脉
膝静脉网
腘静脉
穿静脉
腓静脉
胫前静脉
胫后静脉
小隐静脉
足底静脉弓
跖背静脉
足背静脉弓
趾背静脉

穿动脉
膝降动脉
腘动脉
腓动脉
胫前动脉
胫后动脉
足底动脉
弓形动脉
跖背动脉
趾背动脉

全面观

血液和血管

血液是由草莓色的血浆及悬浮在血浆中的特殊细胞组成。血液携带氧气和营养物质分布到全身细胞，收集代谢废物，运输激素，通过全身散热来控制体温，并在抵抗感染和创伤愈合方面发挥作用。

血液是什么？

成年人的血液约占体重的1/12，容积达到5升。血液中约50%~55%是血浆，细胞成分溶于其内。血浆中90%是水，其余的可溶性物质如葡萄糖（血糖）、激素以及一些代谢废物（如尿素和乳酸）。血浆还含有蛋白质，如白蛋白、纤维蛋白原（在凝血中发挥重要作用），以及球蛋白（α球蛋白和β球蛋白），它们帮助运输像胆固醇那样的脂类物质。γ球蛋白主要是抵御疾病的物质，称抗体。血液中其他45%~50%是由3种类型的特殊细胞组成。红细胞携带氧气；各种白细胞是防御系统的一部分；此外还有一些细胞碎片（血小板）参与凝血过程。

血浆（大约50%~55%）

白细胞和血小板（1%~2%）

红细胞（大约45%~50%）

血液成分
血液由液体部分（血浆）、红细胞及少量的血小板和白细胞组成。

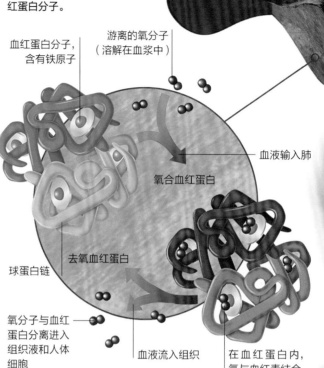

细胞质　细胞膜

红细胞的结构
是双凹圆盘状的无核结构，每个红细胞含有3亿个血红蛋白分子。

血红蛋白分子，含有铁原子

游离的氧分子（溶解在血浆中）

血液输入肺

氧合血红蛋白

去氧血红蛋白

球蛋白链

氧分子与血红蛋白分离进入组织液和人体细胞

血液流入组织

在血红蛋白内，氧与血红素结合

血红蛋白的作用
血红蛋白是由含铁血红素、带状球蛋白构成，肺内的氧与血红素结合生成氧合血红蛋白。用这种结合的形式，氧随血液运送到全身各处。

血型

血型有4种，每个人都属于其中的1种。它是由红细胞上称为抗原（凝集素）的标志物所决定。抗原有A、B、AB或O，血浆中含有不同的抗体（同族血细胞凝集素）。例如，一个A型血人的血浆中含有B型抗体，如果与B型血（其血浆中含有A型抗体）混合，则A抗体就会与A抗原结块（或凝集）。这就是为什么血型必须匹配才能把血液安全地从献血者输给受血者。

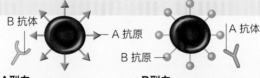

B抗体

A抗原

A抗体

B抗原

A型血
红细胞有A抗原，血浆中有B抗体。

B型血
红细胞有B抗原，血浆中有A抗体。

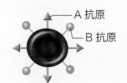

A抗原

B抗原

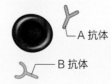

A抗体

B抗体

AB型血
红细胞有A抗原和B抗原，血浆中无A抗体和B抗体。

O型血
红细胞中无A抗原和B抗原，血浆中有A抗体和B抗体。

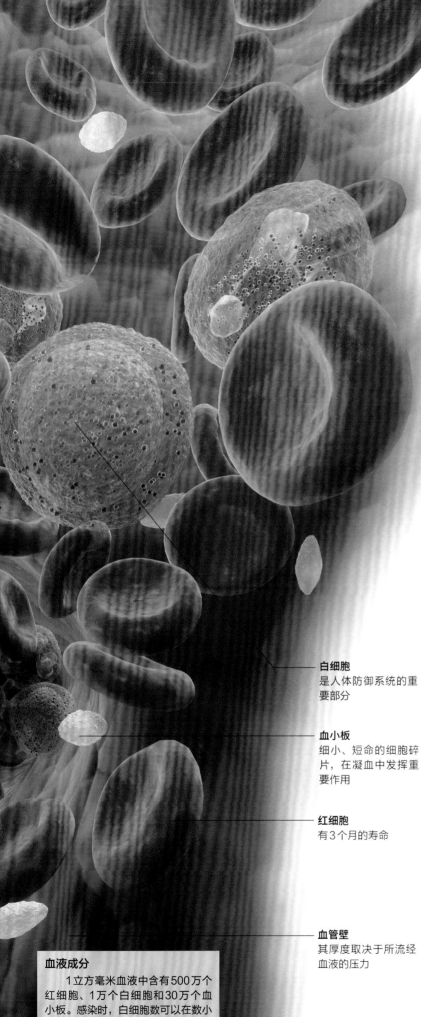

动脉

动脉将血液从心输送到人体的各个器官和组织。除肺动脉外，所有动脉都输送含氧的血液。其厚厚的管壁和肌层及弹性层可以承受心收缩时的高压。当心脏舒张时，动脉回缩，有助于推动血液继续向前流动。最大的动脉是主动脉，其直径可达25毫米，它以每秒40厘米的速度从心输送血液。其他多数动脉的直径为4~7毫米，管壁厚度为1毫米。

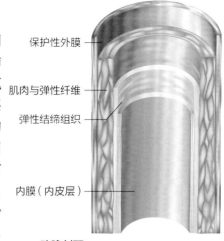

保护性外膜
肌肉与弹性纤维
弹性结缔组织
内膜（内皮层）

动脉剖面
动脉壁有4层结构，位于中央的是运送血液的空间，称管腔。

静脉

与动脉相比，静脉更易变形，壁更薄。静脉内血液压力低，血流缓慢。许多较大的静脉，特别是下肢的长静脉，含有由单细胞（内皮细胞）形成囊袋状的瓣膜。这些瓣膜在肌肉的协助下防止下肢血液的反流。两条主要收集上半身和下半身的静脉分别称上腔静脉和下腔静脉。

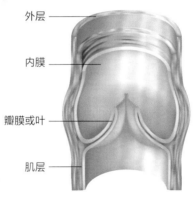

外层
内膜
瓣膜或叶
肌层

静脉剖面
静脉的肌层薄，由两层包绕，一些静脉的最内层按照一定的间隔出现瓣膜。

毛细血管

是管径最细和数量最多的血管，在动脉和静脉之间输送血液。一根典型的毛细血管长度为1毫米或更短，直径约为0.01毫米，仅比直径为0.007毫米的红细胞稍宽。毛细血管进入组织后形成毛细血管网——这是释放氧气和营养物质的区域，也是废物进入毛细血管的地方。在任何时候，人体只有5%的血液在毛细血管中流动，20%在动脉中，75%在静脉中。

毛细血管网
是连接小动脉（微动脉）与小静脉（微静脉）之间的管道。

微动脉
运送富含氧与营养物质的红色血液

毛细血管

微静脉
包含暗红色的低氧血液

毛细血管壁
由弯曲的单层内皮细胞构成

细胞核

毛细血管剖面
毛细血管的薄壁可使物质能顺利、轻易地与周围组织进行交换。

白细胞
是人体防御系统的重要部分

血小板
细小、短命的细胞碎片，在凝血中发挥重要作用

红细胞
有3个月的寿命

血管壁
其厚度取决于所流经血液的压力

血液成分
1立方毫米血液中含有500万个红细胞、1万个白细胞和30万个血小板。感染时，白细胞数可以在数小时内增加1倍。在毛细血管，血细胞不得不依次排队通过。

心的结构

心是一个强力器官，其大小近似于握紧的拳头，位于两肺之间，偏左侧，它控制着两个协调运行的泵，将血液运至全身。

心的血供

肌壁或心肌持续活动，需要从血液中获得大量的氧气和能量。为此，心肌自身有称为冠状动脉的血管网络，即2条动脉：左、右冠状动脉，是主动脉刚离开心时就发出的分支。它们走行于心的表面，发出较小的分支进入心肌。冠状静脉收集来自心肌组织的废物，其行径与动脉相似。这些静脉血液大部分汇聚到冠状窦，它位于心后面，最后汇入右心房。

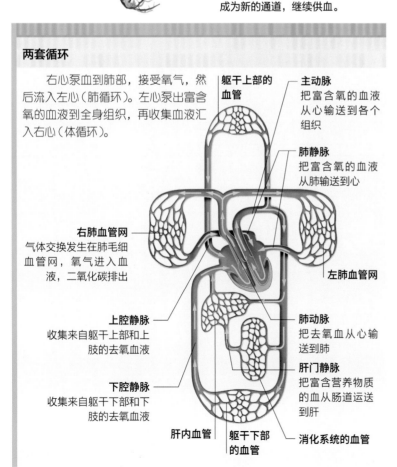

右冠状动脉
主动脉
左冠状动脉
冠状静脉
左冠状动脉的主要分支
冠状窦
小吻合血管

冠状血管

在冠状动脉之间有许多吻合支，如果一支动脉发生阻塞，这些吻合支可以成为新的通道，继续供血。

两套循环

右心泵血到肺部，接受氧气，然后流入左心（肺循环）。左心泵出富含氧的血液到全身组织，再收集血液汇入右心（体循环）。

躯干上部的血管

主动脉
把富含氧的血液从心输送到各个组织

肺静脉
把富含氧的血液从肺输送到心

右肺血管网
气体交换发生在肺毛细血管网，氧气进入血液，二氧化碳排出

左肺血管网

上腔静脉
收集来自躯干上部和上肢的去氧血液

肺动脉
把去氧血从心输送到肺

下腔静脉
收集来自躯干下部和下肢的去氧血液

肝门静脉
把富含营养物质的血从肠道运送到肝

肝内血管

躯干下部的血管

消化系统的血管

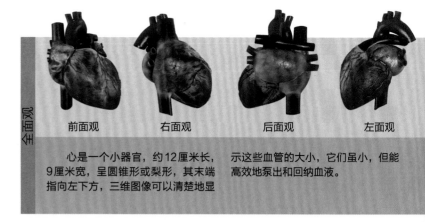

前面观　右面观　后面观　左面观

心是一个小器官，约12厘米长，9厘米宽，呈圆锥形或梨形，其末端指向左下方，三维图像可以清楚地显示这些血管的大小，它们虽小，但能高效地泵出和回纳血液。

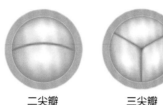

二尖瓣　三尖瓣

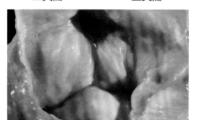

肺动脉（半月）瓣

位于右心室与肺动脉之间。右心室收缩时瓣膜开放，把血液从右心室射入肺。

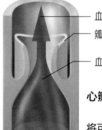

血流方向
瓣膜开放
血流推开瓣膜

心瓣膜开放

心脏收缩时，血液将可活动的瓣膜打开。

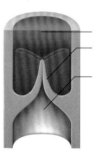

高压处的血液
瓣膜关闭
低压处的血液

心瓣膜关闭

返回的血流压力使瓣膜关闭，瓣膜的边缘密封，防止血液反流。

心的瓣膜

心有4组瓣膜控制血流的方向。每个瓣膜都有相同的基本结构，仅有细微的差异。2个房室瓣位于心房和心室之间，左边的二尖瓣有2个瓣叶，右边的三尖瓣有3个瓣叶。2个半月瓣位于心室的出口处：肺动脉瓣位于右心室和肺动脉之间，而主动脉瓣位于左心室与主动脉之间。

心脏骨骼

在心的上部有一组4个呈袖状的纤维环，称心脏骨骼。它们为心瓣膜和心肌提供附着点。心室壁的肌纤维呈螺旋状排列，意味着心室从心尖（低点末端）挤血向上，通过肺动脉瓣和主动脉瓣输出血液，而不是将血液挤向下在心尖处形成血液池。

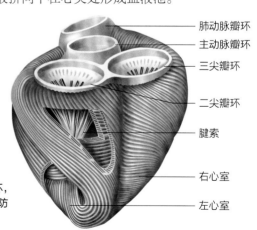

肺动脉瓣环
主动脉瓣环
三尖瓣环
二尖瓣环
腱索
右心室
左心室

纤维支架

心的4个纤维组织环，称心脏骨骼，坚硬的它们防止了瓣膜变形。

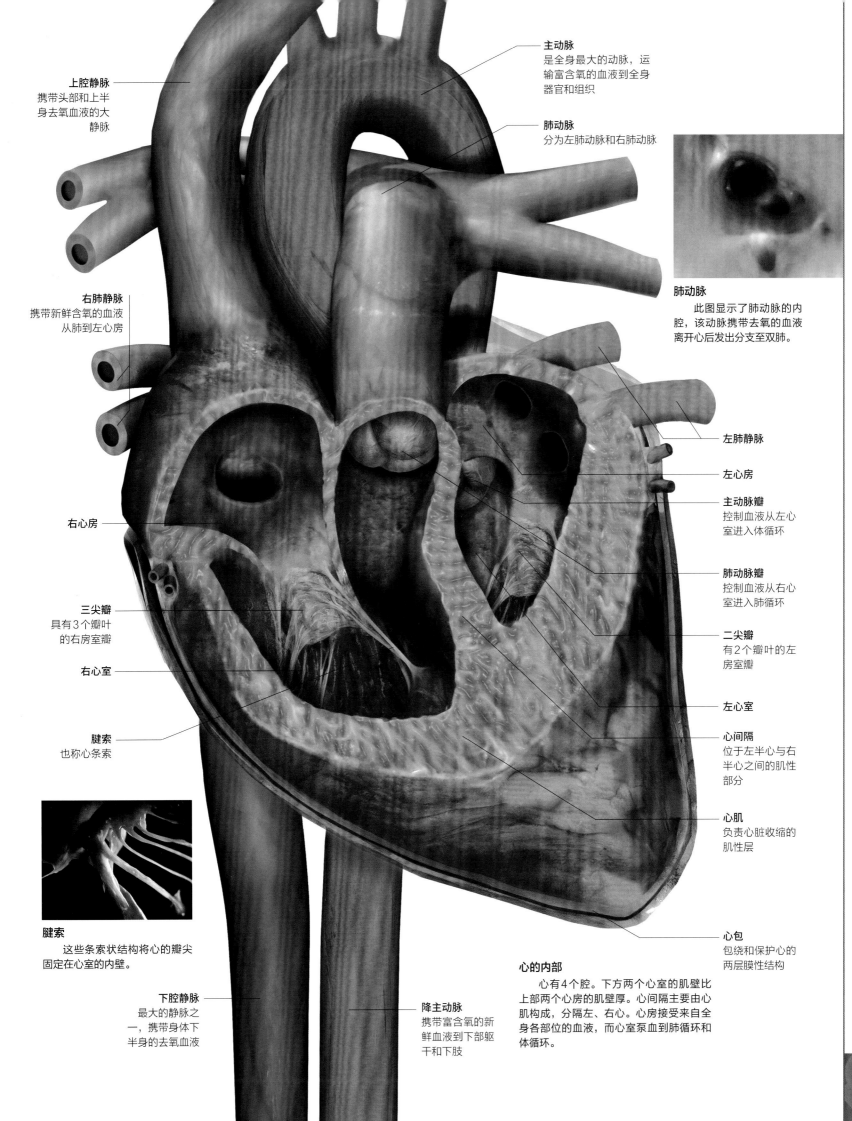

上腔静脉
携带头部和上半身去氧血液的大静脉

主动脉
是全身最大的动脉，运输富含氧的血液到全身器官和组织

肺动脉
分为左肺动脉和右肺动脉

肺动脉
此图显示了肺动脉的内腔，该动脉携带去氧的血液离开心后发出分支至双肺。

右肺静脉
携带新鲜含氧的血液从肺到左心房

左肺静脉

左心房

右心房

主动脉瓣
控制血液从左心室进入体循环

肺动脉瓣
控制血液从右心室进入肺循环

三尖瓣
具有3个瓣叶的右房室瓣

二尖瓣
有2个瓣叶的左房室瓣

右心室

左心室

腱索
也称心条索

心间隔
位于左半心与右半心之间的肌性部分

心肌
负责心脏收缩的肌性层

腱索
这些条索状结构将心的瓣尖固定在心室的内壁。

心包
包绕和保护心的两层膜性结构

心的内部
心有4个腔。下方两个心室的肌壁比上部两个心房的肌壁厚。心间隔主要由心肌构成，分隔左、右心。心房接受来自全身各部位的血液，而心室泵血到肺循环和体循环。

下腔静脉
最大的静脉之一，携带身体下半身的去氧血液

降主动脉
携带富含氧的新鲜血液到下部躯干和下肢

心如何跳动

心是一个充满活力、不知疲倦和精准协调的双泵。它将血液强力泵入人体巨大的血管网内，在人的一生中，心的跳动超过30亿次。

心的动力是来自其下方的两个腔（心室），它们具有较厚的肌壁，收缩时，推动血液进入动脉。上方的腔（心房），壁较薄，其功能从某种意义上来讲，像是一个被动的蓄水池，把来自主要静脉的血吸入心房。每个心动周期有两个期：舒张期，即心肌松弛，充盈血液；收缩期，即心肌收缩，将血液泵出。整个周期平均不到1秒。当剧烈运动和紧张时，心率和泵出的血液量会大大增加。

传导纤维

心的传导纤维是一些特殊的细长的心肌细胞，称心肌传导纤维，或称浦肯野（Purkinje）纤维，它们在心内传导电冲动。

- 心肌纤维
- 毛细血管
- 心肌传导纤维

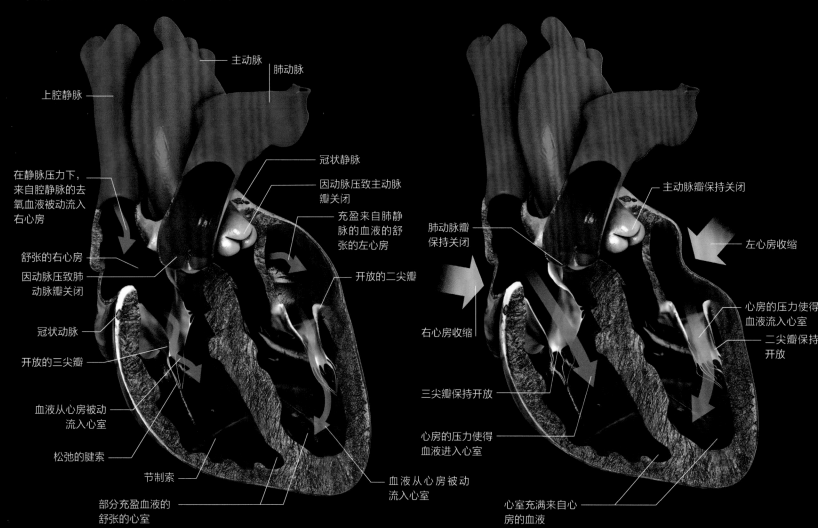

- 主动脉
- 肺动脉
- 上腔静脉
- 冠状静脉
- 因动脉压致主动脉瓣关闭
- 充盈来自肺静脉的血液的舒张的左心房
- 在静脉压力下，来自腔静脉的去氧血液被动流入右心房
- 舒张的右心房
- 因动脉压致肺动脉瓣关闭
- 开放的二尖瓣
- 冠状动脉
- 开放的三尖瓣
- 血液从心房被动流入心室
- 松弛的腱索
- 节制索
- 部分充盈血液的舒张的心室
- 血液从心房被动流入心室

- 主动脉瓣保持关闭
- 肺动脉瓣保持关闭
- 左心房收缩
- 右心房收缩
- 心房的压力使得血液流入心室
- 二尖瓣保持开放
- 三尖瓣保持开放
- 心房的压力使得血液进入心室
- 心室充满来自心房的血液

1 舒张（舒张后期）

在心动周期这个阶段，心肌壁松弛，来自主要静脉的血液回流到血压较低的心房，使心房腔逐渐充盈呈球形。从体循环回流的去氧血液注入右心房，而左心房接受肺部富含氧的血液。心房内有部分血液流入心室，本阶段结束，心室充盈约80％容量。

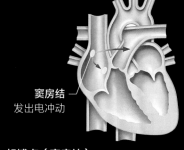

- 窦房结 发出电冲动

起搏点（窦房结）

在舒张期的大部分时间内，窦房结不启动。当收缩期接近时，它开始产生电冲动，协调心的跳动。

2 心房收缩（心房收缩期）

窦房结是心的正常起搏点，位于右心房的上部。它"点火"发出电冲动，与神经冲动十分相似，引发收缩期。一些电冲动沿心房壁传导兴奋，刺激心房肌，引起收缩，挤压心房内的血液通过房室瓣（二尖瓣和三尖瓣）进入心室，此时，心室壁处于松弛状态。

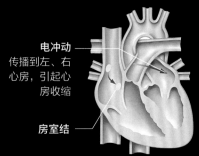

- 电冲动 传播到左、右心房，引起心房收缩
- 房室结

电冲动传导

电冲动在心房肌内传递约0.1秒，然后使心房收缩。某些信号传导很快，沿着传导纤维到达房室结。

心率的控制

如果没有神经系统的控制，自然、原本的心率每分钟约100次。然而，位于脑干延髓的心调节中枢发出电冲动，沿着神经（尤其是迷走神经）传导，使得心脏在安静状态下平均每分钟跳动70次。在运动或紧张时，由下丘脑控制的交感神经会发出信号使心率加快。此外，心率还受到肾上腺素等激素的影响。

脑的影响

心有自身的节律，但也受中枢神经系统控制。

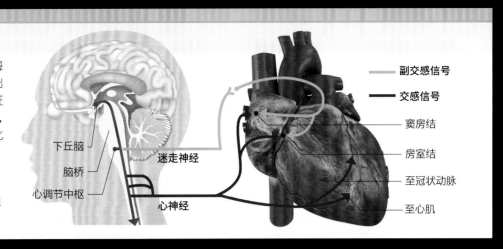

副交感信号
交感信号

下丘脑
脑桥
迷走神经
心调节中枢
心神经

窦房结
房室结
至冠状动脉
至心肌

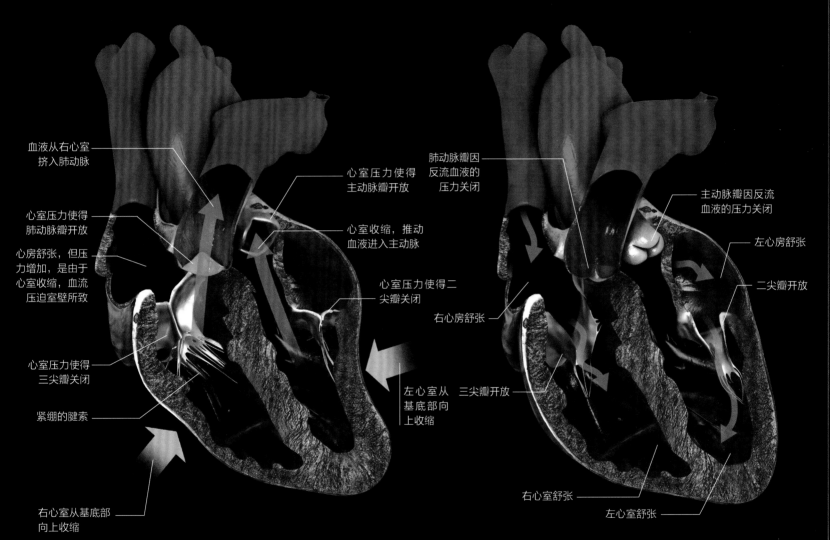

血液从右心室挤入肺动脉

心室压力使得肺动脉瓣开放

心房舒张，但压力增加，是由于心室收缩，血流压迫室壁所致

心室压力使得三尖瓣关闭

紧绷的腱索

右心室从基底部向上收缩

心室压力使得主动脉瓣开放

心室收缩，推动血液进入主动脉

心室压力使得二尖瓣关闭

左心室从基底部向上收缩

肺动脉瓣因反流血液的压力关闭

右心房舒张

三尖瓣开放

主动脉瓣因反流血液的压力关闭

左心房舒张

二尖瓣开放

右心室舒张

左心室舒张

3 心室收缩（心室收缩期）

在这个心动周期的主动、强力阶段，较厚的心室肌被房室结中传来的电信号所刺激，发生收缩，导致心室内压力升高，迫使心室出口处的主动脉瓣和肺动脉瓣开放，血液进入主动脉和肺动脉等主要动脉，同时，房室瓣"啪嗒"一声关闭。

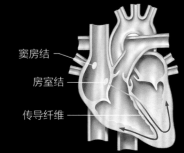

窦房结
房室结
传导纤维

房室信号激发

房室结的"快速通道"传导冲动沿着室间隔的传导纤维到达下方心室，继而传到整个心室肌。

4 松弛（舒张早期）

当心室壁开始舒张时，心室压力降低。此时，主动脉内刚射出的血液压力较高，使得主动脉瓣和肺动脉瓣关闭，防止血液逆流到心室。随着心室对房室瓣的压力变小，房室瓣开放，心房压力下降，来自主要静脉的血流再次注入心房。

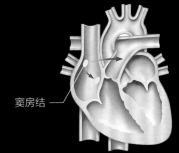

窦房结

电信号减弱

信号在离开窦房结0.2秒内通过心室壁，再返回心房，窦房结再次放电，开始下一个周期。

冠心病

心肌依赖冠状动脉持续的血液供应。如果供应受到限制，氧气和营养物质就不能到达心肌，可能导致冠心病（CHD）的发生。冠心病症状的严重程度取决于受血供限制的初始缺血部位、缺血严重程度和发病速度。

动脉粥样硬化

动脉粥样硬化是由于脂肪不断沉积在动脉内膜，形成粥样斑块，使动脉管壁变硬，管腔狭窄。

动脉粥样硬化的最初起因是血液中含有异常多的多余脂肪和胆固醇。这些物质能渗入只有显微镜下才能观察到的局部有损伤的内膜，并逐渐形成沉积，称粥样硬化。其可发生在身体任何动脉，包括供给大脑血液的动脉，其病变可能导致脑卒中。粥样硬化的沉积逐渐加重会形成隆起的斑点，称斑块。它们是由动脉内壁的脂质核心组成，并被纤维帽覆盖，使得动脉的管腔变窄，限制了流向各个组织的血液量。在斑块的表面也可引起血液湍流，阻碍了血液的通畅流动，使血液容易凝结。引起动脉粥样硬化的主要危险因素有吸烟、高饱和脂肪的饮食、缺乏运动和超重。

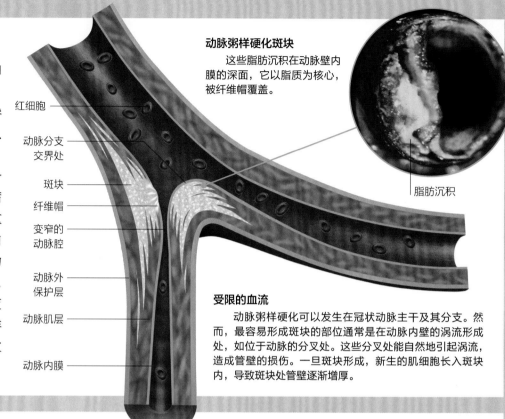

动脉粥样硬化斑块
这些脂肪沉积在动脉壁内膜的深面，它以脂质为核心，被纤维帽覆盖。

脂肪沉积

红细胞
动脉分支交界处
斑块
纤维帽
变窄的动脉腔
动脉外保护层
动脉肌层
动脉内膜

受限的血流
动脉粥样硬化可以发生在冠状动脉主干及其分支。然而，最容易形成斑块的部位通常是在动脉内壁的涡流形成处，如位于动脉的分叉处。这些分叉处能自然地引起涡流，造成管壁的损伤。一旦斑块形成，新生的肌细胞长入斑块内，导致斑块处管壁逐渐增厚。

心绞痛

心绞痛是一种胸部疼痛，在过度劳累后容易出现，休息后缓解，是心肌未得到充分血供的表现。

心绞痛是由于心肌短暂未得到充足的血供，通常是因动脉粥样硬化导致的动脉变窄所致。疼痛通常发生在心脏超负荷时，如运动或劳累后没有充分休息。引起心绞痛的其他诱因有精神紧张、寒冷的天气或饱餐后。典型的心绞痛发作开始表现为胸骨后阵发性绞窄痛，向上可以放射到喉和下颌，向下到上臂，尤其是左臂。心绞痛通常持续10~15分钟后缓解。患者服用扩血管药物后可缓解疼痛。

为什么会发生心绞痛？
冠状动脉粥样硬化引起血管变窄，血供下降。在用力时，心跳加快，肌肉耗氧量增加。然而，额外的血液不能通过变窄的动脉，导致肌肉"痉挛"。

血液通过冠状动脉进入心
动脉因粥样硬化而狭窄

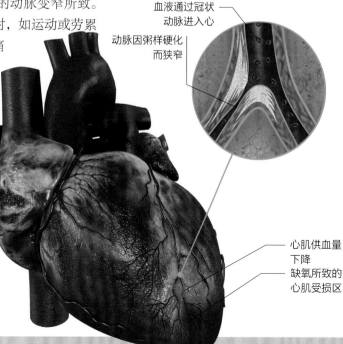

受损心肌
发生心绞痛时，受狭窄动脉供血的心肌承受缺氧。在心绞痛发作后，心肌供氧恢复。

心肌供血量下降
缺氧所致的心肌受损区

血管造影术

血管造影术是诊断动脉粥样硬化的一种技术，即通过特殊的X线图像（血管造影片）显示血管的外形轮廓。通常先在腹部动脉处插入一根特殊的细导管（空心），然后导管沿着主动脉直达心。导管中注射对照的介质或放射线不能穿透的造影剂，通过监测仪能观察到X线图像。图像显示了造影剂通过整个冠状动脉网的流动情况，检测到任何变窄或阻塞的血管。

X线图像

多数人的冠状动脉类型相似。冠状动脉造影能反映出血管的狭窄部位，这些部位限制了到达心肌的血流。

变窄的冠状动脉

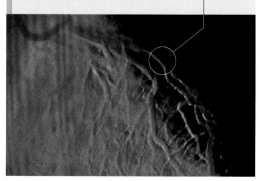

心脏病发作

心脏病发作是由于动脉的阻塞造成部分心肌缺血，进而引发缺氧。

心脏病发作（心肌梗死）是由冠心病引起，归因于动脉粥样硬化和血栓的形成。血栓一旦形成会完全阻断某一区域心肌的血流，该区域处于缺血状态，最终导致组织坏死。如有可能，应尽快恢复对受损细胞的血供。心脏病发作常常是突发性的，很少有或者根本没有前兆。引起的胸痛可能与心绞痛相似，但要严重得多，不一定是由于用力过度造成的，也不能通过休息得以缓解。心脏病发作的患者还可表现为出汗、呼吸急促、恶心和昏迷等症状。

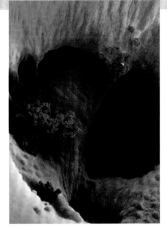

凝结的动脉

正常的血管内膜是血液顺畅流动的基础。如果血管内壁凸起干扰了顺畅的血流，血液就易在此处凝结。

溶栓疗法

救治心肌梗死患者最关键的因素是速度。解除动脉阻塞所需时间越短，受损区域的血供恢复就越快，痊愈的可能性也就越大。心肌梗死发作后，溶栓药物应直接注入血管内。这些药物能提高血液中多种物质水平，这些物质能防止血栓的进一步形成，并能分解使血栓相互聚集的纤维蛋白链，从而使阻塞于冠状动脉的血栓溶解。出院后，抗血小板生成的药物应作为常规用药，它能使血黏稠度下降，防止血栓的再形成。

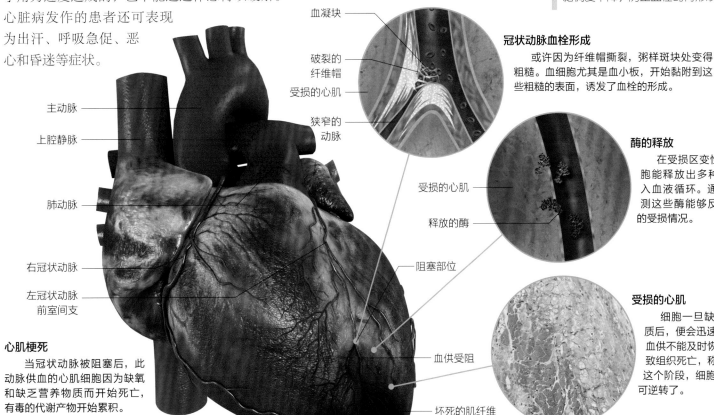

血凝块
破裂的纤维帽
受损的心肌
狭窄的动脉

冠状动脉血栓形成

或许因为纤维帽撕裂，粥样斑块处变得粗糙。血细胞尤其是血小板，开始黏附到这些粗糙的表面，诱发了血栓的形成。

受损的心肌
释放的酶

酶的释放

在受损区变性的心肌细胞能释放出多种酶，并进入血液循环。通过血液检测这些酶能够反映出心肌的受损情况。

受损的心肌

细胞一旦缺氧及营养物质后，便会迅速变性。如果血供不能及时恢复，最终导致组织死亡，称坏死。到了这个阶段，细胞的损伤就不可逆转了。

主动脉
上腔静脉
肺动脉
右冠状动脉
左冠状动脉前室间支

阻塞部位
血供受阻
坏死的肌纤维

心肌梗死

当冠状动脉被阻塞后，此动脉供血的心肌细胞因为缺氧和缺乏营养物质而开始死亡，有毒的代谢产物开始累积。

血管成形术

血管成形术能扩张因粥样硬化而导致的冠状动脉狭窄或阻塞的部分，常常用来治疗严重的心绞痛或心脏病发作的患者。血管成形术的一些步骤与血管造影术相同，能通过 X 线观察冠状动脉。在局部麻醉下，一根细管（空心）被插入腹股沟部的股动脉（有时是臂部动脉），向上沿着主动脉进入冠状动脉网。到达受损部位后，导管末端的一个微型球囊会充气膨胀，以扩张狭窄的区域。在抽除导管球囊后，一个可扩张的不锈钢金属网支架被永久地留在狭窄部位，以防止动脉再次变窄。

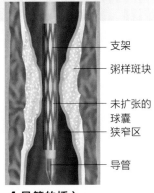

支架
粥样斑块
未扩张的球囊
狭窄区
导管

1 导管的插入
在导管近末端处连有一个可膨胀的球囊，在本例中，套有一个可自动扩张的金属网支架。

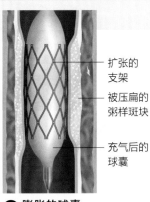

扩张的支架
被压扁的粥样斑块
充气后的球囊

2 膨胀的球囊
当球囊放到狭窄的部位，通过充气或充液，使球囊膨胀，撑开动脉，同时扩张支架。

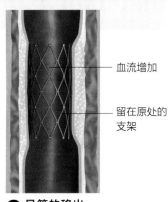

血流增加
留在原处的支架

3 导管的移出
球囊放气后退出，将导管以扩张形式放在原处。几个星期后，导管表面会有薄层的细胞生长。

心肌疾病

心主要由特殊的心肌组成，有些心脏疾病是由于心肌或包裹心的囊状心包异常引起，长期或严重的心肌病变可导致心力衰竭，心的泵血能力会因此而减弱。

心肌疾病

心肌的炎症即心肌炎；非炎症性的心肌疾病称原发性心肌病。

很多心肌炎是由感染引起的，通常是病毒感染，如柯萨奇病毒。有时感染初期未引起重视，但严重感染会导致胸痛和长期的心力衰竭。心肌炎的其他原因有：风湿热、放射线照射、某些药物以及化学物质、像系统性红斑狼疮这样的自身免疫性疾病（见第186页）等。原发性心肌病是非炎症性的心肌疾病，此时患者的心肌无力，受损并失去弹性，此病有不同类型，病因也各不相同，如下图所示。

正常心

正常心的肌壁，尤其是心室壁，是实质性的。当心脏收缩并挤出血液时，它们柔韧、弯曲。心脏搏动的频率和输出血容量，可根据人体所需要的含氧量来调节。

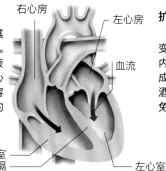

右心房 · 左心房 · 血流 · 右心室 · 室间隔 · 左心室

扩张型心肌病

扩张使得心室壁变薄。有些患者，心内膜表面有血凝块形成。病因包括过量饮酒，病毒感染或自身免疫性疾病。

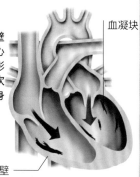

血凝块 · 变薄的心室壁

肥厚型心肌病

这种情况引起心肌变厚，尤以左心室和室间隔明显，因此，心不能得到合适的血液充盈。该病通常由遗传引起，是看似健康的年轻人的猝死原因之一。

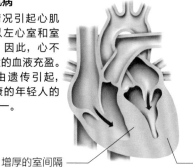

增厚的室间隔 · 增厚的左心室壁

限制型心肌病

心室壁变得僵硬。当心室血液充盈时，室壁的伸展能力受限，同样在心室收缩射血时，室壁的屈曲能力也受到限制。可能是因心肌瘢痕、铁离子或异常蛋白质沉积引起。

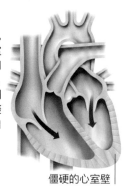

僵硬的心室壁

心包炎

心包，即包裹心的双层膜性囊状结构，其炎症即心包炎。通常是由病毒感染或者心脏病发作引起。

心包炎最常见的病因是病毒感染，其他原因包括：细菌性肺炎、结核、癌症侵犯到心包、自身免疫性疾病（如类风湿关节炎）、肾功能衰竭、心脏病发作，以及心包穿刺性损伤等。任何发生炎症的心包都无法对心脏搏动起到正常的润滑作用，因而与心产生摩擦。症状主要包括胸后正中疼痛，身体前倾时减轻，但深呼吸、气喘以及发热时疼痛会加剧。

心包积液

心包外层（纤维层）坚韧而富有弹性。心包内层（浆膜层）形成双层膜性结构，包裹着心，双层中间被一层薄薄的滑液分隔。心包积液是由于浆膜的炎症产生了过量的滑液，从而影响心的泵血功能。

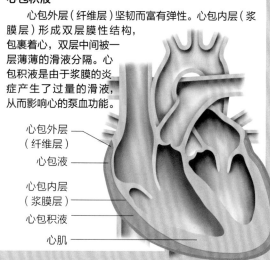

心包外层（纤维层） · 心包液 · 心包内层（浆膜层） · 心包积液 · 心肌

心力衰竭

当心不能再有效地将血液输送到身体组织和肺部时，就会出现心力衰竭。

心不能充分泵血导致液体聚积于组织。液体积聚的位置取决于心力衰竭的部位。左侧心力衰竭时，左心室不能将血液像进入肺部一样快地泵出心，结果，血液潴留在肺静脉和肺部，造成充血。肺部的压力导致液体聚集在那里（一种称为肺水肿的情况），氧气吸收效率降低，产生呼吸困难、咳嗽和疲劳等症状。右侧心力衰竭时，右心室将血液泵出到肺部的速度不如血液从身体进入心的速度快，血液淤积在主静脉中，再次引起充血。静脉压力升高迫使液体从毛细血管中流出，进入组织，引起足踝和下背部明显肿胀（水肿）。其他症状包括呼吸困难、疲劳和恶心。心力衰竭有许多可能的原因——包括心脏病发作、冠心病、持续性高血压、心肌病、心脏瓣膜病、心律失常或慢性阻塞性肺疾病（见第160～161页）。心力衰竭是一种严重的慢性疾病，而且无法治愈。然而，有一系列药物可以改善症状并延长患者寿命。在某些情况下，安装起搏器将改善心脏的泵血作用。

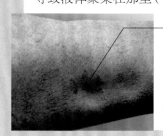

凹陷

液体潴留

多由慢性心力衰竭引起，液体潴留导致组织水肿，按压引起的凹陷即使在移走压力后仍然保留。

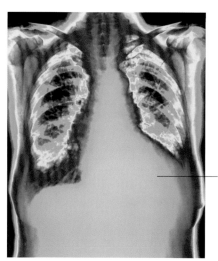

心力衰竭导致的心脏扩大

扩大的心脏

心力衰竭时，心脏要尽力泵血进入体循环，长此以往，心脏变得明显扩大。

结构病变

心的结构病变可以发生在任何年龄段，心的先天性缺损在出生时就出现，而瓣膜的病变通常是后天发生。随着医学的发展，一些心内缺损通过外科技术可得到有效治疗，比如，病变的瓣膜可通过手术扩张或置换。

先天性心脏病

先天性心脏病在出生时就存在，可能是早期胚胎发育异常引起的。

有些类型的先天性心脏病（CHD）有家族史，尽管还没有明显的病因，还是可能有遗传影响。然而，一些病例提供线索：母亲在怀孕时受到诸如风疹的感染，或服用了某些药物，包括饮酒。CHD的症状包括气喘（这会影响婴儿进食）和体重增长缓慢。超声扫描能帮助检测到某些类型的CHD，以便医务人员能在治疗之前就做好治疗计划。

心的发育

在胚胎时期，心的发育犹如一段血管，它的管壁不断增厚并开始扭转形成襻，产生了心房和心室的腔室。动脉和静脉的复杂连接开始成形。许多先天性心脏病是由于发育初期的异常引起的。在图中，去氧血液用蓝色表示；含氧血液用红色表示。

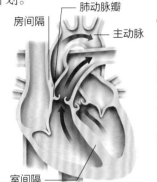

主动脉狭窄

较短的一段主动脉变窄，通常位于主动脉发出头、脑、臂和躯干上部的分支处以后，导致流向躯干下部和下肢的血流受阻。心为了代偿而超负荷工作，使上半身的血压升高。这类患儿通常面色苍白，并出现呼吸和进食困难，需要急诊手术治疗。

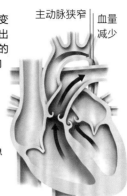

室间隔缺损

左右心室之间的隔（室间隔）上有个缺口，引起血液混合（紫色），富含氧的左心室血液通过缺口流入右心室，导致泵入肺的血液增加。如果缺口较小，随着生长发育可闭合，但是如果缺口较大，则需要外科手术修补。

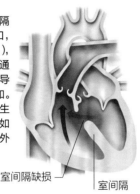

房间隔缺损

左右心房之间的隔（房间隔）上有一个异常开口。结果导致血液从高压力的左侧进入右侧（紫色），造成流入肺部的血量增加，而泵到全身的血量减少。患有唐氏（Down）综合征的儿童，常常房间隔和室间隔会同时缺损。

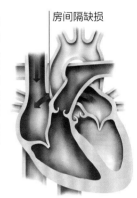

法洛（Fallot）四联症

这类患者同时患有4种心结构异常：室间隔缺损；主动脉骑跨，即主动脉跨到右侧，去氧血液从右心室（紫色）注入主动脉；肺动脉瓣狭窄；右室壁肥厚。患者表现为气喘和皮肤青紫（发绀）。

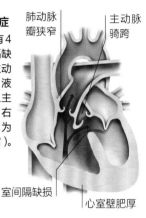

瓣膜病变

有几种情况能够影响4个瓣膜中任意1个的有效功能。

瓣膜病变主要分为两种。一种是瓣膜狭窄，指瓣的出口处狭窄，限制了血流。其可能是先天性病变或感染（如风湿热）所致，也可能是老龄化的一部分。另一种是瓣膜关闭不全，瓣膜不能完全闭合，导致血液反流。它可能是心脏病发作或瓣膜感染引起的。

二尖瓣

本图是正常健康人的心瓣膜，可见心的束条（腱索）和瓣尖。二尖瓣位于左心房与左心室之间。

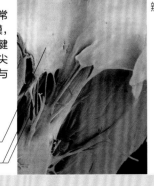

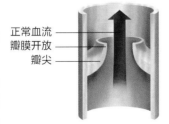

瓣膜正常打开

心腔收缩时压力升高，推开瓣膜尖，使瓣膜开放，允许血流通过。

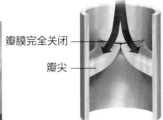

瓣膜正常闭合

瓣膜另一侧压力升高，瓣膜闭合，血液不能反流。

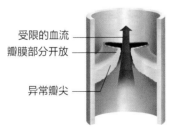

瓣膜狭窄

瓣膜组织变得僵硬，无法完全开放，血流通过受限，心必须以更强的搏动来维持血流正常运行。

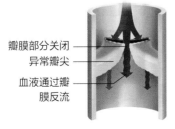

瓣膜关闭不全

瓣尖不能完全闭合，导致血液反流。其结果是心必须更努力地工作才能维持血液循环。

心脏杂音

心瓣膜缺损可能导致血流的旋涡，产生不正常的心音。

心跳时的"扑通扑通"声是由健康的心瓣膜闭合发出的。某些类型的心音异常，称"杂音"，可能提示瓣膜异常。然而，特别在儿童，有些杂音并不一定就表示有瓣膜异常。

异常的血流

心杂音可能是血流通过狭窄的瓣尖，或是瓣膜关闭不全使血液反流和正向的血流碰撞产生旋涡形成的。

循环和心律异常

健康的组织必须要有稳定和充足的血供。如果血管中的血流被阻断，其分布区域的组织将会缺氧，造成组织损伤，更严重的情况将导致组织坏死。如果维持心率和节律的心传导系统受到干扰，心也可能受到影响。

栓塞

血凝块的部分碎片从原来位置脱落进入血流，可引起血管部分或完全堵塞，称栓塞。

大多数栓子是血凝块（血栓）的一部分，或是整个血栓。它们从原来的位置脱落，沿血流运行并停留在某一支血管。栓子包括动脉壁上粥样硬化斑块中的脂质物质（见第140页）、胆固醇结晶、骨折后进入血液循环的脂肪性骨髓、气泡和羊水。来自身体其他部位的栓子沿血流进入肺部的动脉内，形成肺栓塞。在心或动脉中的血凝块可到达全身任何部位的血管，阻断血液循环。最容易形成栓塞的位置是血管的狭窄处或分叉部位，使富含氧的新鲜血液无法提供给这些组织。症状取决于受累的部位，如栓塞发生在脑内动脉血管，会引起脑卒中。如果栓塞是由血栓的小碎片造成，则可通过溶栓药物治疗。

栓子进入肺

肺动脉

栓子移行路线

下腔静脉

栓子移行路线

肺栓塞

来自腿部静脉的血凝块碎片可以沿着静脉系统到达右心，然后随肺动脉进入一侧肺部，并在那里滞留，新鲜的氧气无法到达肺组织，降低肺循环中的氧摄取。

血栓性的栓子

血栓碎片形成的栓子可以来自身体的任何部位，但最常见的是来自下肢和盆部的静脉

血栓形成

由于循环出现问题，形成血栓，造成动脉、静脉甚至心的部分或全部阻塞。

血栓形成最容易发生在正常顺畅的血流由于减缓或者涡流而被打断的部位。病因可为动脉的脂质粥样斑块或血管的炎症。血栓形成使血管变窄或堵塞血流的通道，导致血管供应的下游组织缺乏氧气和营养物质的供给。血栓造成的影响大小取决于血栓所处的位置。

血栓的形成

血栓在动脉和静脉内都可形成，最常见的部位是在动脉壁内的粥样硬化部位。它们会影响正常的血流。

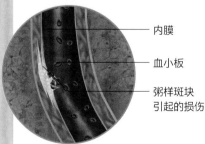

内膜

血小板

粥样斑块引起的损伤

1 内膜损伤
当动脉内膜因斑块破裂而受损时，该区域的血小板聚集在一起，释放出化学物质，血凝块开始形成或凝结。

纤维蛋白链

堵塞动脉的血栓，也可在静脉中形成

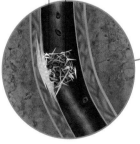

2 血凝块形成
某些化学物质帮助纤维蛋白原转化成不溶的纤维蛋白，使血小板和其他血细胞凝集，逐步形成血凝块。

深静脉血栓

血流缓慢的血液容易形成血栓或血凝块，常发生在下肢和躯干下部的深静脉，其血流某种程度上是依赖于肌肉的收缩。深静脉血栓形成（DVT）趋向于发生在静止不动的情况下，尤其在长时间的旅途后，此时肌肉处于松弛状态，血液淤留在静脉内。运动和饮用非酒精类饮料能防止血栓的形成。DVT的症状包括腿部无力、疼痛、肿胀和静脉明显曲张。抗凝药物治疗可使血凝块分解，降低栓子随循环到达肺部的风险。

X线诊断

注射一种不透X线的造影剂到血液，通过X线能检测到小腿处的深静脉血栓

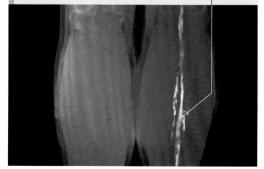

可见的血栓

动脉瘤

脆弱的动脉壁异常肿胀，形成的球状膨出，即动脉瘤。

动脉壁缺陷可因疾病、创伤引起，或是先天性的。尽管动脉瘤可发生在全身任何动脉，但最常见于从心发出的主干动脉，即主动脉。大多数主动脉瘤位于肾动脉水平以下的腹部而不是在胸部。这类动脉瘤一般有家族史。小的主动脉瘤一般无明显症状，大的主动脉瘤会引起局部疼痛。主动脉瘤可通过外科手术治疗，目的是在动脉瘤破裂前进行动脉修复（见右图）。脑底小动脉中容易形成一个或多个囊状动脉瘤，一般认为是先天的。囊状动脉瘤破裂会引起蛛网膜下腔出血（见第112页），产生剧烈的头痛。

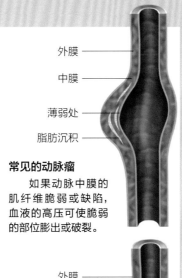

外膜
中膜
薄弱处
脂肪沉积

常见的动脉瘤
如果动脉中膜的肌纤维脆弱或缺陷，血液的高压可使脆弱的部位膨出或破裂。

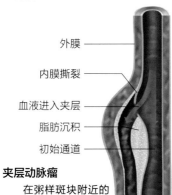

外膜
内膜撕裂
血液进入夹层
脂肪沉积
初始通道

夹层动脉瘤
在粥样斑块附近的动脉内膜分离，血液渗入。动脉膨出而壁变薄，可导致动脉破裂。

高血压

血压持续高于正常，如不治疗，会导致内部器官损坏。

正常情况下，心泵血进入体内循环，血压维持在一定的压力之下。高血压是指血压高出了正常的范围。初期并没有症状，但随着时间的推移，高血压会增加许多严重疾病的患病风险，如脑卒中、心脏病和肾功能衰竭。高血压的病因包括遗传、饮食习惯和生活方式等，如肥胖、过量饮酒、吸烟以及高盐饮食等。高血压常见于中老年人，生活紧张可使高血压加剧。高血压只能被控制而不能治愈，合理的饮食和生活方式能缓解高血压，但严重病例需要用降压药物治疗。

血压图

正常血压随着活动度不同会有波动。图中显示在睡眠状态下，收缩压和舒张压（见第138~139页）都较低。

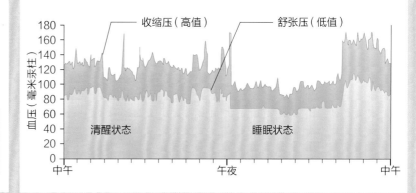

心律失常

人体的电生理系统控制着心肌的收缩。如果电生理系统紊乱，会导致心律异常。

心律失常是指心跳节律不正常地过慢或过快，或不稳定。位于右心房顶部的窦房结被称为天然的"起搏器"，它由特殊的心肌细胞构成，负责启动正常心跳。这些细胞发出类似于神经冲动的电信号，通过心房肌，刺激其收缩。这些电信号接着又依靠房室结中转，沿着类似神经的传导纤维传递到室间隔（心室中央的分隔），再传到厚的心室壁肌组织。在这个系统中，一旦信号有误，就会导致上述的心律失常。

治疗

通常心律失常能通过药物治疗。另一种解决办法是在胸壁内植入一枚人工起搏器。起搏器由导线连于心，其功能是向心肌提供电信号。在某些情况下，心律转复术（有时称除颤术）可以通过植入心除颤器（ICD）来治疗。ICD 如拇指大小，可植入在锁骨下方。它可监测心率，同时也能发现威胁生命的心律失常。ICD 通过对心进行电休克刺激，使其恢复到正常节律。

窦性心动过速

指心率规则但过快，通常每分钟超过100次。可由发热、运动、高度紧张、受到刺激或药物如咖啡因而引发。

窦房结
房室结
非常快的心率
心房
心室

心房颤动

指极度快速、无序、减弱的心肌收缩，速度高达每分钟500次左右。它可以由心房内房室结的阻滞引起，同时也可导致室性心动过速，每分钟达160次。

房室结处可变的传导阻滞
通过心房的不规则电冲动
极快、不规则的心率

束支传导阻滞

类似神经的心传导纤维束支受损，使电信号传递受阻，有些信号会从对面的健侧"漏出来"。如果左、右束支均受累，心率会非常缓慢。

阻滞部位
从健侧传来的电冲动
因心室不协调而产生双峰的电冲动
心动过缓

室性心动过速

心脏病或心脏病发作引起的心肌损伤可导致心室收缩过快。此时，电冲动很难通过瘢痕心肌以便于重新循环。

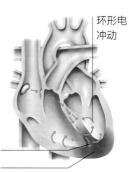

环形电冲动
从健侧传过来的电冲动
受损部位使传导变慢
受损心肌
心动过速

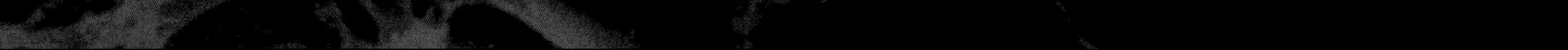

氧为生命所必需。呼吸系统将空气中的氧运送至血液，由心血管系统再分配，而肌肉和骨骼系统则为呼吸运动提供动力。空气经常被灰尘颗粒、有害的微生物、过敏原以及危险和刺激性的致癌化学物质所污染，吸烟又明显增加了这些污染物质的种类。所有这些物质都对呼吸系统的一些精细结构造成损害，使呼吸系统疾病成为人类疾病中最常见的一类。

呼吸系统

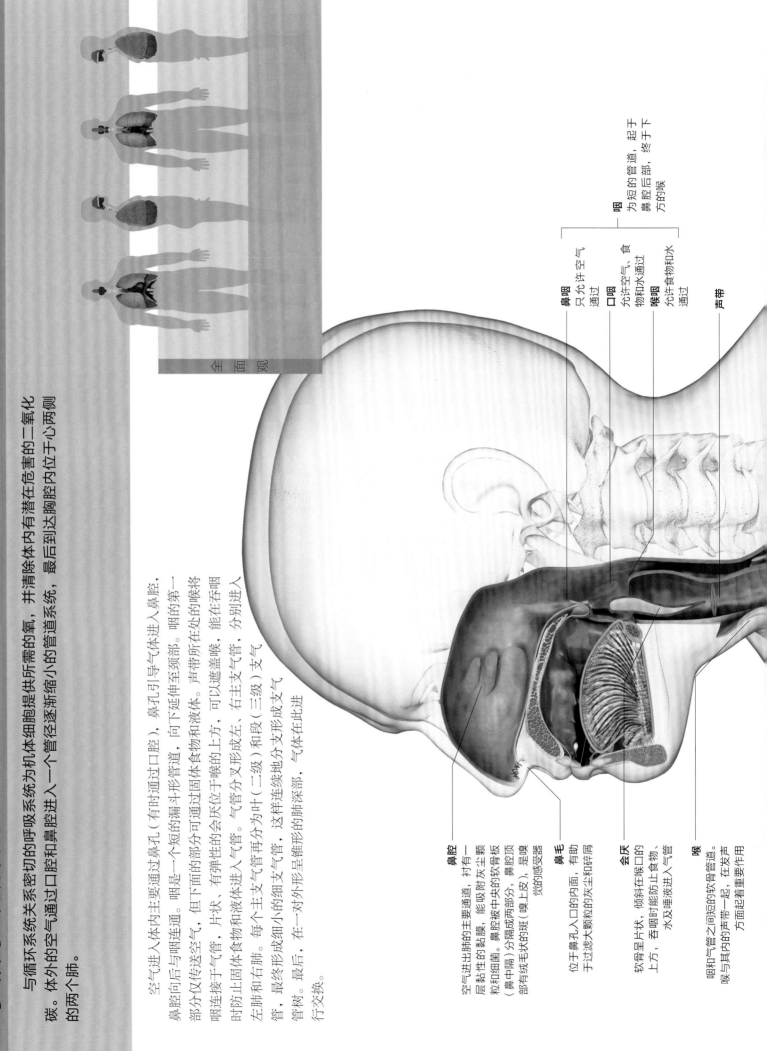

呼吸系统解剖

与循环系统关系密切的呼吸系统为机体细胞提供所需的氧，并清除体内有潜在危害的二氧化碳。体外的空气通过口腔和鼻腔进入一个管径逐渐缩小的管道系统，最后到达胸腔内位于心两侧的两个肺。

空气进入人体内主要要通过鼻孔（有时通过口腔），鼻孔引导气体进入鼻腔，鼻腔向后与咽相连通。咽是一个短的漏斗形管道，向下延伸至颈部。咽的第一部分仅传送空气，但下面的部分可通过固体食物和液体。声带所在处的喉将咽连接于气管。片状、有弹性的会厌位于喉的上方，可以遮盖喉，能在吞咽时防止固体食物和液体进入气管。气管分叉形成左、右主支气管，分别进入左肺和右肺。每个主支气管再分为叶（二级）和段（三级）支气管。最终形成细小的细支气管，这样连续地分支形成支气管树。最后，在一对外形呈锥形的肺的深部，气体在此进行交换。

鼻腔
空气进出肺的主要通道，衬有一层黏性的黏膜，能吸附灰尘颗粒和细菌。鼻腔被中央的软骨板（鼻中隔）分隔成两部分，鼻腔顶部有绒毛状的斑（嗅上皮），是嗅觉的感受器

鼻毛
位于鼻孔入口的内面，有助于过滤大颗粒的灰尘和碎屑

会厌
软骨呈片状，倾斜在喉口的上方，吞咽时能防止食物、水及唾液进入气管

喉
咽和气管之间短的软管道。喉与其内的声带一起，在发声方面起着重要作用

鼻咽
只允许空气通过

口咽
允许空气、食物和水通过

喉咽
允许食物和水通过

咽
为短的管道，起于鼻腔后部，终于下方的喉

声带

全面观

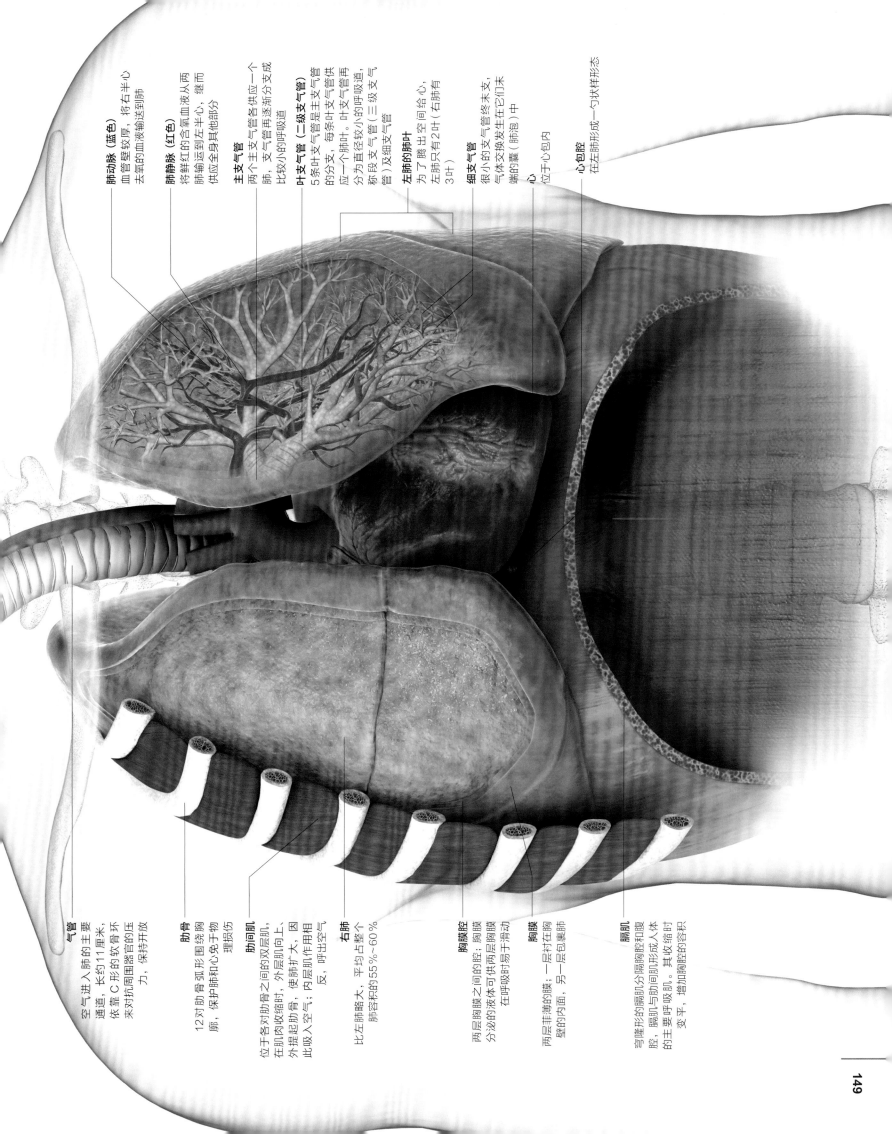

肺动脉(蓝色)
血管壁较厚,将右半心去氧的血液输送到肺供应全身其他部分

肺静脉(红色)
将鲜红的含氧血液从两肺输运到左半心,继而供应全身其他部分

主支气管
两个主支气管各供应一个肺,支气管再逐渐分支成比较小的呼吸通道

叶支气管(二级支气管)
5条叶支气管是主支气管的分支,每条叶支气管供应一个肺叶。叶支气管再分为直径较小的呼吸道,称为段支气管(三级支气管)及细支气管

左肺的肺叶
为了腾出空间给心,左肺只有2叶(右肺有3叶)

细支气管
很小的支气管终末支,气体交换发生在它们末端的囊(肺泡)中

心
位于心包内

心包腔
在左右肺形成一勺状样形态

气管
空气进入肺的主要通道,长约11厘米,依靠C形的软骨环来对抗周围器官的压力,保持开放

肋骨
12对肋骨弧形围绕胸廓,保护肺和心等器官的合理损伤

肋间肌
位于各对肋骨之间的双层肌,在肌肉收缩时,外层肌向上、外提起肋骨,使肺扩大,因此吸入空气;内层肌作用相反,呼出空气

右肺
比左肺略大,平均占整个肺容积的55%~60%

胸膜腔
两层胸膜之间的腔;胸膜分泌的液体可供两层胸膜在呼吸时易于滑动

胸膜
两层菲薄的膜;一层衬在胸壁的内面,另一层包裹肺

膈肌
弯隆形的膈肌分隔胸腔和腹腔,膈肌与肋间肌形成人体的主要呼吸肌。其收缩时变平,增加胸腔的容积

肺

　　两个海绵状的肺充满胸腔的大部分，并由富有弹性的胸廓来保护。肺是体内最大的器官之一，主要功能是气体交换，从空气中吸入必需的氧，同时将肺内废弃的二氧化碳排出至空气中。

肺的结构

　　空气从气管、两条主支气管进入肺。每个主支气管进入肺的部位是肺门，肺的主要血管也是由此进出。主支气管再分为叶支气管（二级支气管），叶支气管再分为段支气管（三级支气管），同时管径也逐渐变细。然后更多的分支形成更窄的呼吸道，即终末细支气管和呼吸细支气管，直至肺泡。这种复杂的通气管道网像一颗倒置的树，称支气管树。与支气管树相对应的肺动脉和小动脉输送从右半心来的去氧血液，并将富含氧的血液从小静脉和肺静脉送回至左半心。

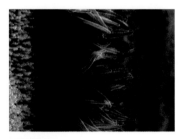

保持清洁
　　呼吸道黏膜有数百万根纤毛，其波样的运动推动气管上的黏液、微生物及灰尘向上，并被咳出。

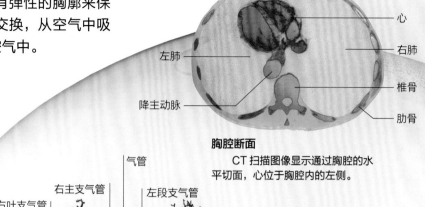

胸腔断面
　　CT 扫描图像显示通过胸腔的水平切面，心位于胸腔内的左侧。

心
右肺
椎骨
肋骨
左肺
降主动脉

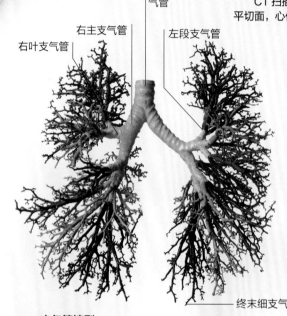

气管
右主支气管
右叶支气管
左段支气管
终末细支气管

支气管铸型
　　在肺的呼吸道内灌注树脂使其变硬，像这种铸型能用来制作支气管树。每种颜色表示一个由叶支气管或段支气管通气的支气管肺段。

右肺
像左肺一样，有10个支气管肺段

上叶
包括3个支气管肺段

水平裂
在右肺的上叶和中叶之间

下叶
包含5个支气管肺段

肺泡

　　肺泡，即显微镜下所见的气囊样结构，是有弹性的薄壁结构，成群地排列在呼吸细支气管末端。部分肺泡可互相融合，像一串葡萄。白细胞中的巨噬细胞经常出现在肺泡内，它们吞噬、破坏经空气传播来的刺激物，如细菌、化学物质和灰尘等。肺泡周围是毛细血管网，通过肺泡及毛细血管壁，肺泡中来自空气的氧扩散到血液（见第152页），二氧化碳从血液中扩散到肺泡。两肺共有超过3亿个肺泡，提供了巨大的表面积进行气体交换，该面积约为人体表面积的40倍。

终末细支气管
肺的小动脉
携带已用过、含氧少的血液至肺泡
肺泡群
由部分融合的肺泡组成
单个肺泡
平滑肌纤维
呼吸细支气管
弹性纤维
肺的小静脉
带走新鲜的富含氧的血液
毛细血管网
气体在此交换

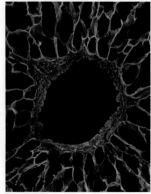

细支气管及肺泡
　　微观图像显示被切开的肺泡所围绕的细支气管（红色）横断面，它们像海绵中的气泡。

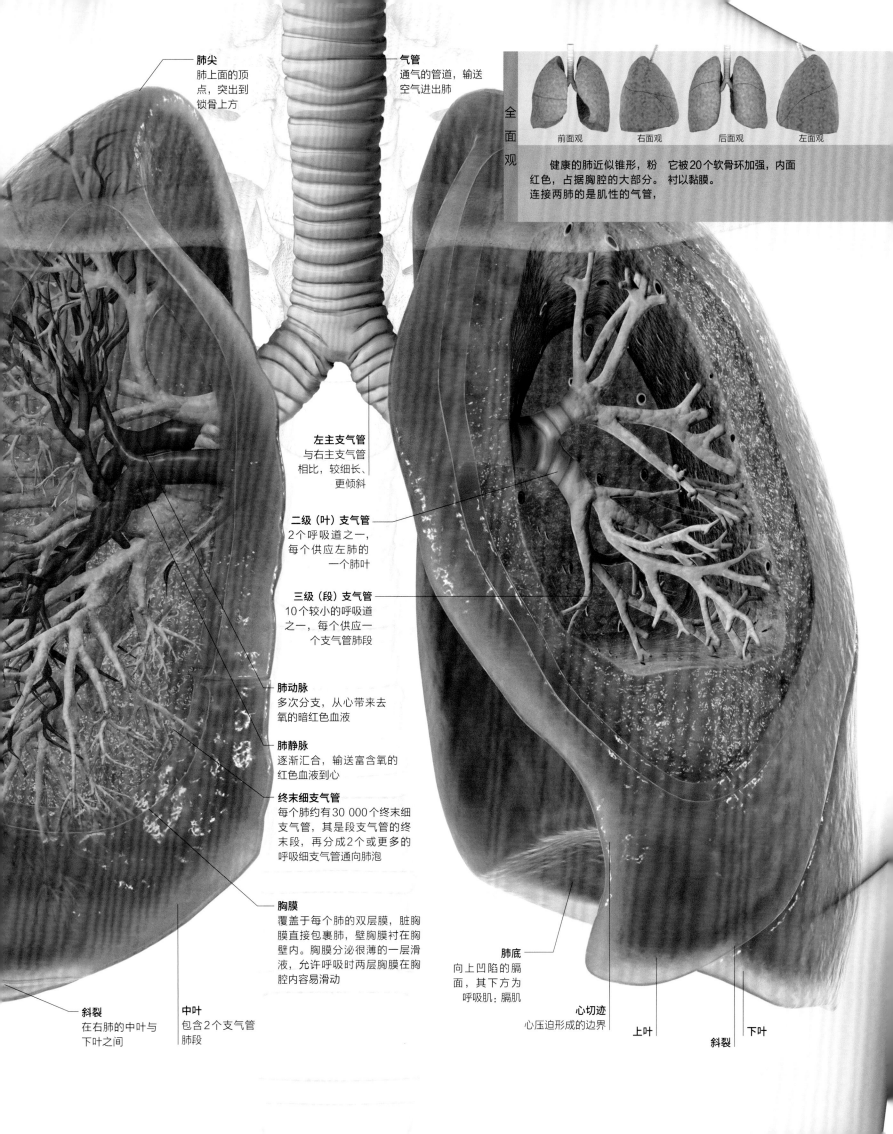

肺尖
肺上面的顶点，突出到锁骨上方

气管
通气的管道，输送空气进出肺

前面观 **右面观** **后面观** **左面观**

健康的肺近似锥形，粉红色，占据胸腔的大部分。连接两肺的是肌性的气管，它被20个软骨环加强，内面衬以黏膜。

左主支气管
与右主支气管相比，较细长、更倾斜

二级（叶）支气管
2个呼吸道之一，每个供应左肺的一个肺叶

三级（段）支气管
10个较小的呼吸道之一，每个供应一个支气管肺段

肺动脉
多次分支，从心带来去氧的暗红色血液

肺静脉
逐渐汇合，输送富含氧的红色血液到心

终末细支气管
每个肺约有30 000个终末细支气管，其是段支气管的终末段，再分成2个或更多的呼吸细支气管通向肺泡

胸膜
覆盖于每个肺的双层膜，脏胸膜直接包裹肺，壁胸膜衬在胸壁内。胸膜分泌很薄的一层滑液，允许呼吸时两层胸膜在胸腔内容易滑动

肺底
向上凹陷的膈面，其下方为呼吸肌：膈肌

斜裂
在右肺的中叶与下叶之间

中叶
包含2个支气管肺段

心切迹
心压迫形成的边界

上叶

斜裂

下叶

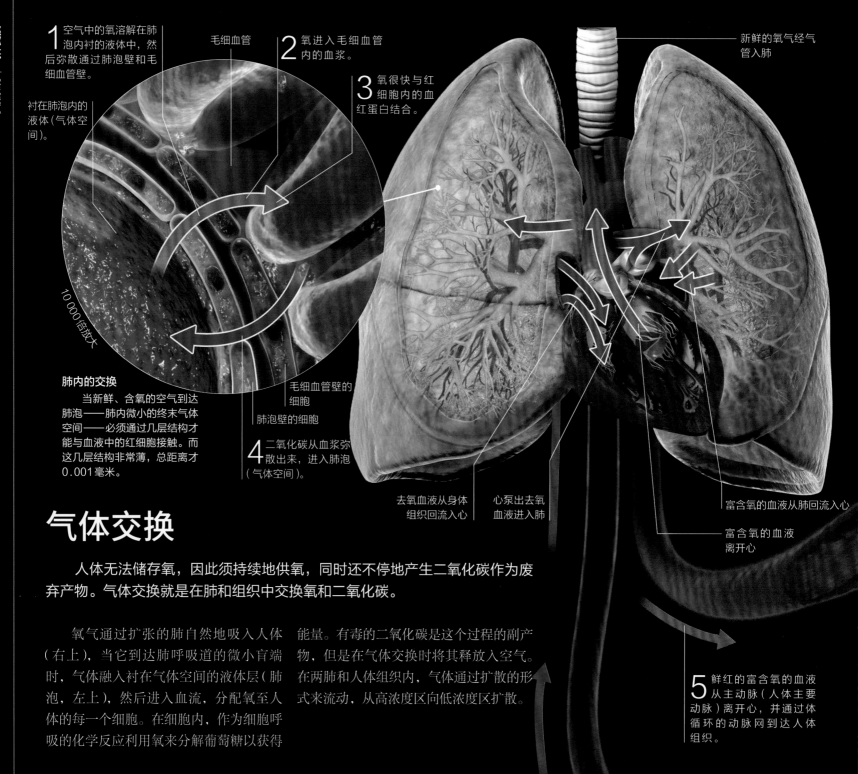

1 空气中的氧溶解在肺泡内衬的液体中，然后弥散通过肺泡壁和毛细血管壁。

毛细血管

2 氧进入毛细血管内的血浆。

3 氧很快与红细胞内的血红蛋白结合。

新鲜的氧气经气管入肺

衬在肺泡内的液体（气体空间）。

10 000 倍放大

肺内的交换

当新鲜、含氧的空气到达肺泡——肺内微小的终末气体空间——必须通过几层结构才能与血液中的红细胞接触。而这几层结构非常薄，总距离才0.001毫米。

毛细血管壁的细胞

肺泡壁的细胞

4 二氧化碳从血浆弥散出来，进入肺泡（气体空间）。

去氧血液从身体组织回流入心

心泵出去氧血液进入肺

富含氧的血液从肺回流入心

富含氧的血液离开心

气体交换

人体无法储存氧，因此须持续地供氧，同时还不停地产生二氧化碳作为废弃产物。气体交换就是在肺和组织中交换氧和二氧化碳。

氧气通过扩张的肺自然地吸入人体（右上），当它到达肺呼吸道的微小盲端时，气体融入衬在气体空间的液体层（肺泡，左上），然后进入血流，分配氧至人体的每一个细胞。在细胞内，作为细胞呼吸的化学反应利用氧来分解葡萄糖以获得能量。有毒的二氧化碳是这个过程的副产物，但是在气体交换时将其释放入空气。在两肺和人体组织内，气体通过扩散的形式来流动，从高浓度区向低浓度区扩散。

5 鲜红的富含氧的血液从主动脉（人体主要动脉）离开心，并通过体循环的动脉网到达人体组织。

下腔静脉（人体两支主要静脉之一）使去氧血液从人体的下部回流入心

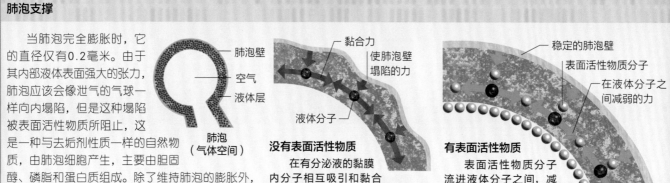

肺泡支撑

当肺泡完全膨胀时，它的直径仅有0.2毫米。由于其内部液体表面强大的张力，肺泡应该会像泄气的气球一样向内塌陷，但是这种塌陷被表面活性物质所阻止，这是一种与去垢剂性质一样的自然物质，由肺泡细胞产生，主要由胆固醇、磷脂和蛋白质组成。除了维持肺泡的膨胀外，它们还有消灭细菌、防止某些肺部感染的作用。

肺泡壁

空气

液体层

肺泡（气体空间）

黏合力使肺泡壁塌陷的力

液体分子

没有表面活性物质

在有分泌液的黏膜内分子相互吸引和黏合下，使得肺泡壁向内牵拉，然后塌陷。

稳定的肺泡壁

表面活性物质分子

在液体分子之间减弱的力

有表面活性物质

表面活性物质分子流进液体分子之间，减少它们的黏合力，使肺泡保持膨胀。

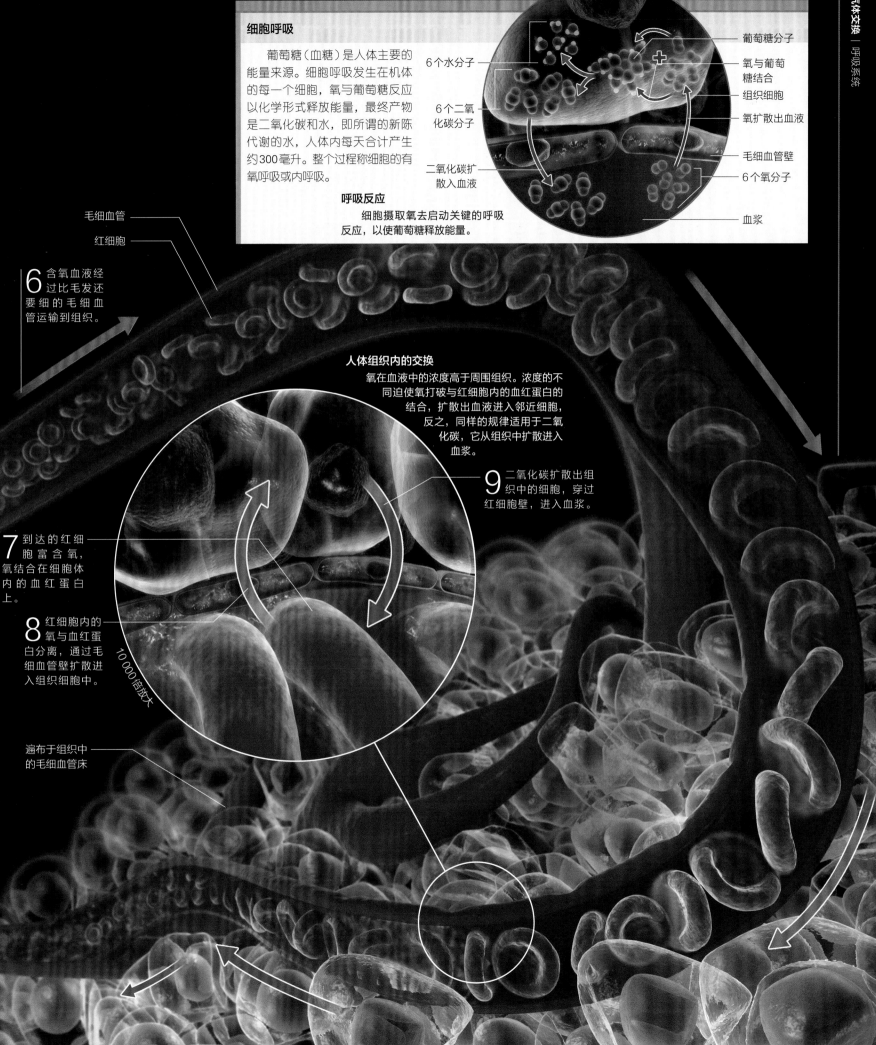

细胞呼吸

葡萄糖（血糖）是人体主要的能量来源。细胞呼吸发生在机体的每一个细胞，氧与葡萄糖反应以化学形式释放能量，最终产物是二氧化碳和水，即所谓的新陈代谢的水，人体内每天合计产生约300毫升。整个过程称细胞的有氧呼吸或内呼吸。

6个水分子

6个二氧化碳分子

二氧化碳扩散入血液

葡萄糖分子

氧与葡萄糖结合

组织细胞

氧扩散出血液

毛细血管壁

6个氧分子

血浆

呼吸反应

细胞摄取氧去启动关键的呼吸反应，以使葡萄糖释放能量。

毛细血管

红细胞

6 含氧血液经过比毛发还要细的毛细血管运输到组织。

人体组织内的交换

氧在血液中的浓度高于周围组织。浓度的不同迫使氧打破与红细胞内的血红蛋白的结合，扩散出血液进入邻近细胞，反之，同样的规律适用于二氧化碳，它从组织中扩散进入血浆。

9 二氧化碳扩散出组织中的细胞，穿过红细胞壁，进入血浆。

7 到达的红细胞富含氧，氧结合在细胞体内的血红蛋白上。

8 红细胞内的氧与血红蛋白分离，通过毛细血管壁扩散进入组织细胞中。

10 000倍放大

遍布于组织中的毛细血管床

呼吸和发音

通常所说的呼吸运动是指机体的呼吸，输送含氧的新鲜空气深入到肺，然后排出含有代谢产物二氧化碳的废气。

呼吸

空气进出肺的物理运动是由于肺与周围大气之间存在的压力差引起的，这个压力差是靠肌肉强有力地扩张胸廓和肺的活动而产生的，然后胸廓和肺再被动地恢复到之前的状态。呼吸的速度和深度可人为改变。然而控制呼吸基本需求的区域位于脑干，其内的呼吸中枢根据血中的二氧化碳及氧的水平来调节呼吸肌（通常意识不到）。

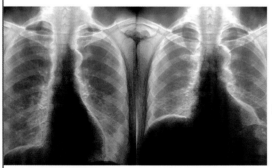

膈肌的运动

在吸气时，膈肌使腹部内容物（X线片上底部暗的区域）变平（左），而在呼气时则升高（右）。

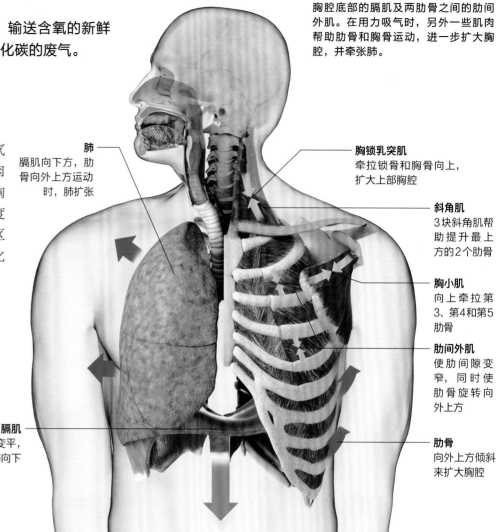

吸气

在静息时，用于呼吸的主要肌肉是胸腔底部的膈肌及两肋骨之间的肋间外肌。在用力吸气时，另外一些肌肉帮助肋骨和胸骨运动，进一步扩大胸腔，并牵张肺。

肺

膈肌向下方，肋骨向外上方运动时，肺扩张

胸锁乳突肌

牵拉锁骨和胸骨向上，扩大上部胸腔

斜角肌

3块斜角肌帮助提升最上方的2个肋骨

胸小肌

向上牵拉第3、第4和第5肋骨

肋间外肌

使肋间隙变窄，同时使肋骨旋转向外上方

膈肌

收缩时变平，拉肺向下

肋骨

向外上方倾斜来扩大胸腔

容积和压力

呼吸改变胸（胸腔）的容积。肺吸附在胸壁内面，以便在胸腔扩张时，肺也随之变大。扩张的主要动力是由膈肌和肋间肌提供。静息时，膈肌承担大部分工作，如每次呼吸0.5升空气进出的转换（每分钟12~17次）。如在锻炼时，身体需要更多的氧，呼吸频率和容量就自动增加。此时用力吸气能吸入2升额外的空气，用力呼气也能排出几乎一样的空气，导致健康成人的气体交换总量，或肺活量，最大超过4.5升。呼吸频率最大能达静息时的3倍，此时气体交换总量是静息时的20多倍。

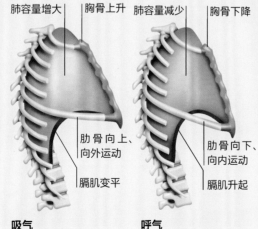

肺容量增大 | 胸骨上升

肋骨向上、向外运动

膈肌变平

吸气

膈肌收缩，向上穹隆变小，此时肋骨向上、向外旋转，形成一个"桶柄"样作用去提升胸骨。

肺容量减少 | 胸骨下降

肋骨向下、向内运动

膈肌升起

呼气

膈肌松弛，具有弹性和伸展性的肺重新退缩变小，使胸骨及肋骨向下、向内运动。

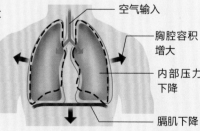

负压

当肺容量增大时，肺内的压力降低，此时体外的大气压较高，空气通过呼吸道进入肺，实际上是吸入空气。

空气输入

胸腔容积增大

内部压力下降

膈肌下降

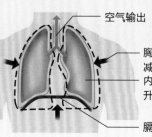

正压

当呼气时，肺容量缩小，肺内的空气被压缩，压力升高，因此空气沿着呼吸道经鼻及口排出。

空气输出

胸腔容积减少

内部压力升高

膈肌上升

呼气

呼气主要是被动的。当膈肌、肋间肌及其他吸气肌放松以及腹压推动膈肌向上时，扩张的肺像一根被拉长的弹性带退缩变小。强呼气时有更多的肌肉参与，主动压缩肺使其超出平常静息时的容量。

肺
肺收缩伴随胸腔容积的减少

膈肌
放松时向上呈穹隆状

气管
硬的软骨环保持呼吸道在负压时开放

胸骨
肋骨回到静息位置时，胸骨向下、向内运动

肋间内肌
用力呼气时拉肋骨向下

肋骨
被拉向内下方

腹直肌
牵拉第5至第7肋骨和胸骨，以降低肋骨支架，辅助呼气

喉

喉位于咽和气管之间，是由9块软骨构成的框架，分别是成对的杓状软骨、楔状软骨、小角软骨，以及不成对的会厌软骨、甲状软骨和环状软骨。甲状软骨在颈部皮下形成一个突起，称喉结（亚当苹果），在成年男性更大、更突出。软骨被多块肌肉和韧带固定在相应位置上。喉也与其上方的舌骨联系，一些肌肉附着于舌骨。

内部结构

喉为一中空性的腔，正常呼吸时，气流平静通过。说话时软骨倾斜，促使声带靠近。

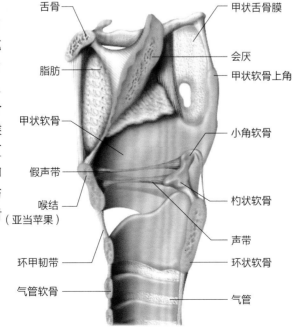

舌骨
脂肪
甲状软骨
假声带
喉结
（亚当苹果）
环甲韧带
气管软骨

甲状舌骨膜
会厌
甲状软骨上角
小角软骨
杓状软骨
声带
环状软骨
气管

发音

声带是一对位于喉下部的纤维组织束，在正常呼吸时，两声带之间的 V 形裂隙称声门。当肺内的气体通过被肌肉拉紧并相互靠拢的声带之间时，振动声带产生声音。声带越紧，音调越高。上方为假声带，它不能发声，但在吞咽时有助于关闭喉。

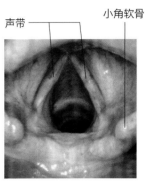

声带　　　　　小角软骨　　　声带　　　　　假声带

声带分开
喉镜显示当正常呼吸时，空气通过声带间裂隙，声带成角分开。

声带靠拢
喉肌旋转声带附着的杓状软骨时，声带靠拢。

呼吸反射

咳嗽和打喷嚏是2个重要的呼吸反射。咳嗽是将咽下部、喉、气管及肺内呼吸道，打喷嚏是将鼻腔和鼻咽内，过量的黏液、灰尘、刺激物以及障碍物排出。这两种情况都是先深吸气，然后肌肉突然收缩而强烈呼气。咳嗽时下方的咽、会厌及喉均关闭，因此气压在肺内集结，然后爆发性释放，使声带发出咳嗽声。打喷嚏时，舌封闭口腔，迫使气体向上通过鼻孔排出。

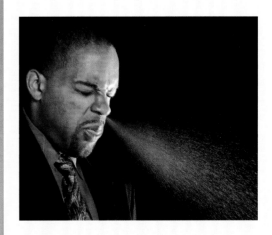

黏液飞沫
在咳嗽和打喷嚏时，从呼吸道喷出的微小黏液飞沫小滴可达3米以上的距离。此图显示打喷嚏时的飞沫。

呼吸系统疾病

即使在最清洁的空气中也漂浮着无数的微生物，因此每次呼吸这些微粒就进入呼吸道。尽管有黏液和纤毛等防御系统，这些微生物也会增大呼吸道感染的风险。如果鼻、咽或喉被累及，称上呼吸道感染。

感冒

是一种常见的病毒感染，有些人2年或3年感染1次，但另外一些人尤其是儿童每年可能感染2~3次。

感冒是最常见的疾病之一，通常危险性较小，至少有200种不同的高传染类型的病毒会引起感冒。感冒是由患者咳嗽或打喷嚏排出的微小黏液颗粒在空气中形成的液体漂浮物来传播的。紧密接触也可使病毒从一个人传染给另一个人，如握手或使用共用物具（如用同一杯子）。症状包括频繁地打喷嚏、流鼻涕，鼻涕开始是比较清澈而稀，可逐渐变厚呈黄绿色，头痛、体温稍高，还可伴有喉痛、咳嗽和眼睛肿痛。抗生素类药物无效，因为它们不能对抗病毒。感冒病毒能够迅速地改变它们的外表面，抗病毒药物能解决已有的病毒株，但对新的病毒株无效。大多数治疗手段仅是对症处理，如减轻充血或吸入药物缓解鼻塞，同时机体的免疫系统能攻击入侵的微生物。

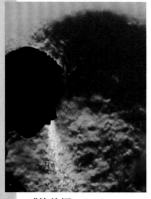

感染传播
咳嗽及打喷嚏传播疾病，尤其是普通感冒病毒能够以黏液飞沫形式喷出超过3米。

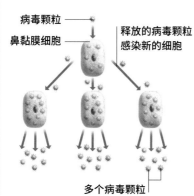

1 病毒侵犯细胞
在空气中的病毒颗粒进入呼吸道，侵犯鼻和喉的黏膜细胞。病毒迅速复制，杀死它们的宿主细胞。

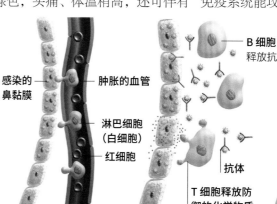
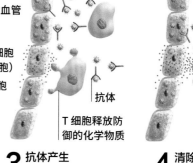
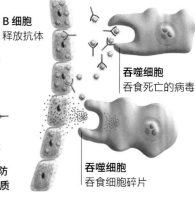

2 白细胞到达
防御的白细胞从毛细血管挤出到感染的黏膜细胞，它们正产生黏液。

3 抗体产生
一种叫B细胞的白细胞产生抗体，使病毒固定，其他的白细胞消灭已感染的细胞。

4 清除
被称为吞噬细胞的白细胞吞食病毒颗粒、受损的鼻黏膜细胞和其他碎片，感冒消退。

流行性感冒

通常简称流感。这种感染引起的症状包括发热、寒战、打喷嚏、喉痛、头痛、肌肉疼痛和乏力。

流行性感冒主要是上呼吸道感染，但也有全身症状，如体温升高、发热和出汗，然后有寒战、肌肉疼痛和疲乏，甚至在感冒主要症状消除后，仍有衰弱和疲劳感。流感病毒被分为甲、乙、丙型，都具有传染性。甲型流感病毒倾向于产生常规流行，也能侵袭家畜（如猪、马）和家禽。乙型流感病毒通常在人聚集和相互影响的地方引起比较散发性的流行。丙型流感病毒较少产生严重的症状。甲型流感病毒比较容易改变或突变。易感人群如体弱多病者可在主要危险期（冬季）前接种疫苗。由于病毒能突变，因此每年要准备新的疫苗。并发症包括呼吸道感染，如肺炎及急性支气管炎。流行性感冒对婴幼儿和老年人有生命危险，有些流行会导致所有年龄组的患者死亡。

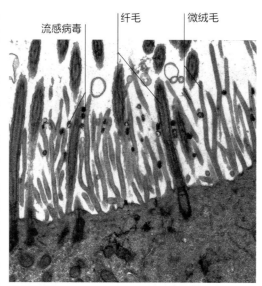

病毒的侵犯
流感病毒（蓝色）黏附在上呼吸道黏膜细胞头发样的微绒毛和纤毛表面，然后进入细胞开始增殖，最后导致细胞死亡，流感症状开始出现。

禽流感

甲型流感病毒（技术上称为正黏液病毒科的一组病毒），起源于鸟类，这种病毒引起的疾病通常称禽流感。其近期和相关的哺乳动物交叉过，包括人类。H5N1病毒亚型感染多种类型的鸟类，包括鸡。这种病毒株感染人类可引起一种伴有严重呼吸系统并发症的流感类型，对半数以上的患者是致命的，而感染者往往与受感染的鸟类有过密切接触。在其他类型的病毒中没有人传人的明显证据。

H5N1病毒
如H5N1电子显微镜下图片所示，在脂类包裹物（绿色）的里面是水凝素（H）和神经氨酸酶（N）等蛋白质。

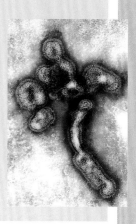

上呼吸道感染

许多细菌和病毒均可引起上呼吸道感染。感染的名称按受感染较多的部位来定。

上呼吸道面临着每次呼吸时连续吸入微生物的情况。有害的微生物可能设法突破不同部位的黏膜和其他防御，建立一个感染区。除常常遭遇感冒的鼻腔外，其他有风险的部位包括鼻旁窦、咽和喉。鼻旁窦是面颅骨内充满空气的腔，与鼻气道相通。在上呼吸道也有许多淋巴组织块，感染时明显肿胀，包括鼻咽后上部的咽扁桃体或腺样体和靠近软腭后方咽中部两侧的腭扁桃体或"扁桃体"。各区域的感染可引起特殊症状，在咽、腭扁桃体以及喉等多种部位引起的炎症和疼痛通常称咽喉痛。一般由病毒引起，可能与感冒传播的感染有关。儿童时期机体免疫力仍处于发育中，因此容易感染更多的疾病，腺样体和扁桃体逐渐增大。

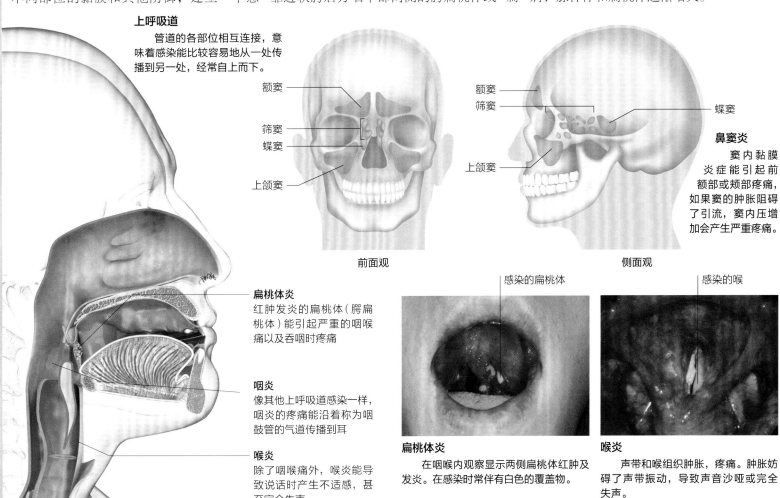

上呼吸道
管道的各部位相互连接，意味着感染能比较容易地从一处传播到另一处，经常自上而下。

额窦

筛窦

蝶窦

上颌窦

额窦

筛窦

蝶窦

上颌窦

鼻窦炎
窦内黏膜炎症能引起前额部或颊部疼痛，如果窦的肿胀阻碍了引流，窦内压增加会产生严重疼痛。

前面观　　　　　　　　侧面观

扁桃体炎
红肿发炎的扁桃体（腭扁桃体）能引起严重的咽喉痛以及吞咽时疼痛

咽炎
像其他上呼吸道感染一样，咽炎的疼痛能沿着称为咽鼓管的气道传播到耳

喉炎
除了咽喉痛外，喉炎能导致说话时产生不适感，甚至完全失声

感染的扁桃体

感染的喉

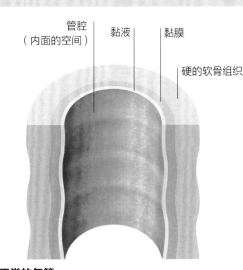

扁桃体炎
在咽喉内观察显示两侧扁桃体红肿及发炎。在感染时常伴有白色的覆盖物。

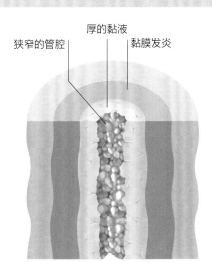

喉炎
声带和喉组织肿胀，疼痛。肿胀妨碍了声带振动，导致声音沙哑或完全失声。

急性支气管炎

支气管炎是支气管的炎症。支气管是气管末端分叉进入肺的大的呼吸道。

急性支气管炎发病突然，在24~48小时内，其症状包括持续和刺激性的咳嗽以清除产生的痰（黏痰），胸闷、喘息（或许有气喘）、咳嗽时胸痛，并且常伴有低热。这种疾病也可能是上呼吸道感染如扁桃体炎的并发症。通常仅有大的或中等大小的支气管受到影响，它们开始发炎和变窄。健康的成年人常在数天后摆脱感染，不需要任何的医疗干涉。然而在老年人或伴有其他呼吸问题的人中，感染可向深部蔓延到肺，引起继发性感染，如细菌性肺炎。

管腔
（内面的空间）

黏液

黏膜

硬的软骨组织

狭窄的管腔

厚的黏液

黏膜发炎

正常的气管
呼吸道黏膜分泌一层薄且足够的保护性黏液层，为气体进出肺组织留下一个宽阔的通道或管腔。

支气管炎症
黏膜肿胀，产生过量的黏液，某些黏液将被咳出，任何残存的黏液会增加深部肺感染的风险。

肺炎

　　肺微小的气囊、肺泡、最小的呼吸道以及细支气管的炎症，称肺炎。

　　肺炎可发生在肺的不同区域，大叶性肺炎可累及肺的一个大叶。支气管肺炎可影响一侧肺或两侧肺内小块组织。常见的病因是细菌感染，如肺炎链球菌肺炎。上呼吸道的病毒感染如感冒，可引起继发性肺炎。肺炎的病原体还包括其他的细菌和病毒（如流感病毒、水痘病毒），以及比较罕见的微生物如原生动物和真菌等。主要症状是咳嗽、痰中带血、呼吸困难、胸痛、高热并伴有神志不清。如果是细菌感染，则需要抗生素治疗。

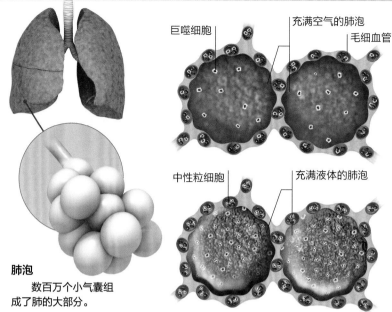

肺泡
数百万个小气囊组成了肺的大部分。

健康的肺泡
　　巨噬细胞，是白细胞的一种，是健康肺泡中的清道夫，能清除尘粒和其他吸入的刺激物，但是对细菌反应迟钝。

巨噬细胞　　充满空气的肺泡　　毛细血管

炎症的肺泡
　　感染引起毛细血管壁改变，一些其他类型的白细胞包括中性粒细胞可以到达并攻击细菌。液体的聚积会减少氧的吸收量。

中性粒细胞　　充满液体的肺泡

军团病

　　军团病是由嗜肺军团菌引起的肺炎样肺部感染。

　　在一些退伍军人（男性多于女性）中暴发出一种严重的肺炎样疾病后，军团病于1976年美国军团大会上被首次提出。其症状和其他肺炎类似，除呼吸道症状外，还可能伴有腹泻、腹痛或黄疸。该病多发于中老年人，有时十分严重，对免疫功能低下者甚至是致命的。

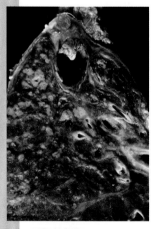

军团菌
　　杆状的军团菌滋生在大部分供水系统中。它们可在空调系统的冷却水和水流停滞的管道中迅速增殖。

胸腔积液

　　在两层胸膜之间出现多余的液体，称胸腔积液（胸水）。

　　两层胸膜之间存在少量的起润滑作用的液体，使肺在胸腔内的收缩和舒张运动平稳进行。感染如肺炎和结核、心力衰竭及有些肿瘤可导致胸腔内大量积液，最多可达3升，这些积液挤压肺，引起呼吸困难和胸痛。治疗时应先用针筒或插入导管（胸腔引流）抽出积液。

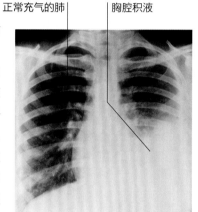

正常充气的肺　　胸腔积液

胸腔积液
　　X线片中，左肺底部白色区域显示为胸腔积液（图像右侧），这些渗出液使得正常X线片上的黑色变得模糊。

肺结核

　　由结核杆菌引起的感染性疾病，主要影响肺组织。

　　许多人携带结核杆菌，但只有小部分人发病。一般情况下，免疫力或者抗感染力下降时才发病。症状包括发热、持续性咳嗽、食欲下降和虚弱。一些新发病例是由于HIV病毒感染（艾滋病）所导致的免疫力下降而引起。接种疫苗和口服抗生素能有效地预防和治疗肺结核。因此，21世纪以后，新发病例的总数呈缓慢下降的趋势。

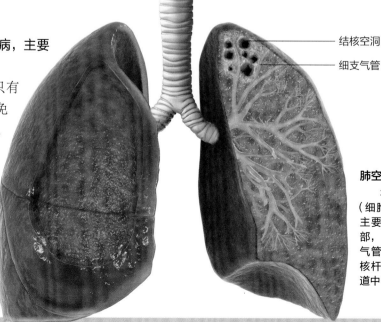

受损的组织
　　在肺结核的病程中，肺组织布满了结核结节。这些小的硬节块把感染的中央部封闭起来。

结核空洞

细支气管

肺空洞
　　坏死的结节区（细胞和组织坏死）主要出现在肺的上部，感染组织和支气管间的通路把结核杆菌排放到呼吸道中。

气胸

当一侧或双侧胸膜破裂，气体进入胸膜腔，就发生了气胸。气胸可引起肺塌陷。

双层胸膜之间有少量液体，这些液体在胸膜运动时起润滑作用。胸壁、胸膜与肺组织之间的压力平衡，使肺组织很好地与胸壁内侧贴在一起。在气胸时，气体进入胸膜腔，压力平衡改变，引起肺塌陷。这会导致胸闷、胸痛和呼吸困难。若大量气体进入胸膜腔不能排出（张力性气胸），肺周围压力进一步增大，则可危及生命。自发性气胸可能是由于肺表面异常扩张的肺泡破裂或肺病（如哮喘等）引起。外伤性病因主要是肋骨骨折和胸部创伤。

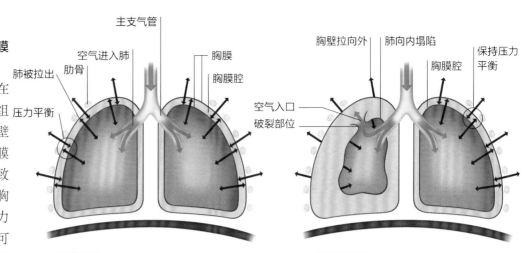

正常呼吸

肺由于被牵拉而充气扩张，贴附在胸壁上，胸膜腔内的液体可维持压力。

塌陷的右肺

右肺的气体进入周围的胸膜腔，改变了压力平衡，使肺塌陷，远离胸壁。

哮喘

哮喘是一种肺部炎症性疾病，因肺的呼吸道狭窄导致反复发生呼吸困难和喘息。

哮喘是一种最为常见和最易变化的肺部疾病。在某些地区高达1/4儿童患有哮喘。有些人可能偶尔轻微地发作；另外一些人可能出现严重的呼吸困难，甚至危及生命；还有些人则出现时轻时重、反复无常的发作。哮喘发作时呼吸道管壁平滑肌痉挛，气道狭窄，继而导致呼吸困难。分泌的过量黏液会使气道狭窄症状加剧。大部分患者在儿童时期就发作，可能与过敏性疾病（如湿疹）有关，这些疾病均有遗传性。大部分儿童哮喘的发作诱因是对异物或过敏原的过敏反应，这些物质包括：可吸收的小颗粒如花粉、房屋灰尘中的霉菌、动物毛发和羽毛中脱落的微粒。某些患者可能由于食物或饮料过敏、药物、焦虑、压力、呼吸道感染或者在寒冷天气剧烈运动等原因导致哮喘发作。

受影响的呼吸道

哮喘趋向于影响较细的呼吸道（红色），不会影响大的支气管。它们是通向肺泡的三级支气管和细支气管。

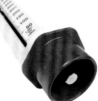

峰值流量表

哮喘的严重程度可以通过向峰值流量表吹气来监控，峰值流量表能检测气流率。

哮喘治疗

有两种主要方法治疗哮喘，它们通常是联合应用的。皮质激素类药物抑制炎症反应，通常作为预防性药物应用。支气管扩张剂（作为缓解药）常用于快速解除早期发作的症状，作用效果快，但只能维持几个小时。减少对过敏原的暴露可降低哮喘的发病频率和严重程度。

气雾剂

吸入抗哮喘的气雾剂，使其直接到达肺内小呼吸道的病灶处。

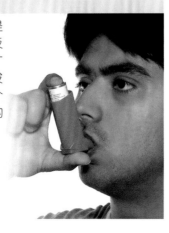

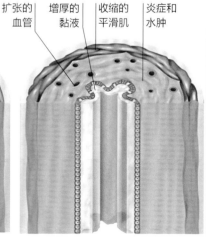

健康的呼吸道

正常小支气管壁有一层舒张的平滑肌，适量的薄层保护性黏液覆盖其内面，气道或内腔足够宽阔，使含氧的足量气体进入肺泡内。

哮喘的呼吸道

哮喘发作时，平滑肌收缩，由于过敏反应引起的炎症使得血管扩张，气道管壁组织水肿，黏膜层增厚，导致管腔狭窄。

慢性阻塞性肺疾病

慢性阻塞性肺疾病 (COPD) 主要包括慢性支气管炎和肺气肿。这两种情况常常在一个人身上同时发生。它是由于呼吸短促的加重，气流进出肺的限制，以及肺为正常机体摄氧能力的逐渐减弱等长期紊乱导致的肺组织进行性损害。到目前为止，造成 COPD 最重要的因素是吸烟。

慢性支气管炎

肺呼吸道的慢性炎症通常由吸烟引起，少数是由急性感染的复发导致。

在慢性支气管炎中，通向肺的主要呼吸道如支气管由于烟的刺激、频发的感染或长期对污染物的暴露，变得红肿、充血和狭窄。红肿的呼吸道开始产生较多的黏液（痰），起初，典型的咳嗽发生在潮湿、阴冷的季节，逐渐全年都有。一些症状像声音嘶哑、喘息与气短等也开始发展，最后患者即便在休息时也呼吸短促。如果继发的呼吸道感染病情发展，痰液的外观可能由清和白变成黄和绿。

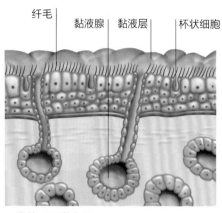

正常的呼吸道内层

腺体产生黏液围住吸入的尘埃与细菌。表面的细小纤毛推动黏液向上进入喉，在那里它被咳出或者咽下。

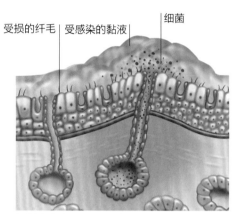

慢性支气管炎的呼吸道

吸入的刺激物引起腺体过度分泌黏液，受损的纤毛无法推动黏液前进，因此变成了细菌增殖的场所。

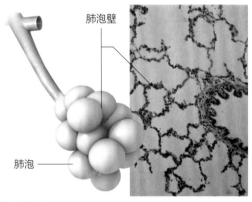

健康组织

肺泡像葡萄一样成群分布，每个小囊彼此间部分分离。囊壁薄而有弹性，所以它们可以伸展。

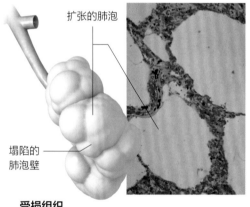

受损组织

烟或其他污染物、刺激性的化学剂引起肺泡壁破裂和融合，减少了气体交换面积。

肺气肿

在肺气肿中，气囊（肺泡）过度扩展，同时也破裂与融合，导致氧的吸收面积减少。

肺泡不仅减少了它们功能性的气体交换面积，而且由于肺泡壁的弹性减弱，气体淤滞于肺泡内。结果，肺过度平坦，进出肺的气体流量减少，血液中的氧减少。虽然有些遗传因素如 α 抗胰岛素缺乏可引起此情况，但是大部分人患肺气肿的原因是长期大量吸烟。尽管肺气肿造成的损害通常是不可逆转的，但是戒烟有时可以延缓疾病进程，并让纤毛恢复。

占位性病变

硅肺、石棉肺与尘肺都是由于吸入的颗粒物刺激，使肺组织发炎并纤维化。

肺占位性病变的高危人群，如上所列，是那些多年暴露在有害颗粒下工作的人们，如矿工、采石工与石匠。在占位性病变中，肺组织逐渐变厚（纤维化），最后导致不可逆的瘢痕。症状如气喘与咳嗽可能发展缓慢，但是在危害停止后病变仍可发展多年。在发达国家这些疾病正在减少，主要原因在于很多工人在高危环境中穿着保护衣和戴上面罩。

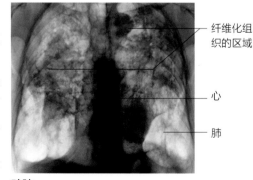

硅肺

在这张胸部 X 线片中，肺部的橘红色阴影就是由硅肺引起的纤维化区域。吸入的硅石颗粒被作为"清洁工"的白细胞（巨噬细胞）吞噬。其裂解后释放硅石与其他化学物质，损害肺组织。

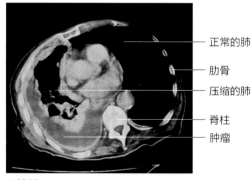

石棉肺

石棉是一种吸入后可以导致严重肺损害的物质。一些石棉肺的病例可引起肺癌。这张 CT 片显示一个在胸膜上的恶性肿瘤或间皮瘤，由一层薄膜包裹着。

肺癌

指发生在肺部的恶性肿瘤，是世界范围内最常见的癌，每年新诊断的肺癌病例超过100万。

肺癌最常见的原因（对几乎90%以上病例而言）是吸烟。过去，肺癌在男性中远比女性更普遍，因为男性比女性有更多的吸烟者。但目前的情况是，在不吸烟的人群中，被动吸烟者肺癌的发病率在增加。随着烟草的扩大和城镇人口的上升，肺癌发病率在发展中国家同样普遍上升。许多吸入性刺激物可导致肺内异常细胞的增生，

香烟中含有数千万种已知的致癌物质。在少数病例中，肺癌也可由石棉、有毒的化学物或放射性的气体氡等引起。

肺癌的症状

持续咳嗽通常是最早期症状，因为很多发展成为肺癌的患者是吸烟者，这经常被误诊为"吸烟者的咳嗽"。其他症状包括咯血、呼吸困难、体重减轻、持续声音嘶哑和胸痛。如果确诊为肺癌，可能需要做肺叶切除术（切去一个肺叶）或肺切除术（切去一侧肺）。通常仅当肿瘤还小或没有扩散时，建议手术切除。化疗和（或）放疗可减轻症状但不能治愈。

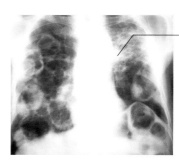

肿瘤

肺内可见数个肿瘤（白色斑块）。一个肿瘤在肺门处生长，肺门是主要呼吸道的入口处。

肺门处的肿瘤

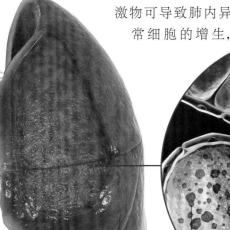

癌细胞扩散

空气中微小的致癌性微粒停留在呼吸道中，促进癌细胞发展。其中有些癌细胞可能会突然离开，进入血液或淋巴，从而引起继发性肿瘤。

白细胞

致癌物　肺泡　毛细血管

肺癌的转移

肺癌可以转移到身体的其他部位。骨转移可导致疼痛与骨折，脑转移可有头痛与意识混乱，肝转移可以导致体重减轻与黄疸。

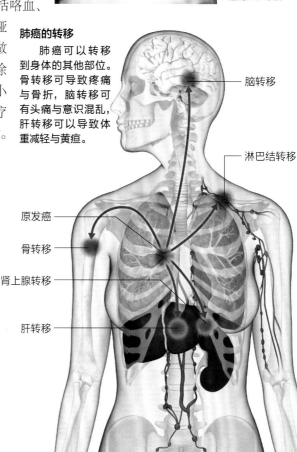

脑转移

淋巴结转移

原发癌

骨转移

肾上腺转移

肝转移

吸烟与肺癌

烟草烟雾是由3 000多种不同物质组成的复杂的混合物，包括成瘾的刺激物尼古丁、苯、氨、氰化氢物、一氧化碳与焦油，在烟中燃烧的焦油成分被认为是强致癌剂（致癌物）。发展成为肺癌

的风险与每天的吸烟数成正比，而且与焦油的含量、吸烟的年数以及吸入肺的深度有关。另外，肺癌的危险因素还有经常暴露于吸烟者的烟雾下，即被动吸烟。

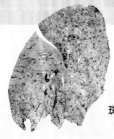

吸烟者的肺

焦油只是烟草中数千种化学物质中的一种。可见吸烟者健康的肺组织由于焦油沉积存在斑点状病变。

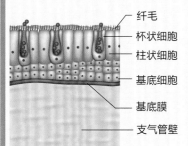

纤毛
杯状细胞
柱状细胞
基底细胞
基底膜
支气管壁

1 健康的呼吸道

在健康的呼吸道（支气管）中，柱状细胞的顶部有细小如发的纤毛。基底细胞不断分裂来替换自然损伤的柱状细胞。

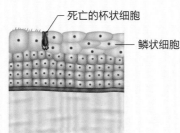

死亡的杯状细胞
鳞状细胞

2 初始损害

多年后，被吸烟损伤的柱状细胞变成鳞状细胞，逐渐失去其纤毛，分泌黏液的杯状细胞死亡。

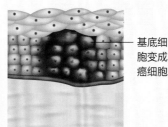

基底细胞变成癌细胞

3 癌症初期

为了替代损伤的细胞，基底细胞开始快速增殖。某些新的基底细胞发展成为癌细胞。

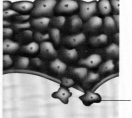

增殖的癌细胞突破基底膜

4 癌扩散

癌细胞替代正常的细胞，如果这些细胞突破基底膜，它们就可以进入血液到达别处。

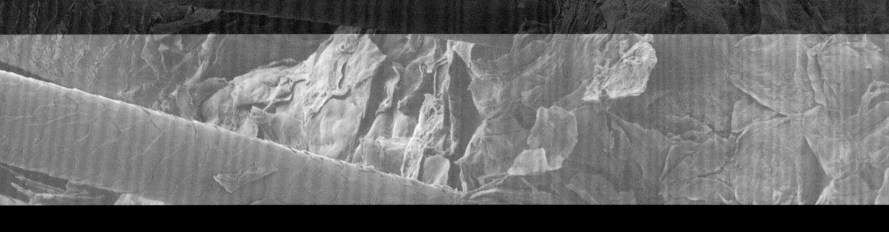

　　皮肤是人体内更新最快的器官。以每分钟产生30 000个片状的死亡细胞的替代速度，表皮的外层能够每个月全部更新一次。毛发和指（趾）甲也不断地自我修复和更新。皮肤反映人体总的健康状况，特别是饮食和生活习惯。由于皮肤的暴露和动态改变等自然特征，使得它出现皮疹、斑点、疼

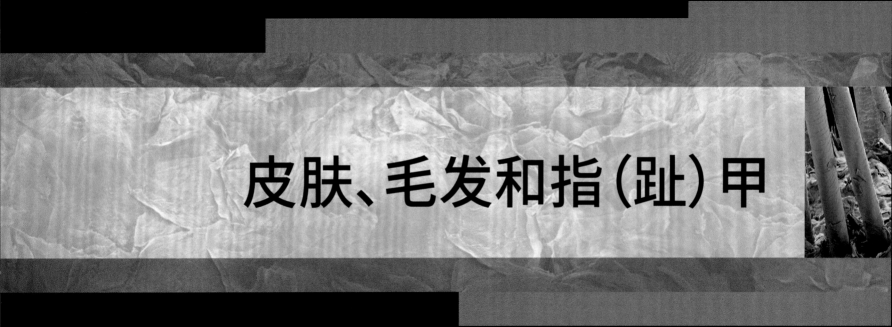

皮肤、毛发和指（趾）甲

皮肤、毛发和指（趾）甲的结构

皮肤、毛发和指（趾）甲统称外皮系统。皮肤是人体最大的器官，总重量达3~4千克，总表面积约2平方米。它是由2层结构组成的复杂器官，含有多种不同类型的细胞，其中一些能产生毛发和指（趾）甲组织。

皮肤的结构

皮肤不是一个简单的人体薄层防水层，而是一个由多种特殊分化细胞构成的复杂器官。其厚度变化很大，从眼睑等精细部位的0.5毫米，到足底等易磨损部位的5毫米。皮肤有2层主要结构。外层的表皮主要起保护作用，深层的真皮含有多种具有不同功能的组织。真皮内有数以千计的能感受触觉的微感受器，以及有助于体温调节的汗腺和血管。在真皮下方还有一层结构，有时也可看作是皮肤的一部分，称皮下脂肪。它可以用于缓冲，并作为热绝缘体防御过冷和过热。

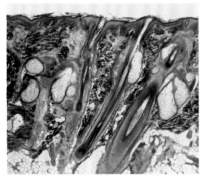

皮肤切片

显微照片显示真皮（蓝色）内的3个毛囊和皮脂腺泡，以及顶部的薄层表皮（粉色）。

皮肤的更新

外层的表皮通过细胞分裂不断更新和替代。基底层由立方体样的细胞构成，它们快速增殖并被下方新形成的细胞推动，逐渐移向表面。细胞向上移行的同时，长出的小棘使细胞紧紧地连接在一起，然后它们变得扁平，其内充满一种防水蛋白质即角蛋白（角质）。最终，细胞死亡并到达完全角化的表面，类似屋顶上的瓦片那样交错在一起。当细胞因日常的破损而脱落后，更多从深层来的细胞就会取代它们。从表皮基底层到皮肤表面约需4周时间，一个人每年通常要脱落0.5千克以上的皮肤。

表皮层

表皮层细胞从基底到表面的行进过程中，产生4层（在手掌和足底等摩擦大的区域可有5层）。当细胞向上移行时，其内的细胞质和细胞核被角质所取代。

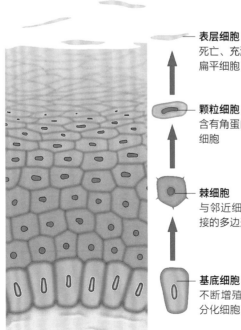

表层细胞
死亡、充满角质的扁平细胞

颗粒细胞
含有角蛋白颗粒的细胞

棘细胞
与邻近细胞紧密连接的多边形细胞

基底细胞
不断增殖的特殊分化细胞

皮肤的结构

一块指（趾）甲大小的皮肤包含500万个镜下细胞，至少可以分为十几种类型，包括100个汗腺及其排泄孔，1 000个触觉感受器，100多根毛发及其皮脂腺，1米长的微血管和约0.5米长的神经纤维。

毛干
伸出皮肤表面的毛发部分

表皮表面
由扁平、死亡、片状的皮肤细胞形成的角化层

表皮基底层
该层内的细胞迅速分裂，使上面的表皮更新

触觉感受器
位于表皮边缘特殊分化的神经末梢；其他类型触觉感受器位于真皮的深层

竖毛肌
机体寒冷时将毛发向上拉直的小肌肉

毛球
毛发最深的部分，毛发在此处生长

毛囊
毛根部的表皮囊袋

皮脂腺
产生保护毛发和润滑皮肤的皮脂

皮肤修复

由于其位置特点，与其他器官相比，皮肤要承受更多的物理损伤。然而，它有快速活跃的修复机制，能够修复小的伤口。如果皮肤表面擦伤，从损伤细胞渗出的内容物就会激活修复程序。血液中的血小板和凝血的纤维蛋白原一起形成纤维网，网罗红细胞，开始形成血栓。同时形成组织的成纤维细胞，以及吞噬细胞碎片和异物（如灰尘和微生物）的称为中性粒细胞的白细胞等也在此区聚集。凝块逐渐变硬并排出液体成为瘢痕，组织在下方愈合。

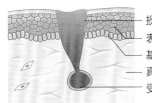

1 损伤
伤口使细胞破裂，使其释放内容物，这些内容物成分诱导多种防御和细胞修复。

右侧标注：损伤部位、表皮、基底层、真皮、受损的血管

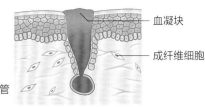

2 血凝
血液渗出血管形成血凝块，成纤维细胞增殖并迁移到损伤区域。

右侧标注：血凝块、成纤维细胞

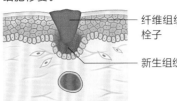

3 填塞
在血凝块中，成纤维细胞产生纤维组织栓子，发生收缩和皱缩，新生组织在栓子下方开始形成。

右侧标注：纤维组织栓子、新生组织

4 结痂
栓子变硬，干燥结痂，最终脱落。瘢痕可能残留，但通常随着时间的推移而褪去。

右侧标注：痂、瘢痕

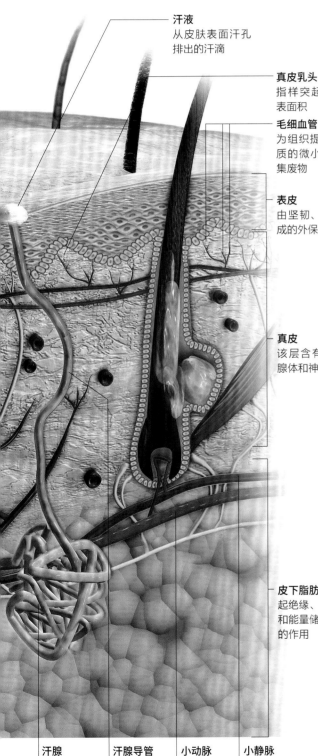

汗液
从皮肤表面汗孔排出的汗滴

真皮乳头
指样突起以增加表面积

毛细血管
为组织提供氧和营养物质的微小血管，同时收集废物

表皮
由坚韧、扁平的细胞组成的外保护层

真皮
该层含有血管、腺体和神经末梢

皮下脂肪
起绝缘、缓冲和能量储存器的作用

汗腺
一团盘曲成结的管道，分泌汗液

汗腺导管
将汗液排至皮肤表面

小动脉
提供富含氧的血液

小静脉
运走废物

毛发的生长

毛发呈杆形，由充满角质的扁平样死亡细胞组成，主要起保护作用。毛发的根埋藏在毛囊内。当额外的细胞增加到毛根时，毛发开始自基底部生长。不同类型的毛发生长速度不同，头皮的毛发每天以0.3毫米的速度增长，然而，毛发不是持续增长的。3~4年以后，毛囊进入静止期，毛发从基底部脱落。3~6个月后，毛囊再次激活，生长新的毛发。

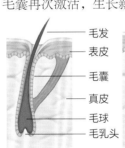

标注：毛发、表皮、毛囊、真皮、毛球、毛乳头

积极生长
发根处产生的新细胞被推向上，所以头发变长了。

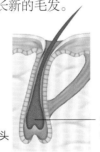

标注：头发从发根分离

不活跃阶段
毛囊的活动停止，头发也停止生长。

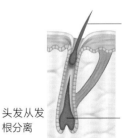

标注：老的毛发被新生的毛发挤出毛干、新生的毛发

新的生长
当旧的头发脱落时，毛囊根部重新激活并开始产生新的头发。

指（趾）甲的结构

指甲与趾甲都是由称为角质的硬质蛋白质构成。指（趾）甲自基底部的角质层萌出。甲基质为甲根提供角化细胞，整个指（趾）甲沿着甲床向游离缘不断生长。多数指甲以每周0.5毫米的速度生长，指甲生长的速度快于趾甲。

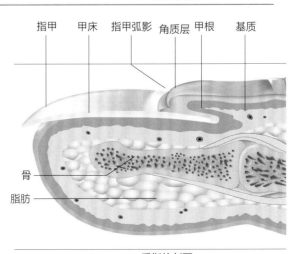

标注：指甲、甲床、指甲弧影、角质层、甲根、基质、骨、脂肪

手指的剖面

皮肤和上皮组织

皮肤具有包绕和保护深层精细组织的重要作用，还有很重要的触觉功能。作为一个表层组织，皮肤是一种特殊类型的上皮组织。上皮组织遍布全身，为几乎全部人体结构和器官提供覆盖和内衬。

触觉的复杂性

触觉根植于皮肤结构中的下层即真皮层，它通过真皮中的微感受器即神经末梢起作用。神经末梢作为不同物理变化的感受器，能感受到包括从最轻微的接触，到重的、有痛感的压觉。微感受器分布广泛，其数量和密度因部位而异。平均一个手指甲大小的皮肤含有约1 000个不同类型的感受器。但是在指尖有超过3 000个感受器，使它能感受到轻微的精细触觉。也有一些感觉器纤维缠绕在毛发根部真皮的毛囊周围。尽管不同类型的感受器对某些类型的刺激反应更迅速，但它们几乎对大多数刺激都会有反应。想象中认为大脑匆匆浏览一下任意的传入信号，就知道是什么，但实际上要识别、分拣和重复信号类型才能明确接触物体的软硬、冷热、粗糙或光滑、干湿、动态或静态。

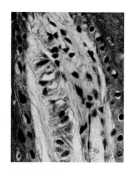

轻触觉感受器

显微图片显示一个指尖内的触觉小体（绿色），它对轻触觉的辨别十分重要。

感受器类型

为了更好地适应自身的功能，不同类型的微感受器位于真皮内特定的深度。作为最大的感受器，环层小体位于最深层，接近真皮的基底部。与轻触觉有关的感受器位于表皮层或接近表皮层。

游离神经末梢

有分支、常常无鞘膜的感受器，感受温度、轻触觉、压觉和痛觉。分布于全身和各种类型的结缔组织中。

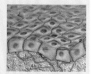

触觉/迈斯纳（Meissner）小体

真皮上层中有被囊包裹的神经末梢，特别在手掌、脚掌、唇、眼睑、外生殖器和乳头等部位。对轻压觉起反应。

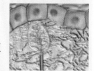

梅克尔（Merkel）触觉盘

裸露、无被囊的感受器，通常在真皮上层或表皮下层，特别在无毛发的区域。它们能感受轻的触觉和压觉。

鲁菲尼（Ruffini）小体

有被囊的感受器，位于皮肤及深部组织，对持续性压力和触觉有反应。在关节囊，它对旋转运动有反应。

环层/帕奇尼（Pacinian）小体

大的、有包裹的感受器，分布于真皮深层、膀胱壁、关节附近和肌肉中，感受更强、更持久的压力。

表皮神经末梢
穿透表皮，分布在皮肤各处，包括游离神经末梢

触觉小体
真皮上层的神经末梢，多数刚好位于表皮基底部的下方

梅克尔触觉盘
连接神经末梢，位于表皮与真皮交界处的上下方

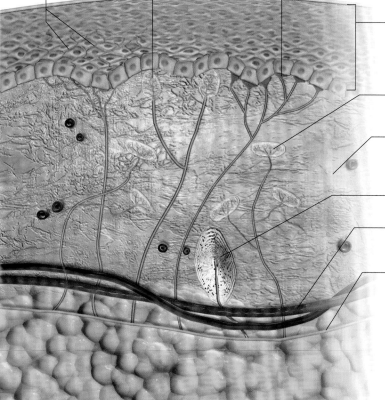

表皮
不断更新的细胞层，细胞在基底部不断增殖，在向表面移动过程中变硬和死亡

鲁菲尼小体
真皮中层的神经末梢，多数弥散分布于真皮中层或下层

真皮
胶原纤维、弹性纤维及其他结缔组织的混合物，包含多数触觉感受器

环层小体
位于真皮深层

血管
将营养物质运输到皮肤和触觉感受器

神经纤维
感受器的神经纤维汇集成束，向神经主干传递信号

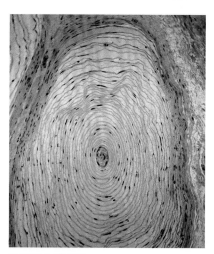

深层压力感受器

环层小体呈多层同心圆状，是皮肤内最大的感受器，有些部位直径达1毫米以上。

皮肤微感受器

感受器内各层的变形及温度变化所造成的热胀冷缩将产生神经脉冲。脉冲沿感受器神经纤维传送，这些纤维与在真皮深层或更下面的其他神经纤维聚集成束。当没有刺激时，感受器偶尔不规则地发送神经信号，当皮肤被触及时，则提高发送频率。

体温调节

皮肤的功能之一是参与体温调节，即保持体温恒定，通过3种方法达到目的：扩张或收缩血管、控制出汗、调节毛发。如果体温升高，真皮内血管扩张，允许额外的血液流动，以便更多的热量从体表散发；皮肤可能变红，汗液从汗腺渗出和蒸发，带走体表的热量。如果体温下降，外周血管收缩，减少热量丢失，汗液减少。体毛在竖毛肌的作用下直立，以网罗空气作为隔热层（见第32页）。

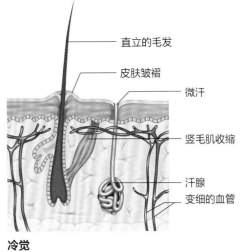

直立的毛发
皮肤皱褶
微汗
竖毛肌收缩
汗腺
变细的血管

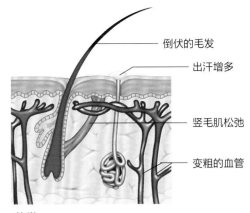

倒伏的毛发
出汗增多
竖毛肌松弛
变粗的血管

冷觉
由于竖毛肌的收缩，体毛直立，在皮肤基底部产生小的鸡皮疙瘩，外周血管收缩，出汗减少。

热觉
由于竖毛肌的松弛，体毛倒伏，鸡皮疙瘩消失，皮肤血管扩张，血流增大，出汗增多。

上皮

上皮组织，也称上皮，是一种重要的结构成分，为人体其他组织提供覆盖或内衬。根据单个细胞的形状与排列形式（见下文），以及细胞排列成一层或多层，可以对上皮进行分类。多数上皮组织形成膜，分别参与保护、分泌和吸收功能。上皮不含血管，其细胞通常锚定并稳定在基底膜上。也可有其他类型细胞存在，如杯状细胞，可以分泌黏液到上皮表面。

上皮细胞的类型

构成上皮层的细胞通常根据其形态进行分类。由于所处位置的原因，多数上皮易受摩擦、挤压和相似的机械磨损，它们快速分裂以更新自己。

鳞状细胞
盘状或扁平状细胞，细胞宽度大于厚度，像铺路的石板，有扁平细胞核。

特点：细胞具有有选择的弥散性或通透性。由于层薄，允许一些物质通过。

立方细胞
立方体或盒状细胞，偶尔有截面呈六边形或多边形的，细胞核居中。

特点：物质从上皮的一侧吸收，离开细胞前，在穿过细胞的细胞质过程中被改变。

柱状细胞
高而细长的细胞，截面呈方形、长方形或多角形；大的椭圆形细胞核位于细胞基底部。

特点：保护和隔离其他组织，其顶部可伸出用于胞外液体运动的纤毛，或用于吸收的微绒毛。

腺细胞
具有分泌功能的上皮细胞，通常为立方体或柱状，内含分泌颗粒或囊泡。

特点：多层细胞可能向内折叠形成凹点、囊、沟或导管，如在汗腺中所见。

假复层上皮

这种类型的柱状上皮似乎按照垂直方向进行排列，但实际上是由不同形状和高度的单层细胞所组成。由于不同类型细胞的细胞核位于不同的水平，因此产生了复层的假象。较高的细胞可能分化为产生黏液的杯状细胞或者能捕获异物的纤毛细胞。这种类型上皮分布在气道、排泄管道和男性生殖管道。

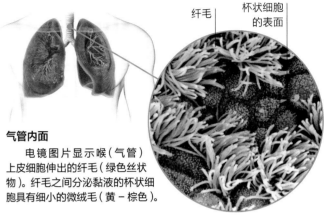

纤毛
杯状细胞的表面

气管内面
电镜图片显示喉（气管）上皮细胞伸出的纤毛（绿色丝状物）。纤毛之间分泌黏液的杯状细胞具有细小的微绒毛（黄－棕色）。

膀胱内面
电镜图片显示膀胱内面紧密排列的上皮细胞。细胞柔韧、顺应，随膀胱的充盈而伸展。

圆形上皮细胞

单层和复层上皮

单层上皮由1层细胞组成，常分布在需要物质容易通过的区域，因为单一细胞的厚度具有最小的阻力。复层上皮包含2层或以上的细胞，能更好地提供保护作用。有些复杂的上皮甚至有5层，但2层或3层更为常见。不同层的细胞可以呈不同的形状。

变移上皮

该上皮与复层上皮相似，具有伸展能力而不会被撕裂。基底层常为柱状细胞，在向上移动的过程中逐渐变圆。当上皮伸展时，细胞变扁平或呈鳞状。变移上皮适宜于泌尿系统，分布于肾、输尿管、膀胱、尿道。当尿液在压力下流动时，变移上皮容许这些管道膨胀。这种上皮还分泌黏液保护其免受酸性尿液的腐蚀。

眼球的上皮

眼球中含有2种类型的上皮：视网膜色素层的单层上皮和角膜圆穹前部的复层鳞状上皮。

角膜结构

覆盖角膜的上皮是透明的，由5层细胞组成，允许光线进入眼球。

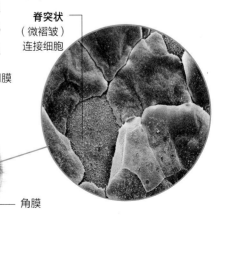

视网膜
脊突状
（微褶皱）连接细胞
角膜

皮肤和毛发的保护作用

皮肤是人体抵御潜在伤害的第一道防线。由于它柔软,具有缓冲特性,所以能防御机械伤害。形成皮肤最外层的表皮细胞紧密连接在一起,而且保留一定程度的柔韧性。细胞内充满了坚硬的角蛋白,可以抵御多种化学物质的伤害。数以百万个与毛囊相连的皮脂腺正常分泌皮脂,正常体温下有些油滑而且容易扩散,使皮肤具有部分的防水功能以及抑制微生物生长的抗感染能力,同时也能防止头发变得脆弱。

对紫外线的防御

日光中含有不同波长的光谱,其中也有红外线(IR)和紫外线(UV)。肉眼无法观察到紫外线A和紫外线B,但它们与皮肤癌形成有关,尤其是后者。皮肤的自我保护能力主要依靠它有色成分或黑色素。它在表皮上层形成防护屏障,可以保护表皮基底层具有活跃增殖能力的细胞。

黑色素的产生

黑素细胞是表皮基底部中产生黑色素的细胞,它们产生黑素颗粒、黑素小体,并分布到周围细胞内。

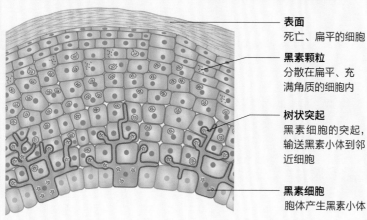

表面
死亡、扁平的细胞

黑素颗粒
分散在扁平、充满角质的细胞内

树状突起
黑素细胞的突起,输送黑素小体到邻近细胞

黑素细胞
胞体产生黑素小体

头皮毛发

头皮毛发可以使头皮免遭雨水淋湿,能吸收和转移一些撞击的能量,同时保护头部免受高温伤害。

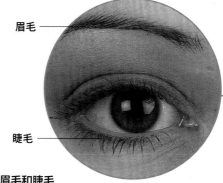

眉毛

睫毛

眉毛和睫毛

相对粗糙,呈弓形,快速生长的眉毛有助于改变前额汗水和雨水的流向,防止其落入眼内。当眨眼时,睫毛产生涡状气流,可使飘浮的颗粒远离眼表面。

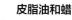

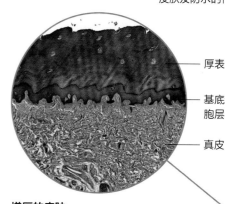

增厚的皮肤

如这一放大的足部皮肤图像所见,在经常受压的皮肤部位,以表皮增厚的方式,获得更大的缓冲作用。

皮脂油和蜡
富含脂质(如软脂酸、硬脂酸、油酸和其他脂肪酸)的混合分泌物,具有使皮肤柔软和滋润皮肤及防水的作用

厚表皮

基底细胞层

真皮

趾甲
几乎由固体的角蛋白构成

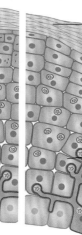

皮肤色素

皮肤的颜色取决于表皮中两种主要黑色素(微红的褐色素和棕黑色的优黑素)的类型和数量,以及黑素颗粒的分布方式。每个黑素细胞都有许多树状突起,它毗邻30~40个细胞(基底角质细胞)。黑素细胞内有膜被样的细胞器黑素小体,能产生黑素颗粒。黑素小体朝树状突起移动,并被"剪掉"进入周围的角质细胞中。深色皮肤的黑素细胞较大并含有更多的黑素小体,黑素小体破裂后产生均匀的色素进入皮肤细胞。而浅色皮肤内的黑素细胞较小,黑素小体聚集成团。接触紫外线后可以刺激黑素细胞,使肤色变深、变黑。

肤色变化

与浅色皮肤相比,深色皮肤倾向于有更大的合成黑素的细胞,以生成更多、更大且更致密的黑素小体。当浅色皮肤内的黑素颗粒聚集成簇时,深色皮肤则释放这些黑素颗粒。

深色　　　中间色　　　浅色

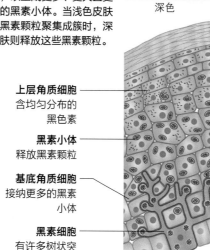

上层角质细胞
含均匀分布的黑色素

黑素小体
释放黑素颗粒

基底角质细胞
接纳更多的黑素小体

黑素细胞
有许多树状突起,功能活跃

表面
鳞状细胞

上层角质细胞
含少量的散在的黑色素

黑素小体
保持完整

基底角质细胞
接纳少量的浅色的黑素小体

黑素细胞
有少量树状突起,功能不活跃

皮肤损伤和疾病

　　皮肤含有人体内一些快速增殖的细胞。有几种皮肤疾病起因于皮肤自我更新障碍，包括增生和肿瘤。作为人体的第一道防线，皮肤更容易出现损伤、皮疹形式的过敏反应，以及由细菌、真菌和其他微生物引起的感染。

皮肤癌

　　是多种类型、严重程度不同的皮肤恶性肿瘤，多数与长时间暴露于阳光接受有害辐射有关。

　　基底细胞癌多进展缓慢，不易扩散（转移）到人体其他部位。典型的基底细胞癌一开始表现为一个小而光滑的粉红色或棕灰色无痛肿块，其边界似珍珠样或蜡样。当它扩大时，中间凹陷形成卷起的边缘。鳞状细胞癌可能因长期接触紫外线或柏油等化学致癌物引起，它最初呈红色或红棕色，有坚硬无痛的不规则边缘，然后可能发生渗出及溃疡。恶性黑色素瘤可能由已有的痣发展而来，或可能起源于快速生长的深色不对称斑点。皮肤癌以肿块快速增大、边界不规则、瘙痒、出血和结硬皮为特点。所有这些类型的皮肤癌都需要及时就医。

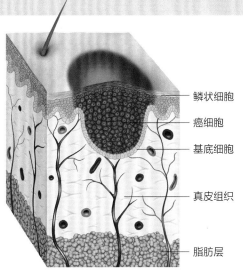

鳞状细胞
癌细胞
基底细胞
真皮组织
脂肪层

基底细胞癌
　　表皮基底部快速分裂的细胞因接触紫外线而受损，开始无限增殖，形成一团扁平或鳞状的细胞。它的生长局限于表皮。

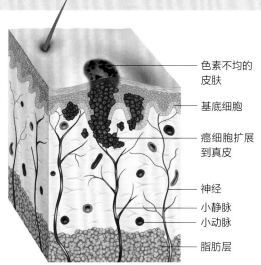

色素不均的皮肤
基底细胞
癌细胞扩展到真皮
神经
小静脉
小动脉
脂肪层

恶性黑色素瘤
　　辐射损伤使黑素细胞无限增殖，形成一个深色不规则的肿块。当部分肿瘤细胞侵入真皮时可以随血液转移到其他部位。

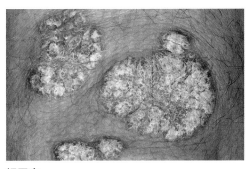

银屑病
　　有几种类型的银屑病，多数以间歇发生、红色、瘙痒、增厚、表面有银屑为特点，由死亡的表皮细胞聚集而成，常见于膝、肘、下背部、头皮及耳后。

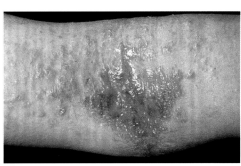

湿疹
　　典型的湿疹是一种红色、炎症和瘙痒的皮疹，伴随有小水疱或者皮肤出现干燥、鳞状屑片、增厚并开裂，常见于手和皮肤有皱褶的区域，如腕、肘和膝。

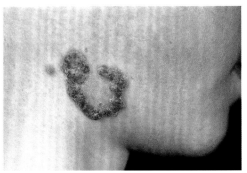

脓疱疹
　　面部常见的细菌感染，尤其在鼻和嘴的周围。皮肤变红，形成充满液体的水疱，并破裂，然后出现发红、渗出和瘙痒，最后结痂。

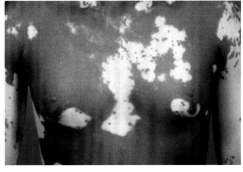

白癜风
　　经过数月或数年形成的皮肤色素缺失斑，好发于面部和手部，通常在20岁以前发病，深色皮肤者其病变区域显得更明显。白癜风对人体健康不会带来威胁。

皮疹

　　大多数为皮肤炎症区域。一部分与皮肤本身的病变有关，另一部分是内脏功能异常在皮肤的反应。

　　一些皮疹局限，而另一些分布广泛。局限的皮疹可能发生于机体接触诸如照射的阳光、摩擦或刺激性化学物质的部位。其中一些有很强的遗传因素，但皮疹形成的确切原因或机制仍不清楚。皮疹对生命不构成威胁，但影响生活质量，需要长期的自我防护控制和不间断的药物治疗。银屑病是一种常见的分布广泛的疾病，它以反复发作的厚质皮疹为特点，可以由感染、损伤、压力和药物的副作用诱发。湿疹也是一种最常见的皮肤病，特别是在婴儿和儿童。但许多人的湿疹会随着生长发育而消失，它常与过敏体质相关联，如哮喘、慢性或过敏性鼻炎（花粉热），在青春期或成年可能会突然发病。脓疱疹是由于细菌感染特别是割伤、唇疱疹（单纯疱疹病毒）、抓伤、渗出性湿疹引起的皮肤水疱。白癜风具有自身免疫的基础，机体产生了攻击黑素细胞的抗体，其以斑片状发生在全身，常呈对称性分布，约1/3患者的皮肤色素会自行修复。

皮肤斑点和瑕疵

皮肤斑点、肿胀和瑕疵包括小的脓疱，大的疖，以及好发于青春期的痤疮，其他还有由于局部细胞增生引起的疣与痣。肿胀可能因不同类型的囊肿引起。一些皮肤瑕疵则可能由外部因素引起，如压力、暴露于阳光或病毒感染。

痤疮

由皮肤腺体的阻塞或感染引起的皮疹斑点，多见于面部。

在寻常痤疮，皮脂腺产生过量的油脂性分泌物——皮脂。它在与空气接触过程中起反应，并在皮肤毛孔处形成栓子，栓子可能是深色的，成为黑头或黑色粉刺；或者为白色的，成为白头。受困的皮脂、死亡的细胞和感染的细菌混合在一起可以引起脓疱。由于激素的增加，痤疮在青春期常见。

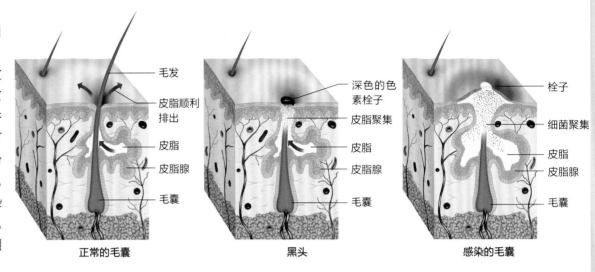

正常的毛囊 — 毛发／皮脂顺利排出／皮脂／皮脂腺／毛囊

黑头 — 深色的色素栓子／皮脂聚集／皮脂／皮脂腺／毛囊

感染的毛囊 — 栓子／细菌聚集／皮脂／皮脂腺／毛囊

痣

痣是一种扁平或高起的斑点，其形状、颜色和质地不同，可以是单个或多个。

痣是局部皮肤色素细胞（黑素细胞）的过度增生和聚集，同时伴有黑色素量的增加。痣很常见，一般到30岁时，大多数成年人有10~20个痣，可见于体表的任何部位，大小不一，通常小于1厘米。痣极少恶变，但当其大小、外观出现改变，或产生瘙痒或出血时，须及时就医。

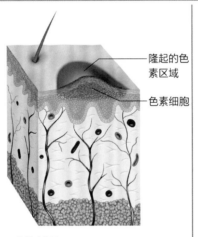

隆起的色素区域／色素细胞

痣的剖面
尽管隆起于体表，但痣中的色素区域不会延伸到表皮下方的细胞。

囊肿

皮肤下无害的囊样肿胀，其内含有液体或半固态物质，称囊肿。

常见的囊肿类型是皮脂腺囊肿，它形成于毛囊内。囊肿内有皮脂分泌物和死亡细胞，被限制在有韧性囊袋样的结构内。它的表面隆起光滑，一些囊肿有苍白色或暗色的中央区。尽管它可以出现在身体的任何部位，但通常位于头皮、面部、躯干和生殖器。如果囊肿快速增大，引起疼痛和感染，则需要及时治疗。

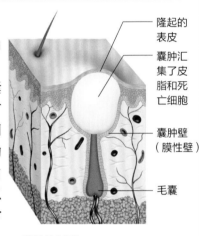

隆起的表皮／囊肿汇集了皮脂和死亡细胞／囊肿壁（膜性壁）／毛囊

囊肿的剖面
皮脂腺囊肿从真皮突出使得表皮延展、突起形成圆顶样的肿块。

疖

疖由细菌感染引起，在皮肤表面出现红色的、炎性的、含脓液的触痛区域。

毛囊或皮脂腺中脓液积聚形成疖，疖也可以连通两者。疖最初表现为小的红色肿块，经常是不同类型的链球菌感染的结果。细菌在毛囊和皮脂腺内繁殖，当脓液积聚，在疖的中心形成白色或黄色的脓头时，局部皮肤触痛且肿胀。几个疖连接在一起形成痈。疖反复发作表明有潜在的疾病。

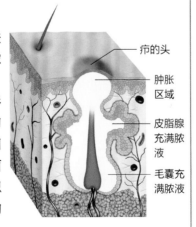

疖的头／肿胀区域／皮脂腺充满脓液／毛囊充满脓液

疖的剖面
毛囊和皮脂腺充满脓液，引起皮肤红肿、触痛。

疣

疣是由病毒感染引起的增生，可呈扁平或隆起，表面光滑或粗糙。

疣是皮肤被人乳头状瘤病毒（HPV）感染所致。该病毒侵入皮肤，引起局部表皮细胞过度增生，过量的细胞被推向上方，在皮肤表面形成肿块。疣被描述为寻常疣或扁平疣，可以成簇出现。发生在足底的疣称跖疣，由于压迫而嵌进皮肤内，引起疼痛。疣常常自行消失，但需经过一定的时间。

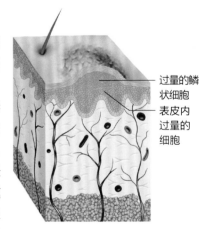

过量的鳞状细胞／表皮内过量的细胞

疣的剖面
表皮细胞的过度增殖引起皮肤表面出现寻常疣的典型外观。

创伤

当皮肤表面由于创伤受损时，愈合在自身或医疗辅助下进行。

创伤可以是意外或外科手术引起。创伤愈合的好坏，取决于创伤的程度和深度、伤口边缘的条件和对合情况、伤者的年龄和健康状况，以及感染的预防等。对合良好、清洁的伤口常在几周内愈合而不留瘢痕。但开放的和边缘对合不齐的伤口愈合时间较长，并可能留下瘢痕。通过缝合或粘连有助于伤口的愈合。

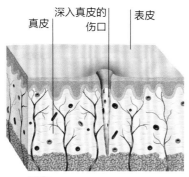

真皮　深入真皮的伤口　表皮

刺伤

刺伤是面积小但穿透深的创伤。一般来说愈合较快，但进入深部组织的微生物，尤其是土壤中的破伤风杆菌是引起感染的危险因子。

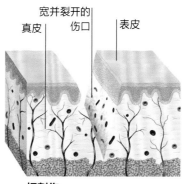

真皮　宽并裂开的伤口　表皮

切割伤

如果对伤口进行适当的清洁，通过闭合以促进皮肤边缘愈合以及包扎伤口预防感染，边缘整齐的切割伤常常愈合很好，只留下微小的瘢痕。较深的切割伤可能需要缝合才能避免形成瘢痕。

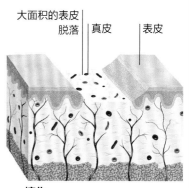

大面积的表皮脱落　真皮　表皮

擦伤

擦伤可能刮掉较大面积的皮肤，损伤许多神经末梢并引起严重的疼痛。表皮的擦伤愈合后通常不留瘢痕，反之，较深的擦伤很可能留下瘢痕。

烧伤、瘀伤、水疱和晒伤

不同类型的创伤和热量可以损伤皮肤，引起过度摩擦性或压力性水疱及烧伤。

烧伤可以因热、电、放射线或某些化学物质引起，可能导致广泛的甚至威胁生命的损伤。瘀伤是指因出血进入组织而引起相应皮肤变色的损伤，常因机械性撞击所致。眼周的瘀伤称"黑眼圈"。局部机械性创伤，如摩擦和挤压伤可能导致局部隆起，形成充满液体的区域，称水疱。水疱也可以由于紫外线等产生的热量引起。急性或长时间过度暴露于日光中可能引起皮肤烧伤，皮肤起初变红、发热、肿胀和疼痛，继而脱屑。如果不采取适当的保护措施，过多的阳光暴晒可能引起皮肤癌。

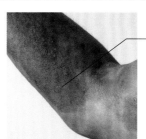

红的炎症皮肤

烧伤

皮肤变红、烧伤区域表皮损伤，如果波及真皮，会很快形成水疱。

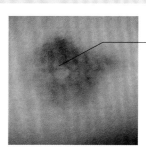

瘀伤后颜色的变化

擦伤

渗出的血细胞破裂后使得瘀伤的颜色从蓝色转变为棕-黄色。原因不明的瘀伤需要就医咨询。

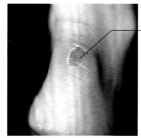

破裂的水疱需要覆盖

水疱

液体从损伤的血管内渗出，在皮下积聚。新的皮肤在水疱下生长，当水疱破裂后，旧的皮肤变干脱落。

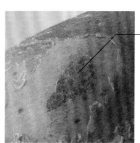

干皮脱落或卷起

晒伤

过度暴露于紫外线后，皮肤发热、变红、瘙痒和肿胀，然后皮肤变干脱落，严重者可能形成水疱。

头皮屑和脱发

头皮屑是指头皮碎屑过多地脱落。脱发是指头发脱失，有时是永久性的。

头皮屑无害，但不美观并令人难堪，它是头皮细胞正常脱落的速度加快所引起的。白色的皮屑出现在头皮上和头发里，可能有痒感。头皮屑在年轻人中最为常见，与球形马拉塞霉菌感染有关。脱发是指局部或全身的毛发暂时或永久性的脱失，在头皮非常明显。脱发的原因包括引起男性秃顶的睾酮敏化、化疗及自身免疫性紊乱——斑秃。

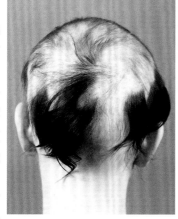

斑秃

头皮毛发斑状脱失，导致脱发区被较短的、残断的头发围绕。头发通常在数月后再生长。少数病例中，该疾病可以引起全身毛发永久性脱失。

指（趾）甲内翻

手指甲或足趾甲的一边或两边内翻卷入手指或足趾的肌肉内。

内生性的甲沿着甲缘穿入组织，引起炎症、不适、疼痛和感染风险。踇趾最易发，常见于年轻男性。不合脚的鞋压迫趾和趾甲、不恰当的游离甲缘修剪（如应该直剪却弧形剪）等都可以诱发甲内翻。足趾受伤也是一个可能的原因。足部不卫生可以增加感染的风险，使症状加重。施行小手术切除甲内翻部分并破坏甲床，可以防止它再次内翻。

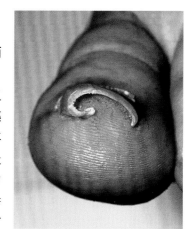

内翻的趾甲

此病例中踇趾的趾甲明显内翻，并侵入肌肉内，导致红、肿和皮肤损伤，引起破损、流脓、浆液性或血性渗出。皮肤可能会反应性地过度生长，并包裹趾甲。

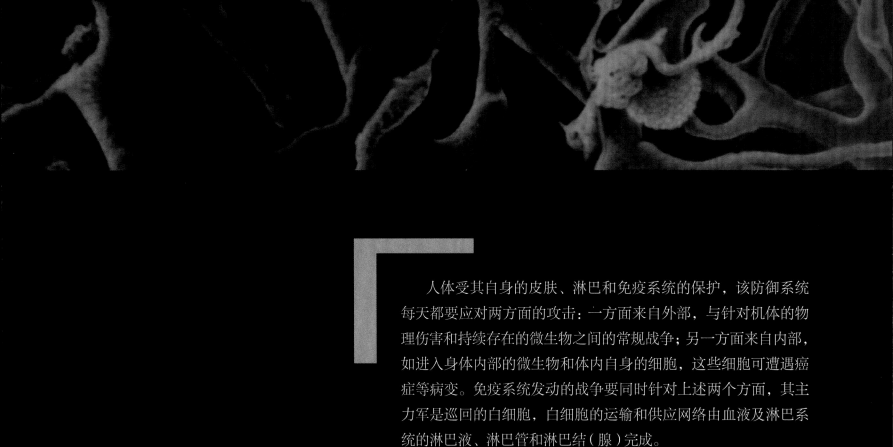

人体受其自身的皮肤、淋巴和免疫系统的保护，该防御系统每天都要应对两方面的攻击：一方面来自外部，与针对机体的物理伤害和持续存在的微生物之间的常规战争；另一方面来自内部，如进入身体内部的微生物和体内自身的细胞，这些细胞可遭遇癌症等病变。免疫系统发动的战争要同时针对上述两个方面，其主力军是巡回的白细胞，白细胞的运输和供应网络由血液及淋巴系统的淋巴液、淋巴管和淋巴结（腺）完成。

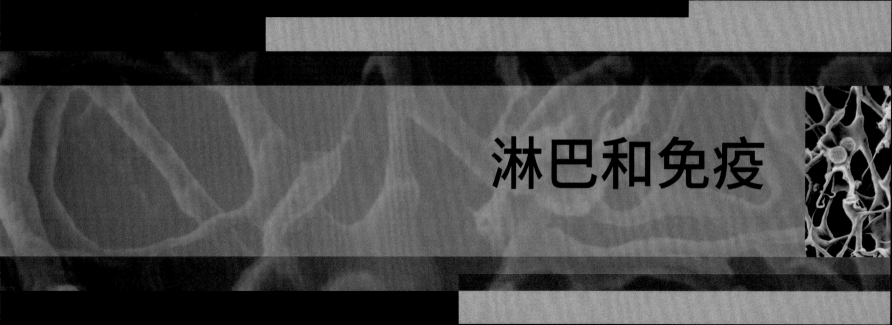

淋巴和免疫

淋巴和免疫系统

人体的一些系统有助于抵御针对机体的各种伤害，如太阳的紫外线、过热、有害的化学物质、物理损伤，以及微生物（如细菌和病毒）的侵袭。然而，免疫系统和淋巴系统的组合，是保护机体免受这些伤害的主要手段。

淋巴系统是免疫系统不可或缺的重要组成部分，在机体防御疾病中扮演着重要的角色。淋巴系统中起作用的是淋巴液，起始于遍布全身的毛细淋巴管网，联合形成更大的管道，称淋巴管。淋巴结，它们沿着淋巴管回流路径散布在排列。与血液不同，淋巴液不会被泵出，而是通过位于淋巴管周围的肌肉收缩产生的挤压作用被动地回流。淋巴液经左、右锁骨下静脉进入血液循环。淋巴器官（包括胸腺和脾）及淋巴组织〔如扁桃体和派尔（Peyer）集合淋巴结〕参与构成了完整的淋巴系统。它们含有大量特殊的白细胞，特别是淋巴细胞，行使保护机体抵抗非自身物质（如微生物）入侵等功能。

腺样体
又称咽扁桃体，位于鼻腔后方，有助于过滤吸入的空气并消灭微生物

扁桃体
两对扁桃体（腭扁桃体和舌扁桃体）位于口腔后部咽侧和舌根，有助于抵御吸入的微生物

颈部淋巴结
引流来自右侧或左侧面部、头皮、鼻腔和咽喉部的淋巴液

腋窝淋巴结
引流上肢、乳房、胸壁和上腹部的淋巴液

左锁骨下静脉
来自身体左侧和下半部的淋巴液通过胸导管引流后进入循环系统

胸腺
免疫系统 T 细胞（T 淋巴细胞）成熟的场所，T 细胞由干细胞发育而来，从骨髓迁移至胸腺

脾
最大的淋巴器官，脾能够储存各种淋巴细胞并且是过滤血液的主要场所之一

派尔集合淋巴结
小肠下部一些聚集淋巴小结的聚集，有助于滤摄入食物中的微生物

右淋巴导管
引流人体右上 1/4 的淋巴液，包括右上肢和头颈部的右侧

右锁骨下静脉
两处主要淋巴汇入点之一，经此处淋巴进入循环系统

胸导管
又称左淋巴导管，引流双侧下肢、腹部、左上肢及头颈和胸部左半部的淋巴液

乳糜池
膨大的淋巴管，由双侧下肢和躯干下半部的淋巴管汇聚而成，最终变管形成胸导管

滑车上淋巴结
引流手和前臂的淋巴液

腰淋巴结
引流腹部器官的淋巴液

髂外淋巴结
引流下腹部器官的淋巴液

全面观

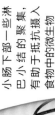
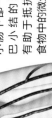
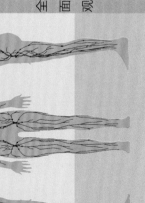

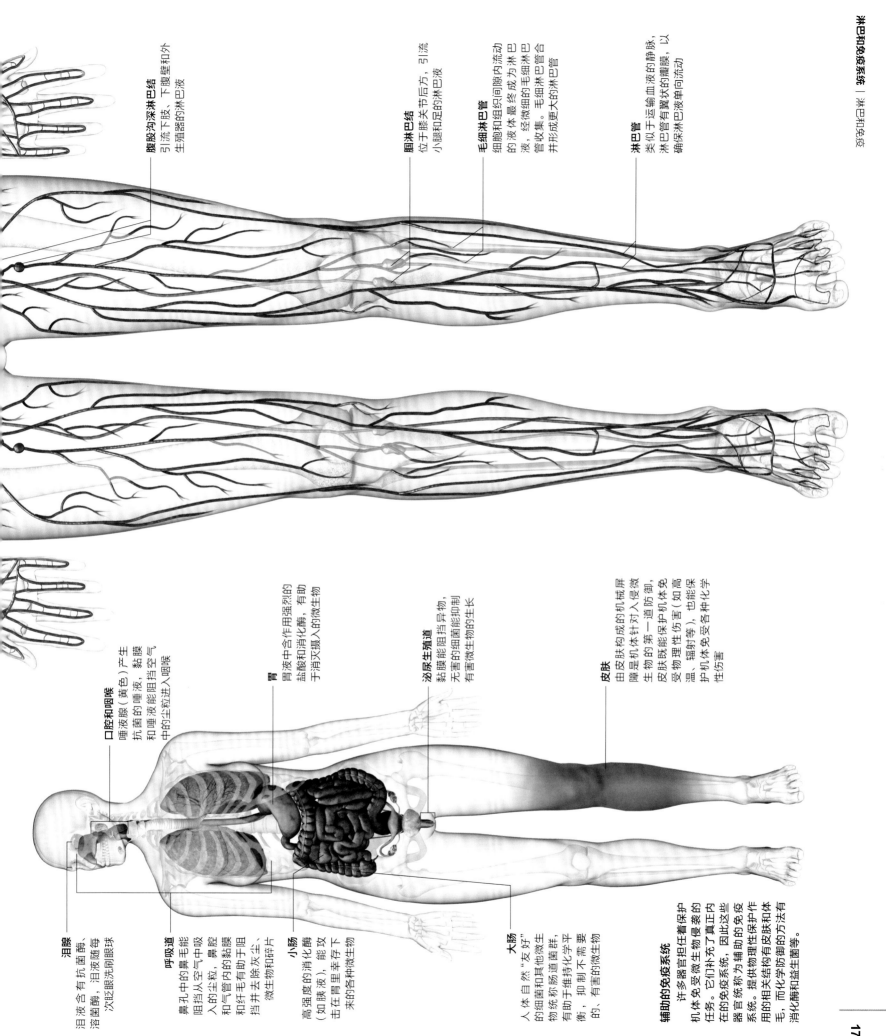

腹股沟深淋巴结
引流下肢、下腹壁和外生殖器的淋巴液

腘淋巴结
位于膝关节后方，引流小腿和足的淋巴液

毛细淋巴管
细胞和组织间隙内流动的液体最终成为淋巴液，经微细的毛细淋巴管收集。毛细淋巴管合并形成更大的淋巴管

淋巴管
类似于运输血液的静脉，淋巴管有瓣状的瓣膜，以确保淋巴液单向流动

泪腺
泪液含有抗菌酶、溶菌酶，泪液随每次眨眼洗刷眼球

口腔和咽喉
唾液腺（黄色）产生的唾液、黏膜和唾液中的生物阻挡进入咽喉

呼吸道
鼻孔中的鼻毛能阻挡从空气中吸入的尘粒，鼻腔内的黏膜和气管有助于阻挡和气管有助于阻挡去除灰尘、微生物和碎片

小肠
高强度的消化酶（如胰液），能攻击存在胃里幸存下来的各种微生物

胃
胃液中含作用强烈的盐酸和消化酶，有助于消灭摄入的微生物

大肠
人体自然"友好"的细菌和其他微生物称为肠道菌群，有助于维持化学平衡，抑制不需要的、有害的微生物

泌尿生殖道
黏膜能阻挡异物，无害的细菌能抑制有害微生物的生长

皮肤
由皮肤构成的机械屏障是机体针对入侵微生物的第一道防御，皮肤既能保护机体免受物理性伤害（如高温、辐射等），也能保护机体免受各种化学性伤害

辅助的免疫系统
许多器官担任着保护机体免受微生物侵袭的任务。它们补充了真正内在的免疫系统，因此这些器官系统称为辅助的免疫系统。提供相关结构有皮肤和体毛，而化学防御的方法有消化酶和益生菌等。

免疫系统

淋巴细胞是一种特殊的白细胞，以这些白细胞为中心，构成适应力强的人体防御系统，能够对各种微生物的入侵做出反应。该系统的复杂性在于，机体遭受微生物的初次攻击后，能形成免疫状态，保护机体抵抗同类型微生物的再次侵袭。

淋巴结

又称淋巴腺，是人体重要的防御系统。它们生产并储存免疫细胞（淋巴细胞），保护机体免受疾病侵害。淋巴结遍布全身并且在局部集中成群（见第174~175页）。每个淋巴结是一个淋巴组织团块，被称为小梁的结缔组织分隔。来自大多数组织或器官的淋巴液流经一个或多个淋巴结，经滤过和清洁后汇入静脉血。数条较小的淋巴管将淋巴液输入淋巴结，一条较大的淋巴管将淋巴液输出。淋巴管内有瓣膜以确保淋巴液单向流动。

淋巴结内部结构

淋巴结直径1~25毫米不等，它们在感染或病变期间会肿大。淋巴结外部包裹有纤维囊，内部有淋巴窦，窦内含许多具有吞噬功能的白细胞，称巨噬细胞，能吞噬细菌、异物和碎片。

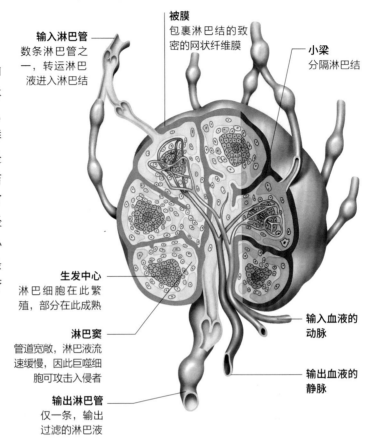

被膜
包裹淋巴结的致密的网状纤维膜

输入淋巴管
数条淋巴管之一，转运淋巴液进入淋巴结

小梁
分隔淋巴结

生发中心
淋巴细胞在此繁殖，部分在此成熟

淋巴窦
管道宽敞，淋巴液流速缓慢，因此巨噬细胞可攻击入侵者

输出淋巴管
仅一条，输出过滤的淋巴液

输入血液的动脉

输出血液的静脉

白细胞分类

白细胞有多种类型，有些在成长和成熟过程中变为其他类型的细胞。所有白细胞都起源于骨髓。

单核细胞
血液中最大的细胞类型，有大而圆或略有凹陷的胞核。能吞噬病原体。

淋巴细胞
主要的免疫细胞，胞核大，几乎填满了细胞。根据其发生可分为B细胞或T细胞。

中性粒细胞
有粒细胞（胞质内有许多小颗粒），胞核呈多叶状。能吞噬病原体。

嗜碱性粒细胞
球形的有粒白细胞，胞核分叶。与过敏反应有关。

嗜酸性粒细胞
有粒白细胞，在过敏反应中起重要作用，胞核呈B形。可破坏抗原－抗体复合物。

局部感染

如果有害的微生物进入人体组织，炎症和免疫反应迅速发生作用，限制微生物的播散，感染可被控制在一个自然的范围，如同两种组织之间的边界。白细胞和入侵者，包括存活的和死亡的，连同组织液、毒素和普通的碎片堆积在一起，这种混合物被称为脓液。如果脓液积聚在局部区域，则形成脓肿。随着脓液的积累，可对周围结构造成压迫，导致不适和疼痛，尤其当周围环境没有软组织时，如牙的脓肿。脑脓肿产生的压迫可导致严重的脑功能紊乱。

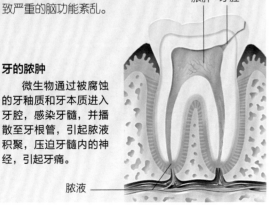

脓肿 **牙腔**

牙的脓肿

微生物通过被腐蚀的牙釉质和牙本质进入牙腔，感染牙髓，并播散至牙根管，引起脓液积聚，压迫牙髓内的神经，引起牙痛。

脓液

非特异性免疫应答

免疫应答是对特定微生物或毒素（有害物质）的侵袭而产生的。而非特异性免疫应答是针对任何类型的伤害做出的反应，如物理性撞击、烧伤、冻伤、腐蚀性化学试剂、各种射线，以及活的入侵生物，从微生物到大型寄生虫（如蠕虫和吸虫）。主要的非特异性防御反应是炎症（见第178~179页）。受损组织会释放出化学物质吸引白细胞，炎症区域的毛细血管壁通透性增加，白细胞渗出，随着战斗的持续造成防御性化学物质和液体的积聚。周围的白细胞包围、吞噬并消灭入侵的病原体。血液可凝结形成屏障，不仅可封闭渗漏，而且能防止微生物的进一步渗入。

炎症组织

4种常见的炎症表现为：红、肿、热、痛（或不适）。任何形式的伤害（如损伤、刺激或感染）发生后都会产生炎症，以限制损害并启动修复和愈合。

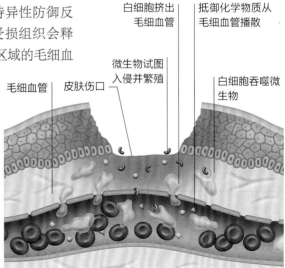

白细胞挤出毛细血管

抵御化学物质从毛细血管播散

微生物试图入侵并繁殖

白细胞吞噬微生物

毛细血管 **皮肤伤口**

特异性免疫应答

特异性免疫应答可与非特异性免疫应答同时发生，如炎症或感染持续引起随后发生的过程。特异性防御主要有两种类型：细胞介导的免疫应答和抗体（体液）介导的免疫应答。两者取决于两种不同的淋巴细胞：B（淋巴）细胞和T（淋巴）细胞。B细胞产生蛋白质抗体，称丙种（γ）球蛋白，并与抗原起反应（异源蛋白质），这些蛋白质与机体自身的天然蛋白质不同。T细胞增殖并攻击病原体细胞。

入侵的微生物
病原（有害的）微生物，如细菌

抗原

吞噬作用
巨噬细胞吞噬微生物及其抗原

细胞介导的免疫应答

细胞介导的免疫类型包括各种T细胞，其因在胸腺（Thymus，首字母为"T"）内发育而得名。当抗原被巨噬细胞呈递时，一个T细胞只能识别一种抗原。初始T细胞一旦识别抗原，便迅速繁殖，其后代可分化为几种类型。杀伤性（细胞毒性）T细胞攻击并摧毁表面有抗原的感染细胞。辅助性T细胞激活B细胞，帮助抗体介导的免疫应答和巨噬细胞吞噬碎片。抑制性（调节性）T细胞在感染被处理后抑制身体的免疫反应。

输送至淋巴结
巨噬细胞在血液和淋巴液中运输

淋巴结
巨噬细胞吞噬微生物及其碎片，并给T细胞呈递抗原

抗体介导的免疫应答

T细胞攻击被微生物感染的体细胞，而B细胞通过产生一种叫作抗体的化学物质来杀死体液中的微生物。抗体通常呈Y形或T形。每种类型的抗体都针对特定的微生物或"非自身"物质表面所携带的抗原。抗原的存在会触发B细胞增殖，一些细胞发育并分化成浆细胞，浆细胞的主要功能是产生抗体。与细胞介导的免疫应答一起，产生记忆性B细胞。这些细胞可以识别相同抗原，并在多年后仍能发挥防御作用。

记忆性细胞
一些T细胞保留对抗原的记忆以便将来进行防御

杀伤性T细胞
挤进血流并输送至感染部位

增殖
初始T细胞增殖或克隆，特异性地针对抗原，增殖并分化为辅助性T细胞、杀伤性T细胞、抑制性T细胞和记忆性T细胞

呈递
巨噬细胞将微生物的抗原呈递给T细胞

识别
初始T细胞识别抗原（以前从未遇过的抗原）

淋巴因子
由杀伤性T细胞针对微生物所产生的具有毒性的蛋白质

巨噬细胞
被淋巴因子吸引至感染部位

吞噬作用
巨噬细胞吞噬被感染的细胞

辅助性T细胞
刺激B细胞产生抗体介导的免疫应答

记忆性B细胞
一些B细胞保留了以前曾经感染过的抗原的记忆

增殖
B细胞的增殖或克隆，特异性地针对抗原，增殖并分化为浆细胞和其他细胞

识别
初始B细胞识别抗原（以前从未遇过的抗原）

浆细胞
产生抗体，特异性地针对抗原蛋白

抗体
游离在血液和体液中

呈递
巨噬细胞将微生物的抗原呈递给B细胞

抗原-抗体反应
抗体黏附微生物的抗原部位，形成抗原-抗体复合物（免疫复合物）

巨噬细胞
吞噬抗原-抗体复合物和其他碎片

补体系统

在血液循环中，有超过25种蛋白质和相关物质或因子形成补体系统。补体（或帮助和增强）蛋白质被抗体、细胞膜、DNA片段或其他对抗入侵微生物的产物激活。一旦补体反应开始，随着补体蛋白质的激活，引起随后的"级联"作用（类似于凝血的级联样反应）。补体系统通常有助于消灭微生物，并防止微生物对机体细胞的攻击，增强白细胞如巨噬细胞和T细胞的活力（如上图所示），扩张血管，并能清除抗原-抗体复合物。

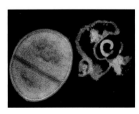

溶解的细菌
补体导致入侵者溶解，如破坏细菌细胞外膜（右侧显示的是细胞）。

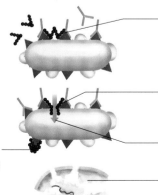

补体蛋白质与免疫复合物结合
补体黏附在由入侵微生物和抗体形成的抗原-抗体复合物上

补体级联作用
补体反应的程序，产生更多的补体蛋白质

膜破裂
补体蛋白质突破外膜

其他的辅助
补体途径能通过溶解来消灭微生物，如细菌或病毒

膨胀并破裂
液体涌入微生物，膨胀并破裂

炎症反应

炎症是机体对任何种类的伤害或损伤所做出的快速、普遍的反应，如物理性损伤和异物，包括感染性微生物、化学毒素、高温或辐射。

与特异性地针对某些入侵物质的免疫应答不同，炎症反应是非特异性的。炎症反应是一种快速、普遍的反应，经

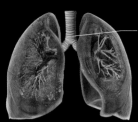

损害的部位
气管，人体的呼吸道

过一系列阶段，包括多种白细胞和防御性的化学物质。炎症最主要的4个体征为红、肿、热、痛。其目的是攻击、分解和清除任何入侵物质，无论是活的还是死的，并处理机体自身受损的细胞和组织，促使其愈合。

防御细胞

各种类型的白细胞，包括中性粒细胞和单核细胞，参与炎症反应。单核细胞驻留血管进入组织时尚未成熟，但迅速发展成称作巨噬细胞的活性细胞，可替代中性粒细胞。

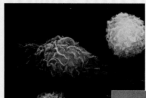

中性粒细胞
是第一批采取行动的细胞，这些细胞尽管体型较小但能够吞没破损的组织和细菌。

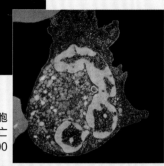

巨噬细胞
单个巨噬细胞（"大胃王"）濒临死亡前可以容纳高达100个细菌或其类似物。

炎症的原因

呼吸系统持续不断地遭受各种威胁，这些威胁包括吸入尘埃的微小颗粒和碎片，以及具有攻击性的微生物。在呼吸系统中，气管的上皮能够对尘埃和细菌产生炎症反应。实际上，通常发生的是针对个别异物的非特异性免疫应答（见第176页）。

红细胞
构成毛细血管壁的细胞

纤毛丛
一些气管上皮细胞产生的毛发状突起；纤毛通过摆动清除覆盖于细胞表面的保护性黏液

2 物理性损害
随着进入气管的气流变慢，异物颗粒影响气管上皮，并被由气管上皮细胞分泌的保护性黏液所黏附。

1 异物
异物颗粒如玻璃纤维微碎片和空气中的细菌随吸入的空气进入气管。

3 物理性损害
锋利的颗粒可能使上皮细胞破损，割破精细的细胞膜。

上皮表面

异物颗粒

4 初始播散
传递信息的物质，如组胺和激肽，从破裂的细胞，尤其是肥大细胞中漏出，并经组织播散。

组胺

激肽

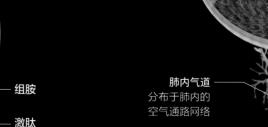

肺内气道
分布于肺内的空气通路网络

巨噬细胞

各种白细胞能包裹、吞没和吸收较小的异物，如细菌和细胞碎片，这一过程称吞噬作用（细胞吞噬）。巨噬细胞具有变形和移动的能力，其细胞内的微管和微丝（见第38页）能够形成灵活的、可移动的内部支架。吞噬过程通常少于1秒，通过细胞内的酶和其他化学物质逐渐将异物分解（见第55页）。

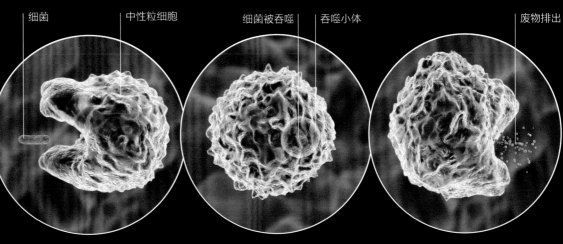

| 细菌 | 中性粒细胞 | 细菌被吞噬 | 吞噬小体 | 废物排出 |

1 吞噬阶段
白细胞伸出伪足包围异物——此处为细菌，伪足合并吞入细菌。

2 裂解阶段
异物被摄入后形成吞噬小体，并与含酶的溶酶体融合形成吞噬溶酶体，溶解（分解）开始。

3 胞吐阶段
经细胞分解的无害物质通过白细胞的细胞膜上排出，或通过微小的与膜结合的分泌小泡排至细胞外液中。

1 毛细血管扩张
组胺刺激血管尤其是毛细血管扩张，引起毛细血管壁的细胞伸展变薄，并在细胞之间出现狭窄的缝隙，增加了毛细血管壁的通透性，使得液体能够通过。

3 液体积聚
血浆和受损细胞溢出的液体积聚在组织间隙，引起肿胀，压迫神经末梢，导致炎症的另一种体征——疼痛。

4 中性粒细胞聚集
释放的化学物质吸引白细胞，如中性粒细胞。中性粒细胞黏附在毛细血管内表面，称着边。中性粒细胞在毛细血管壁的细胞间挤出，这一过程称血细胞渗出，即中性粒细胞离开血液并进入组织。

2 液体渗漏
血流量增加，局部出现红、热。血浆（如图中黄色所示血液的成分）渗漏进入细胞间隙，其中包含多种蛋白质，如纤维蛋白质。当皮肤破损时，这些蛋白质有助于血液凝结。

异物颗粒

细菌

5 中性粒细胞进入组织
中性粒细胞被破坏的细胞所释放出的物质吸引至受损部位，这种由化学刺激使细胞产生运动的现象称趋化性。

颗粒
存留在细胞损伤的部位，并持续释放组胺和激肽（红色和蓝色）进入血液

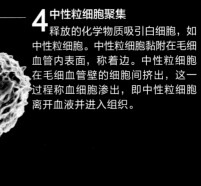

支气管树
可受炎症影响，也可因气管内异物滞留所影响

炎症反应

一旦引发炎症反应，受损区域的血流量增加、血管扩张，尤其是毛细血管扩张、毛细血管壁变薄、血管通透性增加，血浆和液体渗漏至细胞间隙。随后，中性粒细胞开始聚集并离开血液进入组织，被受损细胞释放的化学物质吸引至受损区域。

对抗感染

当微生物进入机体，并在体内存活、繁殖、破坏细胞的正常功能时，就发生了感染。感染可发生在局部，如皮肤某区域或伤口的感染；也可以是系统的感染，微生物可以随血液和淋巴液侵入人体的许多器官。

病毒

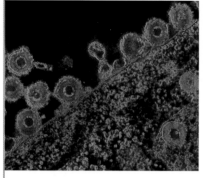

单纯疱疹病毒
电镜照片显示一簇单纯疱疹病毒（HSV）（橙色）。HSV1与口腔疱疹相关，HSV2与生殖器疱疹相关。

病毒是一组重要的有害微生物，或称病原微生物。病毒是最小的微生物，一个大头针的针尖上可覆盖数百万个病毒。许多病毒可以长时间存活，保持不活跃的状态。虽经冰冻、蒸煮和化学消毒可消灭其活性，但当它们有机会入侵活细胞时，可以瞬间成为具有活性的病毒。病毒为了其自身复制，必须寄生，这意味着它们必须在活细胞或宿主细胞内生存。典型的病毒颗粒含有单链或双链遗传物质（核酸——既可以是DNA，也可以是RNA），被一层壳状的蛋白质（衣壳蛋白）包裹，有时还有一保护性外层。

病毒的形状

成千上万种不同类型的病毒具有各不相同的外型，如球型、箱型、多面体、香肠型、高尔夫球型、螺旋型等，有的甚至像极小的"太空火箭"。病毒分类的依据是其大小、形状和对称性，以及它们所引发的疾病。

螺旋型病毒
蛋白质外壳螺旋状地缠绕遗传物质，如正黏病毒和副黏病毒。

蛋白亚单位（壳粒）
遗传物质

二十面体病毒
二十个等边三角形连接形成一个多面体容器，如腺病毒和疱疹病毒。

表面的蛋白质（抗原）
三角形的面

复杂外型的病毒
像一个极小的带有"腿"的蜘蛛，能停留于宿主细胞。它们只攻击细菌，一旦它们攻击病原菌时，便成为重要的有益微生物，如T4噬菌体。

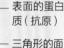

含有遗传物质的头
螺旋状的尾腿

流感病毒的生命周期

病毒的基因数目非常少（典型性的有100~300种），它们没有细胞结构，没有细胞"机器"来获取能量或原材料，因此不能独立合成养分或繁殖。为了自身复制，病毒必须侵入宿主细胞并接管宿主细胞的细胞器，结果导致宿主细胞死亡或功能异常。

1 游离的病毒颗粒
完整的病毒颗粒，能够独立生存，然后形成感染，称病毒体。

遗传物质
流感病毒携带的遗传物质RNA，而非DNA，在8个片段上排列

2 病毒插入
病毒表面的蛋白质与宿主细胞的特异性受体结合，结合后，病毒的一部分或全部穿透进入宿主细胞。

3 核酸插入
病毒的RNA移动至宿主细胞的胞核，并将自身插入到胞核的核酸中。大量地复制病毒的RNA，然后向宿主细胞表面移动。

4 核酸复制
利用宿主细胞的原材料，有时是一些酶，产生许多病毒RNA分子复制，宿主细胞的细胞器还制造了病毒的蛋白质亚单位。

5 病毒芽生
核酸（RNA）链和蛋白质外壳亚单位结合，形成新的病毒颗粒。这些在宿主细胞膜上形成的芽，将宿主细胞膜的一部分作为其外保护层。

6 释放
病毒芽脱落成为游离的病毒颗粒，准备播散并感染更多的细胞。病毒遗传物质（RNA）的8个独立片段都必须存在，才能达到进一步感染的目的。

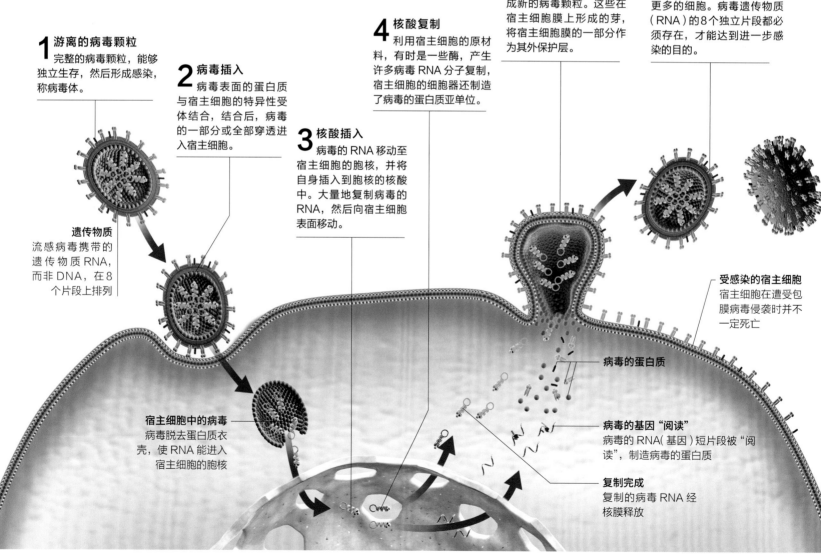

宿主细胞中的病毒
病毒脱去蛋白质衣壳，使RNA能进入宿主细胞的胞核

受感染的宿主细胞
宿主细胞在遭受包膜病毒侵袭时并不一定死亡

病毒的蛋白质

病毒的基因"阅读"
病毒的RNA（基因）短片段被"阅读"，制造病毒的蛋白质

复制完成
复制的病毒RNA经核膜释放

免疫

当免疫系统拦截并消灭大多数入侵的微生物，白细胞中的一些淋巴细胞成为记忆性细胞，它们保留了识别异物和微生物表面抗原的能力。如果同样的微生物再次入侵，记忆性细胞激发快速的免疫应答，在微生物根之前消灭它们。针对特异性微生物引起的感染而做出的抵抗或免疫过程是自然免疫。这种抵抗也可通过人工免疫来完成。主动免疫是将死亡或活性减弱的各种微生物或者它们的毒素注射入机体，使机体发生免疫应答，产生抗体，但机体并不会因此而发生疾病。被动免疫是将现成的抗体注射入机体内。

快速应答
伪彩色显微图像显示白细胞（巨噬细胞）吞噬特异性的活性减弱的细菌，这些细菌被注射入机体，激发主动免疫。

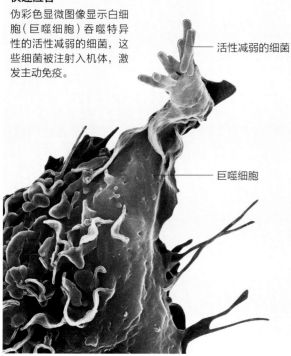

活性减弱的细菌

巨噬细胞

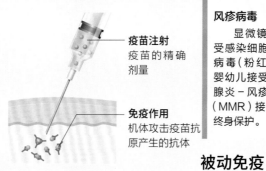

全活力的危险
正常的、具有危害性的微生物

降低的危险
减弱的或无感染能力的微生物

1 疫苗生产
疫苗包含经过处理的完整或部分微生物，或者是微生物产生的毒素，所以它们会激发免疫应答而不引起症状。

疫苗注射
疫苗的精确剂量

免疫作用
机体攻击疫苗抗原产生的抗体

2 疫苗递送
将疫苗引入机体内称疫苗接种，能刺激免疫系统产生针对病原微生物抗原的抗体。

气管

病原体攻击
入侵的微生物在气管黏膜的小滴黏液内

入侵
某些病原体入侵组织

即时反应
抗体针对病原体发动防御响应

3 免疫反应
当机体遭遇病原体时，如果已接种了疫苗，记忆性细胞已经预先准备好，因此免疫系统可以启动即时防御。

免疫和公共卫生

免疫接种能使个体抵抗传染性疾病，也能起到群体保护的作用，是重要的公共卫生措施。为了达到群体保护的目的，相当高比例的人群必须接种疫苗，将无保护能力的人群发病率降到最低限度，最终达到根除的目的。如果仅有极少数人接种疫苗，大部分人不仅会感染，同时也为微生物提供了宿主。当微生物发生变异形成新菌株时，现有的疫苗对新菌株引发的疾病是无效的。个别人由于存在某些疾病会被建议放弃接种疫苗。

风疹病毒
显微镜图像显示受感染细胞内的风疹病毒（粉红色圆点）。婴幼儿接受麻疹－腮腺炎－风疹联合疫苗（MMR）接种能获得终身保护。

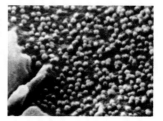

被动免疫

主动免疫已得到充分的研究，在健康人群中发挥了很好的作用。如果需要紧急的保护，或者某人的免疫系统较弱，可采取被动免疫。从免疫的人或动物身上提取针对微生物的纯化的抗体，这些抗体能快速地抵抗微生物，但是活力会逐渐减弱，并不能被取代，机体不存在再次产生抗体的记忆。

抗体注射
从供体获得纯化的抗体

抗体释放
抗体随血液播散

短期保护
使用特异性抗体既能治疗正在发生的感染，也能在短期内针对某种疾病侵袭提供保护。

病毒和细菌

有害微生物的两种主要类型是病毒和细菌（见第182页）。病毒不能独立存在，但可作为非活性的化学结构存在。而细菌有其自身的细胞器，能够获取能量、加工养分和自我繁殖。细菌的这些特性使其容易遭受化学制剂的干扰，抗生素的使用便利用了这一特征。

某些细菌感染，如破伤风，可通过免疫来预防。病毒不受抗生素的影响，但有时可用抗病毒药物来治疗。免疫系统有时还可以预防病毒感染。

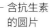

含抗生素的圆片

没有细菌生长

抗生素治疗
将细菌涂在实验培养皿上，培养皿含有不同抗生素的圆片。圆片周围缺乏细菌生长表明该抗生素有效。

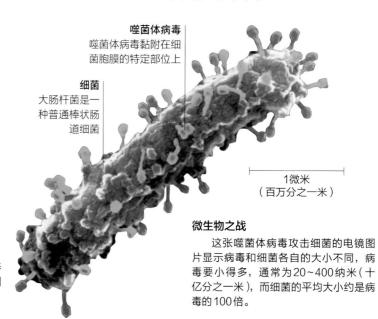

噬菌体病毒
噬菌体病毒黏附在细菌胞膜的特定部位上

细菌
大肠杆菌是一种普通棒状肠道细菌

1微米
（百万分之一米）

微生物之战
这张噬菌体病毒攻击细菌的电镜图片显示病毒和细菌各自的大小不同，病毒要小得多，通常为20~400纳米（十亿分之一米），而细菌的平均大小约是病毒的100倍。

细菌

被称为细菌的微生物几乎无处不在，如土壤、水、空气、食物，甚至存在于人类自身。许多种类的细菌是无害的，比如那些天然存在于人体肠道中的"肠道菌群"对人体有益，有助于人体从食物中提取营养。然而，有数百种细菌可引起从轻微到致命的感染。细菌比其他单细胞生物更简单，因为他们的遗传物质（DNA）游离于细胞内，而不是包含在核膜内。

细菌的结构

典型的芽孢杆菌有细胞膜包裹细胞质和细胞器，如核糖体分布在其内。与动物细胞不同，细菌在其胞膜外有一层半刚性的细胞壁。

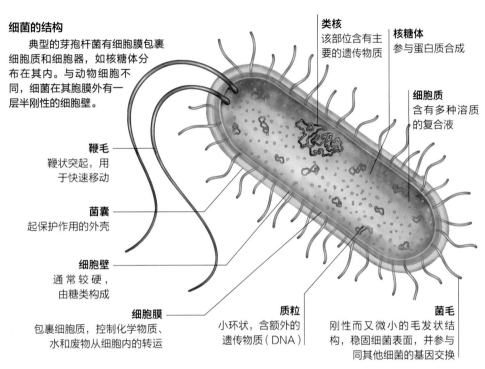

鞭毛
鞭状突起，用于快速移动

菌囊
起保护作用的外壳

细胞壁
通常较硬，由糖类构成

细胞膜
包裹细胞质，控制化学物质、水和废物从细胞内的转运

类核
该部位含有主要的遗传物质

核糖体
参与蛋白质合成

细胞质
含有多种溶质的复合液

质粒
小环状，含额外的遗传物质（DNA）

菌毛
刚性而又微小的毛发状结构，稳固细菌表面，并参与同其他细菌的基因交换

细菌如何造成危害

致病细菌可通过多种途径进入人体：经呼吸道或消化道，性交时接触，或皮肤伤口。一旦进入，一些细菌便黏附或侵入机体细胞，如引起痢疾的志贺痢疾杆菌。其他一些细菌可产生有毒物质，称细菌毒素或毒素。许多细菌毒素改变了机体细胞的生化反应，如白喉棒状杆菌产生的白喉毒素，通过抑制蛋白质的产生来损害心肌。有些毒素极度危险，例如，一桶肉毒杆菌的神经毒素可令全世界所有的人死亡。

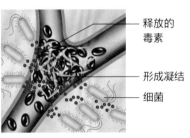

释放的毒素

形成凝结

细菌

渗漏的血管
一些细菌释放毒素引起血液在小血管内凝结，使组织和器官丧失正常的血供。

超级小虫（细菌）

有些细菌的生命周期不超过20分钟。这异常快速的繁殖速度，加上多到令人难以置信的细菌数量，以及传递遗传信息的速度之快，为基因突变提供了极大的可能（见右图）。如果人群滥用抗生素，将给细菌提供一个试验场所，使其经自然选择产生极大的抗药性。能抵抗广谱抗生素的菌株已出现，称"超级细菌"。这些细菌或许不能够抵抗较专一的、窄谱的抗生素，但这些窄谱抗生素通常有更多的副作用。医生仅在必要时才使用这些窄谱抗生素。

耐甲氧西林金黄色葡萄球菌
在19世纪60年代，研究者发现金黄色葡萄球菌能抵御抗生素甲氧西林。于是这些细菌称耐甲氧西林金黄色葡萄球菌（MRSA）。新菌株可存在于医院和社区。

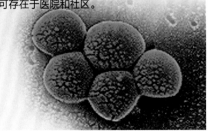

细菌的形状

细菌有多种典型的形状，通过实验室的染色方法可将细菌着色，细菌的形态对其分类和起源及其相关性具有重要意义。已知的细菌种类有数千种，每年还有更多的发现。

球菌
通常为球状，可能成团、成链或成对存在，如葡萄球菌和链球菌。

成对的球菌（"双球菌"）

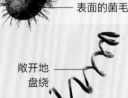

杆菌
椭球体或杆状，其表面的毛发（菌毛）或鞭毛可有可无，如链杆菌和梭状芽孢杆菌。

表面的菌毛

螺旋状菌
螺旋形，像开瓶器状的敞开或紧密地盘绕，如钩端螺旋体和密螺旋体。

敞开地盘绕

对抗生素的耐药性

许多细菌通过变异成为新的菌株，能够对抗生素产生耐药性。它们最有效的机制是在细菌菌群之间快速传递质粒，质粒是含有细菌遗传物质（DNA）的小环状包装。抗生素耐药性基因在意外情况下偶然出现，拥有耐药基因的细菌通过接合的过程或"细菌交配"将基因传递给其他细菌，这样，质粒的遗传物质被传递或交换。

1 质粒的作用
质粒可导致细菌产生抵御抗生素的酶，或改变其表面受体的位点，这些位点通常是抗生素的结合位点。然后，质粒自我复制。

使药物失活的酶

复制的质粒

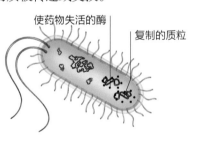

2 质粒传递
质粒传递发生在称为结合的过程中。质粒在供体菌内复制，通过菌毛到达受体菌。

菌毛

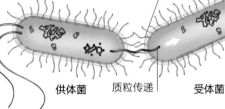

供体菌　质粒传递　受体菌

3 耐药菌株
受体菌继承了基因的耐药性，质粒传递可产生大量对一系列抗生素有耐药性的细菌。

使药物失效的酶

原生生物（原虫）

有别于细菌，原生生物是胞核内含有遗传物质的单细胞生物。与动物类似，可以四处移动，并通过摄取食物来获取能量（而不是从阳光中获取能量），有时称原虫。原生生物有数千种，大多数无害地生活在土壤和水中。然而，有些原虫在人体内可导致严重的疾病。疟原虫引起的疾病称疟疾，全球数百万人感染疟疾。单细胞原虫利用多种机制躲避人体的免疫系统。例如，白细胞通常能消灭这些微生物（原虫），而利什曼原虫可在白细胞内繁殖，引起利什曼病。许多原生生物具有柔韧的细胞膜和较大的胞核，并可带有称为鞭毛的尾状附器，助其移动。

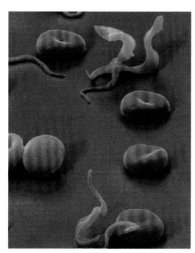

血液中的锥虫

锥虫是蠕虫状的原生生物（紫色），图中所示与红细胞在一起。它们可引起锥虫病或昏睡病。

疟原虫的生命周期

引起疟疾的疟原虫有5种类型，经雌性按蚊（疟蚊）的叮咬传播。疟疾会引起反复发作的寒战和高热，如果不治疗可导致死亡。大部分疟原虫具有相似的生命周期，如下图所示。

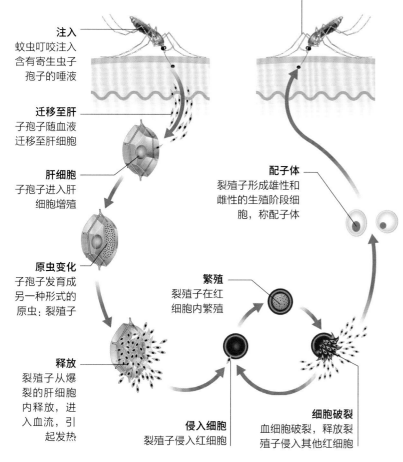

注入
蚊虫叮咬注入含有寄生虫子孢子的唾液

迁移至肝
子孢子随血液迁移至肝细胞

肝细胞
子孢子进入肝细胞增殖

原虫变化
子孢子发育成另一种形式的原虫：裂殖子

释放
裂殖子从爆裂的肝细胞内释放，进入血流，引起发热

侵入细胞
裂殖子侵入红细胞

细胞破裂
血细胞破裂，释放裂殖子侵入其他红细胞

繁殖
裂殖子在红细胞内繁殖

配子体
裂殖子形成雄性和雌性的生殖阶段细胞，称配子体

继续循环
配子体随蚊子叮咬被吸食，并在其体内发育成熟，形成疟原虫，继续循环

真菌

真菌在人类生活中构成一个巨大的王国，包括蘑菇、霉菌以及微小的单细胞酵母，它们以活的和死的有机物为食。引起疾病的真菌可分为两大类：一类为丝状真菌，以网络的形式生长，其细丝状分支称菌丝；另一类为单细胞酵母菌。有些类型的真菌可引起皮肤、头发、指（趾）甲或黏膜等无害（只是影响美观）的浅表疾病，如鹅口疮（念珠菌病）。其他有组织胞浆菌病，可导致某些重要器官如肺的潜在的致命感染。有些真菌性疾病与特殊职业相关，如畜牧业和粮食生产。其他真菌感染，如癣（皮肤癣菌病），更容易侵袭免疫系统受损的人群，如艾滋病患者。

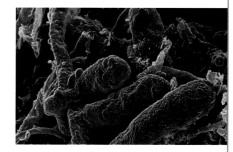

脚气的原因

图中显示真菌——絮状表皮癣菌的微小细丝，是引起脚气皮肤发白和发痒的原因。

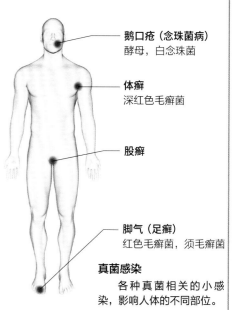

鹅口疮（念珠菌病）
酵母，白念珠菌

体癣
深红色毛癣菌

股癣

脚气（足癣）
红色毛癣菌，须毛癣菌

真菌感染
各种真菌相关的小感染，影响人体的不同部位。

寄生虫

与大多数其他动物一样，人类可能会感染寄生的蠕虫，这些蠕虫从宿主中获取全部营养。至少有20种蠕虫样动物以寄生虫的形式生活在人体内，它们中的大多数有一部分生命周期是在肠道中度过的。很少的一部分蠕虫属于环节动物，包括常见的蚯蚓。还有一部分是寄生在肠道内的线虫类（包括蛔虫），如1厘米长的十二指肠钩虫。另一部分属于扁虫，包括绦虫和吸虫，带绦虫寄生在肠道内，血吸虫引起血吸虫病（俗称"大肚子病"）。

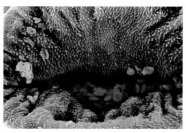

血吸虫

成年吸虫，如图这条1~2厘米长的血吸虫，寄生于血管内。这个特写镜头显示一些红细胞在血吸虫的口中。

钩虫

显微镜图像显示成年钩虫的头。口内含有数颗齿状结构，称钩齿，用来黏附到宿主的肠壁。

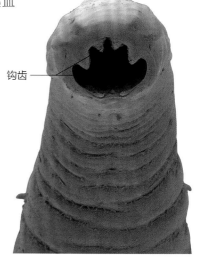

钩齿

过敏

免疫系统通常保护身体免受感染、癌症、损伤以及有毒化学物质等有害物质的伤害。然而，其有时也会反应过度，攻击通常无害的异物，这就是过敏反应。过敏反应变化多样，可以很轻微，也可以危及生命。

过敏反应

过敏的发生是由于免疫系统对异物（过敏原）做出的过激反应。

当初次接触过敏原时，如花粉、坚果或青霉素，免疫系统会产生抗体与其战斗。位于肥大细胞表面的抗体存在于皮肤、胃黏膜、肺和上呼吸道。如果过敏原再次进入机体，这些细胞将激发过敏反应。

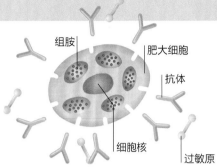
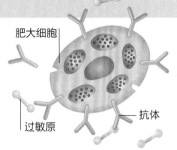
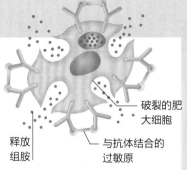

1 接触过敏原
抗体黏附于肥大细胞表面，这些细胞含有组胺，通常会引起炎症（见第178页）。

2 抗体触发
过敏原进入机体后接触抗体，如果过敏原连接2个及以上的抗体，可导致细胞破裂。

3 组胺释放
肥大细胞破裂时，细胞内的颗粒释放组胺，组胺引起炎症反应，进而刺激机体组织产生过敏的症状。

过敏性鼻炎

经空气传播的过敏原刺激鼻腔和咽喉部的黏膜，引起过敏性鼻炎。这种过敏可能是季节性发作，也可能全年发生。

当过敏性鼻炎患者接触到空气中的过敏原时，鼻腔和咽喉部的黏膜红肿。一种形式表现为枯草热，这是由春夏季节花粉颗粒所引起。另一种形式表现为常年性鼻炎，由屋尘螨、鸟类羽毛或动物皮毛的皮屑所引起，并可发生在一年中的任何时间。这两种形式的鼻炎都可能表现为打喷嚏、鼻塞、流鼻涕，并有眼睛发痒和流泪等症状，而枯草热的症状往往更为严重。

通常，鼻炎的原因很容易识别。如果一个人无法避免与过敏原接触，先前或过敏期间服用抗过敏药物可以缓解眼睛发痒或鼻腔堵塞，药物可直接作用到鼻腔或眼睛，也可口服。

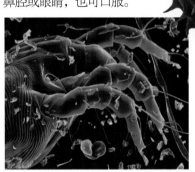

常见的过敏原
很多人对花粉颗粒（上图）过敏，引发枯草热。尘螨的尸体及其排泄物（左图）也可引起鼻炎。

食物过敏原

有些过敏是由于某些食物中的过敏原引起的过度免疫反应，最常见的有坚果、海鲜、鸡蛋和牛奶。

食物过敏原引起的症状可在摄入食物后立即出现，或数小时后逐步出现。有些过敏原影响消化系统，引起口腔和喉咙肿胀、发痒、恶心、呕吐，以及腹泻。其他过敏原可影响全身，引起皮疹、组织肿胀（参见血管性水肿），以及呼吸短促。在非常严重的情况下，食物过敏原可引发过敏症。最有效的治疗是避免摄食可疑食物。

过敏症

较为罕见，但具有潜在的致命性，过敏反应是由于对过敏原极度敏感。

过敏症是一种强烈的免疫系统反应，可累及全身。分布广泛的组胺大量释放，会导致血压突然下降（休克）和呼吸道狭窄，如果无法及时治疗，可导致死亡。其他可能的症状包括出现又红又痒的块状皮疹，称荨麻疹，面部、嘴唇和舌头肿胀（见血管性水肿）甚至昏迷。过敏反应的诱因有：食物（如坚果类），药物（如青霉素），

蚊虫叮咬。一旦患者发生过敏症，需要紧急抢救。如果知道某人有过敏症的风险，医生可给予肾上腺素注射液，一旦发生过敏症，患者可以自行使用。易感人群应尽可能避免接触诱发过敏的物质。

典型的白色斑块

荨麻疹
这种发痒的红色皮疹，经常有白色肿块，可能是由于各种过敏原引起，也可以是一种过敏反应的症状。

血管性水肿

有些过敏反应可导致机体组织肿胀，称血管性水肿。

肿胀通常突然出现，位于皮下组织和黏膜。血管性水肿经常发生于面部和嘴唇。也可发生于口腔、舌和呼吸道，影响呼吸和吞咽。最常见的诱因是坚果类和海鲜等食物。其他可能的诱发因素有抗生素和蚊虫叮咬。严重的血管性水肿需要紧急治疗。对于较轻的病例，可给予皮质类固醇或抗组胺药治疗，以减轻水肿。

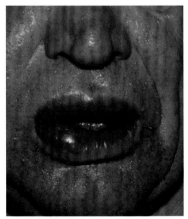

唇的血管性水肿
突然发生严重的面部、嘴唇或喉部的软组织肿胀，称血管性水肿。通常由某些食物引发的过敏反应所导致。

人类免疫缺陷病毒和艾滋病

人类免疫缺陷病毒（HIV）感染会损害机体自身的防御系统，引发艾滋病（AIDS）——获得性免疫缺陷综合征，可能危及生命。这种致命的疾病使免疫系统变得如此脆弱，以至于平常无害的微生物都能引起严重的感染。

HIV 感染

HIV 由人体的体液携带，如血液、精液、阴道分泌物和母乳，经感染者的体液传播进入体内。

该病毒最常见的传播途径为性交，也能通过吸毒者共用污染的针头而感染，或从母亲传染给胎儿或新生儿。HIV 一旦进入血流，就能够感染表面带有 CD4 分子结构的细胞。这些细胞，称 CD4⁺ 细胞，包括称为 CD4⁺ 淋巴细胞的白细胞，对抗感染。病毒在 CD4⁺ 细胞中迅速繁殖，并在此过程中破坏细胞。最初的感染可持续几周，导致类似流感的症状，继而可能多年没有更进一步的症状。如果 HIV 得不到治疗，体内 CD4⁺ 淋巴细胞的数量最终会降到极低的水平，导致机体免疫系统严重虚弱，出现严重的疾病。

HIV 复制

HIV 是一种逆转录病毒，以 RNA 形式携带其遗传物质。病毒侵入机体的细胞，并利用细胞自身的加工过程进行繁殖。

1 游离的 HIV 颗粒
核心（衣壳）包含两条核糖核酸（RNA）链，每条携带一组病毒基因。病毒表面棘状的蛋白质称 gp120 抗原（漂移蛋白）。能使病毒在 CD4+ 细胞表面"停泊"。

2 绑定和注入
gp120 与 CD4 分子结合，然后再同细胞表面的辅助受体结合，病毒与细胞融合，穿透细胞膜。核衣壳释放病毒 RNA。

3 逆转录
病毒在细胞内释放逆转录酶，逆转录酶复制病毒的单链 RNA 为双链 DNA。

4 病毒 DNA 的插入
病毒 DNA 进入细胞核，病毒的整合酶在核内将病毒 DNA 与细胞 DNA 整合，使细胞产生 mRNA，转译制造新的蛋白质，包括 HIV 蛋白。

5 蛋白质的制造
mRNA 进入细胞质，"阅读"并复制 HIV 蛋白链和病毒 RNA，这些分子成为新的 HIV 颗粒的原件。

6 新 HIV 的产生
HIV 原件聚集于细胞壁，形成未成熟的病毒，并从细胞内带着部分细胞膜以出芽形式释放。病毒内的酶使其发生变化，形成成熟的病毒颗粒。

艾滋病

HIV 可以通过特定的血液或体液试剂进行检测。HIV 阳性可引发艾滋病相关疾病，尤其是机会性感染，一些细菌对人群无害，但对免疫功能低下者却很危险，如白色念珠菌感染可引起鹅口疮。艾滋病患者也可发生各种癌症，尤其是卡波西肉瘤。

卡波西（Kaposi）肉瘤

卡波西肉瘤的特征为棕褐色、突起的结节，图中位于眼部。它们可能发生于身体的任何部位。

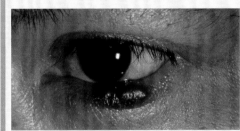

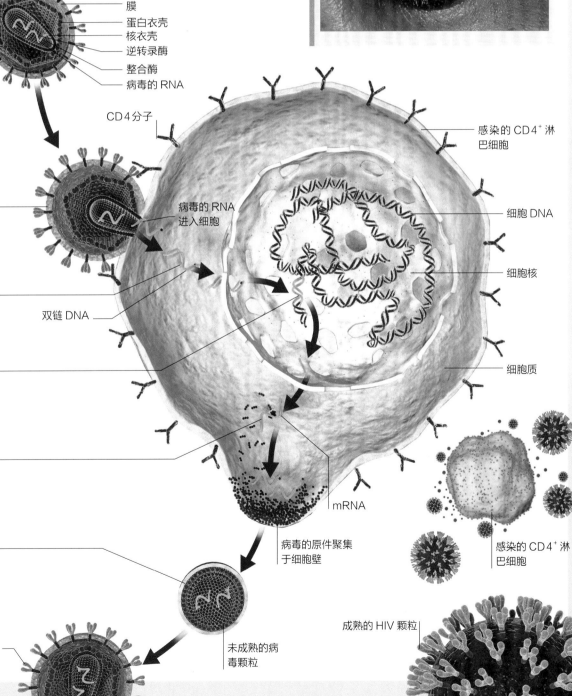

gp120 抗原（漂移蛋白） / 膜 / 蛋白衣壳 / 核衣壳 / 逆转录酶 / 整合酶 / 病毒的 RNA / CD4 分子 / 病毒的 RNA 进入细胞 / 双链 DNA / 感染的 CD4⁺ 淋巴细胞 / 细胞 DNA / 细胞核 / 细胞质 / 感染的 CD4⁺ 淋巴细胞 / mRNA / 病毒的原件聚集于细胞壁 / 成熟的 HIV 颗粒 / 未成熟的病毒颗粒 / 游离漂移的成熟 HIV 颗粒（横断面）重复循环

自身免疫性疾病和淋巴系统疾病

免疫系统在正常情况下保护机体防御感染，但如果其功能发挥不当将引发疾病。在自身免疫性疾病中，有缺陷的免疫反应将机体自身的组织作为异物并产生针对它们的抗体。淋巴系统消灭感染性微生物和癌细胞，但其自身也可发生感染或癌症。

狼疮

狼疮的疾病范围很广，是免疫系统攻击结缔组织所引起。

系统性红斑狼疮（SLE）或狼疮，可引起结缔组织炎症和肿胀，并累及皮肤、关节和所有内脏器官。上述症状的严重程度不一，可能会在数周内骤然发作。狼疮的病因不明，但可由病毒感染、应激反应或阳光暴晒而引发。狼疮多见于女性，黑种人和亚洲人高发，有时可在家族中蔓延。狼疮不能自愈，治疗有助于缓解症状和控制疾病，有些病例可导致死亡。

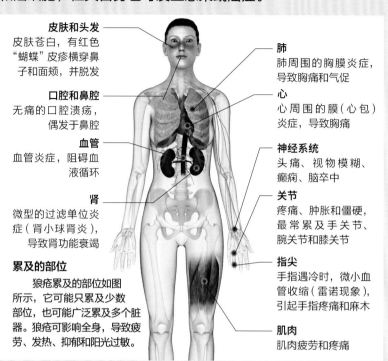

皮肤和头发
皮肤苍白，有红色"蝴蝶"皮疹横穿鼻子和面颊，并脱发

口腔和鼻腔
无痛的口腔溃疡，偶发于鼻腔

血管
血管炎症，阻碍血液循环

肾
微型的过滤单位炎症（肾小球肾炎），导致肾功能衰竭

肺
肺周围的胸膜炎症，导致胸痛和气促

心
心周围的膜（心包）炎症，导致胸痛

神经系统
头痛、视物模糊、癫痫、脑卒中

关节
疼痛、肿胀和僵硬，最常累及手关节、腕关节和膝关节

指尖
手指遇冷时，微小血管收缩（雷诺现象），引起手指疼痛和麻木

肌肉
肌肉疲劳和疼痛

累及的部位
狼疮累及的部位如图所示，它可能只累及少数部位，也可能广泛累及多个脏器。狼疮可影响全身，导致疲劳、发热、抑郁和阳光过敏。

硬皮病

这种罕见的疾病是由于抗体损害了皮肤、关节和其他结缔组织。

硬皮病是一种自身免疫性疾病，免疫系统攻击结缔组织，而结缔组织占据了全身所有的结构。组织发炎和增厚，并可能硬化和收缩。最常累及皮肤，造成皮肤僵硬而紧绷。关节，特别是手关节，可能会肿胀和疼痛。手指可能会出现溃疡和硬斑，遇冷时出现痛觉过敏，称雷诺（Raynaud）现象。硬皮病的病因不明，无法治愈，但治疗可能会缓解症状并延缓疾病进展。

肺纤维化

如果抗体攻击肺组织，就会导致肺泡纤维化（增厚并形成瘢痕）。

在肺纤维化的患者中，由于自身免疫反应引起肺泡的炎症，肺泡壁形成瘢痕，肺功能下降。症状包括干咳和呼吸急促，症状加剧时患者需要吸氧。此病病因不明，无法治愈，但皮质类固醇药物可减慢肺损伤的进程。

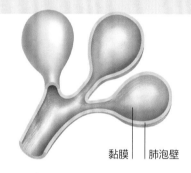

黏膜 ｜ 肺泡壁

1 正常的肺泡
精细的肺泡壁只有一个细胞的厚度，以便空气中的氧气进入血液，同时将二氧化碳排出体外。肺泡的内面受到一层黏液的保护。

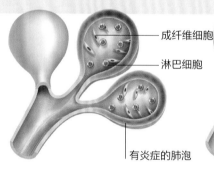

成纤维细胞
淋巴细胞
有炎症的肺泡

2 炎症
大量与疾病作战的淋巴细胞进入肺泡。当它们破裂时，可分泌一些物质引起炎症，这个过程刺激成纤维细胞形成纤维组织。

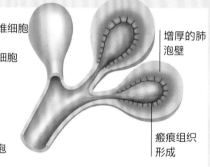

增厚的肺泡壁
瘢痕组织形成

3 纤维化
瘢痕组织（纤维化）的形成导致肺泡壁增厚，并且限制气体流经肺泡壁。纤维化逐渐破坏肺泡，瘢痕组织可限制肺泡扩张。

多动脉炎

这种疾病较罕见，但属于严重的自身免疫性疾病，可引起中、小动脉的广泛损害。

结节性多动脉炎是由于自身免疫反应所引起的动脉壁的炎症，可限制血液流入机体组织。症状包括皮肤病变、溃疡、腹痛、关节痛、手指和足趾麻木。多动脉炎也可导致肾功能衰竭和心脏病发作。此病病因不明，无法治愈，但皮质类固醇可以缓解症状。

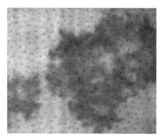

多动脉炎的损害
图中紫色区域所示，多动脉炎患者的下肢，由于血管炎症血流减少，导致组织血液和氧气的供应缺乏。

结节病

一种急性或慢性结节病，形成肉芽肿。

结节病是由于患者具有遗传的易患病体质，对化学物质和感染的免疫反应过度而引发的疾病。最易累及的部位是肺，可引起咳嗽和呼吸急促，也可发展至淋巴结、肝、脾、肾、皮肤和眼。该病无法治愈，但在大多数情况下，患者的症状可自行消失。

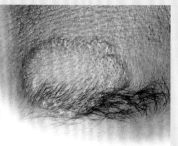

肉芽肿
这张图片显示了眼睛上方的肉芽肿。肉芽肿是与疾病战斗的细胞群，巨噬细胞在其聚集部位引发了免疫反应。

贫血

多种情况，包括异常的免疫反应都会导致贫血。

"贫血"一词被用于血红蛋白缺乏或异常的一类疾病，血红蛋白使得红细胞呈现红色。血红蛋白在血液中携带氧，如果缺乏血红蛋白，机体组织便不能获得足够的氧的供应。贫血有各种类型，溶血性贫血是由红细胞的大规模的快速破坏（溶血）所引起。这种自身免疫形式涉及过度的免疫反应，机体产生的抗体攻击红细

胞。这种反应可由自身免疫性疾病所引发，也可由药物触发，如青霉素或奎宁。第一种类型（最常见的贫血类型）是由于缺乏所需的物质如铁，其为健康红细胞的原料。第二种类型为遗传性疾病造成机体产生异常的血红蛋白，如镰状细胞贫血，红细胞被扭曲成弯曲的镰刀形状。第三种类型为再生障碍性贫血，是由于骨髓无法产生足够的红细胞所致。

溶血

这张彩色电子显微镜图像显示了一种称为巨噬细胞的白细胞（棕色）破坏红细胞，以这种方式导致红细胞损失的贫血称自身免疫性溶血性贫血。

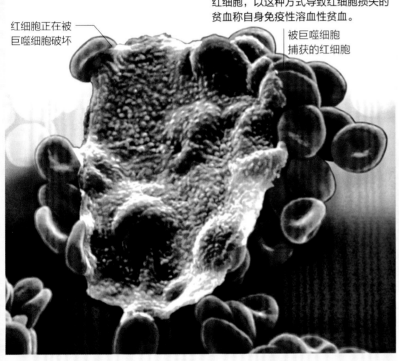

红细胞正在被巨噬细胞破坏

被巨噬细胞捕获的红细胞

淋巴瘤

原发于淋巴系统，淋巴瘤是一种累及淋巴细胞的癌症。

淋巴系统像血液一样含有淋巴细胞，淋巴细胞属于白细胞的一种，能帮助机体抵抗感染。在淋巴瘤中，淋巴细胞发生癌变并在淋巴结中增生，并可扩散到其他部位如脾和骨髓，以及其他的淋巴结。淋巴瘤分为霍奇金（Hodgkin）淋巴瘤和非霍奇金（non-Hodgkin）淋巴瘤，有近100种不同的形式。大多数淋巴瘤会引起颈部、腋窝或腹股沟淋巴结肿大、发热、乏力和盗汗。发生在淋巴结群的淋巴瘤可以采用放射治疗；如果已广泛扩散，可采用化疗。

淋巴结内的癌

脾内的癌变组织

淋巴瘤扫描图像

图中显示患者腹部和胸部恶性生长的非霍奇金淋巴瘤。图像通过彩色CT（计算断层扫描）和PET（正电子发射断层成像）合成。将放射性物质注入患者的血液，其被肿瘤摄取，显示为增强的粉红色斑块。

癌变的淋巴结

膀胱

白血病

白血病有数种类型，都涉及骨髓内白细胞癌变的生长。

白血病是白细胞的癌症。癌细胞在骨髓内大量增生，而骨髓是制造正常血细胞的场所，结果导致正常的红细胞、白细胞和血小板的产生降低至异常的低水平。红细胞缺乏会导致贫血。正常白细胞的减少导致机体抵抗感染

血细胞的制造

所有的血细胞都在骨髓中产生，骨髓是柔软含有脂肪的组织，存在于大的扁骨中央，如肩胛骨、肋骨、胸骨和骨盆。骨髓干细胞能发育分化为各种血细胞。红细胞可携带氧气到组织，淋巴细胞（白细胞的一种）能抵抗感染，血小板能使损伤部位的血液凝结，减少失血。

急性淋巴细胞性白血病

在急性淋巴细胞性白血病（简称 ALL）中，恶性、未成熟的淋巴细胞，称淋巴母细胞，不受控制地增殖，在骨髓内积聚，其结果是正常血细胞的制造受到破坏，含量降到很低的水平。此外，淋巴母细胞侵入血流，快速增殖，并且将癌细胞带入机体其他组织和器官内。

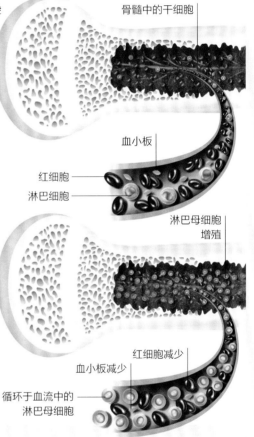

骨髓中的干细胞

血小板

红细胞

淋巴细胞

淋巴母细胞增殖

红细胞减少

血小板减少

循环于血流中的淋巴母细胞

的能力降低，血小板缺乏导致损伤部位的血液无法凝结，引起失血过多。癌细胞常常顺着血流扩散，导致淋巴结、肝脾肿大。白血病有急性和慢性之分，通常采用化疗进行治疗，有些在干细胞移植前进行放疗。疗效取决于白血病的类型和严重程度，儿童白血病的治疗容易获得成功。

霍奇金淋巴瘤

这种形式的淋巴瘤主要是增大、异常的 Reed-Sternberg 细胞，原因不明。霍奇金淋巴瘤通常患病年龄为15～30岁及55～70岁。最常见的症状为淋巴结肿大，其他症状包括乏力、皮肤瘙痒或皮疹。有些患者出现发热、盗汗、体重减轻或酒后淋巴结疼痛。这类患者易受感染攻击，原因是免疫系统的细胞无法使正常功能而引起感染，使得病情加重。医生可因贫血对患者进行血液检查，并对肿大的淋巴结进行活检以确诊；也可安排患者做 CT 和骨髓活检，以确定癌细胞是否已扩散。治疗包括放疗和化疗等。

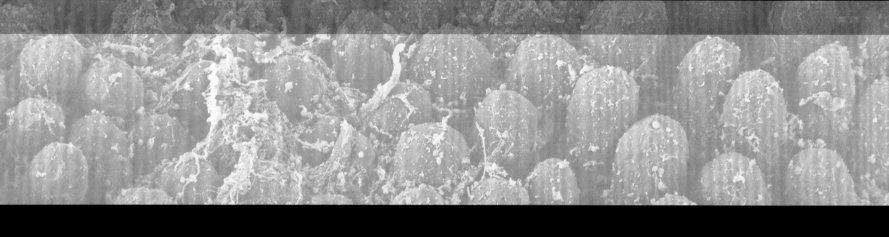

　　人们对消化系统的了解可能比其他任何系统都多，主要是因为它经常发出的信息：饥饿、口渴、食欲、排气，以及排便的次数和性状。这些都是影响日常生活的问题。吃得好，再加上有规律的锻炼，是保障健康的基础。大量的新鲜蔬菜和水果，适量的纤维，限量的动物脂肪和盐，是简单的

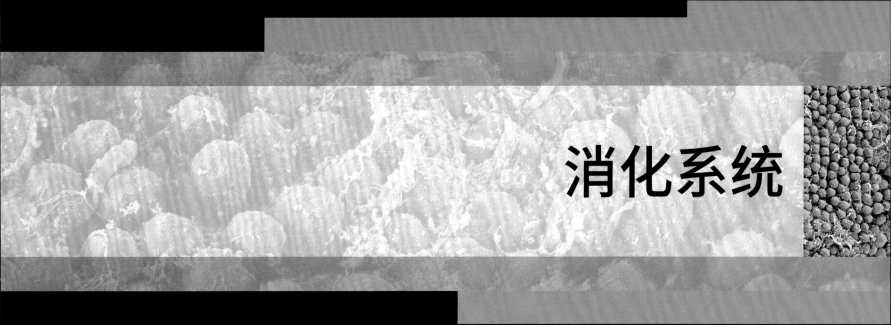

消化系统

消化系统解剖

消化系统由一条长长的消化管组成，还包括一些附属器官，如肝、胆囊和胰。消化管从口腔开始，通过食管和肠道到达肛门。在这个过程中，食物被分解，营养被摄取，废物被排出。

食物被摄入后，就开启了一段旅程。它需经过24小时才能穿过9米长的多种肌性管道和腔室。这个过程从口腔开始，在咀嚼过程中，食物最初被牙齿嚼碎并磨碎，然后食物糜团通过咽部进入食管，经胃、小肠、大肠，最后抵达肛门。在小肠内，化学消化将食物分解成能被吸收进入血液的小分子。不能消化的物质在大肠内被压缩形成粪便，经肛门排出。食物经肌肉收缩产生的肠蠕动在消化管内行进（见第199页）。除消化管外，消化系统还包括一些腺体：唾液腺产生唾液，胰能产生作用力很强的消化液，肝是人体主要的营养处理器官。

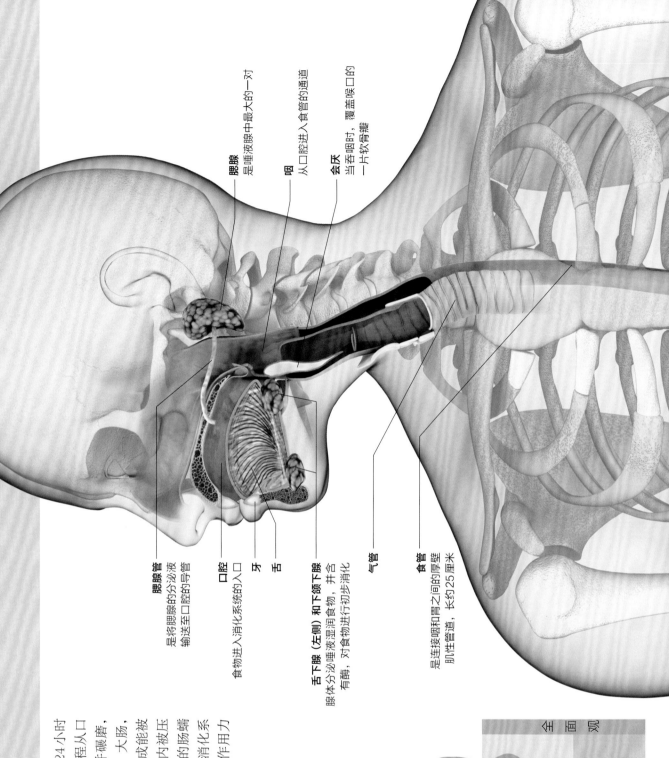

腮腺
是唾液腺中最大的一对

咽
从口腔进入食管的通道

会厌
当吞咽时，覆盖喉口的一片软骨瓣

腮腺管
是将腮腺的分泌液输送至口腔的导管

口腔
食物进入消化系统的入口

牙

舌

舌下腺（左侧）和下颌下腺
腺体分泌唾液湿润食物，并含有酶，对食物进行初步消化

气管

食管
是连接咽和胃之间的厚壁肌性管道，长约25厘米

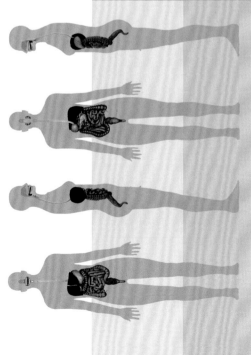

全面观

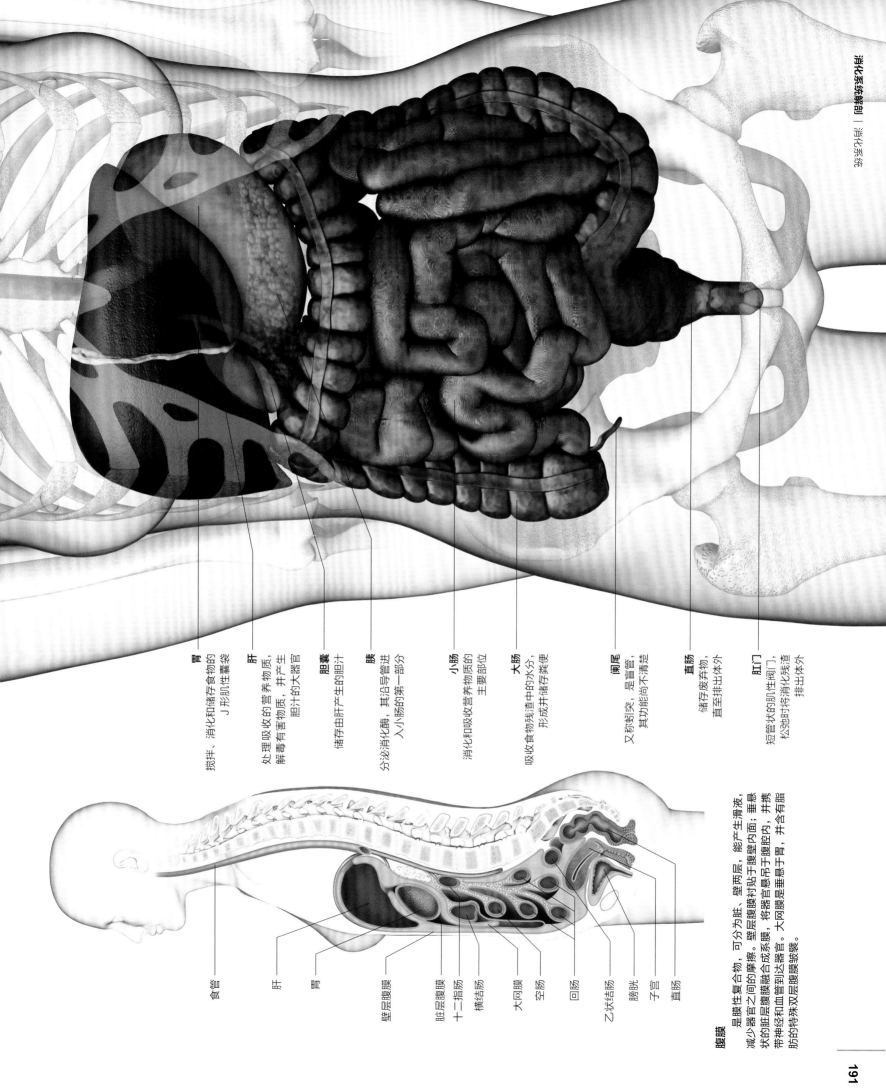

胃
搅拌、消化和储存食物的J形肌性囊袋

肝
处理吸收的营养物质，并产生解毒有害物质，胆汁的大器官

胆囊
储存由肝产生的胆汁

胰
分泌消化酶，其沿导管进入小肠的第一部分

小肠
消化和吸收营养物质的主要部位

大肠
吸收食物残渣中的水分，形成并储存粪便

阑尾
又称蚓突，是盲管，其功能尚不清楚

直肠
储存废弃物，直至排出体外

肛门
短管状的肌性阀门，松弛时将消化残渣排出体外

食管
肝
胃
壁层腹膜
脏层腹膜
十二指肠
横结肠
大网膜
空肠
回肠
乙状结肠
膀胱
子宫
直肠

腹膜
是膜性复合物，可分为脏、壁两层，能产生滑液，减少器官之间的摩擦。壁层腹膜衬贴于腹壁内面；脏层腹膜融合成系膜，将器官悬吊于腹腔内，并悬挂状的脏层腹膜和血管到达器官。大网膜是垂悬于胃，并含有脂肪的特殊双层腹膜皱襞。

口腔和咽

消化过程从食物进入口腔开始。食物被咀嚼，经唾液润滑和舌的搅拌，约1分钟后，形成柔软湿润的食团，经吞咽进入食管。

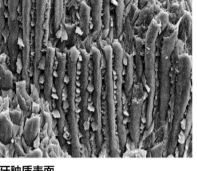

牙釉质表面

此显微镜图像显示的是牙釉质，材质很硬，由U形釉质棱柱组成，其间填充着的晶体矿物质为羟基磷酸盐。

磨牙　前磨牙　尖牙　切牙

牙釉质
牙龈
牙髓
牙本质
牙骨质
牙周韧带
颌骨
血管和神经

恒牙

通常成人共有32颗恒牙，每侧颌骨内各有2个切牙、1个尖牙、2个前（第一）磨牙和3个（第二）磨牙。但有些人的某些牙永远不会生长，或留在牙龈内，尤其是最后4个（第三）磨牙，称"智齿"。

牙

牙分4种类型，功能各异。前面是切牙，呈凿状，较锐利，便于切割；尖牙用于撕扯；前磨牙有2个齿脊；磨牙较平，位于口腔后部，是最大和最强壮的牙齿，用于粉碎和碾磨食物。牙露于牙龈以外的部分称牙冠；埋于颌骨内的称牙根；介于上述两部分之间，位于牙龈内的称牙颈。牙冠表面有一层骨质般坚硬的物质，称牙釉质，是人体内最坚硬的物质。其深面的组织较牙釉质稍软但依然坚硬，称牙本质，具有吸收震荡的作用。牙中央的软组织称牙髓，包含血管和神经。牙龈下面的牙骨质和牙周韧带将牙固定在颌骨内。

吞咽

当食团被舌背推送至口腔后部时，吞咽过程便开始了，这是一个随意动作。吞咽通常在咀嚼一段时间后发生。吞咽不需要咀嚼的固体物品如药片时，需要专心。与水一起吞咽药片更容易，因为水通常在进入口腔后可直接咽下。随后的吞咽过程由自主反射控制，咽部的肌肉收缩，将食团推向后下，挤压至食管上端。会厌软骨瓣可以防止食物误入喉和气管，否则可能导致窒息。

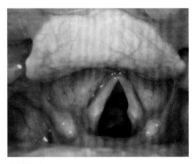

喉内观

图片上面可见会厌呈苍白的叶状瓣；下面是A形的声带。

呼吸或吞咽

咽是一个具有双重功能的通道：呼吸时允许空气通过，吞咽时允许食物、水和唾液通过。来自脑部的神经信号控制口腔、舌、咽、喉和食管上部的肌肉，防止食物进入气管。如果误吸食物，气道受刺激会触发咳嗽反射，排出吸入的颗粒，防止窒息。吞咽时复杂的肌肉运动是一种随意反射，在固体物质接触口腔后部的触觉感受器时发生。

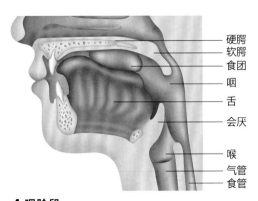

硬腭
软腭
食团
咽
舌
会厌
喉
气管
食管

1 咽阶段

食团在到达口腔后部之前，会厌在原位上升，允许鼻腔来的空气自由进入气管。此时，食管松弛。

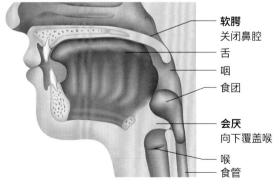

软腭
关闭鼻腔
舌
咽
食团
会厌
向下覆盖喉
喉
食管

2 食管阶段

喉上升与倾斜的会厌相遇，关闭喉口。软腭上提关闭鼻腔。食团进入食管并向下推进。

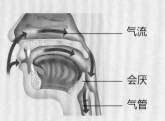

气流
会厌
气管

双重吸入通道

呼吸可通过鼻腔或口腔进行，它们的路径在咽喉部汇合，然后气流进入气管。

口腔和咽的解剖

在唇、颊和口腔内面有一层坚韧而牢固的固有黏膜，称非角化鳞状上皮组织。这些细胞可迅速繁殖，以取代那些在咀嚼和吞咽时被损耗的细胞。舌的前下方有一个肉质的中央嵴，连于口腔底，称舌系带。舌是人体最灵活的肌性器官。舌有3对舌内肌，还有3对舌外肌将舌连接至喉和颈部其他部位。舌根固定于下颌骨和颈部弯曲状的舌骨。口腔后部通向口咽，它是咽的中间部分。标准成年人的整个咽部，从鼻部至喉部，长约13厘米。

鼻、口腔和咽

口腔顶由颅骨中的上颌骨和腭骨融合而成，称硬腭，向后延伸为软腭。软腭由骨骼肌纤维构成，吞咽时可弯曲。软腭后部中央有一小的指状突起，垂悬向后，称腭垂，张口时可见，其作用为引导食物向下。

唾液腺

唾液由3对唾液腺产生：腮腺位于耳的前下方；下颌下腺位于下颌骨的内面；舌下腺位于口腔底的舌下。此外，口腔和舌的黏膜内还有许多小副腺。尽管唾液中99.5%是水，但它也含有重要的溶质，如淀粉酶和盐。淀粉酶是使淀粉开始分解的一种消化酶。唾液软化食物以便咀嚼和吞咽，并保持口腔湿润。

唾液腺的结构
许多小而圆的腺单位称腺泡（棕色），被结缔组织（粉红色）分隔。腺泡将唾液排入微小的中央导管，再由腺泡管汇合成主腺管。

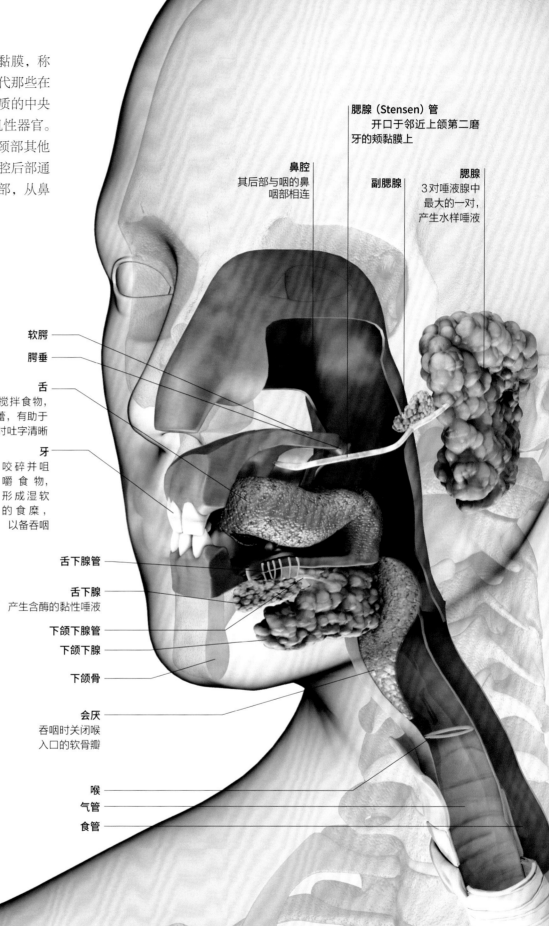

腮腺（Stensen）管
开口于邻近上颌第二磨牙的颊黏膜上

鼻腔
其后部与咽的鼻咽部相连

副腮腺

腮腺
3对唾液腺中最大的一对，产生水样唾液

软腭

腭垂

舌
咀嚼时搅拌食物，含有味蕾，有助于讲话时吐字清晰

牙
咬碎并咀嚼食物，形成湿软的食糜，以备吞咽

舌下腺管

舌下腺
产生含酶的黏性唾液

下颌下腺管

下颌下腺

下颌骨

会厌
吞咽时关闭喉入口的软骨瓣

喉

气管

食管

胃和小肠

继口腔、咽和食管之后，消化管的下一个主要部分是胃和小肠。每次进餐胃能储存1.5升食物或更多，并从物理和化学两方面进行消化。小肠继续对食物进行化学分解，是吸收营养物质进入血液的主要部位。

胃的构造

胃是消化管中最宽的部分，形似 J 形的肌性囊袋。食物在胃内储存和搅拌，并与其内壁分泌的胃液混合。当食物从食管通过胃 – 食管交界处进入胃后，上述过程就开始了。胃液包括消化酶和盐酸，不仅能分解食物，还能杀死潜在的有害微生物。胃壁的平滑肌收缩将食物和胃液混合并搅拌成半液态的混合物。

皱襞和胃小凹

放大的图片（右侧），去除表面正常的黏液层，胃黏膜褶皱清晰可见。

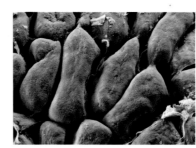

胃壁的层次

胃壁主要有4层：黏膜层、黏膜下层、肌层和浆膜层。黏膜层有深褶（胃小凹），内含胃腺。每个胃小凹上部的黏液细胞能分泌形成黏液层，阻止胃自身消化。胃小凹深部是产生酸（壁细胞）、酶（产酶细胞或主细胞）和激素（神经内分泌细胞）的细胞。

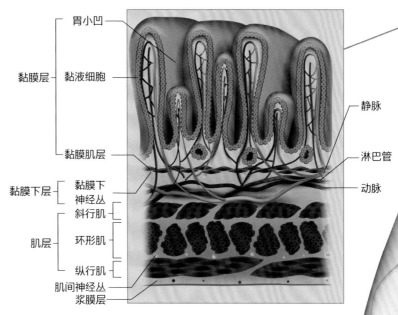

胃小凹
黏膜层 — 黏液细胞
静脉
黏膜肌层
淋巴管
黏膜下层 — 黏膜下神经丛
动脉
斜行肌
肌层 — 环形肌
纵行肌
肌间神经丛
浆膜层

食物的运动

吞咽引起胃 – 食管交界处的肌肉松弛，使食物从食管进入胃。胃壁平滑肌的收缩（蠕动波）将胃内的食物混合和推进（类似的蠕动波推动消化的内容物通过整个消化管）。胃每天可产生多达3升的胃液。当食物被液化后，每次少量（约1汤匙）地被挤出胃的幽门括约肌构成的出口，进入小肠的第1部分——十二指肠。

蠕动

肌肉收缩的波推动食物通过消化管。环形肌依次收缩和舒张，产生的"推进力"称蠕动波。

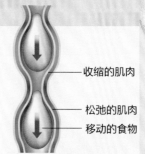

收缩的肌肉
松弛的肌肉
移动的食物

十二指肠
小肠的第1部分，最短，长约25厘米

胃的充盈和排空

当胃被食物和水填满时，会像气球一样膨胀。食物化学分解产生的气体和吞咽的空气也会积聚在胃内并使其扩张。胃内最上面部分的气体可通过打嗝（或嗳气）排出。

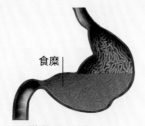
食糜

1 进餐后
胃壁的肌肉将食物和胃液混合，并搅拌成食糜。

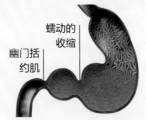
蠕动的收缩
幽门括约肌

2 1~2小时后
蠕动波将液状胃内容物朝幽门括约肌方向推送。

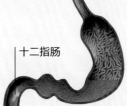
十二指肠

3 3~4小时后
幽门括约肌间歇性开放，让少量食糜进入十二指肠。

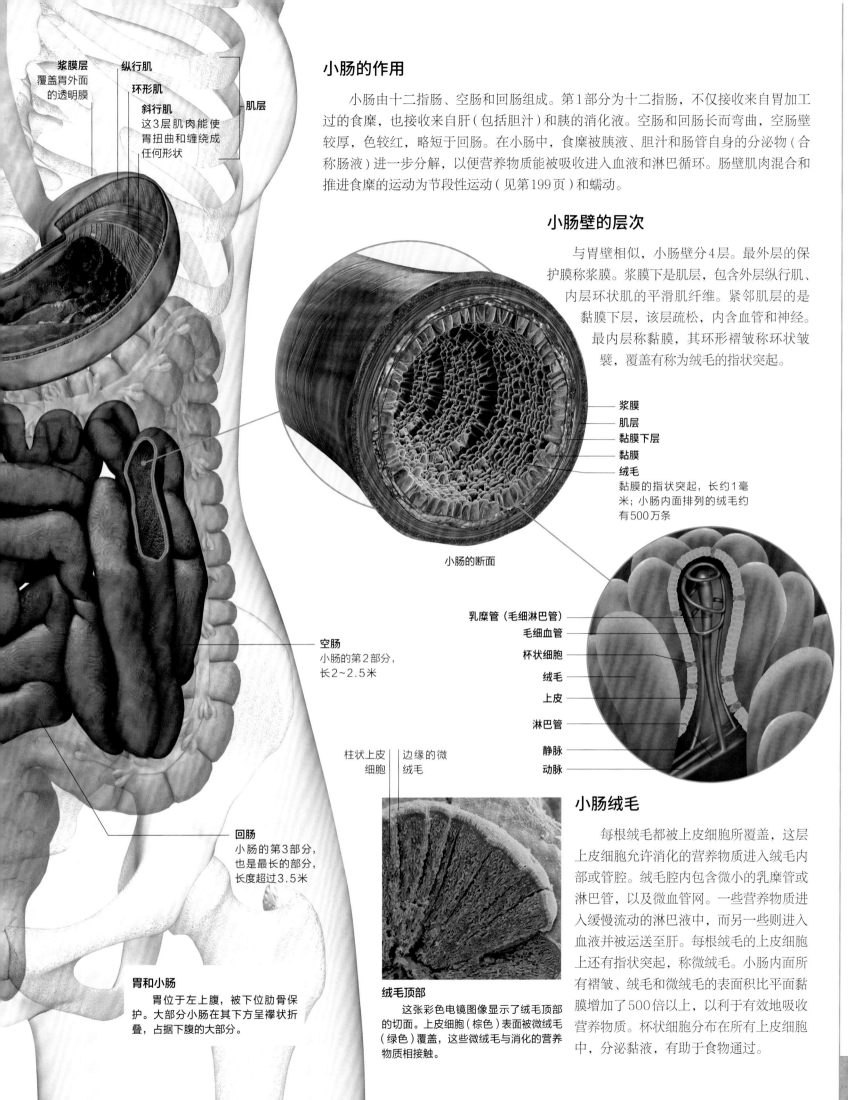

浆膜层
覆盖胃外面的透明膜

纵行肌

环形肌

斜行肌
这3层肌肉能使胃扭曲和缠绕成任何形状

肌层

小肠的作用

小肠由十二指肠、空肠和回肠组成。第1部分为十二指肠，不仅接收来自胃加工过的食糜，也接收来自肝（包括胆汁）和胰的消化液。空肠和回肠长而弯曲，空肠壁较厚，色较红，略短于回肠。在小肠中，食糜被胰液、胆汁和肠管自身的分泌物（合称肠液）进一步分解，以便营养物质能被吸收进入血液和淋巴循环。肠壁肌肉混合和推进食糜的运动为节段性运动（见第199页）和蠕动。

小肠壁的层次

与胃壁相似，小肠壁分4层。最外层的保护膜称浆膜。浆膜下是肌层，包含外层纵行肌、内层环状肌的平滑肌纤维。紧邻肌层的是黏膜下层，该层疏松，内含血管和神经。最内层称黏膜，其环形褶皱称环状皱襞，覆盖有称为绒毛的指状突起。

浆膜

肌层

黏膜下层

黏膜

绒毛
黏膜的指状突起，长约1毫米；小肠内面排列的绒毛约有500万条

小肠的断面

乳糜管（毛细淋巴管）

毛细血管

杯状细胞

绒毛

上皮

淋巴管

静脉

动脉

空肠
小肠的第2部分，长2~2.5米

回肠
小肠的第3部分，也是最长的部分，长度超过3.5米

胃和小肠
胃位于左上腹，被下位肋骨保护。大部分小肠在其下方呈襻状折叠，占据下腹的大部分。

柱状上皮细胞

边缘的微绒毛

绒毛顶部
这张彩色电镜图像显示了绒毛顶部的切面。上皮细胞（棕色）表面被微绒毛（绿色）覆盖，这些微绒毛与消化的营养物质相接触。

小肠绒毛

每根绒毛都被上皮细胞所覆盖，这层上皮细胞允许消化的营养物质进入绒毛内部或管腔。绒毛腔内包含微小的乳糜管或淋巴管，以及微血管网。一些营养物质进入缓慢流动的淋巴液中，而另一些则进入血液并被运送至肝。每根绒毛的上皮细胞上还有指状突起，称微绒毛。小肠内面所有褶皱、绒毛和微绒毛的表面积比平面黏膜增加了500倍以上，以利于有效地吸收营养物质。杯状细胞分布在所有上皮细胞中，分泌黏液，有助于食物通过。

肝、胆囊和胰

肝是人体最大的内脏器官，在许多化学物质的生产、加工和储存中起着至关重要的作用。它产生的消化液胆汁，储存于胆囊。胰分泌某些重要的消化酶。

肝的结构和功能

肝位于膈肌下右上腹，呈深红色楔形，重约1.5千克。在显微镜下，肝的结构单位——肝小叶——由片状的肝细胞、肝动脉和肝静脉的小分支及胆管组成。富含营养物质的血液从肠道通过肝门静脉系统到达肝，并通过肝小叶过滤。肝有多种功能，其中重要的是储存和释放血糖（葡萄糖）以获取能量，选择和加工维生素和矿物质，将毒素分解成危害较小的物质，以及衰老血细胞的再循环。

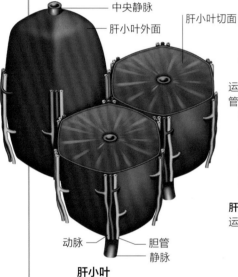

中央静脉
肝小叶外面
肝小叶切面

动脉
胆管
静脉

肝小叶
六边形的肝小叶聚集在一起，其外部有血管和胆管围绕。

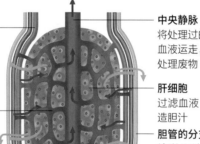

肝门静脉的分支
运送来自消化管的富含营养物质的血液

血窦
接收来自肝门静脉和肝动脉的血液

肝动脉的分支
运送富含氧的血液至肝

中央静脉
将处理过的血液运走，处理废物

肝细胞
过滤血液，制造胆汁

胆管的分支
输送胆汁从肝排出以助消化

肝门静脉
运送肠道血液至肝

肝小叶内
肝细胞过滤进入的血液，生成胆汁，并至胆管储存，同时处理废物。

肝静脉
将肝内所有的血液输送至下腔静脉

下腔静脉
将肝和下半身的血液输送至心的静脉

肝右叶
约占肝总体积的2/3

肝管
将胆汁输送至胆囊

胆囊
储存胆汁的囊袋

胰
隐藏于胃下部和横结肠的后面

肝的结构
在放大约300倍电镜图中，可见片状的肝细胞从中央管呈放射状排列，管内包含中央静脉。

肝功能

肝的大部分功能都与新陈代谢有关，包括：分解消化产物，储存生成物质，循环利用维生素和矿物质等，以及构建复杂的分子，如各种酶。

胆汁的产生	肝细胞分泌胆汁进入胆小管，然后汇入肝小叶之间的胆管。这些胆管继而汇合成肝总管，将胆汁输送至胆囊储存
营养物质的处理	肝移出血液中的营养物质，将单糖转化为糖原（这一过程称糖原生成），并合成氨基酸
血糖调节	肝通过将脂肪和蛋白质转化为葡萄糖来维持血糖水平，这个过程被称作糖异生
解毒	肝能分解血液中的有害物质，如酒精和其他一些毒物，并能将废物和不需要的氨基酸转化为尿素
蛋白质合成	肝能合成凝血蛋白和血浆蛋白
矿物质和维生素储存	肝是铁和铜等矿物质，以及维生素 A、B_{12}、D、E 和 K 的贮藏库
血液中废物的处理	肝能清除细菌和一般异物颗粒
血细胞的再循环	衰老的红细胞被分解，其成分被重新利用

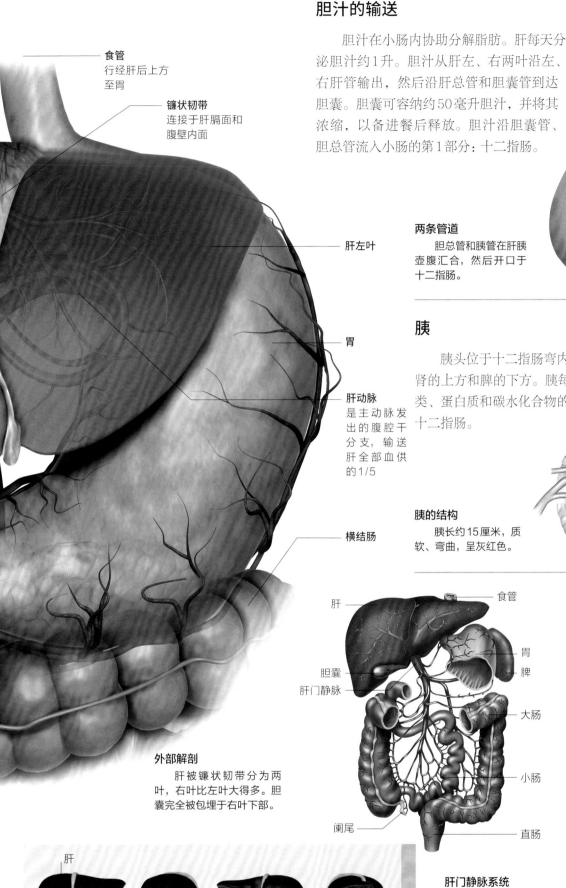

胆汁的输送

　　胆汁在小肠内协助分解脂肪。肝每天分泌胆汁约1升。胆汁从肝左、右两叶沿左、右肝管输出，然后沿肝总管和胆囊管到达胆囊。胆囊可容纳约50毫升胆汁，并将其浓缩，以备进餐后释放。胆汁沿胆囊管、胆总管流入小肠的第1部分：十二指肠。

食管
行经肝后上方至胃

镰状韧带
连接于肝膈面和腹壁内面

肝左叶

胃

肝动脉
是主动脉发出的腹腔干分支，输送肝全部血供的1/5

横结肠

左、右肝管

肝总管

胆囊管

胆囊

胆总管

胃幽门括约肌

胰

肝胰壶腹

十二指肠

两条管道
　　胆总管和胰管在肝胰壶腹汇合，然后开口于十二指肠。

外部解剖
　　肝被镰状韧带分为两叶，右叶比左叶大得多。胆囊完全被包埋于右叶下部。

肝　胆囊　胰

前面观　　右面观　　后面观　　左面观

全面观

胰

　　胰头位于十二指肠弯内，胰体位于胃的后面，渐细的胰尾位于左肾的上方和脾的下方。胰每天产生约1.5升消化液，其中含有分解脂类、蛋白质和碳水化合物的酶。胰液流经主胰管和副胰管，然后排入十二指肠。

胰管　胰头　胰体　胰尾

胰的结构
　　胰长约15厘米，质软、弯曲，呈灰红色。

肝　食管
胆囊　胃　脾
肝门静脉　大肠　小肠　阑尾　直肠

肝门静脉系统
　　几乎所有来自消化管的静脉，甚至食管下部的静脉，汇聚形成进入肝的肝门静脉。图中部分器官被切除以显示血管。

肝门静脉循环

　　肝的特殊之处在于它接受两套血液供给。肝动脉输送富含氧的血液至肝。另外，来自消化管的乏氧但富含营养物质的血液经肝门静脉进入肝，然后这些血液再返回心并泵入全身。肝能阻止肠道吸收的毒素到达身体的其他部位，并能调节血液中许多其他物质的水平。多个器官的静脉，包括肠、胰、胃和脾，均汇入肝门静脉。肝门静脉长约8厘米，为肝提供多达4/5的血液。进餐后肝门静脉血液流速加快，但在体育活动时，因血液从腹部器官转移至骨骼肌，故流速减缓。

大肠

　　大肠是消化管的最后一部分，主要由3个部分组成：盲肠、结肠和直肠。盲肠是一段连接小肠与结肠之间的短管，结肠长约1.5米。结肠将小肠的液状消化废物转化为固态，以粪便的形式经直肠和肛门排出体外。

结肠的功能

　　当食物在小肠内的化学分解完成后（见第194~195页），几乎所有对人体功能至关重要的营养物质都已经被吸收。液状的食物（食糜）经消化处理后形成废物，从小肠通过回盲瓣进入盲肠，然后到达结肠的第一部分：升结肠。结肠的主要功能是将液状食糜转化为半固态粪便进行储存和处理。钠、氯和水通过结肠内壁被吸收入血液和淋巴液，粪便逐渐固态化。结肠分泌碳酸氢盐与钠和氯进行交换。在结肠内还有数十亿有益的共生微生物。

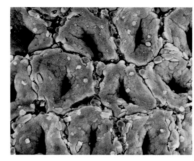

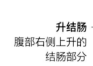

结肠腺
此显微镜图像（放大120倍）显示结肠内壁管状腺体开口，它们分泌黏液并吸收粪便中的水分。

升结肠
腹部右侧上升的结肠部分

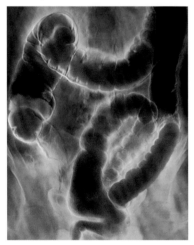

结肠的影像
这是大肠造影X线片，是将X线不能穿透的液态钡剂从直肠注入后拍摄的。

结肠壁的层次

　　结肠壁有若干层。第一层为外膜（浆膜）。浆膜下是肌层，由两组平滑肌纤维构成：纵行肌和环形肌，是结肠产生运动的动力。再内是黏膜下层，含许多淋巴组织小叶，称淋巴小结。最内层是波浪状的黏膜。肠腺内含杯状细胞，能分泌润滑的黏液以利粪便通过。

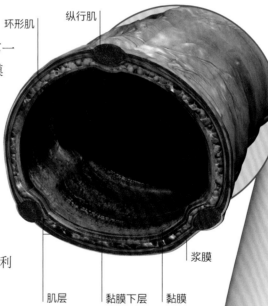

环形肌　纵行肌　浆膜

肌层　黏膜下层　黏膜

盲肠
进入大肠的囊袋状入口

回盲瓣
控制来自小肠的液状食物量

阑尾（蚓突）
起于盲肠的一段指状盲管，功能尚不明确，但可能在维持正常肠道菌群中起作用

结肠的位置
三部分结肠形成一个几乎为矩形的"框架"，围住小肠襻和肠曲，胃和肝在其上方，直肠在其下方。

肠道菌群

　　数以万亿计的微生物，主要是细菌，生活在肠道中（主要是在大肠中），称肠道菌群（或肠道微生物群），在人类健康和疾病中具有至关重要的作用。它们只要保持平衡并不扩散到人体的其他部位，通常无害。它们产生的酶可以分解某些食物成分，尤其是人体的酶无法消化的植物纤维素。通过这种方式，细菌以粪便中未消化的纤维为食，提供可被人体吸收的营养物质，并帮助减少粪便量。作为新陈代谢的组成部分，肠道菌群还能产生维生素K和维生素B，以及氢气、二氧化碳、硫化氢和甲烷。此外，肠道菌群有助于控制可能进入消化系统的有害微生物，并通过促进抗体形成和激活结肠黏膜淋巴组织活性，协助免疫系统抵抗疾病。总之，肠道菌群和人体是一种互利的伙伴关系（共生关系）。排出的粪便至少1/3的重量是由这些细菌组成的。

结肠内的细菌
此电镜图像（放大2000多倍）显示结肠内壁上的杆状细菌簇。

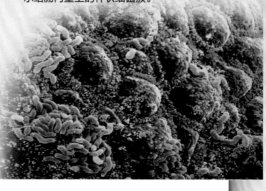

结肠的运动

与小肠不同，结肠的纵行肌在肠壁内没有形成完整的管状，而是集中形成3条带状结构，称结肠带。它们贯穿结肠全长，并使结肠皱缩形成囊状外形，称结肠袋。结肠壁内肌肉的运动，使粪便混合，并沿着消化管向直肠推进。粪便运动的速度、强度和性质各不相同，主要取决于内容物的消化阶段。结肠的运动主要有3种类型：节段性运动、蠕动收缩和团块运动。粪便通过结肠的速度比小肠内容物慢，使得结肠每天重吸收2升水至血液中。

节段性运动
在一定的间隔期内发生一系列环状收缩，搅动和混合粪便，但不能沿结肠推进粪便。

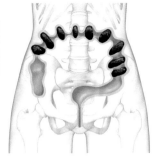

蠕动收缩
称为蠕动收缩的小波运动（见第194页）将粪便推向直肠。蠕动收缩时，肠道内容物后方的肌肉收缩，而前方的肌肉松弛。

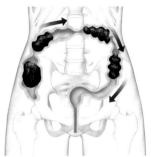

团块运动
这些超强的蠕动波从横结肠中部开始，每天发生2~3次，将粪便推入直肠。

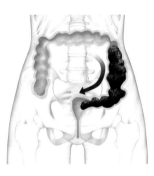

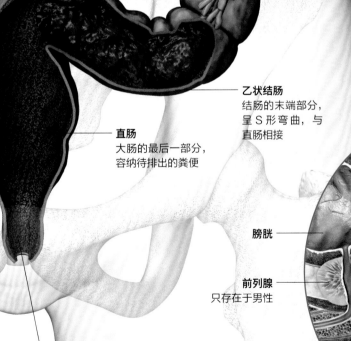

横结肠
是结肠中位置最高的部分，在胃的下方，横过上腹部

结肠袋
是结肠外形呈囊袋状的皱缩

粪便

结肠带
沿结肠长轴走行的条状纵行肌

直肠
大肠的最后一部分，容纳待排出的粪便

肛门
消化管末端的阀门样出口

降结肠
腹部左侧下行的结肠部分

乙状结肠
结肠的末端部分，呈S形弯曲，与直肠相接

直肠、肛门和排便

直肠长约12厘米，除了排便前和排便期间，通常是空的。肛管位于其下方，长约4厘米。在肛管壁内有两组呈短管状强壮的肌肉：肛门内括约肌和肛门外括约肌。在排便过程中，结肠的蠕动波将粪便推入直肠，从而触发排便反射。肠壁肌肉收缩推动粪便向前，肛门括约肌松弛，粪便经肛门排出体外。

膀胱

前列腺
只存在于男性

肛门外括约肌
由骨骼肌（横纹肌）组成，主要为随意肌

直肠
结肠末端与肛管之间较宽的通道

横襞
直肠壁内皱襞样承托组织

肛门内括约肌
由平滑肌组成，主要为不随意肌

肛管
内面排列有5~10个纵嵴（肛柱）

1 在胃内

胃黏膜上有许多胃小凹，其中含有分泌各种物质的细胞。胃小凹深部细胞分泌的盐酸可以杀死随食物一起吞下的任何微生物。其他细胞释放胃脂肪酶，开始初步分解脂肪。胃蛋白酶开始消化蛋白质。胃蛋白酶在刚释放时为非活性形式（胃蛋白酶原），然后被胃酸激活；如果释放时即有活性，就会消化胃壁自身。胃黏膜上的黏液也保护胃不受消化酶和胃酸的影响。

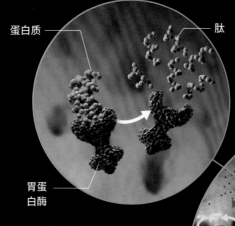

蛋白质

肽

胃蛋白酶

胃蛋白酶的作用
当胃蛋白酶遇到胃酸时，就会被激活。它可将蛋白质分子分解成更短的氨基酸链，称肽。

胃黏膜
胃的内膜

胃蛋白酶
消化蛋白质的酶

胃脂肪酶
消化脂肪的酶

盐酸

黏液

胃小凹
内含分泌酶、盐酸和黏液的腺体

2 在十二指肠内

部分消化过的胃内容物，称食糜，被挤进小肠的第1部分——十二指肠。来自肝和胆囊的胆汁与来自胰的分泌物经各自的管道输送至十二指肠。胰液中含有碱性物质，如能中和胃酸的碳酸氢盐，还有约15种酶，它们作用于食物中的3种主要成分——碳水化合物、蛋白质和脂肪。

胆汁的作用
胆汁中含有能乳化大脂肪颗粒的盐，使之形成一种由微小脂肪颗粒组成的乳剂，这样脂肪颗粒表面积大，便于酶发挥作用。

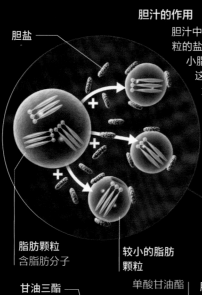

胆盐

脂肪颗粒
含脂肪分子

较小的脂肪颗粒
单酸甘油酯

十二指肠壁
黏膜有指状绒毛

来自胆囊的胆总管

来自胰的胰管

肝胰壶腹

绒毛

蛋白酶

胆盐脂肪酶

淀粉酶

甘油三酯
脂肪分子

脂肪酸

脂肪酶

脂肪分解
脂肪酶将甘油三酯分解成两个脂肪酸和一个单酸甘油酯。

淀粉

淀粉酶

碳水化合物分解
胰淀粉酶将长链碳水化合物，如淀粉，分解成二糖，主要是麦芽糖。

麦芽糖

蛋白质

蛋白酶

肽

蛋白质分解
蛋白酶将蛋白质分解成短链多肽和氨基酸。

消化

消化过程包括一系列物理和化学作用，将食物成分分解成足够小的营养颗粒以供吸收。

在口腔中，将食物嚼碎和搅拌是强有力的物理消化，但在消化管后续过程中逐渐变得不太重要。胃也可通过肌肉的运动将食物物理分解成小颗粒，但和口腔一样，胃也能分泌消化的化学物质（酶）。当粉碎的食物和酶（食糜）进入十二指肠（小肠的第1部分）时，许多食物颗粒已变得很小，但还不足以通过细胞膜进入人体组织。随后化学消化开始发挥重要作用，将大分子分解成更小的、可吸收的颗粒，进入血液。

酶的作用机制

酶是一种生物催化剂——可以加快生化反应速度，但保持自身不变。绝大部分酶是蛋白质，它们影响消化分解反应以及释放能量的化学变化，为细胞和组织构建新的物质。每种酶各自有特定的形状，这取决于其长链亚基（氨基酸）的折叠和螺旋方式。被催化的物质（底物）与酶的活性位点相嵌合。在消化方面，酶在三维结构上可能发生轻微改变，从而促使底物在其原子之间特定的键处断裂。

活性位点

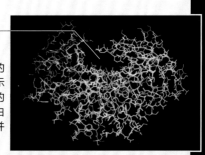

胃蛋白酶
这是消化酶的计算机模型，显示活性位点在顶部的空隙处，一个蛋白质分子在此嵌入并被分解。

肠腔
小肠内充满液体的空间

绒毛

绒毛内毛细血管

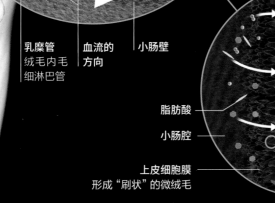

乳糜管
绒毛内毛细淋巴管

血流的方向

小肠壁

上皮细胞膜
形成"刷状"的微绒毛

3 在小肠内

经过十二指肠后，小肠的其余部分是食物最终分解并被吸收入血液和淋巴液的场所。胰液和胆汁继续发挥作用，小肠也向肠腔分泌少量的酶，主要作用于黏膜细胞及其表面。这些酶包括乳糖酶和麦芽糖酶，它们能将二糖，即乳糖和麦芽糖，分解成单糖（葡萄糖和半乳糖）。肠肽酶将短链肽（最初来自蛋白质）转化为其亚基单位，即氨基酸。小肠黏膜有指状绒毛，其表面细胞带有一些更小的突起（微绒毛），一些最终的变化在此发生。

通过绒毛的吸收

小肠黏膜的指状绒毛使消化物质的吸收面积大大增加。图中显示消化物质从左向右在血液中累积。

小肠壁的上皮细胞

葡萄糖

短链脂肪酸

氨基酸

脂肪酸

小肠腔

脂质包

细胞膜的高倍特写

完成消化作用的酶嵌入在小肠上皮细胞膜的表面。消化产生的氨基酸和糖通过细胞膜上专门的蛋白质通道被吸收，而脂肪酸可直接通过细胞膜。

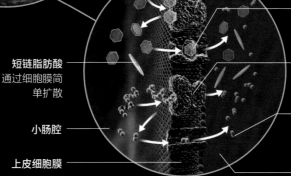

绒毛表面的特写

短链脂肪酸、葡萄糖和氨基酸穿过小肠黏膜的上皮细胞（上图）进入毛细血管（红色）。较大的脂肪酸被重新组合成甘油三酯，包裹后进入毛细淋巴管（乳糜管，紫色）。

短链脂肪酸
通过细胞膜简单扩散

小肠腔

上皮细胞膜

麦芽糖酶
将二糖（麦芽糖）分解为单糖（葡萄糖）

葡萄糖
经蛋白质通道通过细胞膜

肽酶
将多肽分解成氨基酸

氨基酸
经蛋白质通道零星地通过细胞膜

上皮细胞内面

消化的旅程

消化管的每一部分都有各自的方式进一步将食物分解为亚单位。简单的盐和矿物质，如钠、钾和氯，不需要消化。它们大多在小肠内迅速溶解并被吸收。

营养物质和新陈代谢

人体内的生化反应、变化和过程称新陈代谢。消化提供的营养物质作为原材料参与所有细胞和组织的新陈代谢过程。

吸收营养物质

"营养物质"涵盖了所有对人体有用的物质，包括：分解后释放能量的复杂化学物质，主要是碳水化合物和脂肪；主要用于构建细胞结构的蛋白质；确保人体健康运作的维生素和矿物质。消化系统在消化管的不同阶段将营养物质吸收至血液和淋巴液。从肠道主要吸收部位的血液沿肝门静脉流入肝（见第197页）。肝是营养物质的主要处理器。根据人体的需要，肝分解一些营养物质成更小、更简单的分子，储存的同时，释放一些物质至血液循环。

消化的最终阶段

结肠（大肠，见第198页）是分解和摄取营养物质的最后一个主要部位，包括矿物质、盐和某些维生素。主要来自消化液的大量水分也被重吸收。像果胶和纤维素之类的纤维成为主要的消化残留物，并由肠壁压缩成粪便，等待排出。纤维还有助于延缓某些分子的吸收，如糖类，使得对其吸收随时间而进行，而不是在短时间内迅速吸收。此外，纤维与一些脂类物质如胆固醇结合，可防止对其过度吸收。

营养物质的命运

消化过程需要24~36小时，但人与人之间的差异很大，这取决于所吃的食物。食物在胃内停留2~4小时，在小肠内停留1~5小时。大肠内消化和废物压实的最后阶段可能需要12~24小时，甚至更长时间。不同的分解产物可在不同的时间段被吸收。

	口腔	胃	小肠	大肠
蛋白质		盐酸和胃蛋白酶将蛋白质分解成肽链	肽酶将肽剪切成氨基酸以供吸收	
碳水化合物	咀嚼时唾液淀粉酶开始对淀粉进行消化	胃酸使唾液淀粉酶失活	酶，如胰淀粉酶，产生单糖	
脂肪		胃脂肪酶将脂质分解为脂肪酸和单酸甘油酯	胰脂肪酶的分解产物进入乳糜管	
纤维素 可溶性 不溶性				可溶性纤维素被分解，但不被吸收
水		被胃黏膜少量吸收	被小肠黏膜吸收	大部分水分被大肠吸收
脂溶性维生素（A、D、K）			被胆盐乳化并被吸收	进一步吸收，肠道细菌制造维生素K
水溶性维生素（B、C）			相对容易被溶解和吸收	继续吸收
矿物质 铁 钠 钙				大多数矿物质易以无机盐形式被溶解，以便小肠和结肠吸收

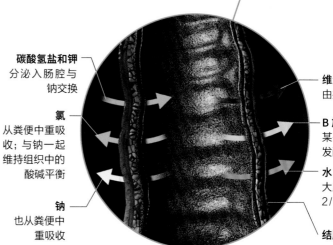

盲肠

每天大约有100~500毫升的消化液、未消化的食物残渣、脱落的肠黏膜和其他物质进入大肠的第1部分——盲肠。大量的水在此被吸收。

碳酸氢盐和钾
分泌入肠腔与钠交换

氯
从粪便中重吸收；与钠一起维持组织中的酸碱平衡

钠
也从粪便中重吸收

维生素K
由共生细菌制造

B族维生素
某些类型由细菌发酵产生

水
大肠重吸收粪便中2/3的水分

结肠

分解与合成

分解代谢是把较复杂的分子分解成简单的分子，这是能量生成的过程。例如，葡萄糖或脂肪被分解时释放能量。与之相反的是合成代谢，即由简单分子构建复杂分子。例如，作为蛋白质合成（生产）的过程，先由氨基酸连接在一起形成肽链，然后肽链再结合形成蛋白质。

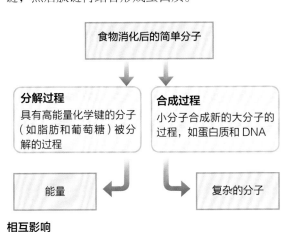

```
        食物消化后的简单分子
          ↓            ↓
┌─────────────┐  ┌─────────────┐
│ 分解过程      │  │ 合成过程      │
│ 具有高能量化学键│  │ 小分子合成新的大│
│ 的分子       │  │ 分子的       │
│（如脂肪和葡萄糖│  │ 过程，如蛋白质 │
│）被分解的过程  │  │ 和DNA       │
└─────────────┘  └─────────────┘
     ↓                ↓
┌───────┐        ┌───────────┐
│  能量  │        │  复杂的分子  │
└───────┘        └───────────┘
```

相互影响

新陈代谢是复杂的构建与破坏的相互作用，许多分子在这两个过程中被循环利用。

维生素和矿物质的功能

维生素是有机物质，主要与辅酶结合，辅酶是帮助和支持酶控制代谢过程的分子。因为只有少数维生素可以在体内合成，所以需要经常摄入维生素。矿物质是简单的无机物，如钙、铁和碘。常规的新陈代谢和某些特殊用途都需要矿物质，比如铁在红细胞中的作用。

凝血	血细胞的形成和功能	健康的牙	健康的眼
维生素 K	维生素 B_6	维生素 C	维生素 A
钙	维生素 B_{12}	维生素 D	锌
铁	维生素 E	钙	
	叶酸	磷	
	铜	氟	
	铁	镁	
	钴	硼	

健康的皮肤和毛发	心的功能	骨的形成	肌的功能
维生素 A	维生素 B_1（硫胺素）	维生素 A	维生素 B_1（硫胺素）
维生素 B_2（核黄素）	维生素 D	维生素 C	维生素 B_6
维生素 B_3（烟酸）	肌醇	维生素 D	维生素 B_{12}
维生素 B_6（吡哆醇）	钙	氟	维生素 E
维生素 B_{12}	钾	钙	维生素 B_7（生物素）
维生素 H	镁	铜	钙
硫	硒	磷	钾
锌	钠	镁	钠
	铜	硼	镁

人体如何利用食物

食物的3种主要成分提供不同的分解产物。碳水化合物（淀粉和糖）被分解成单糖，即葡萄糖；蛋白质被切割成多肽链和多肽，最终形成单氨基酸；脂肪（脂类）被分解成脂肪酸和甘油。葡萄糖的主要用途是作为人体适应性最强、最容易获得的能量来源。脂肪酸的用途包括在细胞内、外形成双脂膜。氨基酸被重新合成人体自身的蛋白质，包括结构蛋白（胶原蛋白、角蛋白等）和功能蛋白（酶）。当然，人体可根据需求，将营养物质转化以适应不同的用途。

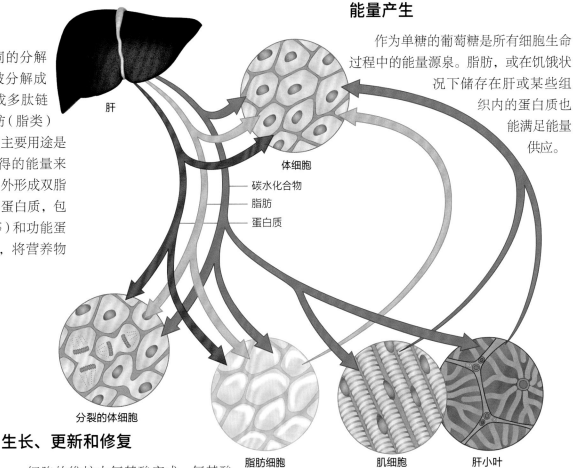

能量产生

作为单糖的葡萄糖是所有细胞生命过程中的能量源泉。脂肪，或在饥饿状况下储存在肝或某些组织内的蛋白质也能满足能量供应。

体细胞
—— 碳水化合物
—— 脂肪
—— 蛋白质

肝

分裂的体细胞

脂肪细胞　　肌细胞　　肝小叶

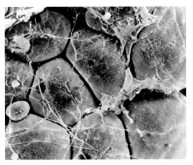

脂肪组织

相对而言，脂肪是人体最集中的能量储备，代谢产生的能量最多。脂肪组织由充满脂肪液滴的细胞组成，储存起来以备能量短缺时使用。

生长、更新和修复

细胞的维护由氨基酸完成，氨基酸以各种方式结合形成不同的蛋白质结构，脂肪生成细胞膜，葡萄糖提供能量。当细胞在生长或修复时分裂，就需要增加这些营养物质的供应。

能量储存

过剩的葡萄糖被转化为糖原，储存在肝和肌细胞中。脂肪酸是浓缩的能量储存形式，它们或来自膳食脂肪，或来自过剩氨基酸和葡萄糖的转化。

上消化道疾病

许多食管和胃的问题都与酸性胃内容物的腐蚀性有关。在过去的几十年里，由于发现一些消化系统疾病与幽门螺杆菌有关，人们对这些疾病的认识和治疗发生了革命性的转变。

牙龈炎

牙龈炎即牙龈的炎症，是所有健康问题中最常见的。

牙龈炎的常见原因是口腔卫生不良。牙菌斑（食物颗粒和其他杂物的沉积物）在牙冠与牙龈交界的基部堆积。牙龈呈紫红色并肿胀，刷牙时容易出血。如果不及时治疗，牙龈可能会从牙颈处剥脱，形成细菌聚集的囊袋，导致感染。主要的治疗是关注牙健康，清除菌斑。

胃反流

酸性的胃内容物可反流至食管，引起烧灼般的不适感。

胃烧灼感是一种常见症状，常发生在暴饮暴食或过量饮酒后，或发生于孕妇。但有时症状持续存在或日益严重，便需要治疗。如果长期反流，可引起食管炎。肥胖和吸烟都增加胃反流的可能性。食管裂孔疝患者也会出现这种症状。

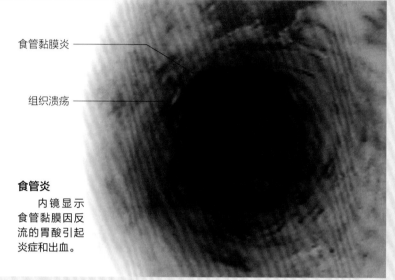

食管黏膜炎

组织溃疡

食管炎
内镜显示食管黏膜因反流的胃酸引起炎症和出血。

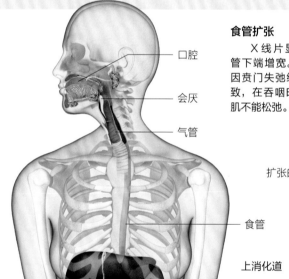

口腔

会厌

气管

食管

上消化道

食管扩张
X线片显示食管下端增宽。这是因贲门失弛缓症所致，在吞咽时括约肌不能松弛。

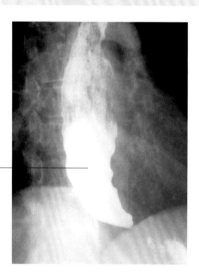

扩张的下段食管

贲门失弛缓症

因食管肌肉的病变，导致吞咽困难，延迟或阻止食物进入胃。

贲门失弛缓症是由于食管下端肌环（括约肌）在吞咽时不能松弛，加之食管肌壁推动食物进入胃的收缩不协调造成的。其逐渐引起食管下部扩张，出现吞咽困难、胸骨后不适或疼痛、未消化食物反流等症状，夜间躺下时尤为明显。治疗方法包括使用充气球囊扩张括约肌，药物松弛肌肉，以及手术切除食管下部的肌肉组织。

食管癌

发生在食管的恶性肿瘤常与吸烟和酗酒有关。

食管癌早期的症状可能不明显。吞咽固体食物出现困难，进而吞咽液体也出现困难是常见症状。随后，食物可能会反流并溢入肺部，导致咳嗽。最终癌细胞可经食管壁扩散至邻近组织。治疗方法包括手术切除肿瘤，或在狭窄部位放置支架以协助吞咽。

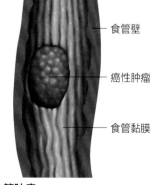

食管壁

癌性肿瘤

食管黏膜

食管肿瘤
食管肿瘤物理性地狭窄或阻塞吞咽食物的通道，能够被内镜或X线钡餐造影所探查。

食物中毒

食用被污染的食物或饮料可导致腹泻、呕吐和腹痛。

大多数人都有过食物中毒的经历，通常是在海外旅行时。被污染的食物可能尝起来正常，症状可在数小时或数天后出现。大部分情况症状较轻，几天后便可好转。但有些较严重的感染，如沙门菌感染，需要抗生素和补液治疗。细心加工、储存和烹饪食物有助于避免这些问题。

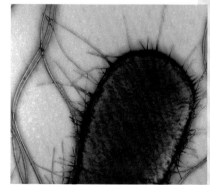

大肠埃希菌
如果大肠埃希菌污染了食物，就会引起食物中毒。大肠埃希菌感染可能会很严重，尤其是对幼儿来说。

胃炎

胃黏膜的炎症，称胃炎，会引起不适或疼痛，以及恶心和呕吐。

突发性（急性）胃炎可由于暴饮暴食，尤其是饮酒而引起，或阿司匹林等对胃黏膜有影响的药物所致。慢性胃炎的发展需要较长时间，可能由于酒精、烟雾或药物对胃壁的反复损伤所造成。另一个常见的原因是幽门螺杆菌。胃炎通常经药物治疗并消除潜在的病因后好转。

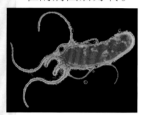

常见病因

50%以上的人胃黏膜中有幽门螺杆菌。如果是由细菌引起的症状，可用抗生素根除。

胃癌

胃内表面的恶性肿瘤（癌）常由吸烟、幽门螺杆菌感染和高盐饮食引起。

胃癌常见于50岁以上的人群，男性尤甚。癌症可很快扩散（转移）到机体的其他部位，通常在症状明显前即发生。常见的症状包括上腹不适或疼痛，饭后尤为明显，常伴恶心、呕吐、食欲下降和体重减轻。胃内出血可导致贫血。如早期发现胃癌，手术治疗的成功率较高。

消化性溃疡

消化性溃疡是胃或小肠的第1部分（十二指肠）某些区域的黏膜被炎症浸润和侵蚀，可引起疼痛。

大部分消化性溃疡与幽门螺杆菌有关。胃和十二指肠第1部分的黏膜能保护其免受强酸性液体的侵袭，而幽门螺杆菌可损害这些黏膜。其他致病因素包括饮酒、吸烟、服用某些药物、家族史和饮食习惯。常见的症状为上腹部疼痛。十二指肠溃疡通常在餐前疼痛较明显，进食后缓解；而胃溃疡在进食时疼痛加剧。

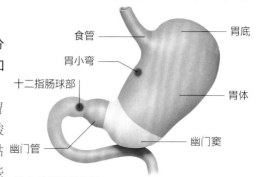

消化性溃疡的部位

十二指肠的第1部分（十二指肠球部）是溃疡的好发部位。在胃内，大部分溃疡发生在胃小弯处。

活动性溃疡

真性溃疡可穿透整个黏膜层以及黏膜下层和肌层。严重时可使胃或十二指肠穿孔。

早期溃疡

如果胃黏膜的保护性黏液屏障被破坏，含有强酸和酶的胃液可与黏膜细胞接触。

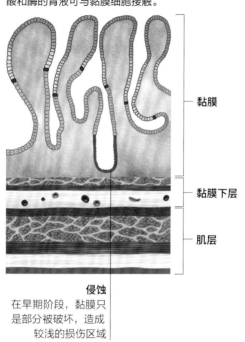

侵蚀

在早期阶段，黏膜只是部分被破坏，造成较浅的损伤区域

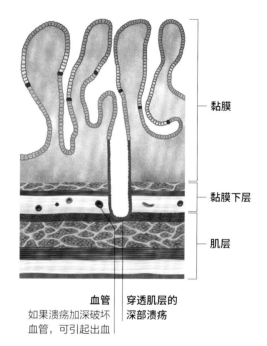

血管

如果溃疡加深破坏血管，可引起出血

穿透肌层的深部溃疡

食管裂孔疝

食管在通过膈肌的孔隙处较为薄弱，使得胃的一部分从此处突入胸腔，形成食管裂孔疝。

膈肌是分隔腹腔与胸腔的一层扁肌。正常情况下，胃完全位于膈肌下，但食管裂孔疝患者的胃上部可经往常细紧的裂孔向上突出，而该裂孔正是食管下段通过的部位。食管裂孔能协助食管括约肌（位于食管下端的肌环）阻止酸性胃内容物进入食管下端，因此食管裂孔疝的任何症状都与胃反流有关。食管裂孔疝有两种类型：滑动型食管裂孔疝和食管旁疝。滑动型食管裂孔疝通常无症状，据估计，在50岁以上的人群中，患此疾病的人约占1/3。但在极少数情况下，食管旁疝会引起严重的疼痛，需手术治疗。

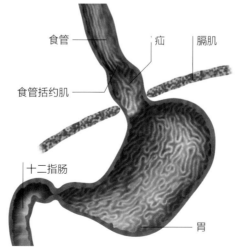

滑动型食管裂孔疝

这是最常见的一种裂孔疝，发生在食管与胃的连接处，通过膈肌向上滑动。

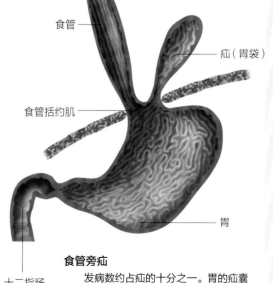

食管旁疝

发病数约占疝的十分之一。胃的疝囊部分通过膈肌向上突入至食管下部附近。

肝、胆囊和胰的疾病

肝、胆囊和胰都是食物、水和药物消化、吸收及代谢过程中的重要器官。与其他器官一样，它们易受感染、毒素损害和恶性肿瘤的影响。通常，疾病（如酒精性肝病）的发生与生活方式有关，因此可加以预防。

酒精性肝病

多年长期过量饮酒会导致严重的肝损伤。男性通常比女性饮酒更多，因而从统计学上讲，男性患酒精性肝病的可能性更大。

然而，女性对酒精的代谢效率不如男性，因此，女性更容易受到酒精的影响。酒精中某些化学物质的毒性作用会以不同的方式损害肝，对某些人来说，这些毒性作用会增加患肝癌的风险。

疾病的进展

酒精可引起多种肝病，这与大量饮酒的年限相关。

几乎所有长期酗酒的人都有所谓的"脂肪肝"。当酒精被分解（代谢）成各种成分时，会产生脂肪。脂肪小滴滞留在肝细胞中，导致肝细胞肿胀。脂肪肝不会引起任何症状，但血液检查结果可能出现异常。如果在这个阶段停止饮酒，脂肪肝会消失，肝功能也会恢复正常。但如果继续大量饮酒，可导致酒精性肝炎，肝会发生炎性病变。症状从无发展到不同程度的急性病变和黄疸等。酒精性肝损伤的最后阶段是肝硬化，可危及生命。通常在这个阶段唯一可选择的治疗方法是肝移植。

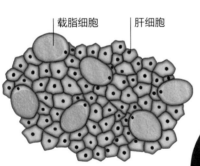

酒精 — 乙醛
肝细胞 — 水

1 损害如何发生
当酒精分解时，会产生一种称为乙醛的物质。一般认为这种化学物质与肝细胞中的蛋白质结合，可导致肝损伤、炎症和纤维化。

2 脂肪肝
酒精代谢的副产品之一是脂肪。过量饮酒者的肝细胞可因脂肪小滴而肿胀。如果将肝剖开，黄色或白色的斑点清晰可见。如果停止饮酒，这种情况有可能逆转

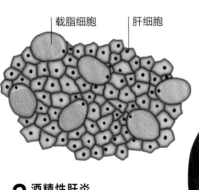

载脂细胞 — 肝细胞

受损组织

3 酒精性肝炎
如果继续过量饮酒，脂肪肝可发展为肝炎。肝出现炎症，白细胞浸润。肝细胞可发生严重损害并死亡。

4 肝硬化
在酒精性肝病的最后阶段，肝组织的永久纤维化和瘢痕形成可威胁生命。由于肝细胞永久损害，肝无法完成正常功能。

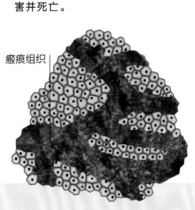

瘢痕组织

门静脉高压

进入肝的血管压力升高，导致食管和胃的静脉曲张。

门静脉高压是肝硬化的并发症之一。肝门静脉是将来自消化管的血液输送入肝的大血管，当肝组织逐渐形成瘢痕和纤维化时，会阻碍血液从肝门静脉流入肝。静脉压力升高，可导致其他血管因"逆流"而扩张，其中包括腹腔、直肠的静脉，以及回流食管的静脉。肿胀或曲张的静脉突入食管，可引起出血。某些情况下，可能只发生轻微的渗液。但当出血严重时可大量呕血。不是每个肝硬化患者都会出现门静脉高压和食管静脉曲张。对于出血的患者，可以通过药物治疗降低血压，或用与治疗静脉曲张类似的方法，如注射硬化剂。

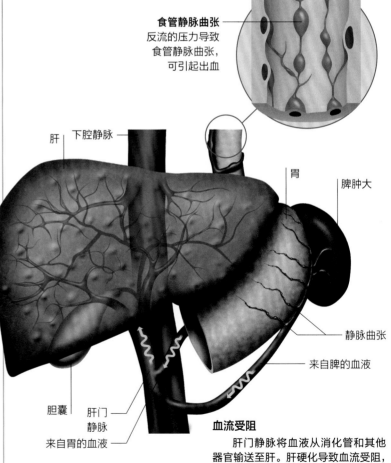

食管静脉曲张
反流的压力导致食管静脉曲张，可引起出血

肝 — 下腔静脉
胃
脾肿大
静脉曲张
来自脾的血液
胆囊 — 肝门静脉 — 来自胃的血液

血流受阻
肝门静脉将血液从消化管和其他器官输送至肝。肝硬化导致血流受阻，使肝门静脉压力增高。反流的压力造成静脉"逆流"，引起食管静脉曲张。

肝炎

肝炎是累及肝的一种炎症，可由不同的病毒引起。

病毒性肝炎可以是急性（突然发作）的，也可是慢性（长期）的。尽管急性肝炎可在几周内好转，但也可发展为慢性肝炎。最常见的是甲型肝炎，由摄入受污染的食物或水所致。乙型肝炎主要通过被感染的血液传播，但在精液中也发现了该病毒，故性行为可成为传播途径。丙型肝炎病毒也可通过血液传播，许多人因输血而感染。最常见的是通过静脉输液而感染，症状多样，从轻微不适到黄疸，直至肝功能衰竭。

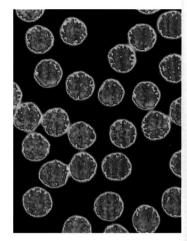

肝炎

此图显示放大约20万倍的球状乙型肝炎病毒。该病毒是导致肝病如急性肝炎的主要原因之一。

肝脓肿

一种罕见的疾病，在肝组织中形成充满脓液的腔，通常由腹腔感染播散所致。

肝脓肿可由阿米巴原虫或细菌感染引起，从人体其他部位经血液播散。原发感染各不相同，可源自阑尾或胆囊，但常常原因不明确。有些患者症状很轻，脓肿可存在几个星期而不被发现。有一些患者可表现为严重的疼痛、呕吐、体重减轻和高热。通常用粗针引流肝脓肿脓液。一旦感染的细菌被确认，就可使用对应的抗生素来治疗。

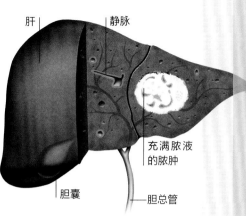

充满脓液的脓肿

肝
静脉
胆囊
胆总管

感染性脓肿

这类罕见的脓肿可以单发，也可多发。脓肿通常继发于人体其他部位的感染，经血液播散至肝。用穿刺针和注射器可抽出脓液。

胆结石

胆囊内可出现由胆汁形成的小而硬的团块。当结石移动并嵌顿在邻近导管时，可引起疼痛。

在发达国家，大多数胆结石主要由胆固醇高引起。胆固醇是一种脂类物质，在肝内加工，作为胆汁的一种成分储存在胆囊中。如果正常胆汁"混合物"的成分发生改变，胆固醇含量过高，就可能引起胆结石。胆结石在女性中更常见，30岁之前较少发生。大部分胆结石患者没有任何症状，只有当结石离开胆囊，嵌顿在导管时，才会出现症状。主要为强度不等的疼痛，通常在高脂饮食后，胆汁需从胆囊释放协助消化时。对于有症状的胆结石患者，治疗方法通常采用胆囊切除术（通常采用锁孔手术）切除胆囊。

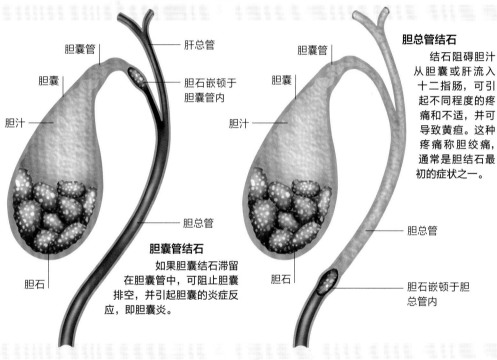

胆囊管
胆囊
胆汁
胆石

肝总管
胆石嵌顿于胆囊管内
胆总管

胆囊管结石

如果胆囊结石滞留在胆囊管中，可阻止胆囊排空，并引起胆囊的炎症反应，即胆囊炎。

胆囊管
胆囊
胆汁
胆石

胆总管结石

结石阻碍胆汁从胆囊或肝流入十二指肠，可引起不同程度的疼痛和不适，并可导致黄疸。这种疼痛称胆绞痛，通常是胆结石最初的症状之一。

胆总管
胆石嵌顿于胆总管内

胰腺癌

胰腺癌是一种越来越常见的恶性肿瘤，通常与吸烟有关。

胰腺肿瘤的分类，按照发生部位可分为：胰头部、胰体部和胰尾部。胰头癌可阻碍胆汁引流，因此更容易引起黄疸。而胰体或胰尾的恶性肿瘤通常会引起上腹部疼痛。胰腺癌在吸烟者中常见，多见于男性。胰腺癌预后差，治疗通常以缓解症状为目的。

癌的部位

癌可发生于胰的任何部位，但常见于胰头部的肝胰壶腹周围，此处是胰管与十二指肠连接的部位。

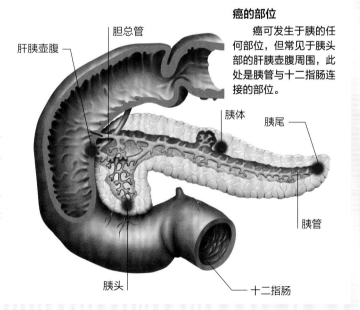

胆总管
肝胰壶腹
胰体
胰尾
胰管
胰头
十二指肠

胰腺炎

胰的严重炎症，可由过量饮酒或胆石症引起。

胰腺炎有急、慢性之分。两种类型的炎症都是由胰自身产生的酶所引发。胰分泌的酶有助于十二指肠内的食物消化，当这些酶在胰内被激活并开始消化自身组织时，就会导致胰腺炎。急性胰腺炎有许多原因，最常见的有胆石症、酒精、某些药物和某些感染，如腮腺炎。慢性胰腺炎通常与长期酗酒有关。急、慢性胰腺炎的主要特征都是疼痛，急性胰腺炎疼痛尤为严重，并可伴有恶心、呕吐。

下消化道疾病

　　下消化道（结肠、直肠和肛门）感染是最常见的消化系统疾病，是发展中国家人群死亡的主要原因之一，但在发达国家通常只是小问题。其他消化系统疾病，如癌症和肠道炎症，则是全球范围内普遍存在的医疗问题。

肠易激综合征

　　多达1/5的人在一生中会遭受间歇性腹痛、便秘和腹泻等的影响。

　　肠易激综合征（IBS）是所有消化系统疾病中最常见的一种。主要发病年龄段为20~30岁，女性发病率是男性的2倍。确切病因尚不清楚，但可能与肠道肌肉运动异常有关。引发IBS的因素可能包括胃肠炎或引起过敏的某些物质，如咖啡因、酒精、脂类或人工甜味剂。因为有些家庭有IBS家族史，所以与其似乎与基因也有关联。IBS的症状包括腹泻、便秘、腹痛，特别是腹胀和大量排气，焦虑、抑郁或紧张可使症状加重。疼痛常发生在左下腹，排气或排便后可缓解。IBS通常是慢性疾病，常呈间歇性，症状严重者很少。

炎症性肠病

　　包括以下症状相似的疾病：溃疡性结肠炎和克罗恩（Crohn）病等。

　　这类疾病都会发生严重的肠道炎症。潜在的病因可能是免疫系统攻击人体自身肠道组织所致。溃疡性结肠炎和克罗恩病可有家族遗传史，但具体原因尚不清楚。大多数病例是慢性的，发病年龄为15~30岁。两种疾病的常见症状包括腹痛、腹泻、食欲下降、发热、肠道出血和体重减轻。治疗方法包括使用抗腹泻和抗炎药物，以及手术。手术为结肠切除术，尤其适用于克罗恩病患者，主要目的是将大肠病变最严重的部分切除。

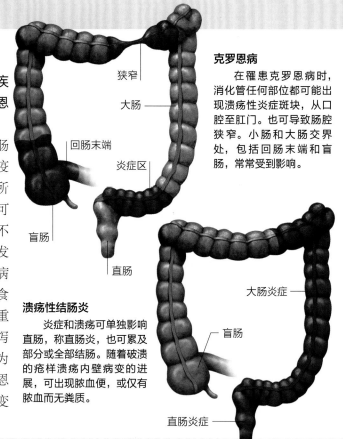

狭窄

大肠

回肠末端

炎症区

盲肠

直肠

大肠炎症

盲肠

直肠炎症

克罗恩病

　　在罹患克罗恩病时，消化管任何部位都可能出现溃疡性炎症斑块，从口腔至肛门。也可导致肠腔狭窄。小肠和大肠交界处，包括回肠末端和盲肠，常常受到影响。

溃疡性结肠炎

　　炎症和溃疡可单独影响直肠，称直肠炎，也可累及部分或全部结肠。随着破溃的疮样溃疡内壁病变的进展，可出现脓血便，或仅有脓血而无粪质。

憩室病

　　憩室病包括肠憩室症——在结肠壁上形成囊袋样结构。

　　大部分憩室病患者的年龄在50岁以上，长年以低纤维饮食为主，因此难以排出硬便。随着年龄增长，排硬便困难愈加频繁。结肠的末端，乙状结肠最易受累，但整个结肠也可受累。在憩室病中，小段肠壁向外膨出形成盲袋，称憩室。约95%的憩室病患者没有症状，但少数患者可有腹痛和排便不规律。憩室内发生的炎症称憩室炎，可引起剧烈疼痛、发热和便秘。与炎症性肠病一样，疼痛常发生在左下腹，并可在排气或排便后消退。

1 硬的粪便

　　软而成坨的粪便能容易地通过结肠。如果粪便又硬又干，通常是由于饮食中缺乏纤维或"粗粮"，结肠平滑肌层的收缩力则一定会增加，给结肠壁施加的压力也会随之升高。

干硬的粪便　　结肠壁

血管

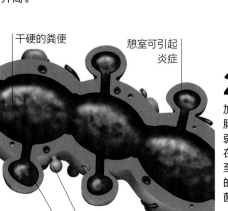

干硬的粪便

憩室可引起炎症

2 憩室形成

　　最终，不断增加的压力使小段结肠内膜经肠壁肌薄弱部位膨出，通常在血管附近。豌豆至葡萄般大小不等的憩室容易滋生细菌，引起炎症。

憩室膨出

阑尾炎

　　阑尾炎可引起急性疼痛，通常从中上腹开始，在儿童和青年中常见。

　　阑尾炎的其他症状包括轻度发热、恶心、呕吐，还可有食欲减退和尿频。在多数情况下，炎症进展很快，患者须急诊住院治疗。阑尾的手术切除称阑尾切除术，是最常见的急诊手术之一。如果治疗不及时，炎症的阑尾可发生穿孔，导致腹膜炎（即腹腔内膜的炎症）及阑尾脓肿。

大肠　　小肠

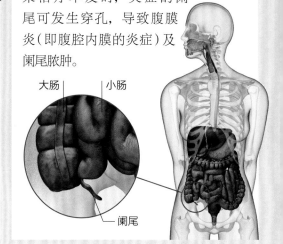

阑尾

结直肠癌

结肠癌、直肠癌，或两者兼而有之，是工业化国家最常见的癌症之一。危险因素包括遗传和老龄化。

肠壁的恶性肿瘤常以肠壁息肉为初发病因。高脂肪和低纤维饮食、过量饮酒、缺乏锻炼和肥胖都会增加结直肠癌的发病风险。症状包括排便习惯与粪便性状改变、腹痛、食欲不振、便血，以及排便不尽的感觉。结直肠癌可以通过体检发现，包括对粪便中血液的检测和乙状结肠镜检查。如果早期发现并治疗，会有5年或更长的生存期。

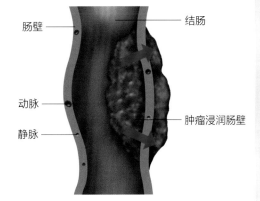

结肠肿瘤
随着时间的推移，恶性肿瘤生长并侵入肠壁，癌细胞可以经血液转移至人体其他部位。

肠梗阻

肠梗阻可引起腹痛和腹胀，无排便或排气，呕吐，时有脱水。

由于机械性肠梗阻或肠壁平滑肌麻痹，消化物质阻滞，无法沿肠管推进。病因包括肿瘤压迫，或使肠腔狭窄严重的炎症如克罗恩病。某些疝、肠套叠和肠扭转都可引起肠梗阻。有时可因肠系膜血管阻塞、严重的腹膜炎或大型腹部手术等导致肠壁肌收缩功能丧失。为了稳定病情并明确诊断，肠梗阻患者应送急诊住院治疗。治疗方法包括手术来缓解症状，有时会切除部分肠道。

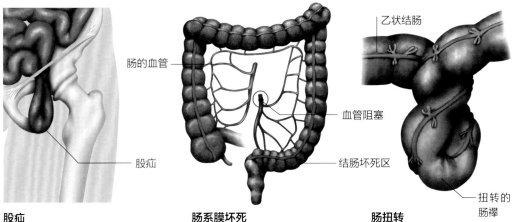

股疝
肠管滑入狭窄的股管造成嵌顿，引起肠梗阻和剧烈腹痛。

肠系膜坏死
由于肠系膜血管阻塞而使某段肠管失去血供，很快出现坏死。

肠扭转
间歇性肠扭转会引起严重的疼痛、腹胀和呕吐，必须手术治疗。

肠套叠

小儿肠梗阻，特别是2岁及以下的男孩，可由肠套叠引起。肠管的一部分向内叠缩，形成管中管。症状包括呕吐、腹痛、皮肤苍白，以及血性黏液便。其病情发展迅速，需要急诊治疗。钡剂灌肠确诊的同时，还可疏通肠道。

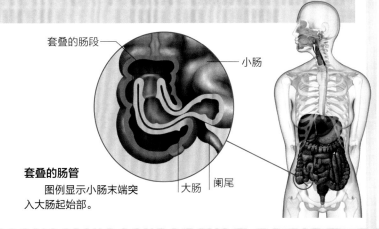

套叠的肠管
图例显示小肠末端突入大肠起始部。

肠息肉

通常为非癌性缓慢生长，位于大肠内，从黏膜向肠腔内突起。

肠息肉常见于老年人，60岁以上有三分之一的人可能患有肠息肉。大部分人没有症状，但息肉可引起腹泻、直肠出血，还可引起贫血。大部分病例经结肠镜检查可发现并得到治疗，但之后需要定期检查，因为患者增加了患结直肠癌的风险（见左文）。

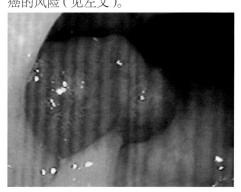

痔

痔也称痔疮，是直肠或肛管内突起的静脉曲张（肿胀和充血）。

直肠或肛管出血和不适通常与痔有关。病因包括由低纤维饮食引起的便秘和排便困难，导致直肠和肛门的血管肿胀。在女性妊娠期间，不断长大的胎儿也有类似的影响。症状的严重程度差别很大，包括肛门处分泌黏液伴肛门瘙痒。治疗方法包括涂抹药膏、注射硬化剂、套扎、激光和手术。

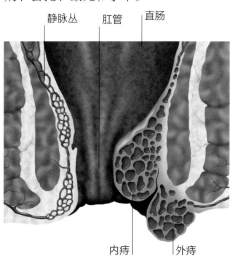

痔
左侧为正常的肛门，右侧的肛门血管肿胀，形成了内痔和外痔。

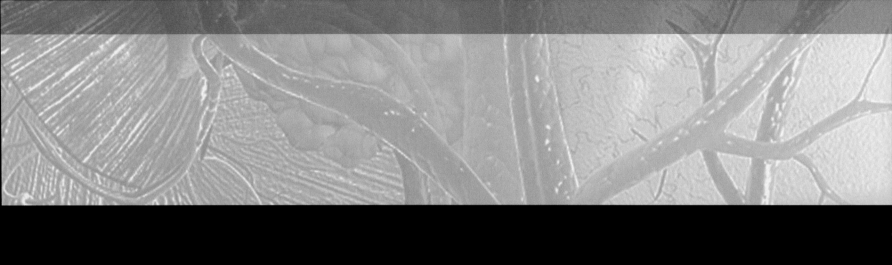

人体内众多的细胞数以千计的代谢过程产生数以百计的
废物。泌尿系统在这些物质经过肾时，将其过滤和净化排
出。泌尿系统也能调节血液、淋巴液以及其他体液的容量、
酸碱度、钠和钾等离子浓度及化学成分。在激素的调控下，

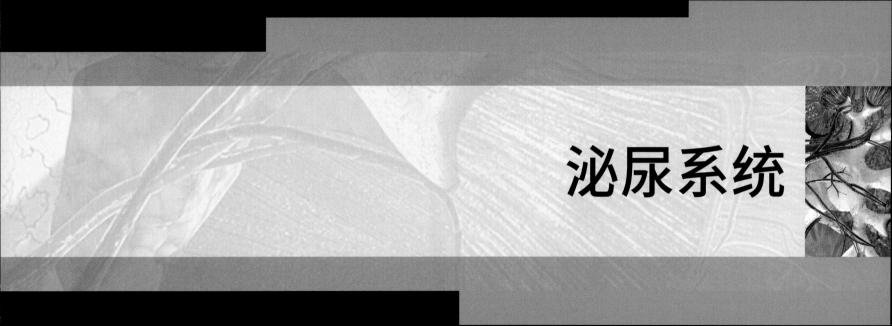

泌尿系统

泌尿系统解剖

泌尿系统由成对的肾和输尿管、单个的膀胱和尿道等器官组成。这些器官共同参与调节体液的容量和成分，清除血液中的有害物质，并以尿液的形式排出废物和体内多余的水。

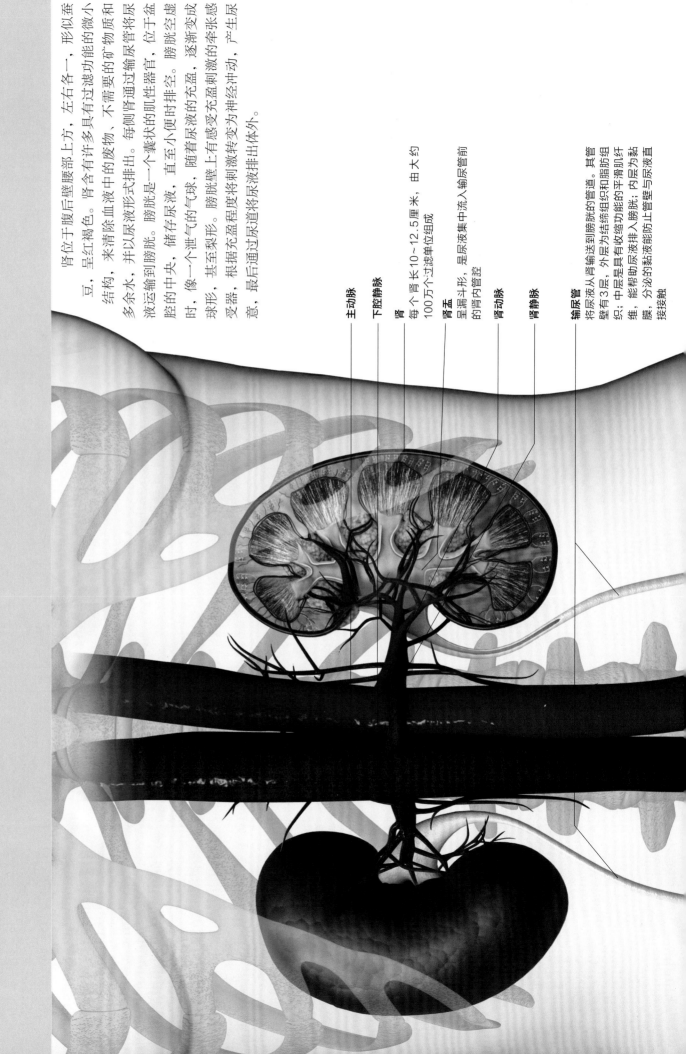

肾位于腹后壁腰部上方，左右各一，形似蚕豆，呈红褐色。肾含有许多具有过滤功能的微小结构，来清除血液中的废物、不需要的矿物质和多余水，并以尿液形式排出。每侧肾通过输尿管将尿液运输到膀胱。膀胱是一个囊形的肌性器官，位于盆腔的中央，储存尿液，直至小便时排空。膀胱空虚时，像一个泄气的气球，随着尿液的充盈，逐渐变成球形，甚至梨形。膀胱壁上有感受充盈刺激的牵张感受器，根据充盈程度将充盈刺激转变为神经冲动，产生尿意，最后通过尿道将尿液排出体外。

主动脉

下腔静脉

肾
每个肾长10~12.5厘米，由大约100万个过滤单位组成

肾盂
呈漏斗形，是尿液汇集中流入输尿管前的肾内管腔

肾动脉

肾静脉

输尿管
将尿液从肾输送到膀胱的管道。其管壁有3层，外层是结缔组织和脂肪组织；中层是具有收缩功能的平滑肌纤维，能帮助尿液排入膀胱；内层为黏膜，分泌的黏液能防止管壁与尿液直接接触

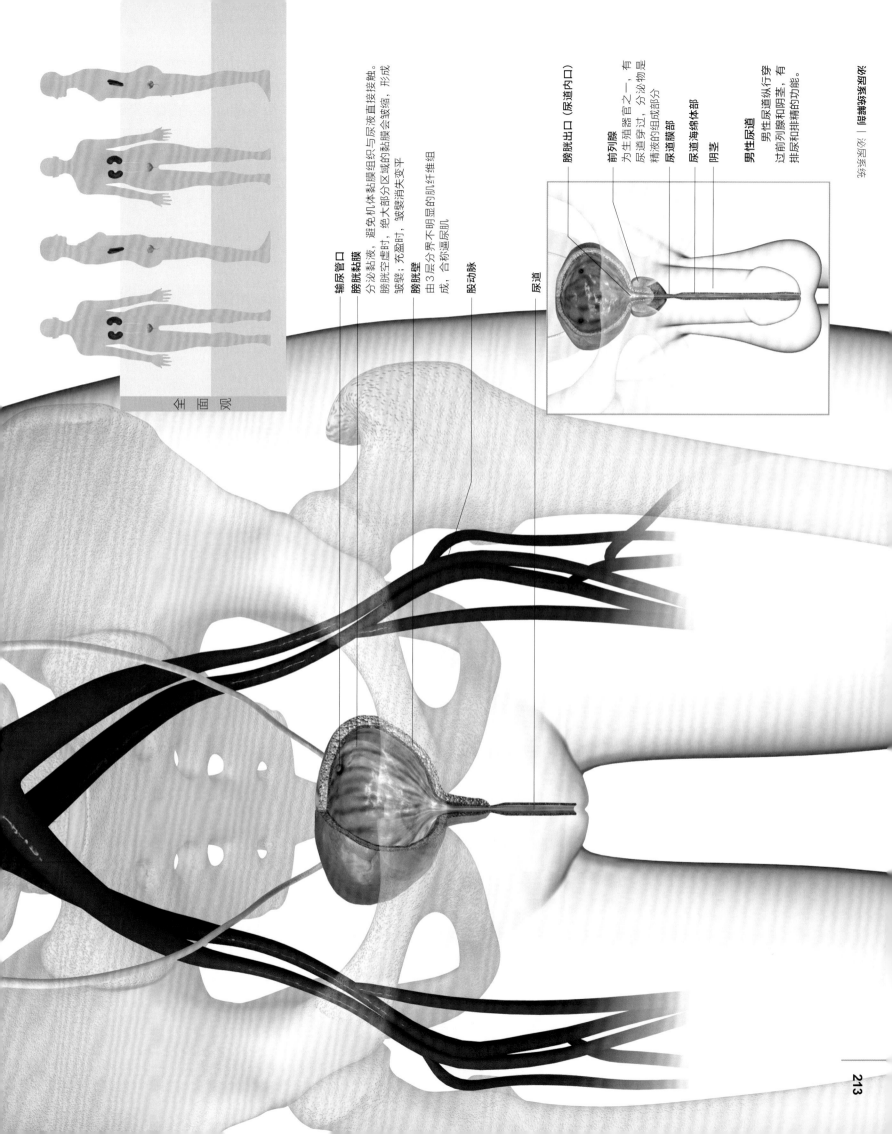

全面观

输尿管口

膀胱黏膜
分泌黏液，避免机体黏膜组织与尿液直接接触。膀胱空虚时，绝大部分区域的黏膜会皱缩，形成皱襞；充盈时，皱襞消失变平

膀胱壁
由3层分界不明显的肌纤维组成，合称逼尿肌

股动脉

尿道

膀胱出口（尿道内口）

前列腺
为生殖器官之一，有尿道穿过，分泌物是精液的组成部分

尿道膜部

尿道海绵体部

阴茎

男性尿道
男性尿道纵行穿过前列腺和阴茎，有排尿和排精的功能。

肾的结构

肾为成对的器官，位于腹后壁腰部上方，脊柱两侧。其基本功能是过滤血液，清除废物，并与多余的水分一起形成尿液排出体外。

肾的具体结构

肾外部具有3层保护作用的被膜：外层为纤维结缔组织，为肾筋膜；肾筋膜内是脂肪组织，为脂肪囊；最内层为另一纤维层，为纤维囊。肾实质也有3层：肾皮质位于浅层，为富含毛细血管的肾小球和肾小囊；肾髓质位于深层，含有毛细血管和生成尿液的管道——肾小管；中央部为肾盂，是尿液的收集部位。每个肾由数百万个具有过滤功能的肾单位组成，肾单位包括肾小球、肾小囊和肾小管。

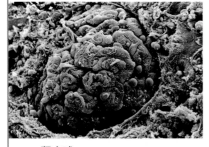

肾小球

显微镜下图像显示的粉红色区域即为肾小球，为盘曲的毛细血管团，是肾单位的第一部分。从肾小球毛细血管滤出的液体，进入杯状的肾小囊内。

肾单位

肾的过滤单位，横跨肾皮质和肾髓质。肾小球、肾小囊、近侧和远侧小管，以及较细的集合管位于肾皮质。肾髓质主要包括长的U形髓襻和较粗的集合管。

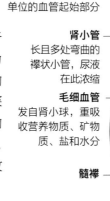

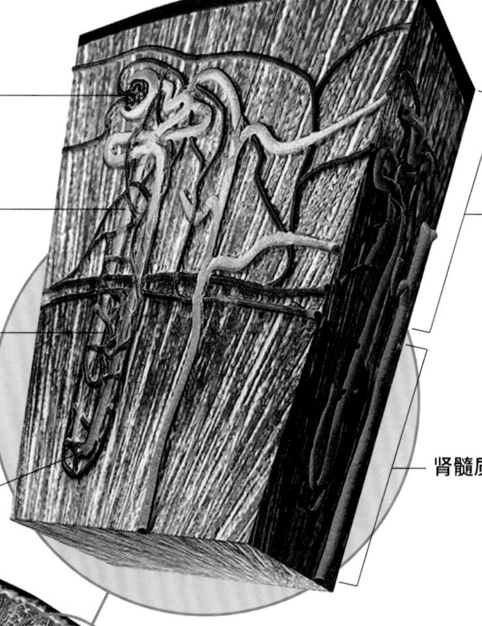

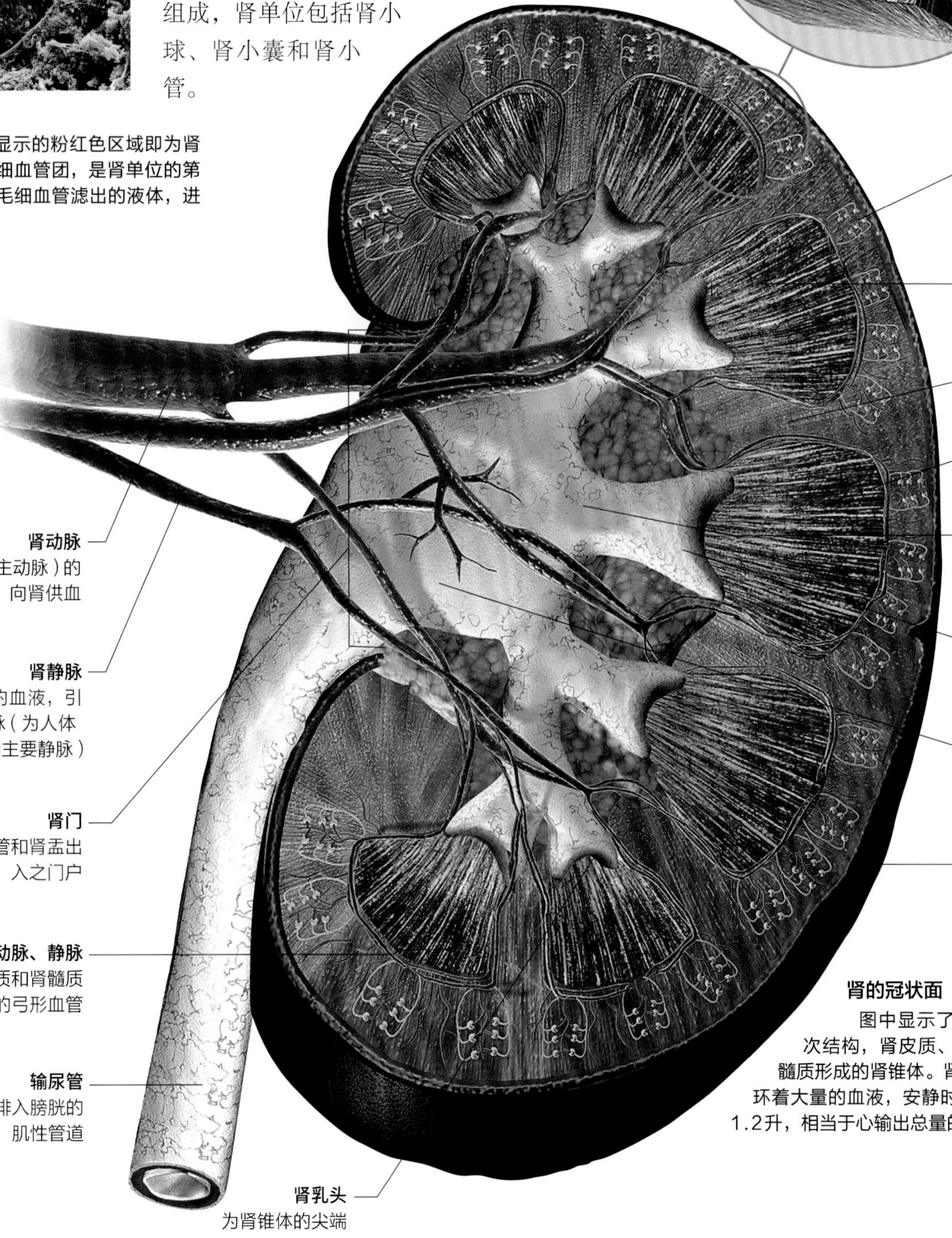

肾小球
球状毛细血管团，是肾单位的血管起始部分

肾小管
长且多处弯曲的襻状小管，尿液在此浓缩

毛细血管
发自肾小球，重吸收营养物质、矿物质、盐和水分

髓襻

集合管
较粗的管道，有多条肾小管汇入

肾皮质

肾髓质

肾动脉
主动脉（腹主动脉）的分支，向肾供血

肾静脉
将肾过滤后的血液，引流至下腔静脉（为人体下半身的主要静脉）

肾门
为肾的血管和肾盂出入之门户

弓形动脉、静脉
位于肾皮质和肾髓质之间的弓形血管

输尿管
将尿液排入膀胱的肌性管道

肾乳头
为肾锥体的尖端

肾皮质
肾实质的浅层，肉眼呈细颗粒状（肾小囊包绕肾小球所致），富含血管

肾髓质
主要由髓袢及其攀绕在周围的毛细血管网组成

肾柱
为伸入髓质肾锥体之间的皮质结构

肾锥体
为髓质内的锥形体结构，位于肾柱之间

肾大盏
由几个肾小盏汇合形成一个肾大盏

肾小盏
集合管收集的尿液经肾乳头流入肾小盏

肾盂
漏斗状的狭窄管腔，由肾大盏汇合形成，与输尿管上端相接

肾纤维囊
包裹在肾实质表面的薄层结缔组织膜

肾的冠状面
图中显示了肾实质的主要层次结构，肾皮质、肾髓质以及由肾髓质形成的肾锥体。肾动脉和肾静脉循环着大量的血液，安静时，每分钟流过约1.2升，相当于心输出总量的1/4。

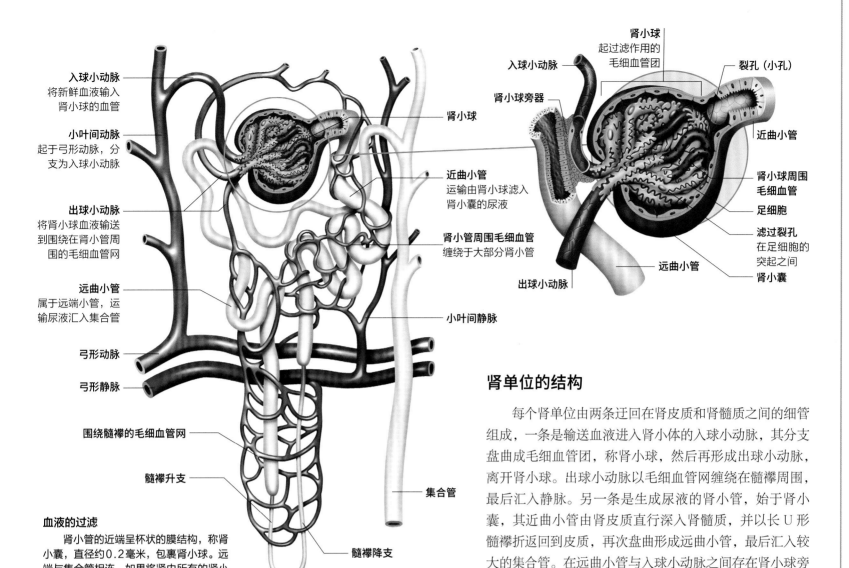

入球小动脉
将新鲜血液输入肾小球的血管

小叶间动脉
起于弓形动脉，分支为入球小动脉

出球小动脉
将肾小球血液输送到围绕在肾小管周围的毛细血管网

远曲小管
属于远端小管，运输尿液汇入集合管

弓形动脉

弓形静脉

围绕髓襻的毛细血管网

髓襻升支

血液的过滤

　　肾小管的近端呈杯状的膜结构，称肾小囊，直径约0.2毫米，包裹肾小球。远端与集合管相连。如果将肾内所有的肾小管端端相连，长度可达80千米。血液通过弓形血管循环于肾皮质和肾髓质之间。

髓襻降支

髓襻
位于髓质内，为肾小管的U形部分

肾小球

近曲小管
运输由肾小球滤入肾小囊的尿液

肾小管周围毛细血管
缠绕于大部分肾小管

小叶间静脉

集合管

肾小球
起过滤作用的毛细血管团

入球小动脉

肾小球旁器

裂孔（小孔）

近曲小管

肾小管周围毛细血管

足细胞

滤过裂孔
在足细胞的突起之间

远曲小管

肾小囊

出球小动脉

肾单位的结构

　　每个肾单位由两条迂回在肾皮质和肾髓质之间的细管组成，一条是输送血液进入肾小体的入球小动脉，其分支盘曲成毛细血管团，称肾小球，然后再形成出球小动脉，离开肾小球。出球小动脉以毛细血管网缠绕在髓襻周围，最后汇入静脉。另一条是生成尿液的肾小管，始于肾小囊，其近曲小管由肾皮质直行深入肾髓质，并以长U形髓襻折返回到皮质，再次盘曲形成远曲小管，最后汇入较大的集合管。在远曲小管与入球小动脉之间存在肾小球旁器，肾小球旁器有助于调节进入肾小球的血流量，还能分泌肾素，起到调节血容量和尿液成分的作用。

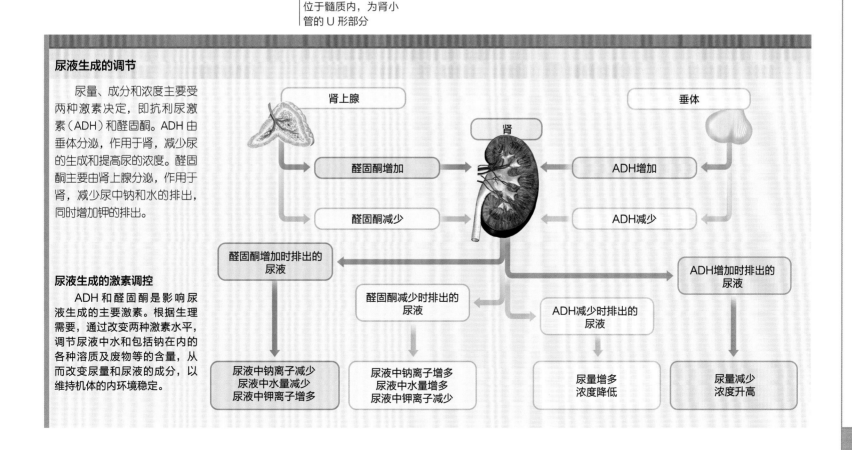

尿液生成的调节

　　尿量、成分和浓度主要受两种激素决定，即抗利尿激素（ADH）和醛固酮。ADH由垂体分泌，作用于肾，减少尿的生成和提高尿的浓度。醛固酮主要由肾上腺分泌，作用于肾，减少尿中钠和水的排出，同时增加钾的排出。

尿液生成的激素调控

　　ADH和醛固酮是影响尿液生成的主要激素。根据生理需要，通过改变两种激素水平，调节尿液中水和包括钠在内的各种溶质及废物等的含量，从而改变尿量和尿液的成分，以维持机体的内环境稳定。

肾上腺　垂体

肾

醛固酮增加　ADH增加

醛固酮减少　ADH减少

醛固酮增加时排出的尿液　ADH增加时排出的尿液

醛固酮减少时排出的尿液　ADH减少时排出的尿液

尿液中钠离子减少
尿液中水量减少
尿液中钾离子增多

尿液中钠离子增多
尿液中水量增多
尿液中钾离子减少

尿量增多
浓度降低

尿量减少
浓度升高

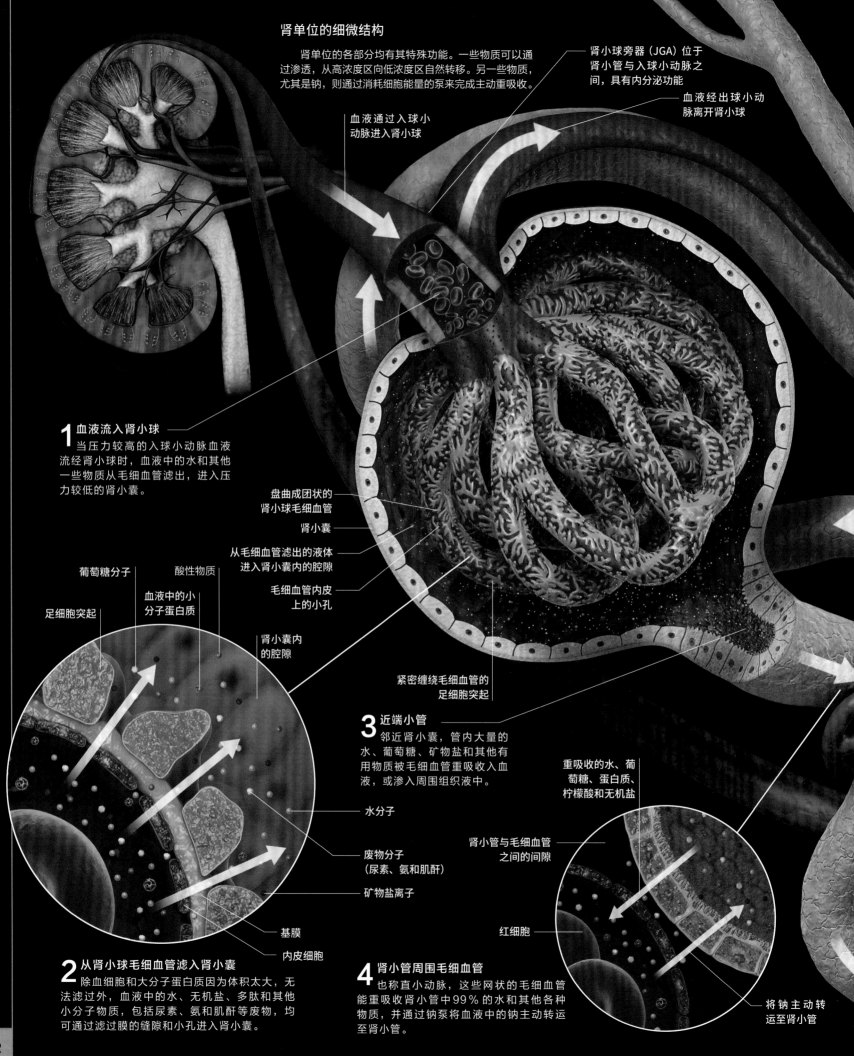

肾单位的细微结构

肾单位的各部分均有其特殊功能。一些物质可以通过渗透，从高浓度区向低浓度区自然转移。另一些物质，尤其是钠，则通过消耗细胞能量的泵来完成主动重吸收。

血液通过入球小动脉进入肾小球

肾小球旁器（JGA）位于肾小管与入球小动脉之间，具有内分泌功能

血液经出球小动脉离开肾小球

1 血液流入肾小球
当压力较高的入球小动脉血液流经肾小球时，血液中的水和其他一些物质从毛细血管滤出，进入压力较低的肾小囊。

盘曲成团状的肾小球毛细血管

肾小囊

从毛细血管滤出的液体进入肾小囊内的腔隙

毛细血管内皮上的小孔

葡萄糖分子

酸性物质

血液中的小分子蛋白质

足细胞突起

肾小囊内的腔隙

紧密缠绕毛细血管的足细胞突起

3 近端小管
邻近肾小囊，管内大量的水、葡萄糖、矿物盐和其他有用物质被毛细血管重吸收入血液，或渗入周围组织液中。

重吸收的水、葡萄糖、蛋白质、柠檬酸和无机盐

水分子

废物分子
（尿素、氨和肌酐）

矿物盐离子

肾小管与毛细血管之间的间隙

基膜

内皮细胞

红细胞

2 从肾小球毛细血管滤入肾小囊
除血细胞和大分子蛋白质因为体积太大，无法滤过外，血液中的水、无机盐、多肽和其他小分子物质，包括尿素、氨和肌酐等废物，均可通过滤过膜的缝隙和小孔进入肾小囊。

4 肾小管周围毛细血管
也称直小动脉，这些网状的毛细血管能重吸收肾小管中99%的水和其他各种物质，并通过钠泵将血液中的钠主动转运至肾小管。

将钠主动转运至肾小管

肾的过滤

在肾实质内，每个微小的肾单位都是由盘曲的毛细血管，以及被其缠绕的肾小管一起构成的复杂网络。数十种物质在两者之间转运，清除其中的废物，精确调节尿液的成分。

每侧肾内的超过百万个肾单位，排列得井井有条。入球小动脉为肾小球提供血液，出球小动脉以毛细血管网形式攀绕在肾小管周围。在不同阶段，根据肾小管内滤液成分，以及血液和体液中水、矿物质和其他物质的平衡需要，肾小管、毛细血管和周围组织液之间进行物质交换。肾小球旁器（见第215页）位于肾小球血管极旁，即远端小管从肾髓质返回到肾小囊旁的结构，是激素调控系统的组成部分。

肾小囊的内部结构

肾小囊为肾小管盲端呈杯状膨大的部分，包绕由毛细血管盘曲形成的肾小球，从毛细血管滤入肾小囊的物质必须通过滤过膜。滤过膜由衬于毛细血管内壁的内皮细胞、毛细血管外侧的基底膜和覆盖于膜上的足细胞组成。足细胞是包裹在毛细血管上的章鱼样细胞，具有足状突起。在足细胞的突起之间，有过滤裂孔，允许水、葡萄糖、尿素和其他小分子物质通过。

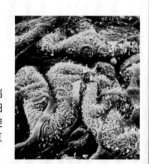

足细胞

足细胞的每个分支末端都有纤细的突起，相邻足细胞之间的突起相互接触，突起也与毛细血管基底膜相互接触。

7 集合管
对尿液成分仍有微量的调节作用，约有5%的水和钠被重吸收进入血液。

从血液转运至肾小管

集合管

远端小管

尿液汇流到集合管

6 远端小管
远离肾小囊，该区域会根据管内已有水的浓度，决定水的进出。而氢离子和钾离子的移动可调节血液和尿液的pH值。酸类、胺类和氨也可被转运至肾小管。

物质被转运到肾小管外

内衬单层上皮细胞的肾小管

大部分水被重吸收

肾小管和髓袢周围的毛细血管网

一些物质从血液转运至肾小管

5 髓袢降支
髓袢降支下降进入肾髓质。管内大部分水、少量无机盐、一些尿素和肌酐被重吸收入血液。酸类和胺类物质则进入肾小管，而氨可以双向扩散。

髓袢细段

近端小管

肾单位回流至肾静脉的血液

8 静脉回流
血液运走肾单位原有99%的水、98%的钠、钙和氯，以及约40%的尿素。

泌尿系统疾病

部分尿道结构易受感染，导致诸如膀胱炎之类的疾病。一些慢性肾脏疾病，也可由感染引起。肾衰竭目前可以用肾功能替代疗法进行治疗。但是无论是透析还是肾移植，诸如尿失禁之类的常见症状，依旧对患者造成困扰。

尿路感染

尿路的所有器官均可受到细菌感染，虽然感染通常始于一个器官，但炎症可以在系统内蔓延。

尿液在尿路内沿着一个方向流动，即从肾通过输尿管流入膀胱，最后经尿道排出体外。排尿时，大量尿液迅速从膀胱经尿道排出。如果尿液在膀胱内潴留时间过长，容易受尿道的细菌感染，引起膀胱炎，有时感染还向上经输尿管蔓延至肾。成年女性尿道长4厘米，相对于男性尿道的20厘米，明显较短，且女性尿道口邻近肛门，意味着肛门处的细菌容易进入尿道，故女性尿路更容易发生感染。其中，膀胱感染最常见，称膀胱炎，多表现为尿频、尿急、尿痛，但每次的尿量很少。

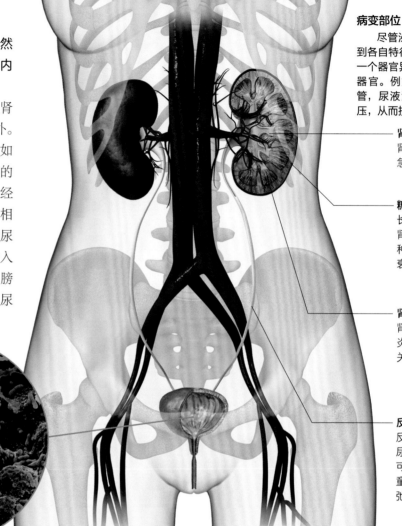

膀胱炎

显微镜下伪彩色图片显示膀胱炎患者的膀胱内壁黏膜（蓝色）因细菌（黄色）感染引发炎症。分泌黏液（橙色）的黏膜上皮受损后出现渗血（红细胞），使尿液呈粉红色。

病变部位

尽管泌尿系统各个器官都会受到各自特征性疾病的影响，但任何一个器官异常都有可能影响到其他器官。例如，肾结石可损伤输尿管，尿液流出受阻可导致反向高压，从而损伤肾。

肾盂肾炎
肾内尿液收集系统的急性感染

糖尿病肾病
长期的糖尿病可导致肾毛细血管病变，这种变化可发展成肾衰竭

肾小球肾炎
肾过滤单位（肾小球）的炎症，常与自身免疫有关

反流
反向压力增加，迫使输尿管内尿液向肾反流，可由尿道梗阻引起，儿童也可因输尿管过于松弛而发生反流

尿失禁

表现为漏尿，常见于女性，此外，老年人和脑或脊髓损伤患者尤为常见。

尿失禁常见于女性，多因分娩后盆底肌松弛所致。尿失禁有以下多种类型。压力性尿失禁：为盆底肌薄弱导致在用力或腹内压急剧升高时发生少量尿液漏出，如跑步、咳嗽等。急迫性尿失禁：为突然出现强烈尿意，多由易激惹的膀胱肌触发，膀胱收缩排出全部尿液。充溢性尿失禁：由于尿道梗阻或膀胱肌松弛，导致尿液潴留及随后的外漏。完全性尿失禁：多由神经系统疾病如多发性硬化症导致的膀胱功能完全丧失。

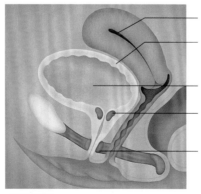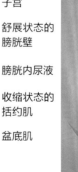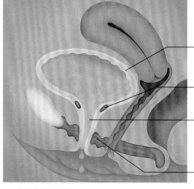

子宫
舒展状态的膀胱壁
膀胱内尿液
收缩状态的括约肌
盆底肌

收缩状态的膀胱壁
松弛状态的括约肌
尿道
薄弱的盆底肌

正常膀胱

正常膀胱在充满尿液时像气球一样膨胀。膀胱括约肌和尿道周围的盆底肌收缩保持出口关闭。膀胱壁的张力感受器发出神经信号传递至大脑，产生需要排空的尿意。

压力性尿失禁

正常排尿时括约肌和盆底肌放松，膀胱逼尿肌收缩，使尿液经尿道排出。尿失禁时，薄弱的括约肌和盆底肌失去对排尿进程的适当控制，使尿液漏出。

肾结石

尿液内聚积的物质以晶体形式沉积于肾内，称肾结石或肾钙盐沉积。

肾结石呈固体，富含矿物质，由尿液中的化学物质如钙盐沉积形成。肾结石经过数年形成并变大，其形状和大小各异。结石可以停留在肾内，通常症状较少，但会增加尿路感染的风险。

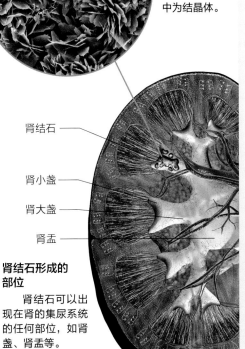

结晶

肾结石通常由尿液中的矿物质草酸钙沉积形成，图中为结晶体。

肾结石

肾小盏

肾大盏

肾盂

肾结石形成的部位

肾结石可以出现在肾的集尿系统的任何部位，如肾盏、肾盂等。

探测肾结石

将造影剂注入体内后，在X线下（肾盂造影）可显示肾结石。下图右肾（左侧）清晰显示了一个致密的结石阴影（橙色）。

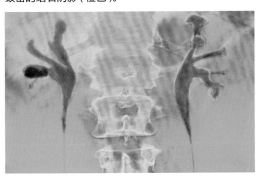

膀胱肿瘤

大多数膀胱肿瘤最初为膀胱的浅表性疣状物，称乳头状瘤；如不及时治疗，可能变成恶性，甚至扩散。

膀胱肿瘤多见于吸烟者和男性。肿瘤增大会引起血尿（尿中有血）或排尿困难，增加尿路感染的机会。如果肿瘤癌变，则可能侵犯邻近器官，如直肠，并通过血液转移到身体远端。

膀胱肿瘤

大的膀胱肿瘤（白色区域）阻塞了膀胱至尿道的出口，导致尿液完全潴留于膀胱，必须进行紧急医治。

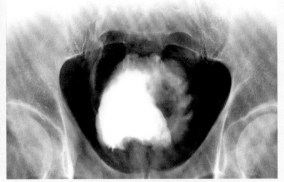

肾衰竭

肾衰竭是指肾不再执行清除血液中废物的关键功能。

肾衰竭有不同的类型，可分为急性肾衰竭和慢性肾衰竭。症状主要由血液中的废物堆积引起。急性肾衰竭发病迅速，可以由失血、心脏疾病、中毒或感染所致，症状包括尿量减少、嗜睡、头痛、恶心和呕吐等。慢性肾衰竭发展缓慢，可能是多囊肾或长期的高血压结果，症状包括尿频、呼吸急促、皮肤瘙痒、恶心、呕吐、肌肉抽搐或痉挛等。肾衰竭终末期，肾将失去所有功能，患者几乎只能通过血液透析或肾移植维持生命。

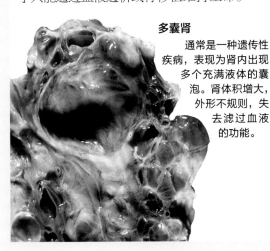

多囊肾

通常是一种遗传性疾病，表现为肾内出现多个充满液体的囊泡。肾体积增大，外形不规则，失去滤过血液的功能。

透析

透析是对肾衰竭患者的血液进行过滤。有几种方式：血液透析，将血液导出体外进行过滤；腹膜透析，在体内进行过滤。血液透析是将患者血液引入体外含有半透膜的透析器中，并与半透膜外的透析液进行物质交换，血液中的一些小分子物质，如尿素及类似的废物通过半透膜进入透析液，而较大的有用分子，如蛋白质，则被保留在血液内。过滤后的血液重新回流至体内，透析液被废弃。整个透析过程需要3～4小时。

腹膜透析

腹腔内的腹膜具有过滤膜的作用，当透析液灌入腹膜腔，血液中的废物会从腹膜的毛细血管通过腹膜进入透析液，4～6小时后抽出透析液。

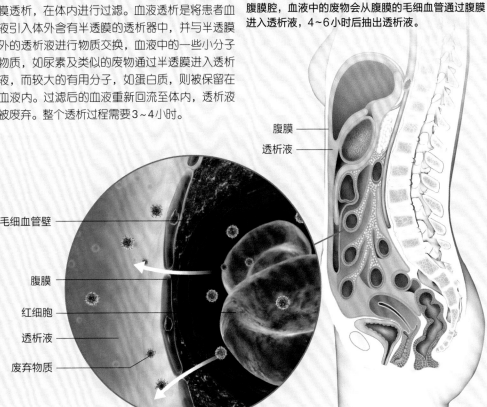

毛细血管壁

腹膜

红细胞

透析液

废弃物质

腹膜

透析液

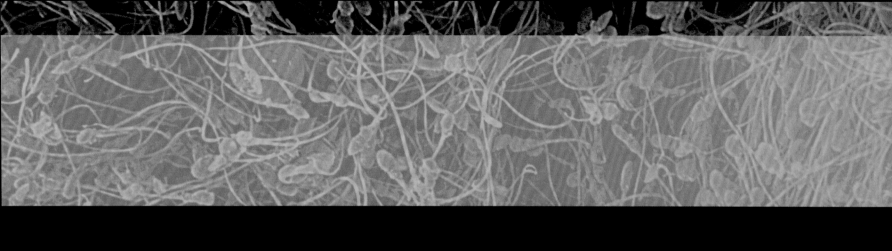

　　从生物学角度来讲，自我繁殖是人的基本功能，性和生育是最基本的行为之一。当科技进步使得性与生殖愈加分离时，我们有了更多的选择。伴随着社会进步与传统文化之间的冲突，围绕性与妊娠产生了众多的伦理问题。无论如何，性传播疾病、生殖器官恶性肿瘤、不孕症和遗传性疾病依然

生殖与分娩

男性生殖系统

在人体的主要系统中，生殖系统是男女性差异最大的系统，也是唯一直到青春期才具有功能的系统。男性生殖系统产生的性细胞（配子）称精子。与女性卵子不同，男性产生精子能力的延续时间较长，只是随着年龄的增长逐渐减少，而女性卵子的成熟具有周期性，并在绝经后停止产生。

生殖器官

男性生殖器官包括阴茎、睾丸和储存、输送的管道以及一些辅助结构。2个椭圆形睾丸位于体外称为阴囊的皮肤囊袋内，该处保持适合精子产生的最佳温度，比体温约低3°C。睾丸是产生精子和分泌性激素——睾酮的腺体。每侧睾丸产生的精子进入由盘曲的小管形成的附睾内，并在此成熟、储存，直到被分解吸收，或通过射精排出体外。射精是将附属腺分泌的精液沿着输精管排出的过程。

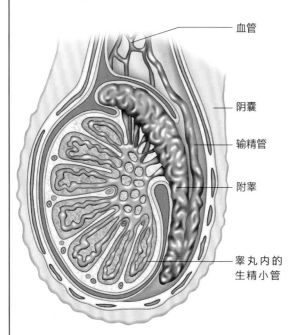

血管

阴囊

输精管

附睾

睾丸内的生精小管

阴囊内部

阴囊内有2个睾丸和2个附睾。睾丸的生精小管能产生精子，附睾为精子储存的部位。每侧附睾都是总长约6米的小管，经过紧密盘曲后长度仅4厘米。

阴囊层次结构

睾丸表面包有一层菲薄的组织膜，即鞘膜，其外面包绕着一层结缔组织，即筋膜。外面肌层称肉膜，当外界温度升高时，肉膜松弛，使睾丸下降远离身体，以保持适度低温环境。当天气寒冷时，肉膜收缩，使睾丸贴近身体，避免睾丸温度过低。精索悬挂睾丸于阴囊内，包含睾丸动脉、静脉、淋巴管、神经及输精管。

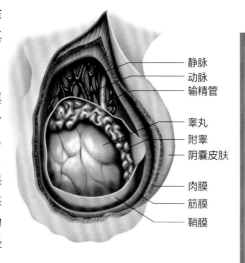

静脉
动脉
输精管

睾丸
附睾
阴囊皮肤

肉膜
筋膜
鞘膜

排精

在射精过程中，肌肉的收缩波挤压精液中的精子从附睾开始沿着输精管排出。输精管末端与精囊（男性附属腺之一）的排泄管汇合成射精管，左、右射精管在另一附属腺——前列腺内开口于尿道。男性尿道是具有双重作用的管道，即排出来自膀胱的尿液和来自睾丸的精子。射精时，由于尿道压力增高，导致膀胱底部的括约肌关闭，因此，精液只能向体外排出。

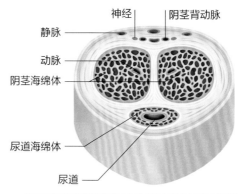

神经　　阴茎背动脉
静脉
动脉
阴茎海绵体
尿道海绵体

尿道

阴茎勃起

性冲动时，大量动脉血液进入尿道海绵体和阴茎海绵体，同时压迫静脉，导致血液不能从阴茎流出，促使阴茎变硬、勃起。

精子的生成

每个睾丸内有800多条紧密盘绕和折叠排列的小管，称生精小管。精子由生精小管上皮的精原细胞发育而来，演变成较大的初级精母细胞，再变成较小的次级精母细胞，最后逐渐长出尾部。经过各阶段的发育，精子移至生精小管中央，最终发育成有尾的成熟精子。睾丸每秒能产生数千个精子，它们的成熟约需要2个月时间。

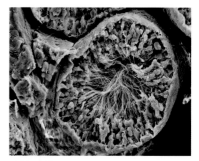

生精小管

在向管腔中央移动的过程中精子逐渐成形，生精小管横切面可见精子长的尾部。

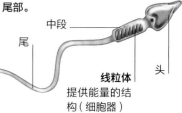

中段
尾
线粒体
提供能量的结构（细胞器）
头

精子细胞

一个精子长约0.05毫米，主要是尾，精子的头只有0.006毫米，相当于一个红细胞的大小。

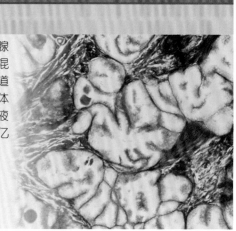

精液

精液由精子与包括前列腺在内的多个附属腺分泌液混合而成。当精子被射入尿道时，前列腺排泄管分泌液体与之混合。每次排出的精液量2~5毫升，内含3亿~5亿个精子。

前列腺

显微镜下观察的前列腺组织切片，显示多条分泌小管（橙色和白色）。

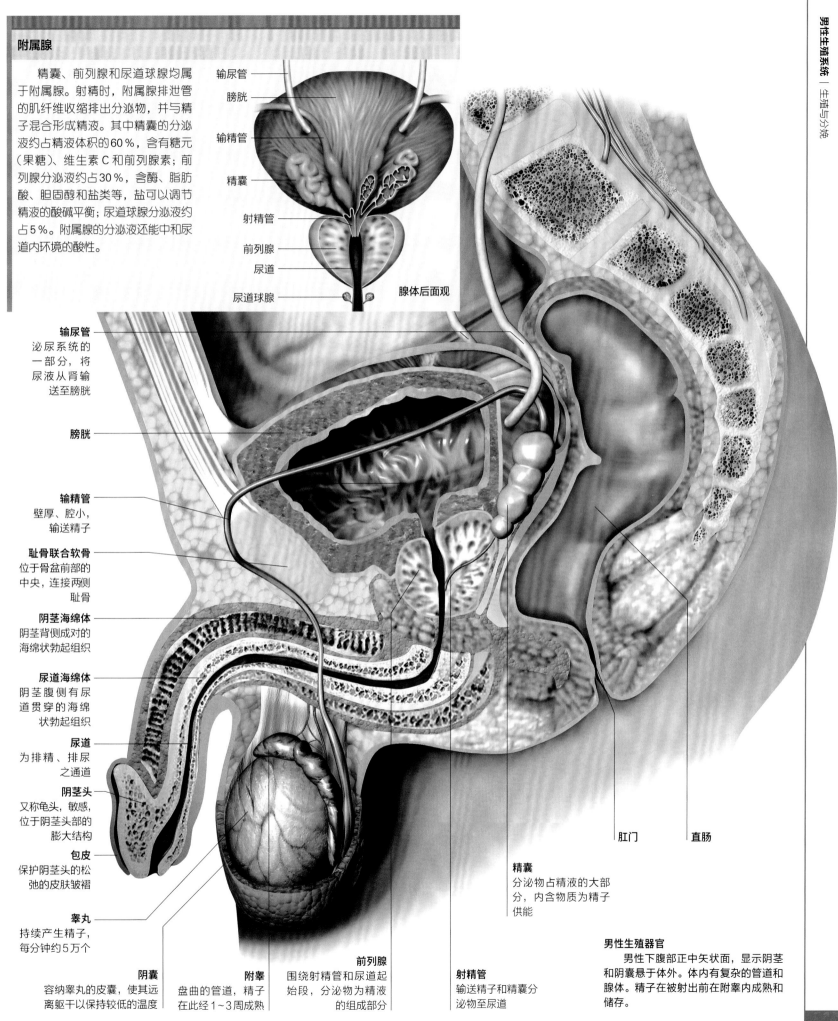

附属腺

精囊、前列腺和尿道球腺均属于附属腺。射精时，附属腺排泄管的肌纤维收缩排出分泌物，并与精子混合形成精液。其中精囊的分泌液约占精液体积的60%，含有糖元（果糖）、维生素C和前列腺素；前列腺分泌液约占30%，含酶、脂肪酸、胆固醇和盐类等，盐可以调节精液的酸碱平衡；尿道球腺分泌液约占5%。附属腺的分泌液还能中和尿道内环境的酸性。

输尿管

膀胱

输精管

精囊

射精管

前列腺

尿道

尿道球腺

腺体后面观

输尿管
泌尿系统的一部分，将尿液从肾输送至膀胱

膀胱

输精管
壁厚、腔小，输送精子

耻骨联合软骨
位于骨盆前部的中央，连接两侧耻骨

阴茎海绵体
阴茎背侧成对的海绵状勃起组织

尿道海绵体
阴茎腹侧有尿道贯穿的海绵状勃起组织

尿道
为排精、排尿之通道

阴茎头
又称龟头，敏感，位于阴茎头部的膨大结构

包皮
保护阴茎头的松弛的皮肤皱褶

睾丸
持续产生精子，每分钟约5万个

阴囊
容纳睾丸的皮囊，使其远离躯干以保持较低的温度

附睾
盘曲的管道，精子在此经1~3周成熟

前列腺
围绕射精管和尿道起始段，分泌物为精液的组成部分

射精管
输送精子和精囊分泌物至尿道

精囊
分泌物占精液的大部分，内含物质为精子供能

肛门

直肠

男性生殖器官
男性下腹部正中矢状面，显示阴茎和阴囊悬于体外。体内有复杂的管道和腺体。精子在被射出前在附睾内成熟和储存。

女性生殖系统

与男性不同，女性生殖器官完全位于盆腔内，其功能是定期生成并排出成熟卵子。如果卵子受精，其胚胎和胎儿将受到保护和滋养。女性出生就具有一生全部的卵子，但直到性成熟后才开始排卵。

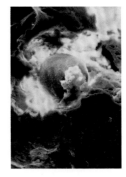

排卵
彩色电镜图像显示卵子（红色）正从卵泡排入腹腔。输卵管末端的卷须状突起（输卵管伞）引导卵子进入输卵管。

生殖管道

卵巢是女性的生殖腺，位于盆腔。从青春期开始，卵巢中的性细胞（卵子）开始成熟和排出，一般每月排出一次，作为月经周期的一部分。成熟的卵子沿输卵管向子宫移动，子宫是肌性的囊状器官，如果卵子受精，受精卵在子宫内发育成胚胎并成为胎儿。如果卵子未受精，则和子宫内膜一起经阴道排出体外。卵巢还有分泌女性性激素——雌激素的功能。

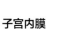

子宫内膜
电镜下的子宫内膜图像显示增厚、皱褶的腺内膜（子宫内膜），血管丰富，为受精卵着床提供必要条件。

乳房

女性和男性均有乳房，含有汗腺特化形成的乳腺。女性乳房比男性大，发育得更加完美，在哺乳期产生乳汁。每个乳房含有15~20个乳腺叶，每个腺叶由葡萄样的若干个乳腺小叶汇集而成。乳腺细胞分泌的乳汁，汇集后经输乳管开口于乳头。乳房还有丰富的淋巴管引流系统（见第174页）。

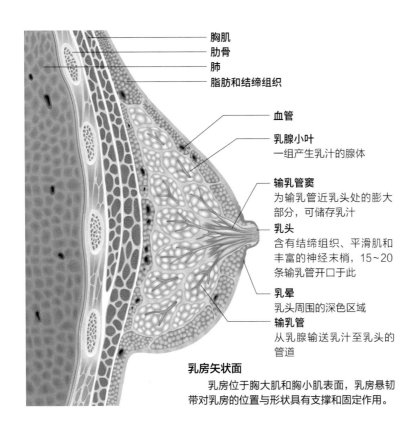

胸肌
肋骨
肺
脂肪和结缔组织

血管

乳腺小叶
一组产生乳汁的腺体

输乳管窦
为输乳管近乳头处的膨大部分，可储存乳汁

乳头
含有结缔组织、平滑肌和丰富的神经末梢，15~20条输乳管开口于此

乳晕
乳头周围的深色区域

输乳管
从乳腺输送乳汁至乳头的管道

乳房矢状面
乳房位于胸大肌和胸小肌表面，乳房悬韧带对乳房的位置与形状具有支撑和固定作用。

排卵期

每个卵巢含有几千个未成熟的卵细胞。在每个月经周期，受卵泡刺激素（FSH）影响，初级卵泡内的一个卵子开始发育。随着细胞增殖，卵泡增大，卵泡内逐渐充满液体，使卵泡移至卵巢表面，成为次级卵泡，该卵泡能促使雌激素分泌。同时，次级卵泡因黄体生成素（LH）激增而破裂，将成熟卵子排出，这个过程称排卵。排空后的卵泡膜内层增厚，形成黄体，黄体在短期内能分泌激素。

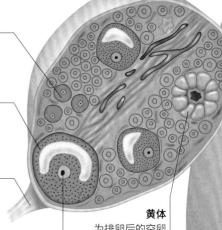

初级卵泡
为发育早期的卵泡，含有初级卵母细胞（未成熟的卵细胞）

次级卵泡
为发育成熟的卵泡，含有次级卵母细胞（成熟的卵细胞）

卵巢悬韧带
将卵巢固定于盆腔的正常位置

黄体
为排卵后的空卵泡，充满能分泌激素的细胞

卵子

卵巢内的卵泡
卵巢内含有未发育的卵子，处于不同发育阶段的卵子位于相应的卵泡内，以及卵泡排空后形成的黄体。卵泡周围的大量腺组织称基质。

女阴

女性的外生殖器合称女阴，位于阴阜深面，而阴阜是覆盖耻骨联合的脂肪组织。女阴的最外侧各有两对"唇样"结构，外侧的是大阴唇，内侧为较小的小阴唇。都是由于外形与口唇相似，称"唇"。大阴唇富含脂肪、结缔组织、皮脂腺、平滑肌和感觉神经末梢。青春期，大阴唇周围表皮开始长出阴毛。女阴的中间有尿道外口和阴道口。阴蒂位于小阴唇的前端，类似于男性的阴茎，敏感，性兴奋时可以充血。

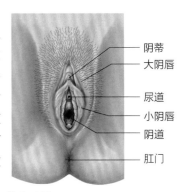

阴蒂
大阴唇
尿道
小阴唇
阴道
肛门

外生殖器
外生殖器对尿道和阴道具有保护作用，能避免细菌感染，并能允许尿液排出。

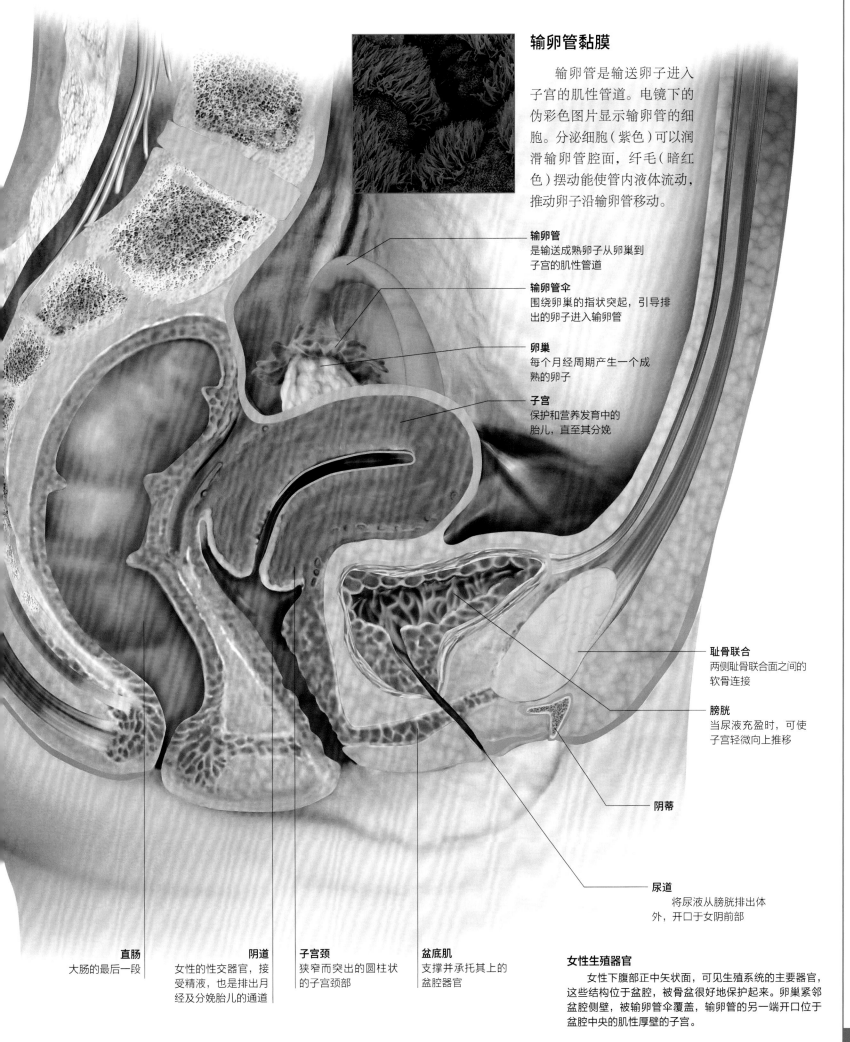

输卵管黏膜

输卵管是输送卵子进入子宫的肌性管道。电镜下的伪彩色图片显示输卵管的细胞。分泌细胞（紫色）可以润滑输卵管腔面，纤毛（暗红色）摆动能使管内液体流动，推动卵子沿输卵管移动。

输卵管
是输送成熟卵子从卵巢到子宫的肌性管道

输卵管伞
围绕卵巢的指状突起，引导排出的卵子进入输卵管

卵巢
每个月经周期产生一个成熟的卵子

子宫
保护和营养发育中的胎儿，直至其分娩

耻骨联合
两侧耻骨联合面之间的软骨连接

膀胱
当尿液充盈时，可使子宫轻微向上推移

阴蒂

尿道
将尿液从膀胱排出体外，开口于女阴前部

直肠
大肠的最后一段

阴道
女性的性交器官，接受精液，也是排出月经及分娩胎儿的通道

子宫颈
狭窄而突出的圆柱状的子宫颈部

盆底肌
支撑并承托其上的盆腔器官

女性生殖器官
女性下腹部正中矢状面，可见生殖系统的主要器官，这些结构位于盆腔，被骨盆很好地保护起来。卵巢紧邻盆腔侧壁，被输卵管伞覆盖，输卵管的另一端开口位于盆腔中央的肌性厚壁的子宫。

受精至胚胎形成

卵子与精子融合形成受精卵后，胚胎细胞就开始连续的细胞分裂，并在植入子宫内膜的同时，形成胚胎营养供给系统，称胎盘。

受精卵在子宫内发育的前8周，称胚期，可发育成一个如拇指大小的人体雏形。受精卵首先发育成一个大的细胞团，称胚泡。其中一些细胞可形成胎儿身体，其他一些细胞则形成具有保护功能的胎膜或胎盘，它们在为胚胎发育提供营养的同时，可排出其代谢产物。

桑椹胚
运送受精卵至子宫

输卵管上皮

纤毛

3 桑椹胚

受精卵经多次卵裂形成一个由16~32个细胞所组成的桑椹样实心结构，称桑椹胚。受精后3~4天，桑椹胚离开输卵管进入子宫腔。

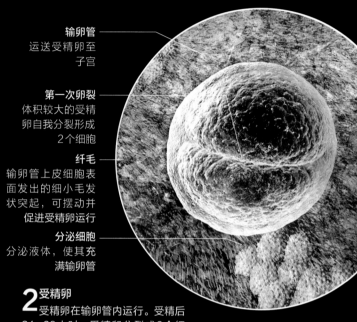

输卵管
运送受精卵至子宫

第一次卵裂
体积较大的受精卵自我分裂形成2个细胞

纤毛
输卵管上皮细胞表面发出的细小毛发状突起，可摆动并促进受精卵运行

分泌细胞
分泌液体，使其充满输卵管

2 受精卵

受精卵在输卵管内运行。受精后24~36小时，受精卵分裂成2个细胞，12小时之后，又变成4个细胞，并不断进行，该过程称卵裂。每次卵裂使细胞体积不断变小，并逐渐接近机体正常细胞大小。

输卵管伞

输卵管

卵巢

卵巢韧带

性交

性交时，约有3亿个精子射入阴道。进入子宫颈的精子越少，能抵达输卵管的精子也就越少，且半数精子所进入的输卵管内，并不存在卵巢排卵所释放的卵母细胞。仅有几百个精子会在另一侧输卵管内与卵母细胞相遇，其中，也仅有一个精子能使卵子受精。

性交
阴茎因过度充血而勃起，以便顺利进入阴道。阴道则变宽接受阴茎。

输卵管	女性膀胱	女性耻骨软骨	男性耻骨软骨	输精管

卵巢
子宫
子宫颈
阴蒂
阴茎
阴道
阴唇
睾丸

男性膀胱
精囊
射精管
前列腺
男性尿道

卵母细胞
直径约0.1毫米（比其他细胞大）；内含23条母系染色体

放射冠
分泌化学物质帮助卵母细胞发育

精子尾
鞭打状摆动促使精子向卵子运行

精子头
内含23条父系染色体

顶体
精子头上的"帽子"，可穿透卵母细胞膜

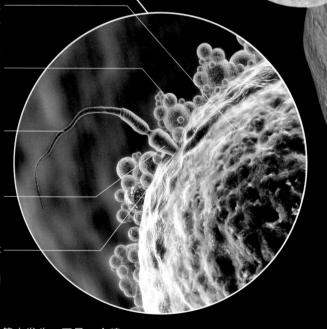

1 受精

受精在输卵管内发生，可见一个精子的头穿入一个体积较大的成熟卵母细胞内，并形成一个被称为受精卵或合子的单个细胞，内含23对染色体（见第262页）。

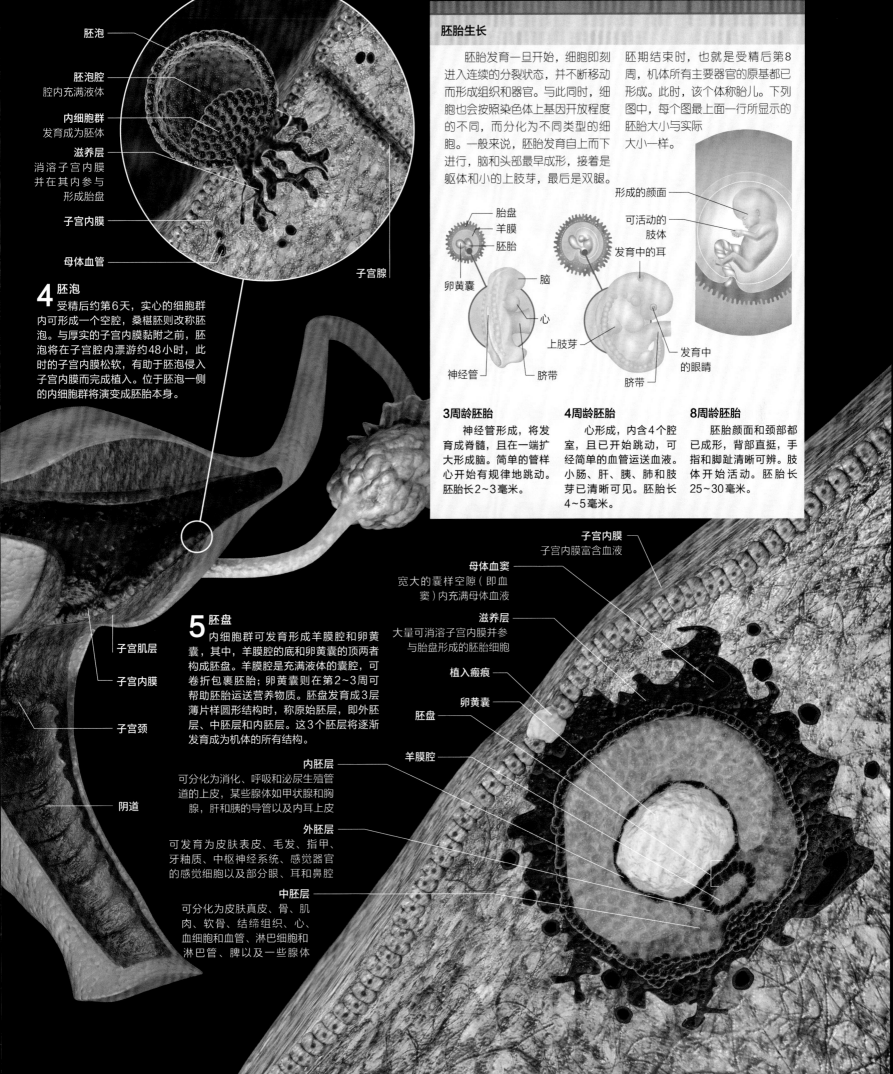

胚泡

胚泡腔
腔内充满液体

内细胞群
发育成为胚体

滋养层
消溶子宫内膜
并在其内参与
形成胎盘

子宫内膜

母体血管

子宫腺

胚胎生长

胚胎发育一旦开始，细胞即刻进入连续的分裂状态，并不断移动而形成组织和器官。与此同时，细胞也会按照染色体上基因开放程度的不同，而分化为不同类型的细胞。一般来说，胚胎发育自上而下进行，脑和头部最早成形，接着是躯体和小的上肢芽，最后是双腿。

胚期结束时，也就是受精后第8周，机体所有主要器官的原基都已形成。此时，该个体称胎儿。下列图中，每个图最上面一行所显示的胚胎大小与实际大小一样。

胎盘
羊膜
胚胎
卵黄囊
脑
心
上肢芽
神经管
脐带

形成的颜面
可活动的肢体
发育中的耳
发育中的眼睛
脐带

3周龄胚胎

神经管形成，将发育成脊髓，且在一端扩大形成脑。简单的管样心开有规律地跳动。胚胎长2~3毫米。

4周龄胚胎

心形成，内含4个腔室，且已开始跳动，可经简单的血管运送血液。小肠、肝、胰、肺和肢芽已清晰可见。胚胎长4~5毫米。

8周龄胚胎

胚胎颜面和颈部都已成形，背部直挺，手指和脚趾清晰可辨。肢体开始活动。胚胎长25~30毫米。

4 胚泡

受精后约第6天，实心的细胞群内可形成一个空腔，桑椹胚则改称胚泡。与厚实的子宫内膜黏附之前，胚泡将在子宫腔内漂游约48小时，此时的子宫内膜松软，有助于胚泡侵入子宫内膜而完成植入。位于胚泡一侧的内细胞群将演变成胚胎本身。

子宫肌层

子宫内膜

子宫颈

阴道

5 胚盘

内细胞群可发育形成羊膜腔和卵黄囊，其中，羊膜腔的底和卵黄囊的顶两者构成胚盘。羊膜腔是充满液体的囊腔，可卷折包裹胚胎；卵黄囊则在第2~3周可帮助胚胎运送营养物质。胚盘发育成3层薄片样圆形结构时，称原始胚层，即外胚层、中胚层和内胚层。这3个胚层将逐渐发育成为机体的所有结构。

内胚层
可分化为消化、呼吸和泌尿生殖管道的上皮，某些腺体如甲状腺和胸腺，肝和胰的导管以及内耳上皮

外胚层
可发育为皮肤表皮、毛发、指甲、牙釉质、中枢神经系统、感觉器官的感觉细胞以及部分眼、耳和鼻腔

中胚层
可分化为皮肤真皮、骨、肌肉、软骨、结缔组织、心、血细胞和血管、淋巴细胞和淋巴管、脾以及一些腺体

子宫内膜
子宫内膜富含血液

母体血窦
宽大的囊样空隙（即血窦）内充满母体血液

滋养层
大量可消溶子宫内膜并参与胎盘形成的胚胎细胞

植入瘢痕

卵黄囊

胚盘

羊膜腔

胎儿发育

处于妊娠第8周至出生前，这个发育时期的胚胎称胎儿。在胚胎早期发育过程中，机体所有主要器官的雏形都已形成，胎期的发育则主要集中在各器官系统的进一步发育与成熟，以及机体中一些细小结构的生长发育，如毛发和指甲等。

胚胎变化：第8～24周

妊娠以3个月为单位，可大致将妊娠期分为3段，即早期、中期和晚期。妊娠早期是指胚期和胎期的前4周。在胚期，头部和脑的发育极其快速，可协调和控制神经环路的形成。在胎期的早期发育过程中，这些已形成的神经环路可调控机体主要器官的功能，如运动系统（肌肉和骨骼）和泌尿系统等。在妊娠中期的早期，胎儿颜面已基本形成，至妊娠中期末，四肢也明显变长，此时胎儿已具有婴儿的基本特征。

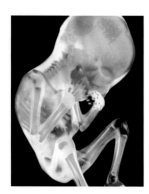

胎儿骨骼

图为16周的胎儿，可见用黄色表示的骨组织，以及长骨末端缝隙中充填的软骨。该软骨是骨组织形成的重要基质。

胎盘

胎盘，又称胞衣，是胎儿出生前重要的营养供给系统，可从母体转运出大量胎儿生长发育所必需的重要物质，包括氧、葡萄糖、营养物质和其他重要物质等。胎盘中的母体血与胎儿血不会直接接触，两者由绒毛膜最外面的屏障细胞所分隔。但是，这层屏障很薄，足以使母体血中的氧、营养物质和一些可抗感染的抗体，从母体的血窦腔流向胎儿的血管。胎儿血管位于脐带中，包括1条较粗的脐静脉和2条较细的脐动脉，彼此相互伴行，但流向不同，所含物质也不相同。脐动脉含有大量的胎儿代谢产物，低氧，营养物质也少，可从胎儿向母体血流动。脐静脉仅有1条，富含来自母体的新鲜的氧和营养物质，以相反方向从母体流向胎儿。胎盘将在第16～18周发育完善。一般来说，分娩时胎盘重400～600克，直径20～22厘米，厚约2.5厘米。

胎盘物质交换

胎盘在从母体获得胎儿生长发育所需营养物质的同时，还可向母体排出胎儿的代谢产物，如二氧化碳和尿素等。

母体血管

氧和营养物质扩散进入胎儿血流

胎儿代谢产物回流进入母体血流

富含新鲜氧的脐静脉

流向胎儿的血流

从胎儿流出的血流

富含低氧及代谢产物的脐动脉

位于绒毛间隙内的母体血液池

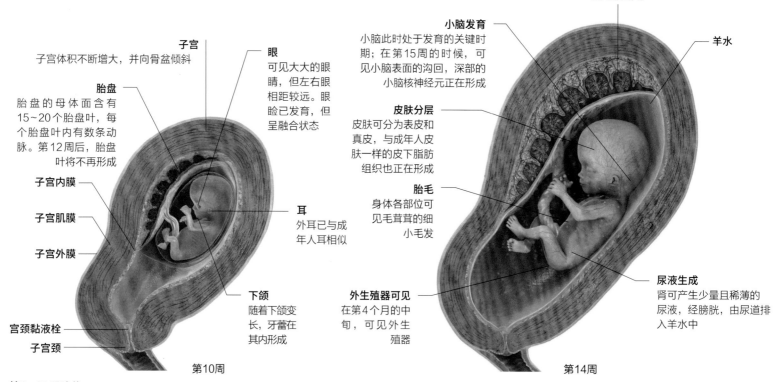

绒毛膜绒毛

小脑发育

小脑此时处于发育的关键时期；在第15周的时候，可见小脑表面的沟回，深部的小脑核神经元正在形成

羊水

皮肤分层

皮肤可分为表皮和真皮，与成年人皮肤一样的皮下脂肪组织也正在形成

子宫

子宫体积不断增大，并向骨盆倾斜

眼

可见大大的眼睛，但左右眼相距较远。眼睑已发育，但呈融合状态

胎盘

胎盘的母体面含有15～20个胎盘叶，每个胎盘叶内有数条动脉。第12周后，胎盘叶将不再形成

子宫内膜

子宫肌膜

子宫外膜

宫颈黏液栓

子宫颈

耳

外耳已与成年人耳相似

下颌

随着下颌变长，牙蕾在其内形成

第10周

第8～10周胎儿

胎儿顶臀长5～6厘米，心率170～180次/分。胎儿头部生长缓慢，颈部变长，可见头从胸部抬起。在第10周末，肾已具有功能。

胎毛

身体各部位可见毛茸茸的细小毛发

外生殖器可见

在第4个月的中旬，可见外生殖器

尿液生成

肾可产生少量且稀薄的尿液，经膀胱，由尿道排入羊水中

第14周

第11～14周胎儿

胎儿顶臀长是12厘米，体重100克。胎儿心跳有力，以至于心率放缓至150～160次/分。每分钟有25万新的脑细胞在生成。

妊娠时母体变化

受精后，母体就开始发生变化，使子宫为妊娠做好准备，以适应胎儿未来生长发育的需求。妊娠早期的典型体征是停经，乳腺轻微增大，恶心，偶伴呕吐（俗称"晨吐"），有时特别渴望吃一些奇怪的食物。明显隆起的腹部在妊娠早期的末期才明显可见。随着妊娠的不断推进，逐渐长大的胎儿开始压迫母体小肠、膀胱和肺，使孕妇腹部感到不适，出现尿频、呼吸急促等症状。母体乳腺继续增大，至妊娠末期，才开始分泌初乳。

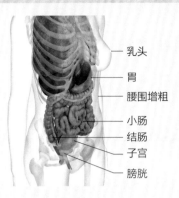

乳头
胃
腰围增粗
小肠
结肠
子宫
膀胱

妊娠早期（第1~10周）

增大的子宫起初会产生轻微的压迫感，使孕妇常有背痛和便秘的症状。孕妇也会因不断加快的血液循环、呼吸速度和新陈代谢，而常有燥热感。

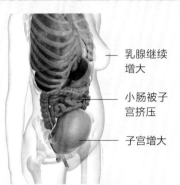

乳腺继续增大
小肠被子宫挤压
子宫增大

妊娠中期（第11~24周）

从妊娠中期开始，孕妇之前常有的恶心、疲乏之类的症状会逐渐消退。孕妇心率和心跳强度以及血容量都会不断增强，以满足胎儿生长发育的需要。

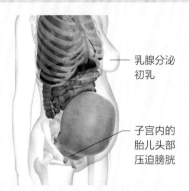

乳腺分泌初乳
子宫内的胎儿头部压迫膀胱

妊娠晚期（第25~38周）

体重增加会引起孕妇腰背痛。孕妇临产前，胎儿头会下降至骨盆，使肺的压迫感被释放，但是，膀胱又开始承受此压迫感。

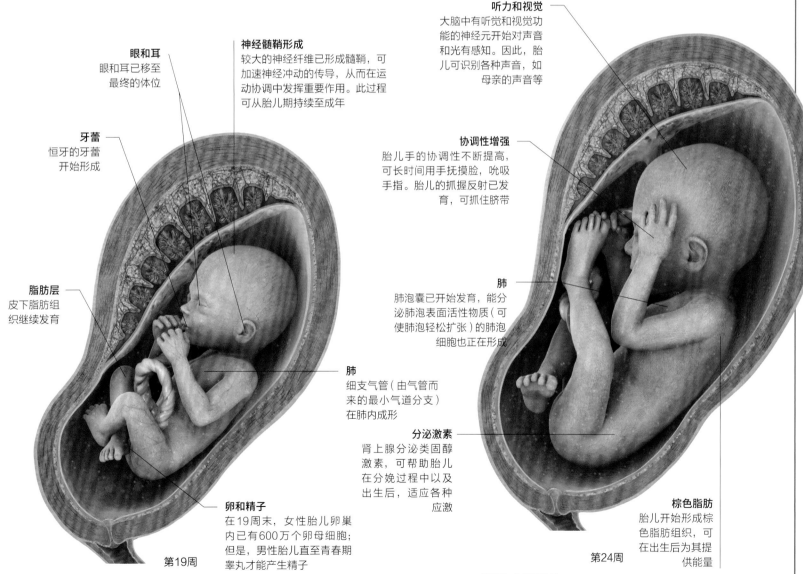

眼和耳
眼和耳已移至最终的体位

牙蕾
恒牙的牙蕾开始形成

脂肪层
皮下脂肪组织继续发育

神经髓鞘形成
较大的神经纤维已形成髓鞘，可加速神经冲动的传导，从而在运动协调中发挥重要作用。此过程可从胎儿期持续至成年

听力和视觉
大脑中有听觉和视觉功能的神经元开始对声音和光有感知。因此，胎儿可识别各种声音，如母亲的声音等

协调性增强
胎儿手的协调性不断提高，可长时间用手抚摸脸，吮吸手指。胎儿的抓握反射已发育，可抓住脐带

肺
肺泡囊已开始发育，能分泌肺泡表面活性物质（可使肺泡轻松扩张）的肺泡细胞也正在形成

肺
细支气管（由气管而来的最小气道分支）在肺内成形

分泌激素
肾上腺分泌类固醇激素，可帮助胎儿在分娩过程中以及出生后，适应各种应激

卵和精子
在19周末，女性胎儿卵巢内已有600万个卵母细胞；但是，男性胎儿直至青春期睾丸才能产生精子

第19周

棕色脂肪
胎儿开始形成棕色脂肪组织，可在出生后为其提供能量

第24周

第15~19周胎儿

胎儿顶臀长是25厘米，体重350克。此时，母亲可感知胎儿的活动，即胎动。

第20~24周胎儿

胎儿顶臀长是35厘米，体重750克。此时胎儿体重大幅增加，一部分原因是肩胛骨周围开始聚集皮下棕色脂肪组织。

胎儿变化：第25~38周

胎儿各器官系统的复杂发育过程在妊娠早中期已完成，因此在妊娠晚期主要进行的是使其继续生长发育而有功能。早在第25周，像眉毛及睫毛之类的精细结构已清晰可辨。几乎所有胎儿器官将发挥作用。但是，因空气尚未吸入，胎儿肺为塌陷状。在胎儿发育的最后6周，肺将产生大量表面活性物质，以使肺在胎儿出生后能容纳和排出空气。在最后10周，胎儿体重会加倍增长，这主要来自大幅堆积的皮下脂肪，最终使足月胎儿体重平均有3.4千克。

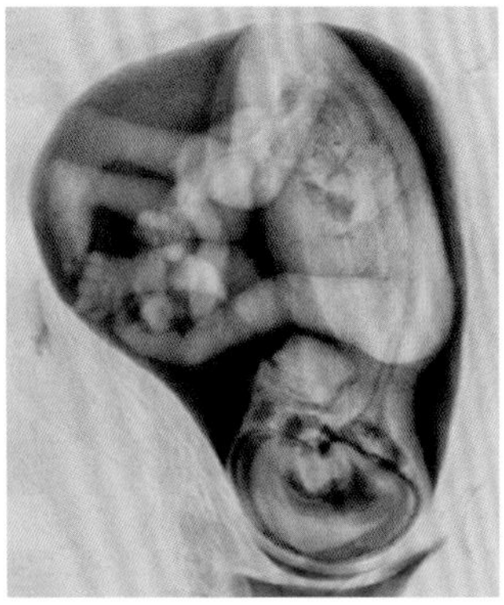

发育中的神经系统

脑在发育早期生长速度极快，但其表面却较平坦。正如这张3D磁共振图像所显示的，直至第27周，才可见其表面有典型的脑沟回。在这张伪彩色图片中，可见一条棕色的呈带状的脊髓。它其实是脑的延伸，两者一起构成中枢神经系统。

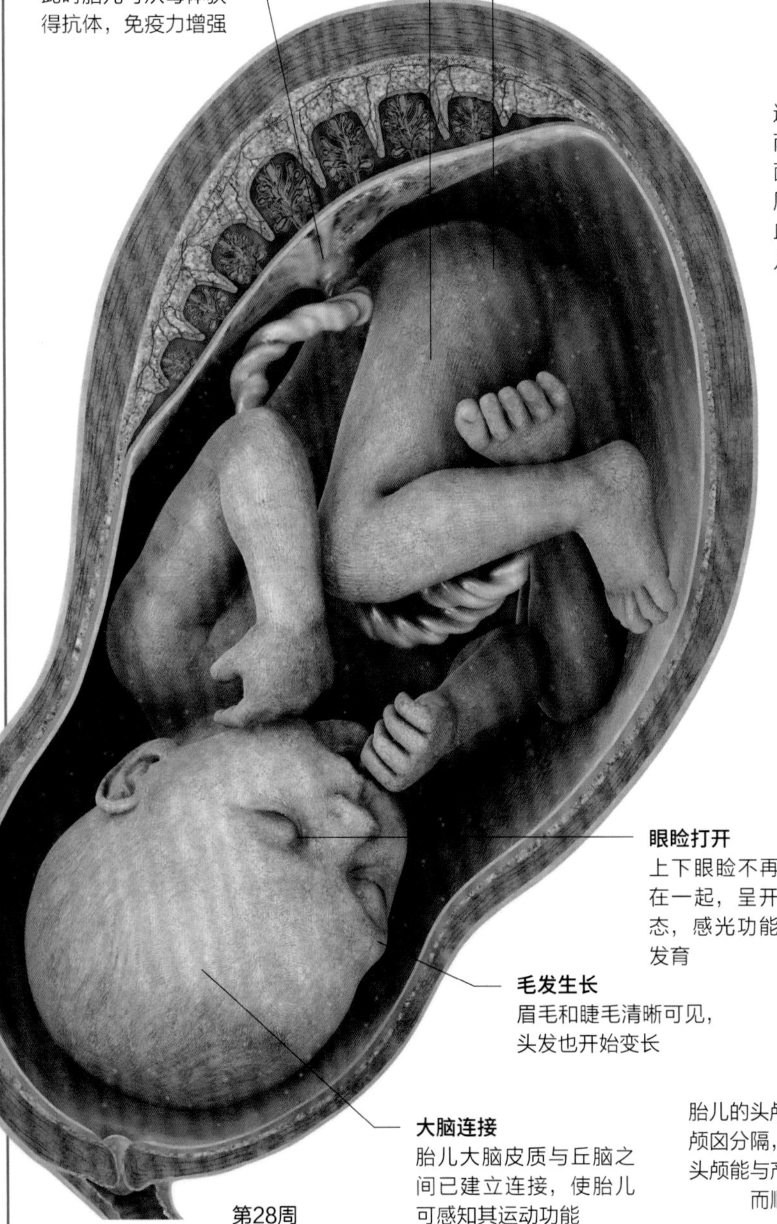

脂肪堆积
胎儿体重继续增加，主要来自不断产生的脂肪组织

胎脂覆盖
此时胎儿体表覆盖了一层有保护作用的脂类物质，称胎脂

抗体转运
此时胎儿可从母体获得抗体，免疫力增强

母体动脉

母体静脉

绒毛膜绒毛

脐带

消化系统
胃肠道已发育，可消化奶

肺
这个月胎儿的肺出现两种变化：一是肺表面活性物质从第33周开始产生；二是气血屏障发育，可使胎儿肺在出生后能进行气血物质交换

皮肤
胎儿皮肤变厚，透明度低。在一些婴儿中，可见皮肤由红色变为粉色

眼睑打开
上下眼睑不再融合在一起，呈开放状态，感光功能开始发育

毛发生长
眉毛和睫毛清晰可见，头发也开始变长

大脑连接
胎儿大脑皮质与丘脑之间已建立连接，使胎儿可感知其运动功能

第28周

颅骨
胎儿的头颅骨可被颅囟分隔，使胎儿头颅能与产道契合而顺利分娩

吮吸反射
胎儿吮吸反射已完全发育

第33周

第25~28周胎儿

胎儿体积较小，可在子宫腔内自由活动。此时胎儿已有睡眠和觉醒两种活动状态，所占时间各为一半。

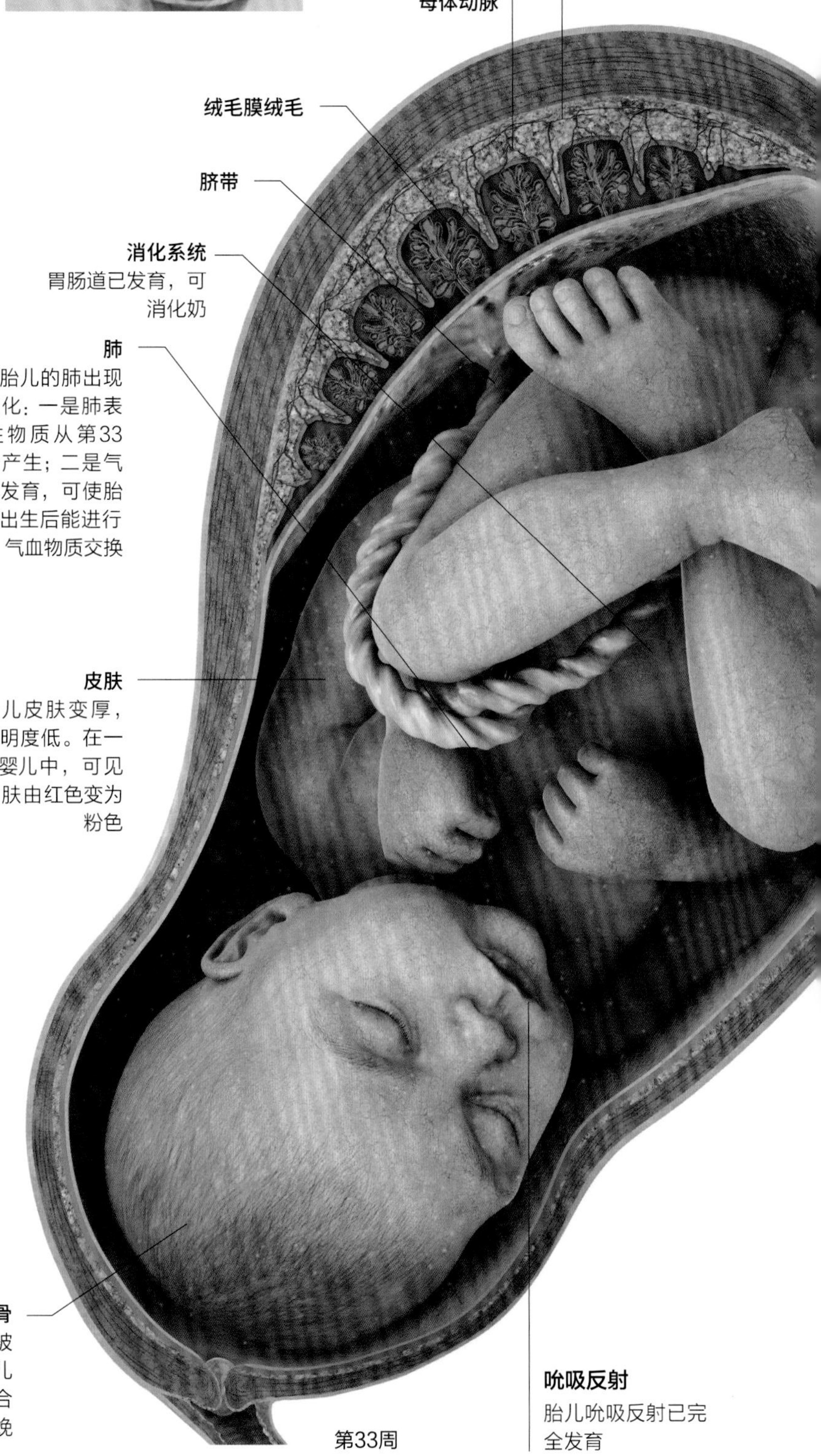

第29~33周胎儿

胎儿顶臀长已有45厘米，体重2.4千克，可继续吞咽少量羊水。该羊水进入胎儿体内后可被肾过滤，随后又排入羊水中。

比例变化

妊娠早期是胎儿神经系统发育的关键时期，可见脑和头生长快速，以致胎儿头的长度占其体长的1/2。在妊娠第5个月，胎儿躯干和四肢进入快速生长期，因此可见胎儿的头，相对于其身体的其他部位，已具有与成人相似的大小。也就是说，从此时起直至胎儿出生，主要是其躯体发生巨大变化，而胎儿头则少有变化。

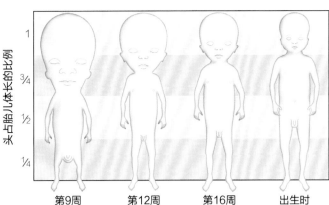

头占胎儿体长的比例

第9周　第12周　第16周　出生时

生长速率变化

在妊娠早期，胎儿头的生长速率快于躯体。随后，胎儿头的生长速度放缓，呈现出与成人相近的头身比例关系。

子宫外膜

绒毛膜绒毛

脐带
脐带将在分娩的第3阶段被夹住而剪断

羊膜

绒毛膜

羊水
羊水有缓冲减震功能，在临近分娩时，其体积已减少

体重增加
在妊娠最后的1个月，胎儿体重会继续以每天28克的速度增加

子宫肌膜
位于子宫最外层的肌肉组织，在分娩时具有强大的收缩功能

超声波检查

超声波检查已成为临床常规检测手段，以评估孕妇妊娠进展状况，检测胎儿发育是否有异常。尽管超声波检查胎儿的时间还没有明确的规定，但是一般第一次检查都是在受精后第8~14周进行，以明确其预产期。第二次检查通常是在受精后第18~21周进行，可早期发现是否有一些异常结构产生。最近比较新的检测手段是胎儿3D检查，可将连续的2D扫描图像进行数字化合成，呈现一张立体而且细节清晰的3D图像。

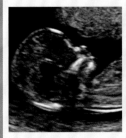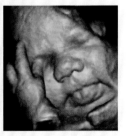

胎儿超声波检查

左图是一张12周胎儿的标准2D超声波图像，可分辨其性别、周龄和大小。右图是一张足月胎儿头部的3D超声波图像，可见胎儿头部的一些特征更加精细及清晰。2D扫描通常足以对胎儿的发育和健康进行常规检查。

毛发
在妊娠的最后几周，细小绒毛样的体毛替代先前的胎毛。婴儿的毛发量存在个体差异，或浓密，或稀疏。

子宫颈
子宫颈一直处于关闭状态，直至临近分娩时，才会变软，变薄，可扩张。宫颈黏液栓在分娩启动前，才开始变得松散，最终脱落

第38周（足月）

第34~38周胎儿

胎儿消耗大量时间活动肋间肌和膈肌，以产生肺发育所需的生长因子。胎儿转身面向声音之类的各种反射已完全发育。

产程开始

妊娠后期母体将出现一些变化，预示着胎儿即将出生。如胎头降入骨盆，临产母亲可感受到压迫感减轻及宫缩。

多胎与胎位

子宫腔内有1个以上的胎儿时，称多胎妊娠。双胞胎和三胞胎的发生率，分别为1/80和1/8 000。目前，两者的发生率呈逐年增高的趋势，这主要与产前保健的不断优化以及体外受精等辅助生育技术的大规模应用有关。妊娠30周之后，大多数胎儿在宫腔内的胎位为头朝下，面向母亲的背侧，颈部向前俯曲，称头位，最易通过产道。但是，也有胎儿是臀部先于头部进入母体骨盆的，称臀位，其发生率约为1/30。

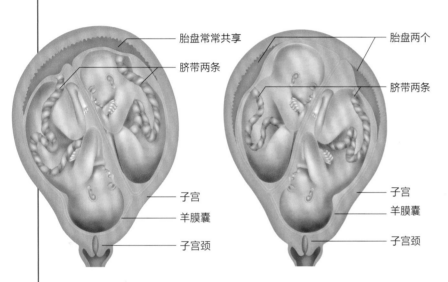

单卵双胎

单个受精卵形成的一个胚胎被分成两部分。每一部分都发育成为一个完整的胎儿。两个胎儿具有相同的性别和基因，共享一个胎盘。他们长相极其相似，被称为同卵双胞胎。

双卵双胎

两个卵母细胞分别受精，并依靠各自的胎盘发育成为新的个体。两个胎儿的性别可以相同，也可以不同。两者就像其他兄弟姐妹一样，拥有相似性，称为异卵双胞胎。

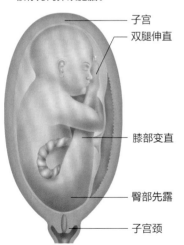

伸腿臀位

伸腿臀位也称不完全臀位，可见胎儿在子宫腔内无法使头朝下，而呈臀部弯曲状，双腿沿着身体而伸直，双足位于头两侧。

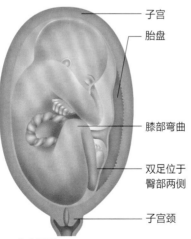

完全臀位

胎儿双腿在其臀部和膝部呈弯曲状，可见双足靠近臀部。与伸腿臀位相比，这种胎位通常较少见。在未足月的胎儿中，臀位的概率比较高。

子宫颈的变化

子宫颈位于子宫的下段，像颈部一样，由较坚韧的肌肉组织和结缔组织组成。在妊娠后期，子宫颈变软，以便胎儿顺利分娩。子宫出现的阵发性收缩现象，又称布拉克斯顿－希克斯（Braxton-Hicks）收缩，将有助于子宫颈变薄而与子宫下段融合。这种宫缩可在妊娠过程中经常发生，但母体一般无痛感，直到妊娠中期后才会感知。

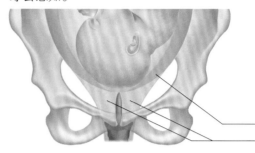

子宫颈变软

临近分娩时，子宫颈各组织之间牢固的一致性丢失。在血液中天然产物前列腺素的作用下，子宫颈变得越来越柔软，且富有弹性。

子宫下段
子宫颈

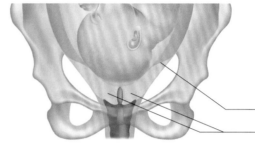

子宫颈变薄

子宫颈变得薄而宽，易与子宫壁融为一体。子宫颈变薄、变软的过程称子宫颈消失。

子宫颈与子宫融合
子宫颈变薄

宫缩

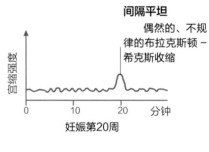

间隔平坦

偶然的、不规律的布拉克斯顿－希克斯收缩

妊娠第20周

宫缩频次增多

规律且温和的宫缩开始出现

分娩前（第36周）

分娩临近

宫缩间隔缩短

分娩早期（第40周）

当妊娠期满时，子宫已成为母体最大、最强壮的肌性器官。子宫肌纤维为排出胎儿而进行的收缩，称子宫收缩，简称宫缩。与布拉克斯顿－希克斯收缩不同，真正的宫缩有规律，且频次逐渐增多，疼痛加剧，持续时间延长。宫缩主要出现在子宫上段（子宫底），可使子宫下段和子宫颈变薄。准确判断开始分娩的时间非常困难，主要是因为子宫会经常发出错误信号。

宫缩的进展过程

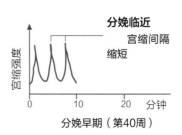

妊娠时，轻度的局部宫缩时常发生，但是，真正的宫缩在妊娠晚期才出现。起初，宫缩间隔长且强度低，但随着分娩节奏的不断加快，宫缩的频次及持续时间也在增加，此时为胎儿提供了强大的向下冲击力。

分娩

医学专业术语所指的分娩通常包括全部产程，可分为3个阶段，即：宫缩开始至宫颈口完全打开；胎儿娩出；胎盘（胞衣）娩出。

衔接

在妊娠的最后几周，胎儿的头部，也是分娩时最早露出的部位，将下降至如碗样的骨盆腔内，此过程称衔接。当此过程发生时，许多孕妇会有一种"如释重负"的感觉。这主要是因为胎儿头部入盆后，子宫上段也随之向下移位，减轻了对膈肌的压力，使孕妇可轻松地呼吸。初次妊娠时，衔接通常发生在妊娠第36周左右；经产妇则常在产程开始时才发生衔接（入盆）。

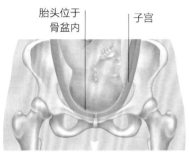

衔接前
衔接前，子宫顶端已高达胸骨的位置。胎儿头的最宽处尚未经骨盆入口下降进入盆腔。

胎头位于骨盆内 ｜ 子宫

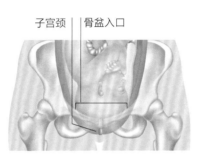

衔接后
胎儿头经骨盆入口降入骨盆腔内，完成衔接。衔接后子宫整体下降，胎儿头的顶端位于子宫颈处。

子宫颈 ｜ 骨盆入口

引产

若妊娠时间已超过预产期10~14天，就需要进行引产。当孕妇或胎儿或两者都有生命危险时，也建议引产。根据分娩进程的不同，引产有多种方法，包括放入阴道栓剂、人为破水，或者注射激素促进子宫收缩。

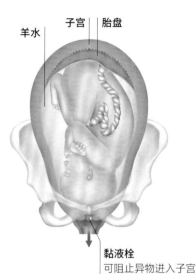

宫颈口闭合

阴道栓剂

放入子宫托
若宫颈口仍未打开，可将内含前列腺素的阴道栓剂放入阴道顶端（近子宫颈处），促进宫颈扩张。

小钩 ｜ 羊膜

羊水

羊膜破裂
若子宫颈已变薄且正在扩张，可用一个小钩戳破羊膜囊，使羊水沿着产道流出。

宫颈扩张

第一产程始于有规律且有痛感的宫缩，以致宫颈扩张。宫缩主要发生在子宫上段，呈短而紧的收缩，并推拉子宫下段和子宫颈。通常初产妇宫颈扩张的速度大约为每小时1厘米，而在经产妇，其速度明显加快。大多数产妇宫颈完全扩张时，其宫颈口直径可达10厘米左右。

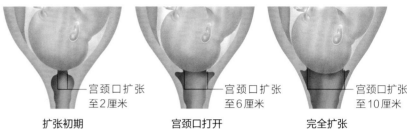

宫颈口扩张至2厘米 ｜ 宫颈口扩张至6厘米 ｜ 宫颈口扩张至10厘米

扩张初期 ｜ 宫颈口打开 ｜ 完全扩张

分娩的早期征兆

每个产妇的分娩征兆不同，一般有3种迹象预示产程即将开始："见红"、宫缩和破水。分娩开始前（一般少于3天），在妊娠期间发挥密封作用的宫颈黏液栓脱落，呈血红色或棕色，俗称"见红"。随着宫缩逐渐加强，且越有规律，包裹羊水的羊膜囊破裂，羊水顺着产道流出（破水）。

羊水 ｜ 子宫 ｜ 胎盘

黏液栓
可阻止异物进入子宫

1 "见红"
大多数妊娠形成的宫颈黏液栓可防止微生物进入子宫。随着宫颈口慢慢打开，黏液栓变松并脱落。

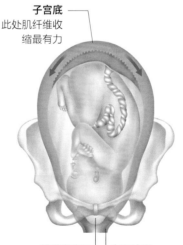

子宫底
此处肌纤维收缩最有力

羊膜囊膨胀
压力使羊膜在子宫颈开口处膨出

宫颈扩张
子宫颈变薄，宫颈口打开

2 宫缩
位于子宫上段，即子宫底处的肌纤维产生有规律的收缩，称宫缩。此宫缩有助于逐渐打开或扩张宫颈口。

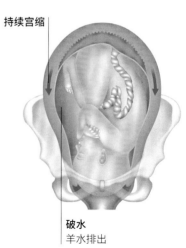

持续宫缩

破水
羊水排出

3 破水
包裹胎儿的羊膜破裂，无色的羊水顺着产道流出。

胎儿娩出

妊娠、分娩、胎儿娩出、胎盘剥离是一系列复杂而有序的事件，最终使胎儿与母体分离，两者开始建立相互独立的关系。

分娩的3个时期

分娩时发生的首次宫缩是子宫肌纤维对分泌激素的一种反应，而且在分娩的第1个时期，宫缩可把子宫颈推拉成薄片状，直至宫颈口完全扩张，直径约10厘米。在子宫腔内可保护胎儿的羊膜若出现破裂，则称胎膜破裂或破水。分娩的第2个时期，也是胎儿离开母体而来到人间的时期，这个过程是在母体宫缩与胎儿不断变换体位的协同作用下，使体积较大的胎儿头能顺利进入产道而实现的。胎儿娩出后脐带被结扎、剪断，随后的过程称分娩的第3个时期，即胎盘（或胞衣）剥离，这是在助产士轻柔牵拉脐带的帮助下完成的。

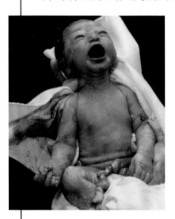

正常分娩
刚出生的新生儿体表常覆盖着一种由血液、黏液和胎脂（富含脂类的物质，可保护宫腔内胎儿）组成的复合物。图示新生儿的脐带还未被结扎、剪断。

骨盆形状

与男性相比，女性骨盆较易适应妊娠和分娩过程。但是女性骨盆的形状也有较大的个体差异，特别是，相较其他骨盆，有些骨盆的形状更利于胎儿娩出。圆而浅（圆形）的骨盆是经典的"女性骨盆"，具有宽敞的空间，胎儿娩出一般没有问题。另一种较少见的骨盆是三角形骨盆，其空间狭小，易造成胎儿娩出困难。

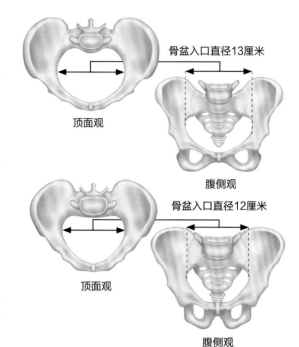

骨盆入口直径13厘米
顶面观
腹侧观

骨盆入口直径12厘米
顶面观
腹侧观

圆形骨盆
圆形骨盆较浅，使子宫可随胎儿生长而不断增大体积。分娩时，母体圆而宽的骨盆入口为胎儿头能顺利降入骨盆而提供较大的空间。

三角形骨盆
女性的三角形骨盆与男性骨盆较相似。若产妇的骨盆呈三角形，一般很难经阴道分娩，除非胎儿较小。

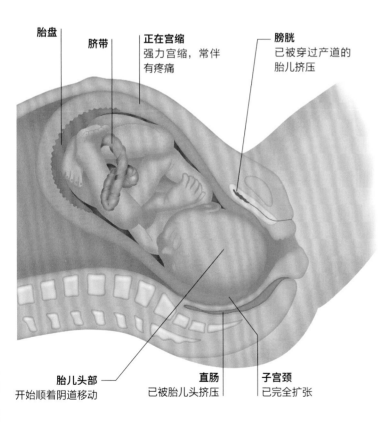

胎盘

脐带

正在宫缩
强力宫缩，常伴有疼痛

膀胱
已被穿过产道的胎儿挤压

胎儿头部
开始顺着阴道移动

直肠
已被胎儿头挤压

子宫颈
已完全扩张

1 宫颈扩张
当子宫颈完全扩张时，胎儿娩出才会启动。可见胎儿开始向母体脊柱方向转动，使其颅骨最宽处与母体骨盆最宽处相一致。当胎儿下颌收紧时，其身体就开始移动，离开子宫进入阴道。此时阴道已扩展至足以容纳胎儿头部的大小。

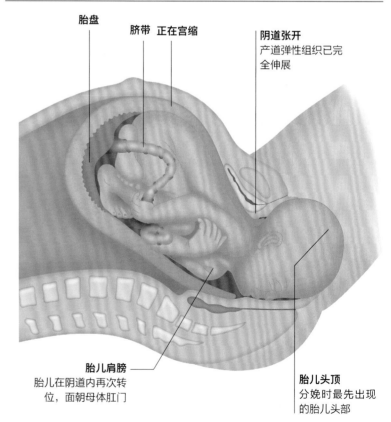

胎盘

脐带

正在宫缩

阴道张开
产道弹性组织已完全伸展

胎儿肩膀
胎儿在阴道内再次转位，面朝母体肛门

胎儿头顶
分娩时最先出现的胎儿头部

2 胎儿降入产道
当胎儿降入产道后，其头部的顶端最早出现，即胎头先露。此时胎儿已再次转位，而面朝母体肛门，并弯曲其躯体，以顺应产道形状。新的生命即将诞生。

胎儿监测

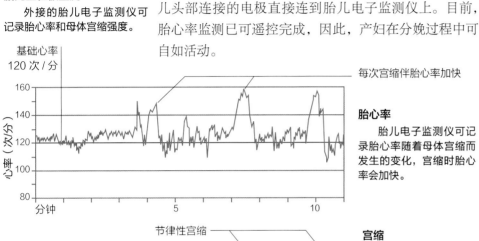

胎儿正在被监测
外接的胎儿电子监测仪可记录胎心率和母体宫缩强度。

当胎儿不能如期分娩时，产科医生（负责解决妊娠和胎儿分娩问题的专科医生）可监测胎心率，以确定胎儿是否处于窘迫状态。胎儿监测可由听诊器或多普勒超声扫描仪来完成，也可用胎儿电子监测仪（EFM），又称胎心监护仪来完成监测，以得到更可靠的监测数据。监测时，可将两个外接器件贴在母体腹部，也可将与胎儿头部连接的电极直接连到胎儿电子监测仪上。目前，胎心率监测已可遥控完成，因此，产妇在分娩过程中可自如活动。

基础心率
120 次 / 分

每次宫缩伴胎心率加快

胎心率
胎儿电子监测仪可记录胎心率随着母体宫缩而发生的变化，宫缩时胎心率会加快。

节律性宫缩

宫缩
这张图主要跟踪记录了母体的宫缩。结合胎心率示意图，可看出胎儿对母体宫缩的反应。

硬膜外镇痛法

硬膜外镇痛法是一种最常用的镇痛分娩法，可从腰椎向硬膜外隙插入针头而导入麻醉剂（腰椎穿刺术），从而对可感知宫缩痛感的神经纤维发挥作用。一种称为低剂量可移动的硬膜外麻醉技术，在使产妇减轻宫缩痛感的同时，还附带感知功能，从而使产妇在分娩时可自由活动并积极主动地参与分娩。

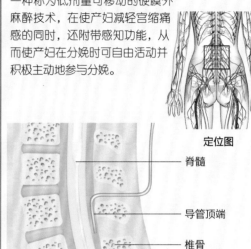

定位图

脊髓
导管顶端
椎骨
脑脊液
硬膜外隙

导管插入
经细针将导管插入硬膜外隙，并固定于此处，分娩时，可将药物经此处注入。

胎盘　脐带

正在宫缩
宫缩强烈，继续向外推胎儿

胎儿头
在助产士的引导和帮助下，胎儿头从母体阴道中显露出来

胎儿肩膀
肩膀依次显露出来

3 胎儿娩出
胎儿头部娩出后，产科医生须检查脐带是否绕其颈部，同时将胎儿鼻腔和口腔中的黏液清除干净，以使气道畅通。胎儿再次转位，使其一侧肩膀快速滑出，另一侧肩膀也紧接着滑出。

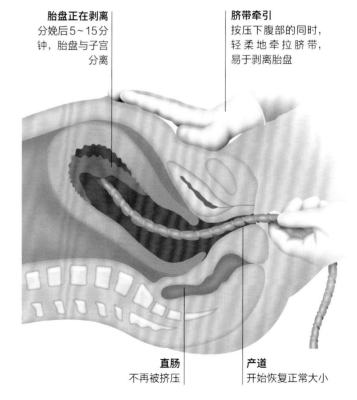

胎盘正在剥离
分娩后5~15分钟，胎盘与子宫分离

脐带牵引
按压下腹部的同时，轻柔地牵拉脐带，易于剥离胎盘

直肠
不再被挤压

产道
开始恢复正常大小

4 胎盘剥离
新生儿诞生后，轻微的宫缩很快又开始了，以封闭仍在出血的血管。在按压下腹部的同时，可轻柔地牵拉脐带，使已与子宫内膜分离的胎盘顺利排出。此时，也可给母体注射药物以加快这一过程。

出生后

历经40周的发育过程后，受精卵蜕变成一个由多种细胞构成、功能复杂的个体，在离开母体后由胎儿成为新生儿。此时机体所有器官系统都已行使各自的功能，但有些器官要快速适应脐带剪断后发生的生理变化，而有些器官直至成年才能完成发育过程。

新生儿解剖学特征

新生儿有许多特殊的形态结构特点，有助于其在离开母体后进一步生长发育，特别是出生后的第一年，是新生儿生命中生长发育最快的一年。颅骨之间有纤维性囟门，可使头颅体积不断增大，以容纳继续生长发育的大脑。这些囟门将在约18个月时开始变硬而成骨（骨化），直至约6岁时才全部结束。关节面软骨和长骨末端软骨可与骨骼系统的快速生长相适应。出生时，胸腺体积已最大，这与胸腺是胎儿免疫系统的发育中心有关。同样，肝也因是胎儿唯一的造血器官而体积增大。出生后，骨髓接替肝行使造血功能。

阿普加（APGAR）评分

为确定新生儿是否需要紧急护理，可分别在新生儿出生后1分钟和5分钟，应用阿普加的5个指标来进行评估。对黑皮肤婴儿，该标准中的"肤色"是指口唇、手掌和脚掌的颜色。

体征	0分	1分	2分
心率	无	低于100次/分	高于100次/分
呼吸频率	无	慢或不规则，哭声低弱	规则，哭声有力
肌张力	无力	肢体可弯曲	活动活跃
反射反应	无	表情痛苦或低声抽泣	哭叫、打喷嚏或咳嗽
肤色	苍白或发青	四肢发青	粉红色

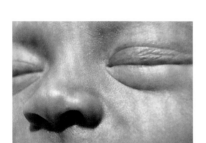

眼睑肿胀

新生儿眼睑常发生肿胀。有些婴儿出生后不久还会出现红眼病，一般因泪道/鼻泪管堵塞，或者感染产道细菌所致。

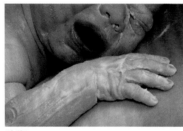

胎脂

是覆盖在胎儿体表的油脂样白色物质，可保护其皮肤不会因在羊水中生活而产生皱褶。出生后，可清洗或擦除此油脂样物质。

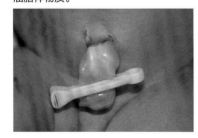

脐带

是胎儿和母体胎盘之间的胶质状连接结构，内含2条动脉和1条静脉。出生后就被结扎、剪断。

囟门

颅骨间可见有弹性的纤维连接面。囟门为颅骨的形状改变创造了条件，可促使胎儿顺利通过产道

胸腺

免疫系统的组成部分之一。出生时体积已较大，因为免疫系统正在快速成熟

肝

出生时体积已较大，是胎儿主要的造血器官

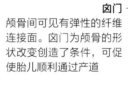

髋关节

股骨头必须稳妥地落在骨盆窝内，否则髋关节会不稳

骨盆

出生时主要由软骨组成。儿童时期，其软骨变硬为骨组织（骨化）

婴儿骨骼

出生时，婴儿有300块骨。有些骨骼在儿童和青春期时发生相互融合，故成人仅有206块骨。图中的蓝色表示婴儿骨骼中的软骨，灰白色则表示骨组织。机体有些部位的软骨可终身存在。

颌骨

颌骨内有已完全成形的乳牙。一般在婴儿6个月时，乳牙才开始萌出

颈

出生后的前几周，尚未发育完善的颈部肌肉组织，无法支撑大而重的头

肺

随着第一声啼哭，婴儿肺已充有空气而扩张，婴儿开始规律地呼吸

心

出生时，心结构发生变化，使血液循环经肺进行，而不是胎盘

肠

婴儿首次排出的粪便较黏稠，为胆汁和黏液的混合物，呈黑绿色，称胎粪

生殖器

男、女婴儿的生殖器都相对较大。女婴可见少量阴道分泌物

股骨

大腿的长骨，出生时骨干已骨化，末端还是软骨，可继续生长

足

婴儿出生时，大多数足骨还是软骨，可见其足部呈内翻或外翻状，这与胎儿在子宫内的体位有关

胎儿血液循环

胎儿血液循环系统尚未发育完善，还存在一些分流结构，故可见胎盘所提供的富含氧和营养物质的血液，可避开尚未行使功能的肝和肺。静脉导管可直接将经肝流入的血液分流至右心房，紧接着经卵圆孔分流至左心房（大部分血液避开了右心室），并继续向前流至全身。经右心室进入肺动脉的血液，最终也被动脉导管分流至主动脉弓，这样也避开了肺。

新生儿血液循环

出生时，一旦脐带被结扎、剪断，婴儿的第一次呼吸就开始了，并迫使婴儿自己迅速经肺获取氧，这也是其循环系统做出的重大反应。血液经肺获取氧之后，回流至左心房而产生压力，导致心房间的卵圆孔关闭，从而建立了正常的血液循环系统。随后，动脉导管、静脉导管、脐静脉和脐动脉都相继闭锁，形成韧带。

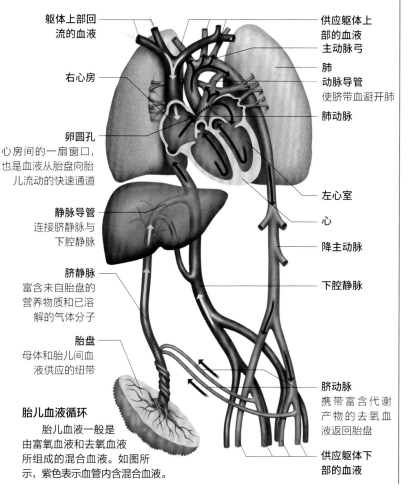

左侧标注：
躯体上部回流的血液
右心房
卵圆孔
心房间的一扇窗口，也是血液从胎盘向胎儿流动的快速通道
静脉导管
连接脐静脉与下腔静脉
脐静脉
富含来自胎盘的营养物质和已溶解的气体分子
胎盘
母体和胎儿间血液供应的纽带

右侧标注：
供应躯体上部的血液
主动脉弓
肺
动脉导管
使脐带血避开肺
肺动脉
左心室
心
降主动脉
下腔静脉
脐动脉
携带富含代谢产物的去氧血液返回胎盘
供应躯体下部的血液

胎儿血液循环

胎儿血液一般是由富氧血液和去氧血液所组成的混合血液。如图所示，紫色表示血管内含混合血液。

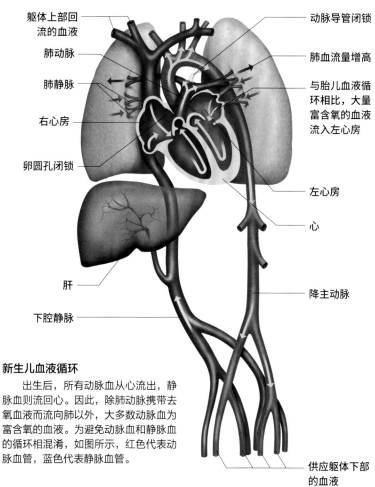

左侧标注：
躯体上部回流的血液
肺动脉
肺静脉
右心房
卵圆孔闭锁
肝
下腔静脉

右侧标注：
动脉导管闭锁
肺血流量增高
与胎儿血液循环相比，大量富含氧的血液流入左心房
左心房
心
降主动脉
供应躯体下部的血液

新生儿血液循环

出生后，所有动脉血从心流出，静脉血则流回心。因此，除肺动脉携带去氧血液而流向肺以外，大多数动脉血为富含氧的血液。为避免动脉血和静脉血的循环相混淆，如图所示，红色代表动脉血管，蓝色代表静脉血管。

母体的变化

随着新生儿的诞生，母体在妊娠时准备好的组织将出现许多生理变化。如，早在妊娠时，母体的乳腺就开始发育，以便为分娩后的哺乳做好准备。肉眼可见乳腺增大，每个能产生乳汁的腺体（乳腺小叶）腺泡都增大、增多。分娩前后，乳腺可分泌初乳，富含抗体（能保护新生儿抵抗过敏以及呼吸道和消化道感染）、水、蛋白质和矿物质。初乳可为刚刚出生的婴儿提供足够的营养，直到分娩几天后，母亲乳汁开始流出。分娩后不久，子宫也开始回缩至妊娠前的大小，哺乳将有助于子宫回缩过程迅速完成。

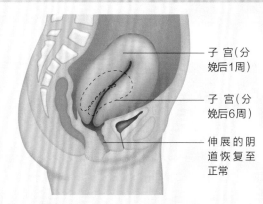

子宫（分娩后1周）
子宫（分娩后6周）
伸展的阴道恢复至正常

子宫回缩

继第2产程胎儿娩出和第3产程胎盘剥离完成后，母体所分泌的激素可使其子宫和阴道回缩至正常大小，并恢复原位。

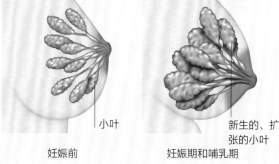

小叶
妊娠前
新生的、扩张的小叶
妊娠期和哺乳期

哺乳期

妊娠时，可分泌乳汁的乳腺小叶体积增大、数量增多，以便为新生儿哺乳做好准备。在分娩前后，乳腺小叶可产生呈黄色的液体，即初乳，可为新生儿提供抗体，以防止过敏以及呼吸道和消化道感染。

女性生殖系统疾病

女性的每个生殖器官都可能出现问题，包括一侧或双侧乳腺。许多疾病对机体影响甚轻，患者几乎感受不到任何异样。但是，女性生殖系统结构的复杂性使其对大幅波动的激素水平，以及妊娠和分娩所承受的生理压力都非常敏感。这些易感因素也会引发一些更严重的疾病，包括各种类型的癌症。

乳腺肿块

乳腺肿块是指乳腺组织内有坚硬或肿胀的区域，可触及或可看见，仅约 1/10 的乳腺肿块是因癌症所致。

乳腺肿块是相当常见的乳腺问题，几乎每个女性都曾在不同的时间段经历过。在青春期、妊娠期以及月经的前几天，乳腺常因发生形态变化而普遍出现乳腺肿块，

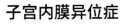

纤维腺瘤
常见的良性乳腺肿块

囊肿
乳腺内一个或多个充满液体的囊状结构

脂肪组织

非特异性肿块
通常与月经有关，常称为纤维性囊肿病变

这种现象特别常见。非特异性肿块可能与压痛有关，且常受月经周期激素波动的影响，这种情况多属于纤维性囊肿病变。单个乳腺肿块一般为纤维腺瘤，因一个或多个乳腺小叶过度增生所致，属于良性肿块。边界清晰的肿块一般为乳腺囊肿，是乳腺组织中充满液体的囊状结构。乳腺中有痛感的肿块可能是因感染引起的脓肿，其内充满浓液，称乳腺脓肿。仅有少部分肿块是乳腺癌。女性学会密切关注自己乳腺形状的变化，特别是随月经周期发生的变化，是非常重要的。女性最好从 20 岁开始就学会熟悉并了解自己的乳腺。在癌症检测方面，目前尚无证据表明标准化的自我检查比轻松的自我关注意识更有益处。对女性来说，最重要的是学会观察和感受乳腺发生的变化，能区分正常和异常并能及时就诊。从 50 岁左右开始女性就应该接受常规检查。

乳腺肿块分类

乳腺肿块类型不同，所产生疼痛和压痛的程度也不尽相同。乳腺肿块常无任何症状，肿块可单个，也可成群出现，甚至两种及以上类型的肿块并存。大多数非恶性乳腺肿块不需要治疗。

乳腺癌

乳腺癌是女性最常见的癌症，其危险因素与年龄相关，以每 10 年成倍递增。作用机制尚未明确，但许多相关危险因素已明确。其中女性雌激素发挥了一定作用，如青春期提早、绝经期延迟或未生育的女性，因其乳腺长期接触雌激素，患癌的危险性较高。因此，年龄是重要因素之一，临床上可见 50 岁以上女性发病率较高。其次，基因突变也是其致病因素之一。

一般来说，无痛的乳腺肿块常常是乳腺癌发病的先兆。

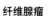

恶性肿瘤
粗糙而不规则的边界是癌细胞生长的典型标志

乳腺癌
女性乳腺 X 线片可显示肿瘤（白色团块）。乳腺 X 线技术是特殊的，可观察乳腺组织，是乳腺癌普查的常用方法。

子宫内膜异位症

子宫内膜组织黏附在盆腔内的其他器官上。

子宫内膜异位症是一种常见病，影响许多育龄期女性。它能产生剧烈的疼痛，以及极度过量和超时的月经，甚至还可造成生育问题。覆盖子宫腔表面的内膜几乎每个月脱落。子宫内膜异位症是指子宫外有一小块子宫内膜组织生长，最常见于卵巢和骨盆。这些组织碎片对激素变化产生反应，月经时出血。由于产生的血液不能通过正常出口——阴道离开身体，所以，它会刺激周围组织产生疼痛，甚至形成瘢痕。该病的病因至今未明。

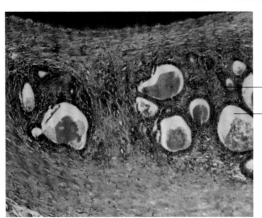

出血

子宫腺扩大

子宫内膜异位症
光学显微镜图片显示阴道上皮的断面，在激素的作用下，异常组织在月经期间出血。

宫颈癌

宫颈癌是发生在宫颈下端（子宫颈部）的恶性肿瘤。

宫颈癌是全世界女性中最常见的癌症之一，尽管在发达国家发病率要低得多。目前，大多数宫颈癌病例被认为是由于感染了人乳头状病毒（HPV），其中最危险的是吸烟者和免疫系统较弱的女性。通过子宫颈涂片（Pap）筛查试验检测到的处于癌前病变早期的细胞变化可以被治疗，以预防癌症发展。因此，定期筛查是一项极其重要的预防措施。在子宫颈涂片检查中，从子宫颈表面刮取细胞，并在细胞学实验室的显微镜下检查这些细胞。它们也可能被检测出 HPV 的存在。如果发现癌前细胞，可以切除受影响的子宫颈部分。有多种手术技术可以做到这一点。在某些情况下，可能会进行子宫切除术以移除子宫。

宫颈癌
子宫颈涂片显微镜图像显示细胞生长异常（发育不良）。如果不加以治疗，这些变化可能会导致宫颈癌。

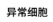
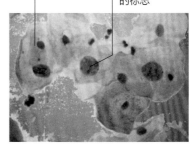

异常细胞

细胞核增大
细胞快速分裂的标志

卵巢囊肿

卵巢囊肿是指位于卵巢表面或其内部，且富含液体的囊泡，可见于单侧或双侧。

卵巢囊肿常见于卵巢表面或其内部，为充满液体的非恶性囊泡，是女性常见疾病之一，且育龄期女性最常见。小囊肿常无任何症状，若囊肿体积不断长大而压迫周围结构时，可引起腹腔疼痛和尿频等症状。囊肿一般会自行消失，但较大的囊肿，特别是已有症状的囊肿，则需要手术切除。囊肿有多种类型，最常见的是卵泡囊肿，发生在卵巢内成熟卵泡，直径可增大至5厘米。另一种类型可见多个囊肿，称多囊卵巢综合征。其他类型的

囊肿较少见。卵巢囊肿有时会出现并发症，如囊肿破裂或扭曲，囊肿极度增大而造成腹腔膨胀，或囊肿细胞非常罕见地发生改变而发展为卵巢癌，都需要采取紧急医疗措施。

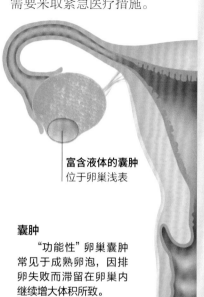

富含液体的囊肿
位于卵巢浅表

囊肿
"功能性"卵巢囊肿常见于成熟卵泡，因排卵失败而滞留在卵巢内继续增大体积所致。

卵巢癌

卵巢癌是恶性肿瘤，可发生于单侧或双侧。

与其他恶性肿瘤相比，卵巢癌不是女性生殖系统最常见的恶性肿瘤，但其引起的死亡率较高。这主要是因为当患者出现临床症状时，癌细胞已出现转移，使治疗变得复杂且成功率较低。卵巢癌患者的临床症状包括疼痛、腹腔肿胀和尿频。卵巢癌常见于

50~70岁女性，40岁以下女性患病率极低。高危人群包括从未生育和有家族史的女性。偶见卵巢囊肿发展为卵巢癌。目前尚无有效的卵巢癌普查方法，但属于高危人群的女性要仔细检查，以便早期发现、早期治疗，从而阻止疾病发展。

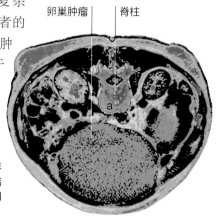

卵巢肿瘤　脊柱

卵巢癌
全身CT断层扫描图像显示女性体内可见较大的卵巢肿瘤（绿色，居中下），以及肾（黄色）、脊柱（粉色，居中）、肋骨（粉色，居边缘）和体内脂肪（蓝色）。这样大小的恶性肿瘤可压迫周围组织结构而产生一些症状，并提示肿瘤细胞已发生转移。

子宫肌瘤

子宫肌瘤是指发生在子宫壁内的良性肿瘤。

子宫肌瘤常见于育龄期女性，发病率约1/3，可单个或成群出现，大小不等，可小如豌豆，也可大如柚子。小的肌瘤不会产生任何症状，但体积较大的肌瘤可引起经期延长、出血量增多、痛经加重。另外，体积大的肌瘤会使子宫变形，导致不孕，同时也会压迫其他器官，如膀胱或直肠。

肌瘤位置
肌瘤可出现在子宫的任何部位，且常以其所在的解剖位置或其所在的组织来命名。

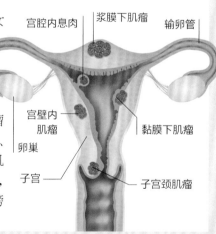

宫腔内息肉　浆膜下肌瘤　输卵管
宫壁内肌瘤
卵巢
子宫
黏膜下肌瘤
子宫颈肌瘤

子宫癌

子宫癌是指发生在子宫内膜的肿瘤。

子宫癌最常见于55~65岁女性，病因未明，但相关危险因素已明确，包括肥胖、绝经期延迟（52岁以后停经）和从未生育。绝经前患者的临床症状包括经期出血量比正常稍多，或经期间出血，或性交后出血；绝经后患者有再次出血的现象。子宫切除术是大多数子宫癌患者的首选治疗方法。

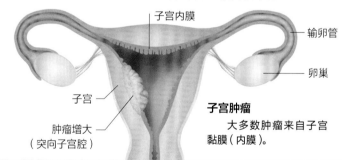

子宫内膜
输卵管
卵巢
子宫
肿瘤增大
（突向子宫腔）

子宫肿瘤
大多数肿瘤来自子宫黏膜（内膜）。

子宫下垂

子宫下垂是由于牵拉子宫并维持子宫正常体位的韧带和肌肉无力而使子宫向下移位的病变。

子宫下垂在绝经后女性中最常见，主要因低水平雌激素影响了韧带的维系子宫能力。同时，分娩、肥胖和咳嗽或开腹手术时的张力也都是影响因素。子宫向下突向阴道内，且在一些严重病例中可见子宫突入阴道直至阴道口。子宫下垂的症状包括阴道内充盈感、后背疼痛和排尿或排便困难。

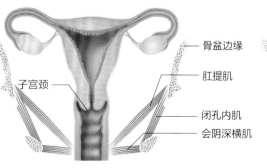

子宫颈　骨盆边缘　肛提肌　闭孔内肌　会阴深横肌

正常的子宫
子宫由肌肉和韧带固定于盆腔，故为避免子宫下垂，可有规律地锻炼骨盆底，以保持其强度。

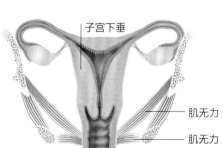

子宫下垂　肌无力　肌无力

下垂的子宫
可见子宫已向下滑进阴道，阴道壁也下垂。

男性生殖系统疾病

　　男性生殖系统易产生各种病变。外生殖器因位于体表，早期发病时易被发现。那些位于体内的生殖器官如前列腺，若发生病变，一般在晚期才被发现，从而错过了最佳的治疗时期，使治愈变得比较困难。

睾丸鞘膜积液

　　睾丸鞘膜积液是指包绕睾丸的鞘膜腔内有大量液体而引起的肿胀。

　　睾丸由双层鞘膜包裹，位于鞘膜腔，正常情况下腔内有少量液体。鞘膜腔液体过量形成而引起积水时，睾丸也变得肿胀。这种病变在婴儿和年长人群中的发生率较高，但病因不明，可能与睾丸感染、炎症或外伤有关。睾丸鞘膜积液常无疼痛，但拖拽感较明显，这与阴囊体积增大、重量增加有关。年轻患者一般不需治疗病情就会好转。但是，若有不适感时，可手术清除积液。对不宜手术的患者，可用注射器从病变部位吸出液体。

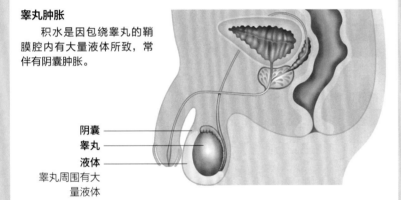

睾丸肿胀
　　积水是因包绕睾丸的鞘膜腔内有大量液体所致，常伴有阴囊肿胀。

阴囊
睾丸
液体
睾丸周围有大量液体

睾丸癌

　　在睾丸组织内生长的恶性肿瘤，常见于年轻男性。

　　睾丸癌是20~40岁男性最常见的癌症之一。尽管早期发现的睾丸癌易于治愈，但是若不能早期治愈，癌细胞可扩散转移至淋巴结及机体的其他部位。睾丸癌的症状包括：睾丸内无痛的硬块，睾丸大小和形态改变，阴囊隐痛。睾丸癌有两种主要类型，精原细胞瘤和非精原细胞瘤，皆由睾丸生精细胞恶变形成。睾丸癌的早期治疗至关重要且治愈率较高，因此，所有男性应定期检查睾丸；阴囊皮肤出现任何肿胀或其他改变时，应及时就诊。软肿块或有痛感的肿胀可能因囊肿或感染所致。

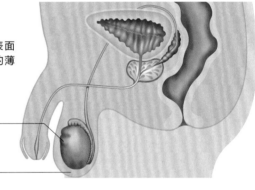

睾丸肿瘤
　　如图大小的睾丸表面肿瘤可通过阴囊外表的薄层皮肤被清晰感知。

肿瘤
睾丸表面的微小肿瘤
阴囊

前列腺疾病

　　前列腺疾病包括炎症、良性增生和一些严重疾病，如癌症等。

　　前列腺位于膀胱正下方，并环绕尿道上部（尿道为连接膀胱和阴茎的管道）。形如栗子的前列腺可产生分泌物，参与构成含精子的精液。前列腺疾病较常见于中老年男性，最严重的病变是对生命有潜在危胁的前列腺癌。因肿瘤细胞生长缓慢，前列腺癌常见于年长的男性，患者无任何症状。目前，应用新技术可早期发现患前列腺癌的年轻人，并为其提供治疗。前列腺增生常见于50岁以上的男性，是机体衰老的一种表现。增生的前列腺如果压迫尿道，可引起令人痛苦的泌尿系统症状，包括尿频、排尿延迟、尿少、漏尿和尿不尽等。前列腺炎也较为常见，多因感染所致。

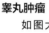

膀胱
前列腺
尿道
恶性肿瘤

前列腺癌
　　如图大小的前列腺浅表恶性肿瘤，一般不会产生急性症状。一旦肿瘤体积增大，可压迫尿道，而产生泌尿系统症状，并可扩散转移至机体其他部位。

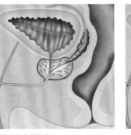

正常前列腺　　　　前列腺增生

前列腺增生
　　正常情况下，前列腺恰好紧贴在尿道周围，并与膀胱相邻；前列腺增生时，可挤压尿道。

增生的前列腺压迫尿道

前列腺炎

　　前列腺炎有急性、慢性之分。急性前列腺炎较少见，起病急，症状较严重，但恢复也快，症状包括发热、寒战，以及阴茎周围、后腰和排便时的疼痛感。慢性前列腺炎的特点是发病时间长，常伴有不易治愈的轻微症状，如腹股沟和阴茎疼痛、射精痛、精液带血和排尿疼痛等。急慢性前列腺炎在30~50岁男性中最常见，可能是因泌尿管道的细菌感染所致。

病原菌

　　电镜图片显示的是一种细菌，称粪肠球菌，提示有前列腺炎的可能。该细菌对人类无害，属于人类肠道的正常菌群。

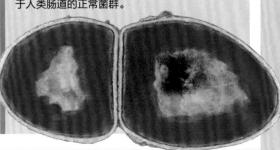

性传播感染

性传播感染（STI）也称性传播疾病（STD），是以性行为在人与人之间传播的感染。STI 可用药物完全治愈，但"安全的性行为"才是最重要的预防措施。

淋病

是淋病奈瑟球菌或淋球菌引起的生殖器感染。

淋病在男性较常见，但女性也会发病。男性感染的部位主要在尿道，女性则在子宫颈。淋病常无明显症状，若有，则表现为阴茎或阴道流脓，并有尿痛。女性还常伴有下腹痛和阴道不规则出血等。有时，感染可转移（通过血流）至机体的其他部位如关节。若未采取任何治疗干预，淋病可引起女性不孕。

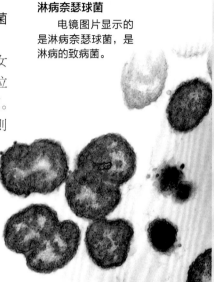

淋病奈瑟球菌
电镜图片显示的是淋病奈瑟菌，是淋病的致病菌。

盆腔炎（PID）

女性生殖管道发炎是 PID 的主要表现，一般常因 STI 所致。

PID 是年轻女性盆腔疼痛的常见病因。PID 的其他症状还包括发热、经期出血量多或月经期延长，以及性交时的疼痛等。有时 PID 也无任何症状。

衣原体或淋病奈瑟球菌引起的 STI 是 PID 产生的主要原因。产后或妊娠终止后的感染也是可能的病因之一。炎症可从阴道向子宫和输卵管蔓延，严重时，也可波及卵巢。若不采取任何治疗措施，输卵管可受影响而导致不孕，或增加宫外孕的发生危险。

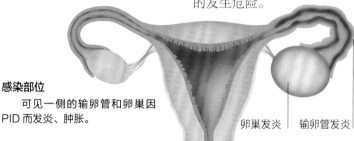

感染部位
可见一侧的输卵管和卵巢因 PID 而发炎、肿胀。

卵巢发炎　输卵管发炎

非淋病球菌尿道炎

也称非特异性尿道炎。这种男性 STI 的致病菌不包括淋病奈瑟球菌。

非淋病球菌尿道炎（NGU）是全世界男性最常见的 STI 之一。它的典型症状包括有脓或无脓的尿道（从膀胱通向阴茎顶端的导管）炎症、阴茎末端炎症和疼痛，以及尿痛（尤其是晨尿时）。NGU 的致病菌以沙眼衣原体为主，约占 50%，也可感染女性。除此之外，NGU 致病菌还包括解脲支原体、阴道毛滴虫、白色念珠菌、生殖器疣病毒（人乳头状瘤病毒，HPV）和生殖器疱疹病毒（疱疹单一病毒，HSV 1 和 HSV 2）等。寻求医治，以防止再次互相感染，对性伴侣双方都非常重要。为有效预防 STI，使用避孕套。

NGU的症状
主要症状是尿道炎症引起的不适和不适，如在阴茎外口处产生的疼痛和不适，以及尿痛。若炎症扩散，可见睾丸和附睾肿胀。

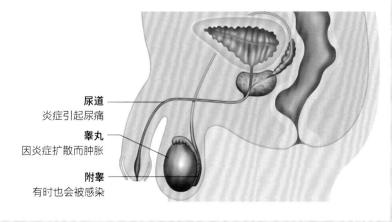

尿道
炎症引起尿痛

睾丸
因炎症扩散而肿胀

附睾
有时也会被感染

梅毒

是生殖器发生的细菌感染，可见于男性和女性。

梅毒曾有臭名昭著的历史，但是，随着抗生素的诞生，梅毒发病率大幅下降。致病菌梅毒螺旋体可从外生殖器进入机体而感染生殖器官，也可扩散至机体的其他部位。若不治疗，梅毒可致患者死亡。梅毒的第一个临床表现是在阴茎或阴道上出现感染性极高的疮（下疳），并伴有淋巴结肿胀。紧接着，皮肤也可出现疹和疣样斑，并伴有流感症状。若不进行任何治疗，梅毒将发展至最后阶段（如性格改变、精神病和神经系统疾病等）而导致死亡。当然，梅毒一般很少会发展至这个阶段。

衣原体感染

致病菌沙眼衣原体可引起女性衣原体感染。

衣原体感染是较常见的 STI。尽管此致病菌会引发男性非淋球菌尿道炎，但在女性仅引起衣原体感染。致病菌入侵机体后会使生殖器官发炎，主要症状包括阴道有异常分泌物排出、尿频、尿急、下腹痛以及性交痛等。衣原体感染还会导致盆腔炎，若不治疗，可致不孕。用拭子刮子宫颈取样后，可检测出该致病菌。

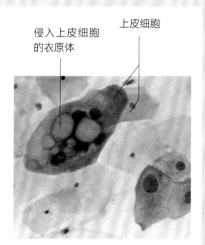

侵入上皮细胞的衣原体　　上皮细胞

子宫颈涂片中的细菌
子宫颈涂片的显微镜图片（400 倍放大），可见沙眼衣原体（蓝色大细胞内的一些粉色细胞）。

不孕与不育

　　若未采取任何避孕措施，婚龄1年的夫妇仍未受孕，则表明某方或双方的生育功能有问题。一对夫妇若打算在30~40岁才生儿育女，出现不孕、不育的概率会明显增加，这与此年龄段的人的生育能力明显下降有关。目前，想要孩子的夫妇可借助各种辅助生育技术和治疗方法来实现他们的愿望。

女性不孕的病因

　　约1/3的不孕女性是因其生殖系统异常而引起的，这些异常主要是生殖器官本身的结构或功能异常，如输卵管受损使卵母细胞无法进入输卵管，卵巢无法按月正常排卵，子宫因结构异常而无法容受胚胎，子宫颈阻挡精子进入等。但是，女性不孕也可能是不明原因，或是多种异常协同作用而引起的。

输卵管受损

　　输卵管损伤所致的瘢痕或变形，可阻挡卵母细胞的运行。

　　输卵管常因子宫内膜异位症而不通畅，可见管壁内有子宫内膜碎片。盆腔炎（PID）常因性传播感染（STI）所致，如衣原体（见第241页）。患者在感染早期无任何不适，但炎症后期产生的瘢痕会引起生育问题。宫内避孕器（IUD）也会使女性患PID的危险性增加。输卵管损伤常见于单侧，也就是说，女性每隔1个月还会有受孕的机会。

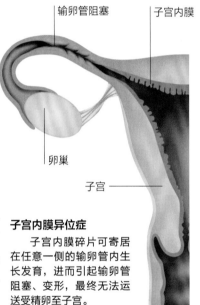

子宫内膜异位症
　　子宫内膜碎片可寄居在任意一侧的输卵管内生长发育，进而引起输卵管阻塞、变形，最终无法运送受精卵至子宫。

子宫异常

　　结构异常的子宫会阻止受精卵着床。

　　子宫结构异常较少见，但也有可能导致生育困难。子宫形态有异常或畸形，主要与其在胚胎发育时期出现异常有关。位于子宫肌层，体积大、数量多的良性肿瘤（子宫肌瘤）可侵占宫腔内的空间，并使子宫变形。子宫手术或盆腔炎也会影响子宫结构，并可导致随后出现受孕困难。

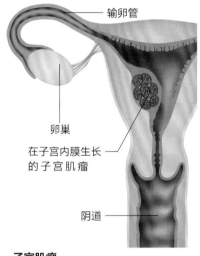

子宫肌瘤
　　一个体积较大的良性肿瘤将子宫壁推向子宫腔，使其宫腔缩小，器官变形。

子宫颈疾病

　　子宫颈也会影响生育功能，可阻挡精子进入，或本身有生理缺陷。

　　子宫颈可分泌黏液，常较黏稠。就在排卵前，雌激素水平增高，可使黏液变得稀薄，易于精子穿越。若雌激素水平过低，或生殖管道已被感染，宫颈黏液则继续呈黏稠状，使精子无法顺利穿越。子宫颈拒绝精子还有一个原因，那就是女性的免疫系统有时会产生针对其性伴侣的精子抗体，从而破坏或杀死子宫颈内的精子。其他类型的子宫颈病变或异常，如息肉、肌瘤、狭窄和变形等，也可导致不孕。

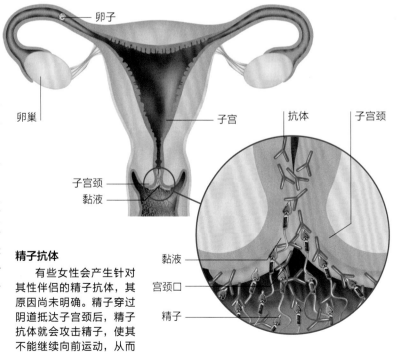

精子抗体
　　有些女性会产生针对其性伴侣的精子抗体，其原因尚未明确。精子穿过阴道抵达子宫颈后，精子抗体就会攻击精子，使其不能继续向前运动，从而阻碍受精。

排卵疾病

　　从不排卵，或仅间歇性排卵，都可导致受孕困难。

　　排卵是指释放可受精的成熟卵母细胞。正常情况下，每个月两侧卵巢交替排卵，一旦出现偏差，可能会导致生育困难。排卵完全缺失或罕见排卵是已明确的病因，其所致的生育困难较常见。排卵是依赖激素间复杂的相互作用而完成的，影响激素分泌的因素有很多，主要包括垂体和甲状腺疾病、多囊卵巢综合征、长期服用口服避孕药、体重超重或体重过轻、锻炼过度及压力过大等。过早绝经可能也是一种病因。

男性不育的病因

约1/3的女性不孕是因男性原因而引起（其余原因不明）。男性病因包括精子质量异常，或射精前精子从睾丸向附睾和输精管运行中出现异常；疾病或心理障碍可导致射精障碍，如阴茎不举或早泄，或逆行射精，最终使精子无法抵达阴道。

精子生成障碍

包括精子的数量减少、形态异常或活动力低下。这些异常使受孕的可能性降低。

为完成受精，睾丸需生成大量的精子。若男性睾丸无法生成大量精子，则表明其精子数量过少。显微镜检查可发现此类精子，并可观察每个精子的大小、形态和运动能力等。上述任一项检查内容有问题，都提示男性生育力低下。若男性每次射出的精液量较少，也表示其生育力低下。

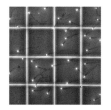 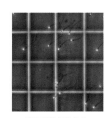

精子数量正常　　　　精子数量减少

精子穿行困难

在精子从睾丸向阴茎的穿行过程中，任一生殖管道发生变形或阻塞，都可导致生育力下降。

精子由睾丸生成后，需经历漫长而曲折的旅程，才被射出体外。该旅程途经的任一管道（附睾和输精管）发生狭窄、阻塞或其他变形时，都可减慢或完全阻塞精子的穿行。相关致病因素有多种，其中男性生殖系统感染最常见。有些性传播感染（见第241页），特别是淋病，可引起生殖管道感染，感染所形成的瘢痕可使管道变形，进而影响精子穿行。

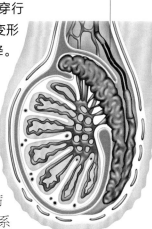

输精管的管腔狭窄

输精管发炎

输精管是精子穿行的生殖管道之一，损伤后可阻止或减慢精子的穿行。性传播感染所致的输精管感染是其损伤的常见原因。

射精障碍

勃起功能障碍和逆行射精都可影响生育力。

许多射精障碍使精子无法以常规方式抵达女性阴道，导致受精不能正常进行。其中最常见的射精障碍是勃起功能障碍（获得和维持阴茎勃起发生异常），其可能的病因包括糖尿病、脊髓病、血流受损、药物作用或心理障碍等。另一种射精障碍是逆行射精，因瓣膜异常而使精液回流至膀胱，也是前列腺部分或全部切除手术的并发症。目前治疗勃起功能障碍的方法有很多，可根据其不同特性进行选择，以减轻其相关症状。

体外受精

是一种辅助受孕技术，可在机体外将精子和卵子融合而完成受精。

自1978年应用体外受精（IVF）技术诞生第一例试管婴儿之后，这种辅助受孕技术就得到了广泛应用。IVF技术可应用于输卵管阻塞，或者原因不明或无法治愈的不孕症患者。该技术需要从患者卵巢取卵子，通常可人为地应用激素来刺激卵巢卵母细胞的成熟，以便获得多个卵母细胞，促进体外受精成功率的提高。成功取得卵子后，可将其与配偶或捐精者的精子相混，并在正常体温下孵育6天。最后，用细导管将1~2个受精卵经阴道和子宫颈直接注入子宫腔内。如果1~2个受精卵植入子宫壁则可判定治疗成功。IVF的成功率约为29%。

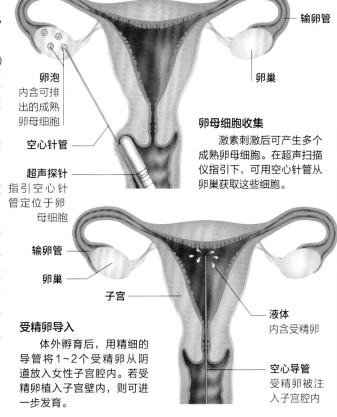

卵泡
内含可排出的成熟卵母细胞

空心针管

超声探针
指引空心针管定位于卵母细胞

卵母细胞收集

激素刺激后可产生多个成熟卵母细胞。在超声扫描仪指引下，可用空心针管从卵巢获取这些细胞。

输卵管

卵巢

子宫

输卵管

卵巢

受精卵导入

体外孵育后，用精细的导管将1~2个受精卵从阴道放入女性子宫腔内。若受精卵植入子宫壁内，则可进一步发育。

液体
内含受精卵

空心导管
受精卵被注入子宫腔内

卵胞浆内单精子注射

应用传统辅助生殖技术治疗男性不育症失败时，可采用一种更加精细的IVF技术，即卵胞浆内单精子注射（ICSI）技术。该技术是将一个精子直接注入到一个成熟的卵母细胞内，其过程非常精细，需要在实验室显微镜下，应用显微操作仪来完成。每个月经周期的成功率约为50%，且只有一个胚胎能发育。

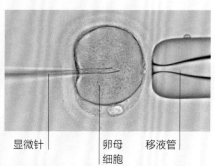

显微针　　　卵母细胞　　　移液管

精子注射

如图所示，一个精子正被注入一个卵母细胞内。可见一个显微针正向圆形卵母细胞内注射，而卵母细胞已被移液管的顶端稳妥地固定好。

妊娠和分娩时的疾病

大多数的妊娠和分娩都能顺利进行，也不会有严重的异常情况发生，新生儿足月而健康。但是，有些异常情况会出现在机体功能正常的孕妇身上，甚至会对孕妇本身和胎儿造成生命危险。妊娠和分娩时出现的这些异常情况极少会使孕妇和新生儿的机体功能有终身障碍。

宫外孕

是指发生在子宫以外部位的妊娠，常在输卵管内。

宫外孕发生率约为1%，较常见于30岁以下女性，可见受精卵未植入在子宫壁内，而是在一侧输卵管内，或是在其他更少见的部位而生长发育。一般情况下，在这些部位植入的胚胎都无法正常发育，导致妊娠失败。宫外孕所致的胚胎必须经手术切除，以免输卵管破裂导致内出血。

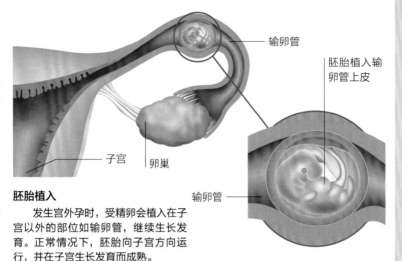

胚胎植入

发生宫外孕时，受精卵会植入在子宫以外的部位如输卵管，继续生长发育。正常情况下，胚胎向子宫方向运行，并在子宫生长发育而成熟。

输卵管
胚胎植入输卵管上皮
子宫
卵巢
输卵管

先兆子痫

高血压和水肿是妊娠期间先兆子痫的特征。

先兆子痫的发病率为5%~10%，最常见于临产的那几周，主要特征包括高血压、水肿和蛋白尿。先兆子痫常易于治疗，若未能及时发现，可导致头痛、视力障碍、癫痫发作，直至昏迷甚至死亡。

胎盘疾病

是指分娩前胎盘功能或位置出现问题。

胎盘出现以下两种异常情况时，其功能会受影响。一是前置胎盘，可见胎盘覆盖在子宫颈朝向子宫的开口处（子宫颈内口）；二是胎盘剥离，可见胎盘与子宫壁分离。前置胎盘的严重性，与其覆盖子宫颈的

面积大小有关，若仅是边缘，则极少有问题，若完全覆盖，则较严重。胎盘剥离常突然发生，易对胎儿造成生命危险，这与胎盘提供的基本供给受到影响有关。这两种胎盘异常都会导致阴道出血，但不严重时，一般不会有症状。

前置胎盘

如图所示，胎盘完全前置是严重的胎盘异常，可见子宫颈完全被胎盘覆盖。不严重时，可见胎盘低位，仅阻挡部分子宫出口。

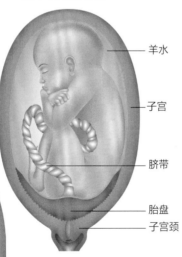

羊水
子宫
脐带
胎盘
子宫颈

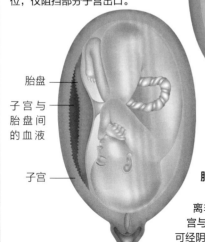

胎盘
子宫与胎盘间的血液
子宫

胎盘剥离

如图所示，胎盘从子宫壁的过早剥离非常隐蔽，因为患者的血液聚集在子宫与胎盘之间。有些胎盘剥离患者的血液可经阴道流出，从而提示胎盘的异常。

流产

也称自然流产，是妊娠24周前非人为造成的妊娠终止。

流产较常见，发生率为25%，常发生在妊娠14周前，且半数以上因遗传或胎儿异常所致。随后发生的流产，其病因较多，包括子宫颈或子宫本身的结构异常，以及严重感染等。吸烟、饮酒及滥用药物也是其致病因素。若连续发生3次及以上的流产，则称习惯性流产。

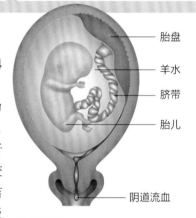

胎盘
羊水
脐带
胎儿
阴道流血

先兆流产

出血不多，胎儿仍存活，宫颈口也未打开。胎儿一旦死亡，则为完全流产，反之，胎儿可成功诞生。

羊水过多

是指胎儿浸泡在子宫腔内过多的羊水中。

羊水过多时，可见子宫内有过量羊水形成，易致腹痛或不适。羊水过多可能是慢性的，羊水在几周内缓慢积聚，或者更罕见的是急性的，病情在几天内发展。病因包括妊娠期糖尿病、多胎妊娠和胎儿畸形。过量的羊水可使胎儿活动增多，胎位异常和早产的可能性也相应增加。

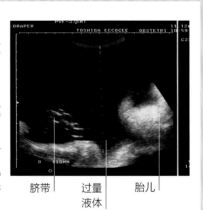

脐带
过量液体
胎儿

羊水过量

这张胎儿超声扫描图显示羊水过量，可致孕妇和胎儿出现异常。

胎位不正

任何与胎儿头向下而面朝后不同的分娩体位都称胎位不正。

80%的胎儿以头向下而面朝母体背部的正常体位诞生,胎儿常于第36周形成此体位。其余胎儿则会处于可致分娩异常的体位。臀位(见第232页)和枕后位(见右图)是最常见的异常胎位,臀位胎儿分娩时最先显露的是其臀部。有些胎位还会使脐带从产道脱落,导致胎儿窘迫。分娩时,若胎位不正,最易导致子宫颈和阴道撕裂。

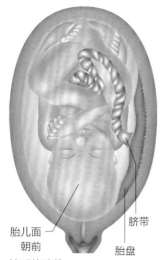

枕后位胎位

可见胎儿和正常胎位一样,是头向下,但已转位180°而面朝前。大多数胎儿可在分娩过程中,转动体位而面朝母体背部。

胎儿面朝前　　脐带

胎盘

早产

始于妊娠第37周之前的分娩,称早产。

大多数妊娠持续约40周,若在最后3周分娩,也称足月分娩。而37周之前分娩则为早产,诞生的婴儿称早产儿。早产很少会使母体发生病变,但胎儿出生过早,出现发育异常的概率也越高。其原因尚未明确,但多胎、羊水过多和胎儿异常是其诱发因素。有时早产会出现停滞或延迟,使胎儿在子宫内停留时间过长。

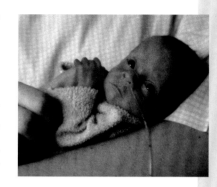

早产儿

图中的早产儿正经鼻饲管进食,因其吮吸反射尚未发育好,吞咽功能也较弱。机体特征是形体偏小、皮肤发黄有褶皱,以及不成比例的大眼睛。

分娩异常

是指有多种异常,可延长第2产程,或阻碍正常分娩的顺利进行。

分娩的第2产程始于宫颈口完全开放至10厘米,止于胎儿娩出。此阶段常见较多异常情况发生,尤其是第1胎。有些异常源自第1产程,包括宫缩乏力和胎位不正,以致胎儿不能施压而扩大宫颈口。同时,在一定程度上,第1产程的延长可使母体耗尽体力,而无法在第2产程用力。其他异常可在第2产程产生,如因胎位不佳,胎儿在产道的穿行被推迟。事实上,胎儿降入骨盆也会遇到困难,这与胎儿特别大、母体骨盆小或不规则有关。一旦胎儿抵达阴道口,而周围组织却不能及时充分扩展以显露其头部,就会出现分娩困难。尽管这些异常有可能存在,但正常的或辅助的阴道分娩还是可行的。在某些情况下,剖腹产是不得不做的选择。

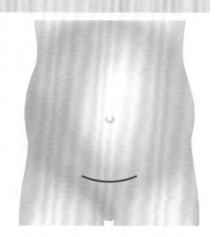

剖腹产

适用于孕妇分娩困难、多胎妊娠或无法从阴道分娩时,可经下腹部切口将胎儿和胎盘从子宫娩出。该手术常在硬膜外麻醉下进行,孕妇可保持清醒,并可与刚刚出生的婴儿互动。

水平切口

在耻骨线上方划一切口,手术医生经此取出胎儿和胎盘。

辅助分娩

分娩不能顺利或快速进行时,可采用真空抽吸或产钳辅助分娩。

辅助分娩是应用物理方法,以帮助胎儿经产道而离开子宫。当产妇因精疲力竭无法推动胎儿娩出或胎儿窘迫时,就有必要采取辅助分娩措施,包括真空抽吸和产钳辅助。每一次辅助分娩是将专用器械拉住胎头,使其暴露于阴道口,之后的产程则按常规进行操作。为扩大产道,以便放入辅助分娩器械而吸住胎头,常需行外阴切开术。在局部麻醉条件下,行会阴(阴道和肛门间组织)切口,分娩时可避免造成撕裂。为不影响肛门功能,切口应为斜行。

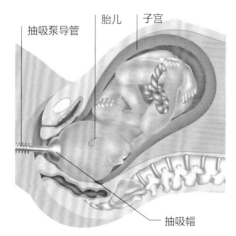

抽吸泵导管　　胎儿　　子宫

抽吸帽

真空抽吸分娩

抽吸帽放在胎儿头上,其连接导管与已打开电源的真空泵相连。随着每次宫缩,医生轻轻地拉出胎儿。

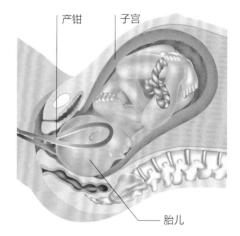

产钳　　子宫

胎儿

产钳辅助分娩

匙形产科钳,被小心地放在胎儿头周围。随着母体产生的推力,医生轻轻地拉着产钳,直至胎儿头抵达阴道口。

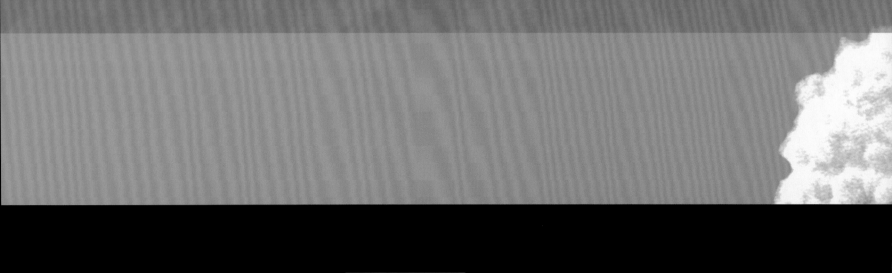

　　从一个精力充沛、用力踢蹬、哭声洪亮的新生婴儿到体格衰弱、功能减退的老年人，人体遵循着相似的人生规律。最初，遗传和早期环境必然发挥着重要作用。随着人体快速步入青春期继而进入成年期，人们生活方式的选择，如饮食和锻炼，在身体的发育中变得更加重要。当步入中年甚至老年，人们仍然可以通过运动来弥补年龄增长的影响，但到了

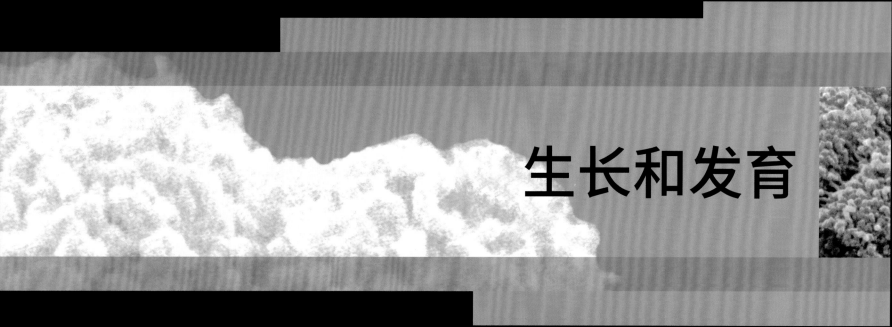

生长和发育

发育和衰老

　　人在一生中需要经历几个阶段，最初是生长期和成熟期；紧接着是一段相对稳定的中年时期；随着衰老或退化的进程，人最终走向死亡。

贯穿一生的变化

　　每个机体都根据其遗传物质中的指令成长、发挥功能。这个成长蓝图对任何个体都是独一无二的（同卵双胞胎除外），也是其他诸多因素影响的基础，其中最主要的因素是环境和生活方式。人为什么会衰老？针对这个问题的理论解释包括在细胞繁殖期间复制 DNA 时发生的错误、细胞器中逐渐增加的错误修复，以及由于自由基等物质的影响而导致的细胞碎片堆积等。每个人的衰老过程也可以按遗传密码被编程：所谓的"衰老基因"已被确定，它可以通过环境或生活方式因素（如饮食）打开或关闭。

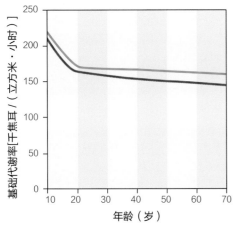

代谢率与年龄

　　随着年龄的增长，维持机体功能代谢所需的能量减少，这可以通过基础代谢率（BMR）反映。BMR 是一种能量值（以单位体积和时间的千焦耳为单位）的表达方式，指人体内所有化学反应所消耗能量的总和，与不同的身材相匹配。

图例：
— 男性
— 女性

纵轴：基础代谢率[千焦耳/（立方米·小时）]
横轴：年龄（岁）

疾病与衰老

　　从已知疾病的"病理"改变来揭示"正常"衰老过程似乎是困难的。例如，随着年龄的增长，脑内小血管发生阻塞的情况会越来越频繁，脑血管阻塞可导致局部脑组织缺血坏死。而这些局部坏死组织的积聚，可能会导致痴呆的体征，且这种体征也可能与阿尔茨海默（Alzheimer）病淀粉样斑块所表现的体征相吻合。

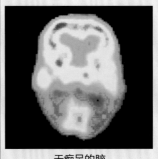
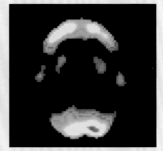

无痴呆的脑　　痴呆患者的脑

痴呆患者的脑活动

　　这些 PET 影像显示脑的代谢活动。左图为无痴呆的脑，右图为痴呆患者的脑。红色与黄色表示脑活动度强，蓝色与紫色表示脑活动度弱，黑色表示脑活动度很弱或没有活动。

人生的阶段

　　人生不仅包含年龄的成长，还包含年老时的逐渐衰落。刚学步的幼儿以惊人的速度学会运动、沟通和其他技能。到了青春期，性器官开始发挥功能。人的成熟一直持续到成年早期，此时身体的大部分达到最佳体型，并趋于完善。从中年开始，由于器官逐渐退化，通常会出现功能衰退，并一直持续到老年，此时身高也常降低。

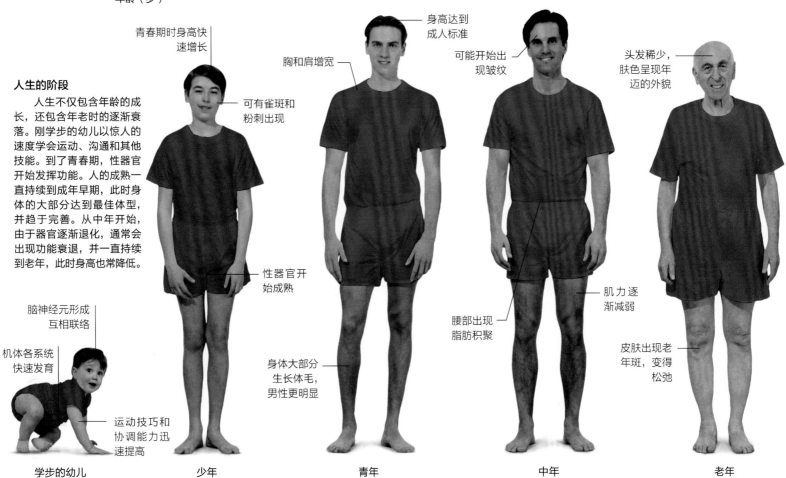

- 青春期时身高快速增长
- 可有雀斑和粉刺出现
- 身高达到成人标准
- 胸和肩增宽
- 可能开始出现皱纹
- 头发稀少，肤色呈现年迈的外貌
- 脑神经元形成互相联络
- 机体各系统快速发育
- 运动技巧和协调能力迅速提高
- 性器官开始成熟
- 身体大部分生长体毛，男性更明显
- 肌力逐渐减弱
- 腰部出现脂肪积聚
- 皮肤出现老年斑，变得松弛

学步的幼儿　　少年　　青年　　中年　　老年

遗传的影响

影响生长和发育的遗传因素多种多样，有些还可能会影响寿命。长期以来，人们一直观察到长寿有家族遗传倾向；而且那些可能存在的外部因素，如健康的生活方式等本身也存在家族遗传倾向，因此这也证明了长寿确实会受到遗传因素的影响。对长寿人群特别是对同卵和异卵双胞胎的研究表明，遗传因素对长寿有着很大影响。进一步的研究发现，"延长寿命"是已知基因的变异。这些基因中的一部分似乎通过抑制其他"缩短寿命"的基因发挥作用，这些"缩短寿命"的基因很可能导致某些疾病，如心脏病。

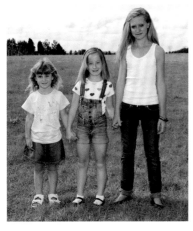

遗传生长障碍

站在中间的11岁女孩患有软骨骨生成障碍，一种由于基因改变导致的生长障碍性疾病。与她的两位姐妹相比，她的身高与年龄不相符。图左边的女孩4岁，图右边的女孩13岁。

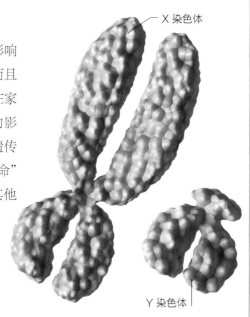

X 染色体

Y 染色体

性别的影响

男性的性染色体为XY，而女性的则为XX。性别差异对寿命产生如下的影响：女性的平均寿命长于男性。据统计，每5位百岁老人中，约有4位是女性。

环境的影响

大量环境因素会影响发育和衰老：从饮用水质量到放射性污染等。被交通废气污染的空气可能含有化学混合物，能影响人体的心、肺和脑，甚至可能促使癌症的发生。据估计，太阳的紫外线（UV）会导致90%的皮肤出现过早老化症状，尤其是皱纹——其中大部分损伤发生在童年时期，远在皮肤症状明显表露之前。遗传学也是一个重要的因素，与浅色皮肤相比，深色皮肤受到其色素沉着的保护，衰老表象、皮肤增生和黑色素瘤等癌症发生的风险相对较低。

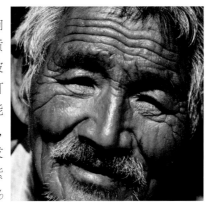

太阳暴晒的影响

虽然古铜色皮肤被认为是一种健康的体现，但在阳光下过度暴晒可使皮肤过早老化，出现皮沟、更深的皱纹和斑点；同时，还会增加皮肤癌变的风险。

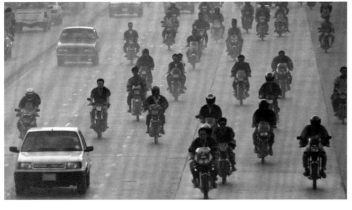

空气污染的影响

污染空气的有害物质主要是极小的飘浮颗粒物，称悬浮微粒，大部分来自汽车尾气和矿物燃料。它们滞留在肺部深处，可引发哮喘和肺癌。

生活方式的影响

随着个人的成长，特别是从青春期到成年早期，人也会在社交活动和智力思维上变得更加独立。根据文化和传统，人对生活方式的选择有更多的控制权，例如应激的水平、放松的时间、负担的风险等。饮食对健康和衰老有着重大影响：既可影响消化系统对食物的加工处理，也可影响血液中胆固醇的水平。为了促进健康、延缓衰老，从生活方式的角度来讲，最重要的因素包括合适的体重、均衡的饮食、定期进行体育锻炼、避免饮酒或适度饮酒及不吸烟等。

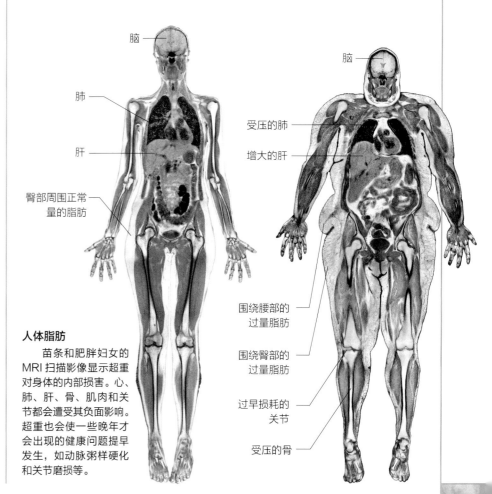

脑

肺

肝

臀部周围正常量的脂肪

脑

受压的肺

增大的肝

围绕腰部的过量脂肪

围绕臀部的过量脂肪

过早损耗的关节

受压的骨

人体脂肪

苗条和肥胖妇女的MRI扫描影像显示超重对身体的内部损害。心、肺、肝、骨、肌肉和关节都会遭受其负面影响。超重也会使一些晚年才会出现的健康问题提早发生，如动脉粥样硬化和关节磨损等。

人的一生

从出生到死亡，人经历了许多变化。其中的许多变化发生在生命中大致相同的阶段，尽管个体之间和不同地区之间会存在一些差异。

发育和衰老的影响可以在人体的所有系统中看到。有些变化对男性和女性都是相同的，但另有一些变化——特别是那些影响生殖系统的变化——是有性别差异的。对于人类为什么会衰老，我们知之甚少。然而很明显的是，细胞——人体的基石——会随着时间的推移而变化。当细胞分裂至固定次数后，它们正常运作的能力就开始下降。这意味着结缔组织的柔韧性降低，使器官、血管和呼吸道的工作效率降低。细胞膜也会发生变化，使得组织能够获得氧气和营养物质以及清除代谢废物方面的能力不断下降。

图注
骨骼系统
肌肉系统
神经系统
内分泌系统
心血管系统
呼吸系统
皮肤、毛发和指（趾）甲
淋巴和免疫系统
消化系统
泌尿系统
生殖系统

♂ 男　　♀ 女

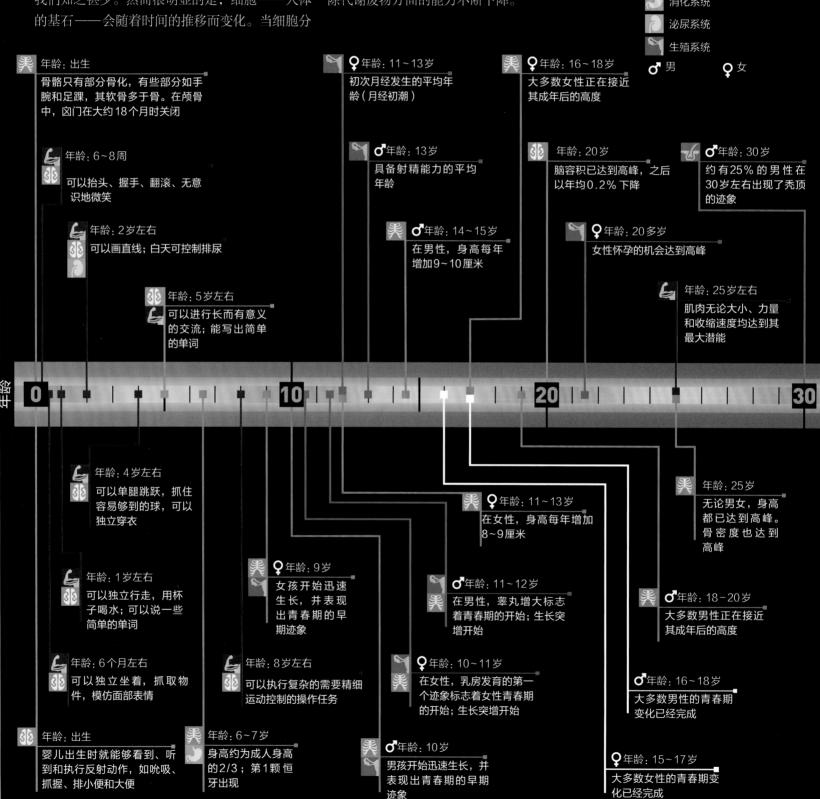

年龄：出生
骨骼只有部分骨化，有些部分如手腕和足踝，其软骨多于骨。在颅骨中，囟门在大约18个月时关闭

年龄：6~8周
可以抬头、握手、翻滚、无意识地微笑

年龄：2岁左右
可以画直线；白天可控制排尿

年龄：5岁左右
可以进行长而有意义的交流；能写出简单的单词

♀年龄：11~13岁
初次月经发生的平均年龄（月经初潮）

♂年龄：13岁
具备射精能力的平均年龄

♂年龄：14~15岁
在男性，身高每年增加9~10厘米

♀年龄：16~18岁
大多数女性正在接近其成年后的高度

年龄：20岁
脑容积已达到高峰，之后以年均0.2%下降

♀年龄：20多岁
女性怀孕的机会达到高峰

♂年龄：30岁
约有25%的男性在30岁左右出现了秃顶的迹象

年龄：25岁左右
肌肉无论大小、力量和收缩速度均达到其最大潜能

年龄

0　　　10　　　20　　　30

年龄：4岁左右
可以单腿跳跃，抓住容易够到的球，可以独立穿衣

年龄：1岁左右
可以独立行走，用杯子喝水；可以说一些简单的单词

年龄：6个月左右
可以独立坐着，抓取物件，模仿面部表情

年龄：出生
婴儿出生时就能够看到、听到和执行反射动作，如吮吸、抓握、排小便和大便

年龄：8岁左右
可以执行复杂的需要精细运动控制的操作任务

年龄：6~7岁
身高约为成人身高的2/3；第1颗恒牙出现

♀年龄：9岁
女孩开始迅速生长，并表现出青春期的早期迹象

♂年龄：10岁
男孩开始迅速生长，并表现出青春期的早期迹象

♀年龄：11~13岁
在女性，身高每年增加8~9厘米

♂年龄：11~12岁
在男性，睾丸增大标志着青春期的开始；生长突增开始

♀年龄：10~11岁
在女性，乳房发育的第一个迹象标志着女性青春期的开始；生长突增开始

年龄：25岁
无论男女，身高都已达到高峰。骨密度也达到高峰

♂年龄：18-20岁
大多数男性正在接近其成年后的高度

♂年龄：16~18岁
大多数男性的青春期变化已经完成

♀年龄：15~17岁
大多数女性的青春期变化已经完成

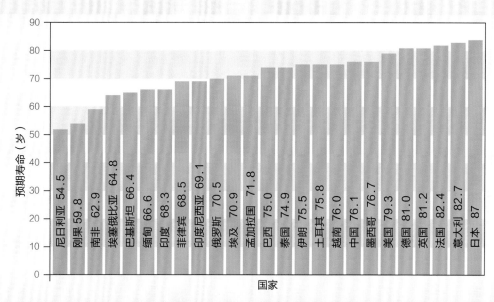

预期寿命

影响预期寿命的因素有很多。女性的预期寿命通常长于男性，这可能是由于绝经前女性体内释放的激素具有保护作用。在世界各地，平均预期寿命各不相同：非洲部分地区人群的寿命不到50岁，而日本、加拿大、澳大利亚和欧洲部分地区人群的寿命可达80岁以上。这是遗传倾向、生活方式、资源和传染病流行等多方面因素造成的。从历史的角度看，由于卫生、医疗、保健和营养条件的改善，人的预期寿命得到了明显的延长。

世界各地的预期寿命

这张图显示了生活在世界上人口最多的25个国家中的人们的预期寿命。在贫穷和受战争影响的国家，预期寿命最低；而在发达国家，预期寿命最高。

预期寿命（岁）

国家

尼日利亚 54.5 刚果 59.8 南非 62.9 埃塞俄比亚 64.8 巴基斯坦 66.4 缅甸 66.6 印度 68.3 菲律宾 68.5 印度尼西亚 69.1 俄罗斯 70.5 埃及 70.9 孟加拉国 71.8 巴西 75.0 泰国 74.9 伊朗 75.5 土耳其 75.8 越南 76.0 中国 76.1 墨西哥 76.7 美国 79.3 德国 81.0 英国 81.2 法国 82.4 意大利 82.7 日本 87

 年龄：40多岁
骨开始丢失矿物质；身高开始逐渐下降；在男性，睾丸激素水平开始下降

♀ **年龄：50～52岁**
大多数女性都会经历绝经期

💪 **年龄：60～65岁**
肌量的损失加速；总血容量比25岁时低20%～25%；嗅觉开始明显减弱

❤ **年龄：80多岁**
心的泵功能约为25岁时的40%～50%；约4/5的人有明显的听力损失

 年龄：30岁
大多数器官的储备容量开始每年下降约1%

🧠 ♂ **年龄：55岁**
男性的味蕾数减少

年龄：70多岁
心的泵功能约为30岁的70%～75%

年龄：30岁
前额叶皮质现已得到完全发育，使决策能力得以提高

♂ **年龄：50多岁**
大约一半的男性表现出男性秃顶的迹象；男性的红细胞水平开始下降

♂ **年龄：79岁**
2000－2010年出生的男性出生时的最高平均预期寿命（日本）

```
30    40    50    60    70    80    90
```

♀ **年龄：40岁**
自20岁以来，女性怀孕的概率下降了一半以上

♀ **年龄：不到50岁**
女性月经周期开始缩短

♀ **年龄：69.5岁**
2000－2010年。出生的全球女性出生时平均预期寿命

 年龄：45岁左右
约1/5的人听力受到影响；胆汁产量开始下降

♂ **年龄：65岁**
2000－2010年。出生的全球男性出生时平均预期寿命

♀ **年龄：86.1岁**
2000－2010年出生的女性出生时的最高平均预期寿命（日本）

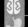 **年龄：42～44岁**
由于老花眼引起的视力问题变得明显；女性开始失去大量的味蕾

 年龄：60岁
约1/5的人失去了所有的牙齿；女性的红细胞水平开始下降

 ♂ **年龄：90岁**
男性的总肌量几乎是20岁时的一半

0~10 儿童期

生命最初的几年是快速生长和发育的阶段，随着体型增大，器官和人体系统趋于成熟，如动手能力、行走、说话和智力等基本技能都在快速发展。

骨和肌肉

婴儿的生长发育是最快的。婴儿期通常定义为从出生至12个月的时期。粗略估计，在最初的2年，身高比出生时增加1倍；尽管体重的增加往往因人而异，但一般而言，4个月的时候，体重会比出生时增加1倍；1岁时，体重会增加至出生时的3倍。大部分身高的增长依赖下肢长骨的生长，而长骨的生长是在一个被称为骺板或生长板的特殊区域。在出生之前，大部分骨的形态是软骨，并在其初级骨化中心位置逐渐硬化或骨化成真正的骨。出生后，次级骨化中心位于骨的两端。肌肉也迅速生长，随着身体脂肪量的减少，肌肉的轮廓逐渐变得更加清晰。

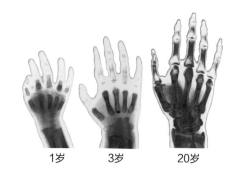

1岁　3岁　20岁

软骨到骨

这些手部和腕部的X线片显示了暗红色、蓝色或紫色的骨组织。1岁时，腕部和手指的骨主要由软骨构成。3岁时，软骨的骨化正在有条不紊地进行。20岁时，骨已完全形成。

器官成熟

相对而言，许多器官和机体系统在出生时尚未发育完善，在它们能行使全部功能之前需要进一步成熟。例如：为了协调运动，神经系统中的神经元之间必须形成联系；为了消化固体食物，消化系统产生的消化酶必须增加。

脑
神经元之间的联系快速形成

牙
乳牙逐渐为恒牙所代替

胸腺
儿童时期免疫系统的重要组成部分，是T细胞（一种白细胞）成熟的场所

肌肉
生长得更大、更长。随着神经系统的发育，肌肉的协调能力提高

消化系统
消化系统快速成熟，使得6个月左右时可以消化固体食物

骨
生长并骨化

关节软骨
保护骨端的平滑组织

次级骨化中心

骨骺（头）

骺（生长）板

骨膜

骺（生长）板
产生新的软骨

骺线
青春期末骨化，标志着骨增长的终止

骨髓腔

血管

骨干

新生儿的长骨

骨干硬化是从生长骨的中部，即初级骨化中心开始，其内有骨髓腔。骨干的球状端（或头）称骨骺，全部由软骨构成，相对比较软。

儿童的长骨

位于骨骺内的次级骨化中心开始使其周围的软骨变硬，形成骨组织。位于骨干与骨骺之间的骺板产生新的软骨。

成人的长骨

到了18~20岁，骨所有的部分都变硬，长成了真正的骨。骺板被一条致密的骨组织取代，即骺线。唯一剩余的软骨是平整光滑的关节软骨，覆盖于骨关节面。

年龄

0

5

年龄：6~8周
可以抬头、握手、翻滚、无意识地微笑

年龄：6个月左右
可以独立坐着，抓取物件，模仿面部表情

年龄：1岁左右
可以独立行走，用杯子喝水；可以说一些简单的单词

年龄：2岁左右
可以画直线；白天可控制排尿

年龄：4岁左右
可以单腿跳跃，抓住容易够到的球，可以独立穿衣

神经系统

　　胎儿头部在出生时必须通过母亲的骨盆，因此其大小就会受到限制。在儿童期，脑的大小只有成人阶段的1/4；这时的脑包含几乎所有的神经细胞，或称神经元，但这些神经元之间尚未建立起大量的联络。出生后，大脑的生长速度加快。仅仅2年后，大脑已发育为成年期大小的4/5，并且已有数以百万计的神经元联络建立，形成神经通路，例如，能控制肌肉以获得运动技能。大脑基本结构的完善需3年时间，但某些脑区，如前额叶和顶叶皮质区域，会继续成熟和发展。而脑干内网状结构的成熟使得注意力分散减少和注意力持续时间延长。

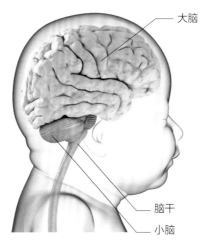

大脑
脑干
小脑

出生时的脑
　　大脑上部表面隆起（回）和凹陷（沟）的复杂性大大增加。参与协调运动的小脑则不如大脑发达。

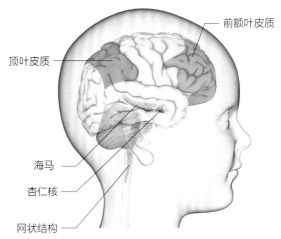

前额叶皮质
顶叶皮质
海马
杏仁核
网状结构

3岁时的脑
　　由于海马和杏仁核的发育，保存记忆的能力快速提高。同时，网状结构的成熟使得注意力持续时间延长。

消化系统和免疫系统

　　在出生后的最初几个月，婴儿产生的消化酶水平相对较低，因此不能完全消化固体食物，必须喂奶。从4～6个月开始，消化系统的功能逐渐发育完善，可以接受经过挑选的固体食物。尽管某些类型的抗病抗体已经通过胎盘从母体转移到胎儿体内，但是免疫系统在刚出生时还是不成熟的。出生后，母乳中的抗体有助于婴儿的肠道内壁抵抗有害微生物。这些抗体可以在最初3个月内提供被动免疫，之后婴儿的免疫系统将能够产生更多的自身抗体。在儿童期，胸腺在免疫系统中也发挥重要作用，有助于产生成熟的白细胞——T细胞（见第177页）。

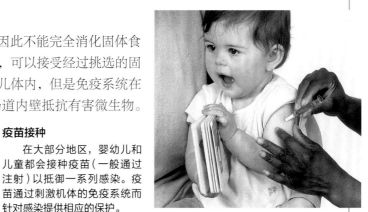

疫苗接种
　　在大部分地区，婴幼儿和儿童都会接种疫苗（一般通过注射）以抵御一系列感染。疫苗通过刺激机体的免疫系统而针对感染提供相应的保护。

牙齿的发育

　　第1组牙称原牙或乳牙，一般从6个月到3岁，以固定的顺序从牙龈中萌出。通常，除了尖牙，牙的萌出自前向后，但确切的时间和顺序各不相同，偶尔可见婴儿出生时即有1颗或几颗牙齿。大约从6岁开始，这些乳牙随着恒牙的萌出而松动并脱落。在20岁前后，第3磨牙（智齿）自牙龈出现，恒牙完全萌出，共32颗。但也有一些人的第3磨牙可能永不萌出。

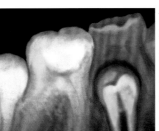

牙的萌出
　　这张彩色X线片显示了一颗恒牙从乳牙下萌出。

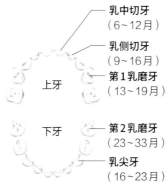

乳中切牙（6～12月）
乳侧切牙（9～16月）
第1乳磨牙（13～19月）
上牙
下牙
第2乳磨牙（23～33月）
乳尖牙（16～23月）

乳牙的牙列
　　小孩的牙齿由2颗乳切牙、1颗乳尖牙和2颗乳磨牙组成，上、下颌各一半，共20颗。乳牙萌出的年龄如前所述，这些牙的脱落顺序自前向后。

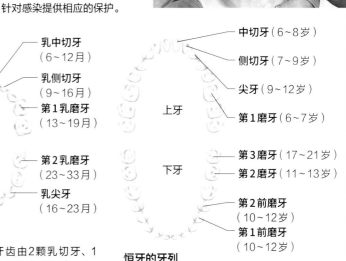

中切牙（6～8岁）
侧切牙（7～9岁）
尖牙（9～12岁）
第1磨牙（6～7岁）
上牙
下牙
第3磨牙（17～21岁）
第2磨牙（11～13岁）
第2前磨牙（10～12岁）
第1前磨牙（10～12岁）

恒牙的牙列
　　大约从6岁开始，首先萌出第1磨牙和中切牙。一套完整的恒牙共计32颗。

5　　　　　　　　　　　　　　　　　　　　　　　　　　　　　　**10**

年龄：5岁左右
可以进行长而有意义的交流；能写出简单的单词

年龄：6～7岁
身高约为成人身高的2/3；第1颗恒牙出现

年龄：8岁左右
可以执行复杂的需要精细运动控制的操作任务

♀ 年龄：9岁
女孩开始迅速生长，并表现出青春期的早期迹象

♂ 年龄：10岁
男孩开始迅速生长，并表现出青春期的早期迹象

青春期

青春期是儿童期与成年期之间的过渡期。这一阶段的关键事件是以性成熟和体格发育为代表的青春发育，通常女孩从 10 或 11 岁开始，男孩从 12 或 13 岁开始。

青春期

青春期是生殖系统成熟并开始发挥功能的时期。它还伴随包括快速生长和第二性征出现在内的其他改变：阴毛的生长以及男孩尤为明显的声音低沉。青春期由来自下丘脑的促性腺激素释放激素（GnRH）触发，GnRH 刺激垂体释放黄体生成素（LH）和促卵泡激素（FSH），进而 LH 和 FSH 又可刺激性器官产生性激素，由此引起男性和女性在青春期的改变。

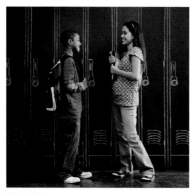

快速生长

女性的青春期开始较早，因此在男孩青春期快速长高之前，女孩的身高已快速增长。但是男孩的生长更加明显，也持续更久，因而最终男性的平均身高会高于女性。

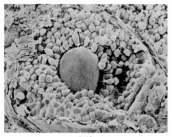

卵泡

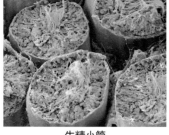

生精小管

卵子和精子的产生

在青春期，卵巢开始形成成熟卵泡（上方显微图中的蓝色细胞），每个都包含一个成熟卵子（红色）。在睾丸的生精小管中，精子（下方显微图中的绿色细胞）产生并离开它们的支持细胞（橙色）。

男性 女性

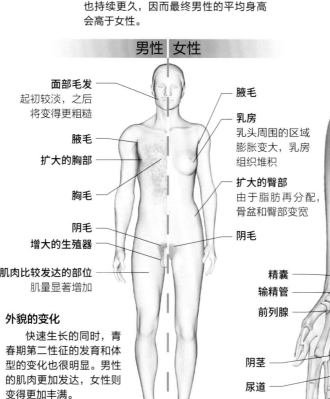

面部毛发
起初较淡，之后将变得更粗糙

腋毛

乳房
乳头周围的区域膨胀变大，乳房组织堆积

腋毛

扩大的胸部

胸毛

扩大的臀部
由于脂肪再分配，骨盆和臀部变宽

阴毛

阴毛

增大的生殖器

肌肉比较发达的部位
肌量显著增加

外貌的变化

快速生长的同时，青春期第二性征的发育和体型的变化也很明显。男性的肌肉更加发达，女性则变得更加丰满。

脑
由于不必要的神经通路的丢失，灰质体积减少

喉
喉部软骨的延长和声带组织的增厚导致声音加深，在男性中最为明显

皮肤
由于激素的变化，皮肤和头发变得油性了

精囊
输精管
前列腺

阴茎
尿道
阴茎头
睾丸

10

15

♀ 年龄：10~11岁
在女性，乳房发育的第一个迹象标志着女性青春期的开始；生长突增开始

♂ 年龄：11~12岁
在男性，睾丸增大标志着青春期的开始；生长突增开始

♀ 年龄：11~13岁
在女性，身高每年增加8~9厘米

♀ 年龄：11~13岁
初次月经发生的平均年龄（月经初潮）

♂ 年龄：13岁
具备射精能力的平均年龄

♂ 年龄：14~15岁
在男性，身高每年增加9~10厘米

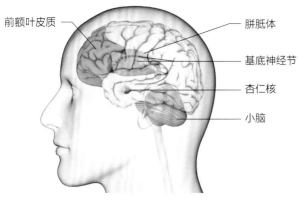

前额叶皮质
胼胝体
基底神经节
杏仁核
小脑

青少年的脑

青少年脑的前额叶皮质尚未发育成熟，但其又与基底核和小脑之间的联系密切，而后面两个脑区对运动技巧和精细运动非常重要，这也就能够解释为什么青少年的运动看上去常常有些笨拙。

🧠 神经系统

经过青少年阶段，脑的感觉中枢和语言中枢已发育成熟，因此就个体而言，已充分具备应对一系列社会活动和智能思维的挑战。然而，负责对风险与结果进行计划和评估的前额叶皮质仍在发育中，直到青春期末，它才能够发挥更好的控制作用；而负责处理情感的杏仁核有着相对主导的影响。这可能是青少年似乎缺乏判断力且容易冲动的原因之一。随着青春期的进展，联系两侧大脑半球的胼胝体增厚，能提供更多的信息处理功能。

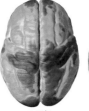 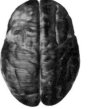

13岁　　18岁

"修剪"灰质

灰质——大脑中相互连接的神经细胞组成的巨大网络——在儿童时期达到峰值，然后在青春期减少，因为很少使用的神经通路被"修剪"了。这些磁共振扫描显示大量灰质为绿色，少量灰质为蓝色和紫色。扫描显示大脑中执行更高级功能的区域，如额叶，似乎成熟得更晚

🟩 月经周期

女性性成熟的首要征兆是月经来潮。每个月有几天时间，子宫内膜会剥脱出血，血液从阴道流出，称月经周期；之后子宫内膜重新增生增厚。在月经周期开始时，卵泡刺激素（FSH）刺激卵巢内的卵泡分泌雌激素，激发黄体生成素（LH）的生成；LH使卵子发育成熟并排出（排卵）。排卵后，空的卵泡（黄体）分泌孕激素。如果卵子没有受精，黄体"凋谢"，孕激素水平下降，经血排出，月经周期重新开始。

骨
骨化已完成

生理发育

人体的大部分器官都受青春期激素的影响。在男性中，主要的激素是来自睾丸的睾酮；在女性则是来自卵巢的雌激素，以及来自腺垂体的FSH和LH发挥最大的调节作用。

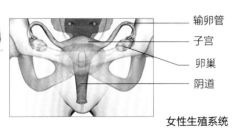

输卵管
子宫
卵巢
阴道

女性生殖系统

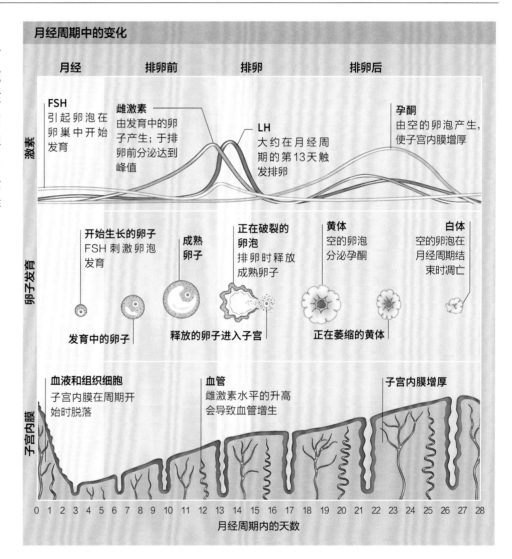

月经周期中的变化

月经　　　排卵前　　　排卵　　　排卵后

FSH
引起卵泡在卵巢中开始发育

雌激素
由发育中的卵子产生；于排卵前分泌达到峰值

LH
大约在月经周期的第13天触发排卵

孕酮
由空的卵泡产生，使子宫内膜增厚

开始生长的卵子
FSH刺激卵泡发育

发育中的卵子

成熟卵子

正在破裂的卵泡
排卵时释放成熟卵子

释放的卵子进入子宫

黄体
空的卵泡分泌孕酮

正在萎缩的黄体

白体
空的卵泡在月经周期结束时凋亡

血液和组织细胞
子宫内膜在周期开始时脱落

血管
雌激素水平的升高会导致血管增生

子宫内膜增厚

0　1　2　3　4　5　6　7　8　9　10　11　12　13　14　15　16　17　18　19　20　21　22　23　24　25　26　27　28

月经周期内的天数

激素　卵子发育　子宫内膜

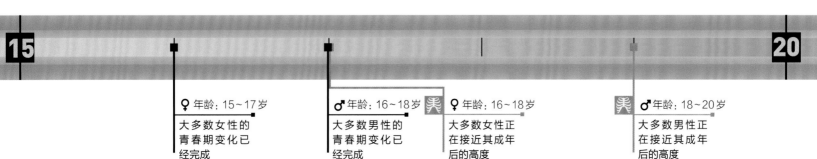

15

20

♀ 年龄：15~17岁
大多数女性的青春期变化已经完成

♂ 年龄：16~18岁
大多数男性的青春期变化已经完成

♀ 年龄：16~18岁
大多数女性正在接近其成年后的高度

♂ 年龄：18~20岁
大多数男性正在接近其成年后的高度

成年早期

在20~23岁，大多数人已达到其生理身高。紧随的是巩固期，在此期内身体的其他部分和器官全部发育成熟。在20~30岁的年龄，女性的体力、生育力分别达到最高峰。

骨和肌肉

由于进入青春期的时间存在差异，但平均而言，女性比男性会更早地达到其骨的自然生长极限。在青春期快速生长之后，身高的增长速度越来越慢，到25岁时，大多数人的身高增长率为0，即不再长高。然而，骨和肌肉可能会在未来几年继续发生变化，主要在于诸如重体力劳动或剧烈运动带来的压力和张力反应。长骨的直径增加，扁骨则在其最宽的表面之间增厚。随着胶原和其他蛋白成分的丢失，越来越多的羟基磷酸钙结晶沉积，骨也因成分改变而变硬。在25岁左右，肌肉在大小、力量和收缩速度方面发挥出最大潜能。

去脂体重（男性）

- - - 去脂体重（女性）

脂肪（男性）

- - - 脂肪（女性）

肌肉和脂肪

去脂体重——主要是肌肉——在25岁左右达到顶峰，经历一段平台期后缓慢下降。与此相反，人体脂肪在一生中几乎都会增加。

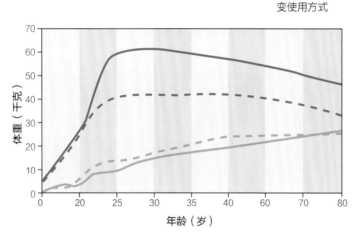

（图表纵轴：体重（千克）0~70，横轴：年龄（岁）0~80）

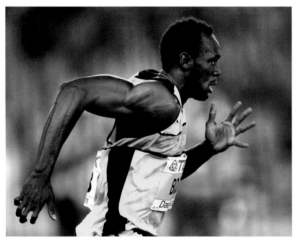

运动巅峰

在大部分体育运动项目中，竞技者在20~30岁达到巅峰期。牙买加运动员尤塞恩·博尔特（Usain Bolt）22岁时在2008年北京奥运会上打破了世界纪录和奥林匹克纪录。

脑
开始从最大体积逐渐减少

下颌骨
变成了人体最坚硬的骨

最佳反应

人体全方位的生理潜能在30岁时达到最佳状态。随着机体自身需要的增加，机体的反应与今后相比更加敏捷，将为未来的健康身体打下基础。

肌肉
快速响应，以改变使用方式

肌腱
达到最大的强度和弹性

---

20 **25** **30**

年龄：20岁
脑容积已达到高峰，之后以年均0.2%下降

年龄：20多岁
女性怀孕的机会达到高峰

年龄：25岁
无论男女，身高都已达到高峰。骨密度也达到高峰

年龄：25岁左右
肌肉无论大小、力量和收缩速度均达到其最大潜能

⊕ 神经系统

大脑在15~18岁达到最大重量。到20多岁时，脑开始缩小，但最初缩小的速度非常缓慢，每年不到0.2%。但脑保留了每天建立或加强数千个新的神经连接的能力，无论是用于脑力任务还是熟练的肌肉控制。再加上经验增加和学习能力提高，整体的思维能力会持续进步。成人大脑的活动模式与青少年大脑的活动模式不同：额叶皮质在处理情感信息时更活跃，明显具有更高的成熟度和更强的感知能力。到了20多岁，主要的神经基本没有变化，但如果身体暴露于有毒的环境，例如环境中存在重金属，机体可能出现神经损害的症状。

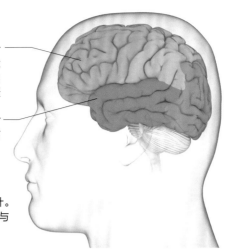

额叶
虽然是首先萎缩的大脑区域之一，但它也变得更加活跃

颞叶
该皮质区域也在相对早期阶段就开始萎缩

脑萎缩
脑最早开始萎缩的区域是额叶和颞叶。额叶参与计划、记忆和决策；而颞叶参与嗅觉、听觉、语言和记忆活动。

🖐 皮肤

只要没有过度暴露于阳光或接触其他如化学品这样的有害物质，皮肤在25岁之前只会发生轻微的变化。之后，皮肤主要的胶原蛋白和弹性蛋白的产生减缓，弹性蛋白也变得不那么"有弹性"。皮肤细胞的更新速度降低，表层死亡细胞脱落得更慢。所有这些变化都是轻微的，在30岁或40岁前常常被忽视。

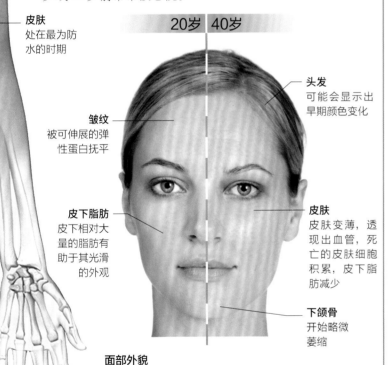

皮肤
处在最为防水的时期

20岁 | 40岁

头发
可能会显示出早期颜色变化

皱纹
被可伸展的弹性蛋白抚平

皮下脂肪
皮下相对大量的脂肪有助于其光滑的外观

皮肤
皮肤变薄，透现出血管，死亡的皮肤细胞积累，皮下脂肪减少

下颌骨
开始略微萎缩

面部外貌
阳光、肌张力过早降低、皮肤变薄、重复夸张的表情、面部骨骼的轻微萎缩，以及皮下脂肪的减少等因素会在人体20岁末和30岁初时引起面部外貌改变。

🖐 生育力

由于避孕措施的使用和某些地区营养不良的问题，关于生育率的统计资料往往存在偏差，并不准确。然而，20岁以后的10年通常被认为是最适合生育的年龄：卵巢对引发排卵的激素变化非常敏感，释放的卵子更有可能存活，输卵管尚未积累随着年龄的增长而出现的自然的瘢痕样变化，子宫内膜伴随大量血流供给快速增生，以迎接受精卵。从30多岁开始，怀孕的概率开始下降，而不孕的概率同时也在上升。

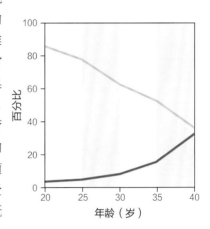

— 怀孕的可能性
— 不孕的可能性

百分比 / 年龄（岁）

怀孕与不孕
对营养状况良好、健康的女性而言，到40岁时，怀孕的概率从20岁时的85%左右下降至大约36%；同时，不孕的概率升高约10倍，从3%上升至32%。

生育期
许多年轻女性想要孩子的期望已被体外受精（IVF）技术改变。如图所示，IVF过程中一个卵子正处在受精的关键点。随后，受精卵将被转移至子宫内，植入并发育为胎儿。IVF也使得女性成为母亲的年龄——生育期——延续到40~50岁，甚至在极少数情况下达到更大的年龄。

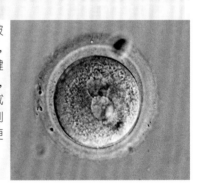

30

35

40

⊕ **年龄：30岁**
前额叶皮质现已得到完全发育，使决策能力得以提高

♂ **年龄：30岁**
约有25%的男性在30岁左右出现了秃顶的迹象

年龄：30岁
大多数器官的储备容量开始每年下降约1%

♀ **年龄：40岁**
自20岁以来，女性怀孕的概率下降了一半以上

40~60

中年期

在经历了青春期和成年早期的艰辛、步入显著老化阶段之前，40至60岁这20年通常为一段稳定的平台期。在人的一生中，这一时期发生的显著变化是最少的。

🌿皮肤和头发

大多数人到40岁时皮肤会出现褶皱和沟纹，这些在做面部表情时尤为明显。大约有一半人在50岁时会出现完全成形的皱纹，往往在皮肤经常被拉伸和压缩的部位，特别是眼角和嘴角（见第76页），部分原因是皮肤的弹性和"回弹"功能降低，这是由皮肤中具有弹性作用的弹性蛋白含量下降所致。暴露在阳光下（以及其他紫外线光源，如紫外灯等）会促进皱纹的形成。增加皱纹的其他因素还包括吸烟、遗传易感性和肤色较浅。此外，皮肤自皮脂腺产生的油性蜡状皮脂也更少，使得皮肤干燥和粗糙。男性脱发很常见，但女性也会出现头发稀疏的现象，大约一半女性到50岁左右时会出现明显的头发稀疏。

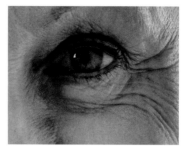

眼部皱纹
眼周皮肤相对较薄，缓冲脂肪较少；因此，习惯性运动导致的皱纹会更容易出现。

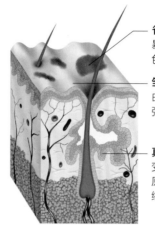

雀斑
暴露在阳光下的色素斑

皱纹
由于皮肤变薄并失去弹性而造成的折痕

真皮
变薄；含有较少的胶原纤维，导致弹性回缩减少

老年人皮肤的结构
表层皮肤（或称表皮）变薄，细胞更新减慢，表皮下真皮中的胶原蛋白和弹性蛋白丢失。

男性脱发

男性丢失头发的典型形式被称男性脱发：前发际线后退，表冠变薄；随后，秃发区扩大并相互连接，仅在头皮的两侧和后部留有头发，就像右图所示的男人一样。平均而言，到60岁时，大约2/3的男性受到脱发困扰。这与男性的性激素睾酮有关，也有很大的遗传倾向。

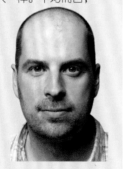

眼
晶状体开始失去弹性，导致难以聚焦

卵巢
在绝经时，卵巢停止对FSH的反应，并产生更少的孕激素和雌激素

关节
关节周围的韧带开始失去弹性

中年期的变化
大多数机体系统的衰老仍然缓慢，但在50岁以后逐渐加速。生活方式因素（如吸烟）的累积效应往往也在这个时候开始变得明显。

年龄

40 | **45** | **50**

🦴 **年龄：40多岁**
骨开始丢失矿物质；身高开始逐渐下降；在男性，睾丸激素水平开始下降

👁 **年龄：42~44岁**
由于老花眼引起的视力问题变得明显；女性开始失去大量的味蕾

👁 **年龄：45岁左右**
约1/5的人听力受到影响；胆汁产量开始下降

♀ **年龄：不到50岁**
月经周期开始缩短

🧠 神经系统

在40~60岁，大脑和周围神经中神经细胞的丢失以逐渐增加的速度持续。神经元间的突触会丢失或退化，而且神经递质的水平还会降低。神经信号的传导速度也会降低——这是反射和反应速度减慢的原因之一。在感觉器官中，感觉神经细胞变性退化，死亡的细胞不会被更新迭代。视觉、听觉、嗅觉和味觉都会受到影响。触觉，包括痛温觉也开始退化。

肌肉
肌肉量降低

眼的改变
远视，即晶状体无法对焦于近物，在40~50岁人群中普遍存在。晶状体周围的睫状肌变弱，使得眼的聚焦能力减低。

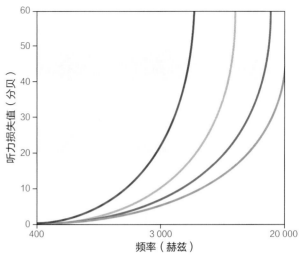

半规管
感觉细胞的减少影响平衡

听小骨

耳蜗
毛细胞的减少影响听力

听力下降
过度暴露于长时间的噪声（尤其是中高频声音）、药物副作用以及遗传倾向均可导致耳蜗内纤柔的感觉性毛细胞减少。

晶状体变性
晶体结构的硬化会导致老花眼；晶状体混浊（白内障）也会损害视力

高频听力下降
由于鼓膜变得更加坚硬，弹性下降，耳内听小骨之间的关节僵硬，且耳蜗将声音转化为神经信号的效率降低，因此听觉变得更加迟钝且失真。这对高频声音的影响尤甚。

- —— 20岁
- —— 30岁
- —— 50岁
- —— 70岁

（纵轴：听力损失值（分贝）；横轴：频率（赫兹）：400，3 000，20 000）

🦴 骨和肌肉

与年龄相关的骨和肌肉的改变通常从中年开始，包括骨质疏松症（见第64页），这一时期性激素的减少破坏了骨分解与骨重建之间的平衡。最易受影响的是绝经期女性，但在男性中也会发生。骨丢失矿物质成分、骨密度下降，进而骨的脆性增加。肌肉变得更无力、更僵硬，还会影响机体的随意运动和自主运动，如吸气和呼气。

骨
随着钙离子的开始流失，骨头开始变得更加脆弱

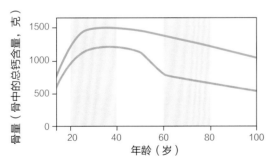

（纵轴：骨量（骨中的总钙含量，克）：0，500，1000，1500；横轴：年龄（岁）：20，40，60，80，100）

骨量丢失
矿物质（尤其是钙）在大约30岁时达到顶峰，随后开始从骨中缓慢丢失。50~60岁女性骨量的丢失与更年期有关。

- —— 男性
- —— 女性

🚺 绝经期

绝经期标志着女性通过自然方式受孕的能力终结。这是由于性激素的生成减少，特别是雌二醇（雌激素的主要形式）和卵巢分泌的孕酮。在发达国家，更年期的平均年龄为50~52岁，而在欠发达国家，则可能不到45岁。更年期的症状可能在数年内零散发生（又称围绝经期），发生时可持续发生数月。这些症状包括潮热、盗汗、失眠、头痛、阴道干燥，以及经期内不规则出血等。直到女性绝经的时间达到1年，才能确定更年期完成。

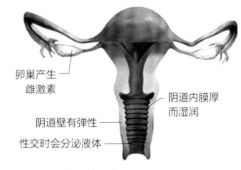

卵巢产生雌激素

阴道内膜厚而湿润

阴道壁有弹性

性交时会分泌液体

绝经前阴道
绝经前，阴道内膜厚，润滑良好；阴道壁容易伸展并分泌黏液。

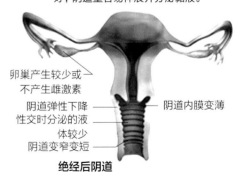

卵巢产生较少或不产生雌激素

阴道弹性下降

性交时分泌的液体较少

阴道变窄变短

阴道内膜变薄

绝经后阴道
雌激素水平下降导致阴道黏液分泌减少；阴道壁逐渐失去弹性，变薄。

---

50 | **55** | **60**

♀ 年龄：50~52岁
大多数女性都会经历绝经期

♂ 年龄：50多岁
大约一半的男性表现出男性秃顶的迹象；男性的红细胞水平开始下降

🧠 ♂ 年龄：55岁
男性的味蕾数量开始显著减少

年龄：60岁
约1/5的人失去了所有的牙齿；女性的红细胞水平开始下降

60+ 老年期

大约从60岁起，由于器官退化，衰老的征兆愈加明显。每个人退化衰老的速度和模式各异，但最终是一个或多个重要器官完全衰竭而导致死亡。

皮肤和头发

皮肤的紧致和弹性持续降低，会导致更广泛和明显的皱纹，特别是在暴露于阳光下的情况。色素性老年斑也会随着年龄的增长而变得更加常见，皮肤还会变得不那么敏感，特别是对轻柔的触碰、热、冷和疼痛等刺激。头皮的脱发量会因人而异：即使脱落的头发相对较少，就个体而言，头发还是变得越来越少，而这些会导致头皮的外观变薄。在微观水平上，每根头发的表面也变得更加不规则，更加粗糙，凹凸不平，使得头发黯淡无光。

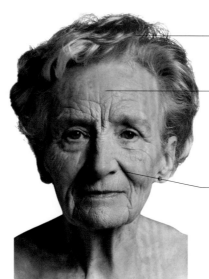

头发
失去所有的色素

前额
广泛的皱纹是非常普遍的，尤其是那些长久待在户外的人

面颊脂肪垫
从鼻子到嘴的外侧角形成了一个更深的褶皱，向下延伸

面部外貌
在老年期，因环境因素的积累，如阳光照射，在面部的皮肤上会留下多而深的皱纹。

神经系统

总体而言，在老年期，脑内神经元减少，且存在脑萎缩。虽然不是所有脑区都相同，但一些区域的脑容量每年可减少1%~2%，而其他区域几乎没有减少。在智力上，所谓的"动态智力"（涉及思维速度和快速记忆）存在典型的缓慢下降，而这种下降能被"固定智力"（以往的经验和知识）进行补偿，从而做出决定和解决问题。与大脑一样，周围神经中的神经元失去细胞间联络，神经递质生成减少，效率降低。

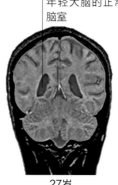

脑室
年轻大脑的正常脑室

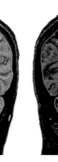

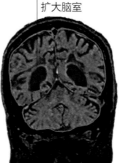

脑室
老年大脑的扩大脑室

27岁　　　　87岁

灰质丢失
在老年期通常会有灰质的减少。此外，可见脑室（充满脑脊液的空间）扩大，如以上MRI图片所示。

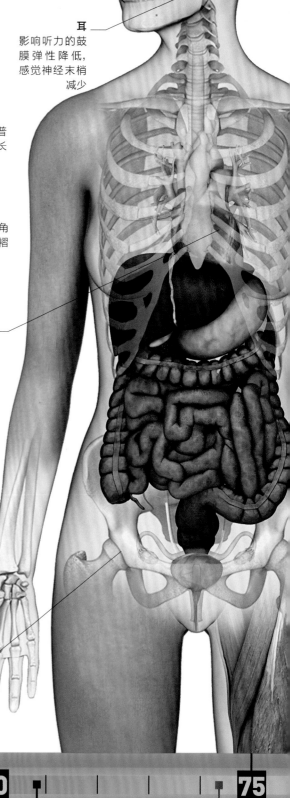

脑
灰质丢失

眼
晶状体继续丧失弹性；白内障也可能发生

耳
影响听力的鼓膜弹性降低，感觉神经末梢减少

心
心率减慢；瓣膜变厚和变硬

关节
关节内膜由于磨损而退化

年龄

60　　　　**65**　　　　**70**　　　　**75**

年龄：60~65岁
肌量的损失加速；总血容量比25岁时低20%~25%；嗅觉开始明显减弱

♂ **年龄**：65岁
2000–2010年出生的全球男性出生时平均预期寿命

♂ **年龄**：69.8岁
2015年男性出生时全球平均预期寿命

年龄：70多岁
心的泵血功能约为30岁的70%~75%

♀ **年龄**：74.2
2015年女性出生时全球平均预期寿

骨和肌肉

人的一生中，骨重塑的过程能使过度受压或受损的骨组织更新复原（见第54~55页）。从60岁开始，相较于之前的再生重建，骨分解会更占优势，因此导致这一过程中的平衡发生显著改变。此外，由于钙流失会导致骨加速变薄，尤其是当骨承受较小的物理压力时，特别是脊柱，由于骨密度降低和椎间盘退化，使得身高下降，并形成弯腰驼背的姿势。其他变化还包括关节周围韧带硬化和肌肉量的普遍减少等。在45~70岁，肌肉的力量平均下降1/3，部分原因是肌纤维的变性退化，这些肌纤维被胶原结缔组织和脂肪所取代，结果导致肌肉更加僵硬，反应更慢。

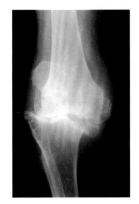

膝关节炎的X线片

膝关节的关节炎常见于老年人，因覆盖于下肢骨末端的软骨磨损和水分丢失，导致骨两端相互摩擦，产生疼痛。

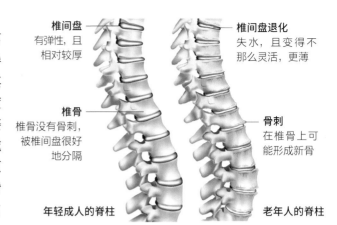

椎间盘 有弹性，且相对较厚

椎间盘退化 失水，且变得不那么灵活，更薄

椎骨 椎骨没有骨刺，被椎间盘很好地分隔

骨刺 在椎骨上可能形成新骨

年轻成人的脊柱　　**老年人的脊柱**

脊柱的变化

随着年龄的增长，椎骨与椎骨之间的椎间盘（分隔椎骨）丧失水分，厚度降低，导致身高降低。椎间盘的脆性增加，更加易碎，会增加其脱垂甚至完全塌陷的可能性。

器官功能

年龄影响所有的人体器官，但最初大多数器官都有储备——它们通常能够发挥出超过人体运转所需的能力。但随着年龄的增长，这种储备也逐渐被征用。就个体而言，人体系统并非都以相同的速度老化。此外，受影响的系统和器官也因人而异，具体还取决于长期的生活习惯和生活方式等因素。例如，过量饮酒会影响肝和脑，而缺乏体育锻炼意味着骨和肌肉会退化得更快。

肌肉 胶原纤维和脂肪积累

骨 钙流失加速

老化的人体系统

从60岁开始，人体大多数系统显示出老化的征象，尽管这些征象非常复杂。例如，味蕾的丧失意味着对咸味、甜味的敏感性衰退会先于酸味和苦味。

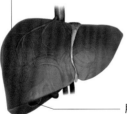

肝 酶的产生和对某些药物的代谢能力下降

肝功能

老化使肝产生的酶减少，针对特定药物的代谢能力降低，因此对老年人来说，这些药物的使用剂量需要相应减少。

胆囊 胆汁产量减少；胆结石更易形成

肾功能

肾功能的指标之一是肌酐清除率——肌酐（肌组织的产物）从血液中经肾滤过而进入尿液中的速率。这一指标显示了肾是如何很好地发挥降解清除代谢产物的功能的。肌酐清除率会随着年龄增长而稳定下降。

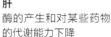

临终和死亡

事实上，某些人的系统和器官会比其他人衰退得更快，这表明衰老的速度受到基因、生活方式和疾病等综合因素的影响。通常来讲，个体中的某个器官衰退得最快，将成为"最薄弱的环节"，进而导致最终的衰竭。传统上对死亡的定义是心跳和呼吸停止，但现代技术，尤其是重症监护，已经模糊了这一定义。死亡现在被定义为"整个大脑所有功能的不可逆转的停止"。

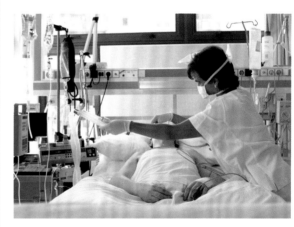

维持生命功能

当人体的器官不再发挥作用时，重症监护提供了器官支持。例如人工通气维持进出肺的气流、为衰竭的肾进行血液透析等。

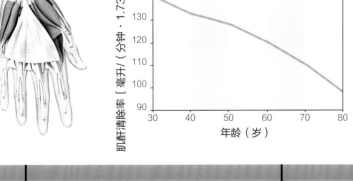

♂ 年龄：80.5岁
2015年男性出生时的最高平均预期寿命（日本）

年龄：80多岁
心的泵功能约为25岁时的40%~50%；约4/5的人有明显的听力损失

♀ 年龄：86.8岁
2015年女性出生时的最高平均预期寿命（日本）

年龄：90岁
男性的总肌量几乎是20岁时的一半

遗传

遗传信息从父母传给子女的过程称遗传。遗传信息的形式为化学密码，由性细胞（卵子和精子）中的脱氧核糖核酸（DNA）携带。

基因遗传

一个人的全部信息都储存在我们的基因中。每个基因都携带有制造特定个体的"蓝图"。一些基因产物对人的外表或生物学特征有独特影响——例如肤色或眼睛的颜色。然而，基因产物可以联合起来（例如，一个基因可以控制或调节另一个基因产物的形成）以形成复杂的遗传性状，如运动能力。由单基因控制的简单特征遗传的方式可预测（见第264~265页）。然而，复杂的性状，如运动能力，则由多基因调控。身高较高的父母往往生出身高较高的孩子，这种在人体外形上复制遗传信息，从父母传递给后代的方式更加容易理解，但这种遗传并不总是可预测的。

基因组测序

到2003年，"人类基因组计划"已鉴定出全套人类DNA中全部30亿个碱基对。在2012年，人们意识到很大一部分DNA用于指导构建RNA而不是蛋白质。DNA测序使用到的主要技术是凝胶电泳，DNA从细胞中提取、纯化并通过限制性内切酶分解切割成已知长度的小片段，然后，将DNA片段置于电流通过的凝胶物质内，再根据大小和所带电荷，DNA片段以不同的速度在凝胶上移动并彼此分离。然后，它们被化学染料染色，以深色条纹显现，如下图所示的条码。计算机可以读取这些条码并显示碱基对序列。

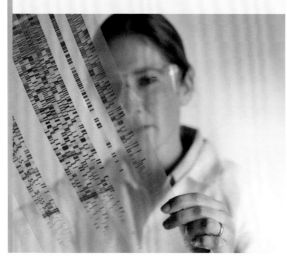

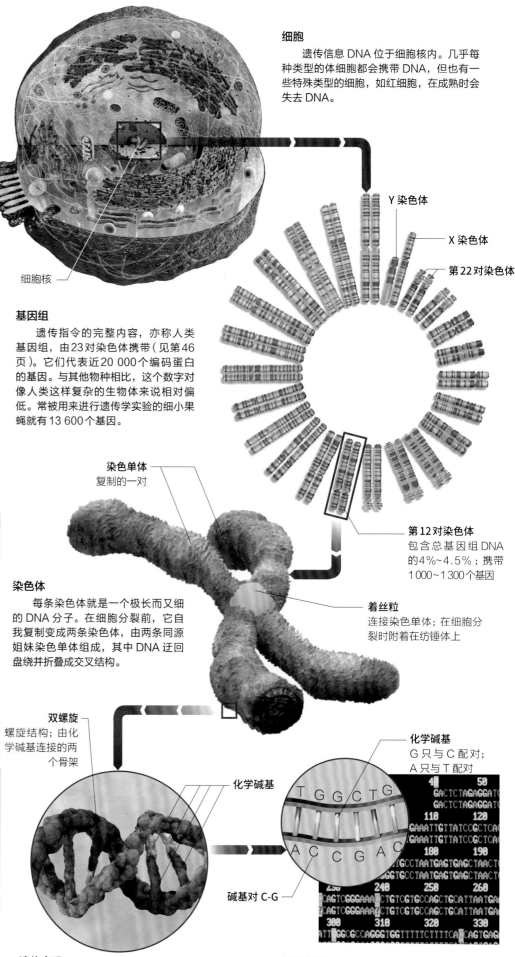

细胞
遗传信息DNA位于细胞核内。几乎每种类型的体细胞都会携带DNA，但也有一些特殊类型的细胞，如红细胞，在成熟时会失去DNA。

细胞核

Y染色体

X染色体

第22对染色体

基因组
遗传指令的完整内容，亦称人类基因组，由23对染色体携带（见第46页）。它们代表近20 000个编码蛋白的基因。与其他物种相比，这个数字对像人类这样复杂的生物体来说相对偏低。常被用来进行遗传学实验的细小果蝇就有13 600个基因。

染色单体
复制的一对

第12对染色体
包含总基因组DNA的4%~4.5%；携带1 000~1 300个基因

染色体
每条染色体就是一个极长而又细的DNA分子。在细胞分裂前，它自我复制变成两条染色体，由两条同源姐妹染色单体组成，其中DNA迂回盘绕并折叠成交叉结构。

着丝粒
连接染色单体；在细胞分裂时附着在纺锤体上

双螺旋
螺旋结构；由化学碱基连接的两个骨架

化学碱基

化学碱基
G只与C配对；A只与T配对

T G G C T G

A C C G A C

碱基对 C-G

遗传密码
DNA双螺旋是由两条以交叉横档相连的螺旋状主链结构组成。交叉横档是由配对碱基构成，共有四种碱基，腺嘌呤（A）、胸腺嘧啶（T）、鸟嘌呤（G）和胞嘧啶（C）。碱基总是以特定的方式配对。

基因序列
DNA双螺旋链上的碱基对序列代表了编码的遗传信息。先应用化学试剂分离DNA双链并识别碱基对，DNA测序仪则以字母清单的罗列方式将基因序列数据在屏幕上显示出来。

DNA 复制

除了以化学编码的碱基对序列携带遗传信息外，DNA 还有另一个关键特征，它可以精确地进行自我复制。作用于碱基对之间的化学键，DNA 通过分离两条主链和附着相连的碱基实现自我复制，然后以每个单链充当模板合成互补链。DNA 复制发生在细胞分裂前。

1 分离

双螺旋的两条主链于碱基对之间分离断开。这使得每个碱基单独暴露，为后续新合成链的碱基配对做好准备。

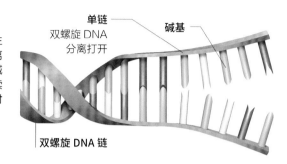

单链
双螺旋 DNA
分离打开

碱基

双螺旋 DNA 链

2 碱基插入

每一游离核苷酸上的碱基与 DNA 主链上一部分相结合，加入到两套暴露的碱基中。这种结合仅能以正确的顺序进行，即 A 与 T、C 与 G 配对。

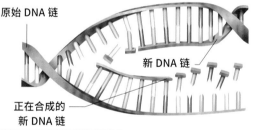

游离核苷酸
为并入新链而制造

原始 DNA 链

3 双链形成

更多核苷酸加入，与新的主链相连。每条 DNA 链现在都有一条新的"镜像"链，形成双螺旋结构，且与彼此及各自的原始链相同。

原始 DNA 链

新 DNA 链

正在合成的
新 DNA 链

突变

DNA 复制通常能顺利进行。然而，辐射或某些化学物质等因素可能会导致 DNA 复制错误，表现为一个或多个碱基对不能准确复制。这种变化就是一种突变。由新碱基序列转录翻译所得的蛋白质与正常不同，而这可能会导致疾病发生。

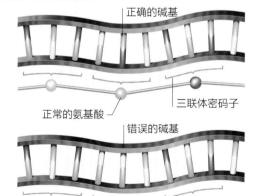

正确的碱基

正常的氨基酸

三联体密码子

错误的碱基

异常的氨基酸

正常基因

每 3 个碱基对（三联体密码）决定转录并添加到氨基酸序列中的氨基酸种类，使得该基因能转录翻译出正确的蛋白质。

突变基因

点突变中，1 个碱基对发生错误，导致转录生成 1 个不同的氨基酸，进而会破坏蛋白质最终的形状和功能。

新的机体细胞生成

细胞分裂成 2 个相同子细胞的过程称有丝分裂。首先，通过 DNA 复制，所有的遗传信息都被拷贝，且每个染色体变成 2 个完全相同的染色单体。这些双份的染色体在细胞中间排成一行，然后分离并移动，当细胞分裂为 2 个子细胞时，分离的染色体分别向细胞两端迁移。为了细胞的生长、维护和修复，有丝分裂不断发生，生成新的细胞。

1 准备

DNA 复制并形成双份染色体，核膜降解。

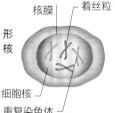

核膜
着丝粒

细胞核

重复染色体

2 排列成行

双份染色体排成一行，线状纤维形成纺锤体，与着丝粒相连。

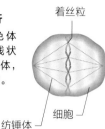

着丝粒

细胞

纺锤体

3 分离

着丝粒裂开，单个染色体向细胞两端移动。

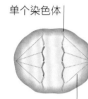

单个染色体

纺锤体

4 分裂

纺锤体消失。围绕两组染色体形成核膜。

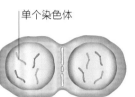

单个染色体

5 子代

胞质分裂，细胞分裂成 2 个细胞。每个细胞都拥有一套携带所有遗传信息的完整染色体（23 对）。为了简单明了地表示，此图仅显示 2 对染色体。

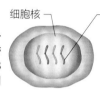

细胞核

染色体

性细胞的生成

细胞通过减数分裂产生性细胞——卵子和精子。减数分裂与上述的有丝分裂相似，但增加了一系列延长过程，即分离每对染色体，形成 4 个子细胞，子细胞所含染色体数目为正常的一半，每个细胞仅有一对染色体的一份。受精时，当卵子和精子融合，染色体数目重新又恢复正常（23 对）。此后受精卵的细胞分裂皆为有丝分裂。

1 准备

DNA 双链复制并在核内迂曲盘绕，形成 X 形双份染色体。

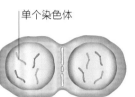

复制的染色体

2 配对

匹配的染色体（纯合子）配对成行，接触并交换遗传信息。

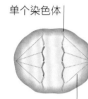

匹配的染色体对

3 第 1 次分裂

当细胞分裂时，每对染色体的其中一个被纺锤体拉向细胞的两端。

纺锤体

染色体对分离

4 形成 2 个子代

细胞分裂时，每个细胞随机选择每对染色体中的一个双份染色体。

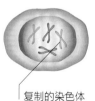

复制的染色体

5 第 2 次分裂

双份染色体分离，每个双份染色体的一份向正在分裂细胞的一端移动。

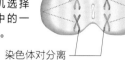

纺锤体

单个染色体

6 形成 4 个子代

4 个性细胞各不相同，且它们携带的亲代遗传信息也不同。

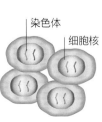

染色体

细胞核

遗传方式

庞大的基因序列代代相传，它们在每个阶段都会重组，因此每个后代都是独一无二的。但遗传也是遵循一定模式规律的。

基因版本

人体内的每个细胞都有一组双份遗传物质，以23对染色体的形式储存于细胞核内。每对染色体中，一条携带来自母亲的遗传基因，另一条则来自父亲。因此，该组遗传物质中的每个基因都有两个版本——一个是母系基因，一个是父系基因。这些不同版本的基因称等位基因。遗传方式因这两个版本基因的交互方式而异，它们可能相同或略有不同。

配对染色体
成对的两条染色体含有相同的基因。但是一条染色体上的单个等位基因可能与另一条染色体上对应的等位基因略有不同。

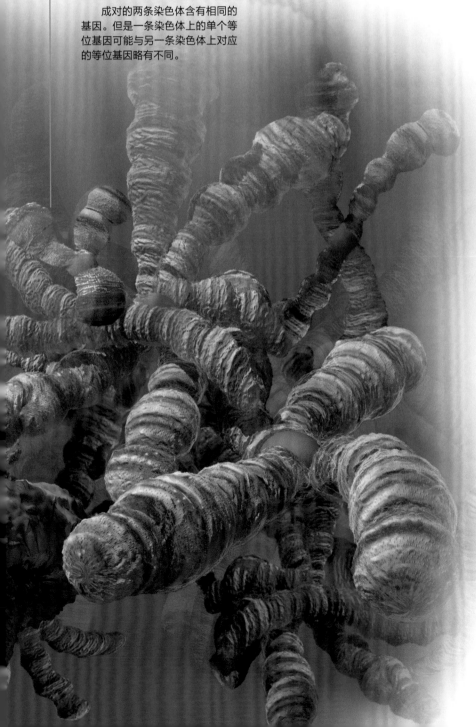

世代顺序

在每个人的双份基因中，一份遗传自母亲，一份遗传自父亲。以此类推，父母也都从各自的父母那里分别遗传了一份基因。基因（等位基因）的版本在每一代中混合或重组，因此，子代遗传了祖父母辈各自1/4的基因。这就是为什么子代遗传的特征更类似于父母特征的混合体，而与祖父母相比就不明显相像。

混合，而不相融
基因是代代相传、重新组合的基本遗传单位。但单个基因不会互相融合形成新的基因版本。

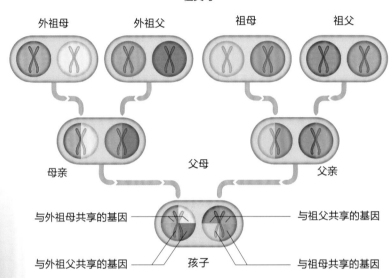

祖父母

外祖母　　外祖父　　　祖母　　　祖父

母亲　　　　　　　父母　　　　　　　父亲

与外祖母共享的基因 —　　　　　　　— 与祖父共享的基因

与外祖父共享的基因 —　　　孩子　　　— 与祖母共享的基因

性别遗传

后代的性别由编号为第23对的两条性染色体决定。在女性中，这两条染色体都是 X 染色体，并且含有相同的基因。男性有一条 X 染色体，另一条是较小的 Y 染色体，带有男性基因。当卵子形成时，每个细胞都包含一个 X 染色体。当精子形成时，一半精子含有一条 X 染色体，另一半含有一条 Y 染色体。卵子与携带 X 染色体的精子结合，形成 XX 配对的性染色体，婴儿为女性；如果精子含有的是 Y 染色体，则配对的性染色体为 XY，婴儿为男性。后代的性别通常是由父亲决定的。

男孩还是女孩？
性别由 X 和 Y 染色体的遗传决定（其余22对染色体未在图中显示）。

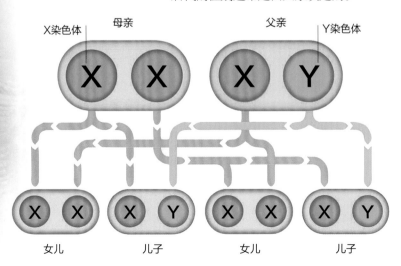

X染色体　　　母亲　　　　　　父亲　　　Y染色体

女儿　　　　　儿子　　　　　女儿　　　　　儿子

隐性基因和显性基因

因为染色体成对存在，所以它们携带的基因也是成对的（从父母双方各继承一个）。一对中的两个基因称等位基因。在某些情况下，这两个等位基因是相同的。但也存在等位基因不同的情况：一个等位基因可能是显性的，"制服压倒"另一个等位基因，后者称隐性基因。这些会使遗传变得更加复杂。

隐性等位基因与隐性等位基因

对于特定的身体特征或性状，父母双方都有两个相同的等位基因——称"纯合子"。在这种情况下，它们都是隐性的。没有显性等位基因，他们所有后代都仅能遗传隐性等位基因，表现为该特定性状。

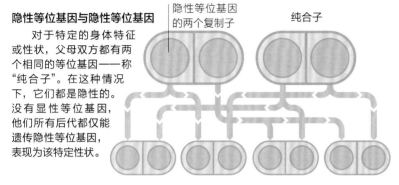

隐性等位基因的两个复制子   纯合子

所有的后代都有隐性遗传的性状

隐性等位基因与混合等位基因

父母一方有两个隐性等位基因；另一方为"杂合子"，具有两个不同的等位基因，一个是隐性的，一个是显性的。他们的后代遗传隐性性状的概率为1/2。

隐性等位基因   纯合子   杂合子   显性等位基因

隐性×2   显性-阴性   隐性×2   显性-阴性

混合等位基因与混合等位基因

在这个情况下，父母双方都为"杂合子"，每方都有一个隐性基因，一个显性基因。他们后代遗传隐性性状的概率降低至1/4。

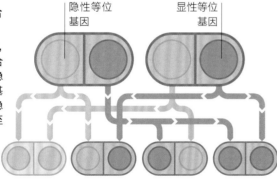

隐性等位基因   显性等位基因

隐性×2   显性-阴性   显性-阴性   显性×2

显性等位基因与隐性等位基因

此时，父母双方都为"纯合子"，但一方是隐性基因纯合子，另一方是显性基因纯合子。他们所有的后代都是"杂合子"，但都表现为显性性状。

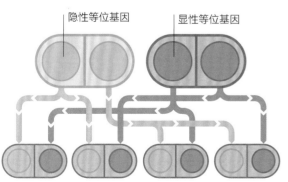

隐性等位基因   显性等位基因

所有的后代都有显性遗传的性状，但携带隐性等位基因

性连锁遗传

当决定机体特征的等位基因位于性染色体而不是普通染色体上时，遗传模式就会发生变化。在女性XX性染色体的情况下，任何显性和隐性等位基因都可以相互作用，如左图所示。但在男性中，X染色体上的等位基因在Y染色体上可能没有对等基因，反之亦然。这意味着单个等位基因可能是决定遗传特征的唯一基因。视网膜的视色缺陷就是一个例子，遗传的等位基因位于X染色体。

色盲父亲与正常母亲

性染色体有4种随机的可能组合方式。如图所示，色盲父亲与正常母亲的子代中，女儿都会继承色觉障碍的等位基因，成为携带者，但由于在她的另一条X染色体上有正常的等位基因，因此她的视力正常。儿子一定不会是色盲或携带者。

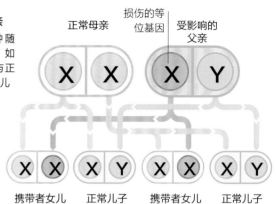

正常母亲   损伤的等位基因   受影响的父亲

携带者女儿   正常儿子   携带者女儿   正常儿子

携带者母亲与正常父亲

如图所示，携带者母亲与正常父亲的子代有4种可能性，儿子和女儿各有1/4的可能为正常者。女儿也有1/4的可能成为携带者，儿子有1/4的可能遗传到视色障碍的等位基因。由于儿子没有第2条X染色体，因此没有正常的等位基因可替代，会导致视色障碍。

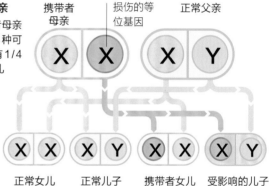

携带者母亲   损伤的等位基因   正常父亲

正常女儿   正常儿子   携带者女儿   受影响的儿子

多基因遗传

机体的一些遗传性状遵循明确的单基因遗传方式。然而有两种情况会使这种遗传方式变得复杂。首先，2个等位基因并不仅仅以简单的显性–隐性方式相互作用。在一般人群中可能存在3个或更多等位基因，尽管每个人只能有2个等位基因。一个例子是血型系统具有A、B、O 3个等位基因。其次，一个性状可能受到多个基因的影响。这两种情况意味着一个性状可以由多个基因控制，对于每个基因，又可由多个等位基因控制——根据实际存在于每个基因的等位基因，基因以不同的方式相互作用。在这种情况下，基因可能的组合数量成倍增加，使得多基因遗传难以被阐明。

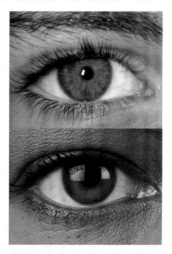

多基因
早先人们认为眼睛颜色是简单的单基因遗传。但研究表明，可能有十几个基因会影响虹膜的颜色（见第43页）。

遗传疾病

　　遗传疾病是因父母将其缺陷基因或异常染色体传给后代所致的疾病。在染色体疾病中，染色体的数量或结构异常；而在基因疾病中，单个染色体所携带的基因存在一个或多个错误。

染色体异常

　　染色体疾病是遗传疾病，因父母传给子代的染色体数目不正确（数量异常）或部分染色体结构改变（结构异常）所致。嵌合型染色体是一种染色体数目异常，但并非每个细胞都受到影响，所以该染色体异常可能不会自行显现。受精前，当卵子和精子形成过程中经历细胞分裂的环节之一——遗传物质交换时，染色体异常最易出现。

染色体数目异常

　　卵子或精子形成过程中经历的细胞分裂（减数分裂）发生错误，可导致某一个细胞含有过多的染色体，而另一个细胞所含染色体过少。

　　染色体数目异常是最常见的染色体异常类型，占2/3。在许多病例中，染色体过多或缺失会导致流产。但偶尔也存在一些胎儿可以存活的例外情况。最常见的染色体数目异常是唐氏（Down）综合征，也称21-三体综合征，因为该病是由多了一条第21号染色体所致。性染色体异常不会对胚胎造成严重影响，且可能不会有任何明显的疾病体征。因此，多一条X染色体的女孩或多一条Y染色体的男孩可能会被忽视。然而，多一条X染色体（XXY）的男孩将会患克兰费尔特（Klinefelter）综合征，因为患者无法发育形成男性第二性征，所以在青春期时症状会很明显。而仅有一条X染色体的女孩出生后将患有特纳（Turner）综合征。

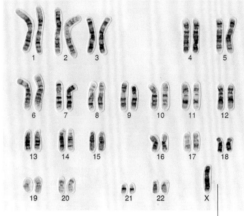

缺失的 X 染色体

特纳综合征

　　这组染色体核型来自一位患有特纳（Turner）综合征的女性。如图所示，特纳综合征的女性仅有一条X染色体，而正常女性有两条X染色体。虽然患者智力和预期寿命均正常，但通常她们身材矮小且不育。

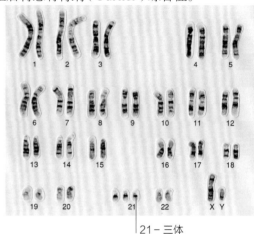

21-三体

唐氏综合征

　　这组核型来自一位患有唐氏综合征的男性。如图所示，患者有一条额外的21号染色体。这是最常见的染色体异常，可导致特征性的外貌面容、智力障碍，且常伴有心脏异常。

染色体结构异常

　　卵子或精子经历减数分裂的过程中，小部分的染色体可能发生易位。

　　在染色体间遗传物质的自然交换过程中，一小部分染色体可能发生丢失、复制、倒置或插入错误。这种染色体结构异常通常会导致流产，但如果妊娠能够维持至足月，新生儿可能会因异常遗传物质的数目和类型而发生各种出生缺陷。另一个问题是两条不同的染色体之间交换遗传物质时发生的染色体易位。如果是遗传物质均衡互换，则称平衡易位，通常不会产生异常体征；但是当不平衡易位发生时，多余或缺失的遗传信息会导致出生缺陷，严重者可能导致流产。

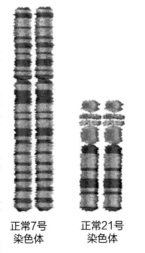

正常7号染色体　　正常21号染色体

配对的染色体

　　正常染色体皆为均等匹配；在22对非性染色体中，每对染色体臂的长度相同，基因的位置也完全相同。这种现象适用于所有长度的染色体，无论是长（如第7号染色体）还是短（如第21号染色体）。

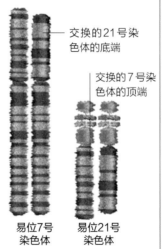

交换的21号染色体的底端

交换的7号染色体的顶端

易位7号染色体　　易位21号染色体

染色体平衡易位

　　在典型的易位中，一条染色体的很大一部分与另一条染色体相连。如图所示，第7号染色体与第21号染色体的大部分被置换。这样的平衡易位情况并无遗传物质的丢失或获得，且患者未见任何异常体征。

嵌合型染色体

　　嵌合型染色体是体细胞的混合体，表现为一些染色体数目正常，而另一些染色体数目异常。

　　个体内存在多种类型的细胞称嵌合体。例如，一些细胞可能含有正常数目的染色体，共46条；而有些细胞却额外多出一条染色体，总共有47条染色体。如果只有少数细胞具有异常数量的染色体，则可能不会出现任何症状，并且只有通过分析血液样本才能发现异常。随着机体内异常细胞的比例上升，发病的可能性增大，所患疾病与染色体数目异常所致疾病相同。例如，如果大量细胞额外多一条第21号染色体（总共47条染色体），那么此种嵌合体将导致唐氏综合征。但这种染色体数目异常所致的嵌合型染色体比较少见，仅占1%～2%的病例。其他综合征如特纳综合征和克兰费尔特综合征，也可以由嵌合型染色体所致。

基因疾病

许多疾病是因遗传有缺陷的基因所致。有缺陷的基因可能会导致轻度、中度或潜在致命的后果，也可能根本毫无影响。一些遗传疾病在出生后不久或幼年时期就会显露，而其他疾病如亨廷顿病，直到成年后才会被发现。遗传类型（见第265页）包括显性遗传，其中只有父母一方必须携带有缺陷的基因；隐性遗传，父母双方都是携带者；X性连锁遗传，其中有缺陷的基因位于X染色体上。

亨廷顿（Huntington）病

一种显性遗传病，可造成部分大脑退化。

亨廷顿病是由异常显性基因引起的，也称亨廷顿舞蹈症，这种疾病会导致不自主运动、人格改变和进行性痴呆。大脑退化历时超过15~20年，症状通常直到30岁之后才出现，此时该患者的基因可能已经传给了下一代。因此，必须做好有家族史患者的遗传学检测及咨询工作。

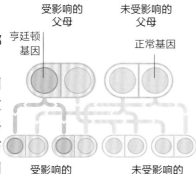

显性遗传

如图所示，父母一方携带有异常基因，另一方正常。每个孩子有50％的概率遗传该缺陷基因，在成年期发病。

白化病

一种以缺少黑色素为特征的疾病，表现为体表苍白。

白化病的几种形式是因一个或多个基因突变所致，例如2型眼皮白化病（OCA2）。这种突变可能导致黑色素合成所必需的一种关键酶缺乏。此病非常罕见，发病率约为1/20 000。患病个体在皮肤、头发和眼睛中几乎没有色素分布，表现为皮肤苍白，毛发白色，眼球的颜色从粉红色到非常淡的蓝色不等。眼睛对强光敏感，常伴有视力障碍。

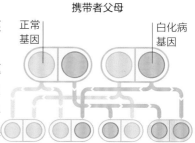

隐性遗传

在这个病例中，父母双方都携带有白化病基因，但并未发病。他们的孩子有25％的概率是正常的，有50％的概率携带白化病基因，有25％的概率发病。

色盲

色盲会影响人眼分辨两种颜色的能力，主要是红色和绿色，蓝色和黄色较为少见。

色盲患者由于视网膜视锥细胞的缺陷而难以区分两种颜色。不同的形式是由有缺陷的基因造成的，主要位于X染色体上。较为常见的形式是红绿色盲，男性易发病，因为他们只有一条X染色体，因而所携带的任何缺陷都可能被表达。在有两条X染色体的女性中，一条X染色体上的缺陷将被另一条正常的X染色体覆盖，成为携带者。这种类型的遗传称X连锁隐性遗传。蓝黄色盲也可被遗传，但与X染色体无关。

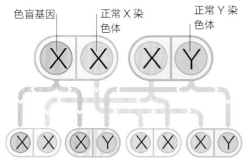

X连锁隐性遗传

在该病例中，母亲的X染色体上携带有异常基因，但母亲不受影响，无任何视色障碍。儿子有50％的概率遗传色盲；女儿有50％的概率成为携带者，但不会发病。

囊性纤维化

囊性纤维化中，分泌黏液的腺体生成异常浓厚的分泌物，导致身体的许多部位出现病变。

囊性纤维化是一种常见的、严重的遗传疾病，可导致各种健康问题和预期寿命的缩短。该病的症状是由体内黏液过多所致，特别是在肺部和胰。这会导致反复的肺部感染和食物消化的问题，从而引起体重减轻或发育迟缓。囊性纤维化是由第7号染色体上携带的异常基因引起。它是一种隐性疾病，这意味着患者必须从父母双方都遗传到有缺陷的基因。如果已有一个患病子女的父母正考虑再生育，应向他们提供产前基因检测和遗传咨询服务。

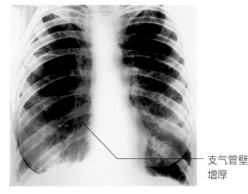

肺损伤

胸部彩色X线片显示囊性纤维化患者的肺部，脊柱（白色，居中）两侧的支气管管壁（橙色）增厚，这是因为身体产生过量黏液而造成的反复感染导致的。

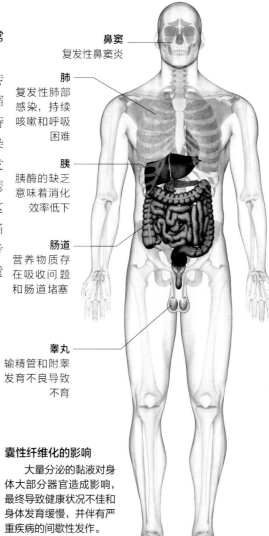

鼻窦
复发性鼻窦炎

肺
复发性肺部感染，持续咳嗽和呼吸困难

胰
胰酶的缺乏意味着消化效率低下

肠道
营养物质存在吸收问题和肠道堵塞

睾丸
输精管和附睾发育不良导致不育

囊性纤维化的影响
大量分泌的黏液对身体大部分器官造成影响，最终导致健康状况不佳和身体发育缓慢，并伴有严重疾病的间歇性发作。

癌症

　　癌症不是某种单一的疾病，而是伴随着不同症状的一组疾病。几乎所有的癌症都有相同的基本病因：由于细胞分裂的正常调节受损，导致细胞增殖失控。这个问题的根本在于许多致病的错误基因可能被遗传。另外，癌症可能是由已知的致癌物或衰老过程所致的疾病。

恶性肿瘤

　　恶性肿瘤（癌症）是侵害周围组织和器官的赘生物或肿块，且可能扩散到身体的其他部位。

　　正常的细胞以可控的速率分裂和自我更新。而恶性肿瘤是一团异常细胞，这些细胞分裂过快，且不能执行其组织所需的正常生理功能。这些细胞的大小和形状通常是不规则的，与相同来源的正常细胞几乎没有相似之处。人们从肿瘤中取出的少量组织样本进行显微镜检查，这种不规则的表象被用于癌症的临床诊断。肿瘤一般逐渐增大，驱逐正常细胞，压迫神经，浸润血液和淋巴管。区分恶性肿瘤和非恶性肿瘤很重要，因为恶性肿瘤细胞可以扩散到身体的其他部位。

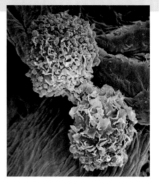

癌细胞分裂

　　在这个放大的图像中，一个癌细胞正在分裂形成两个含有受损遗传物质的细胞。如果不及时治疗，癌细胞会不受控制地增殖。

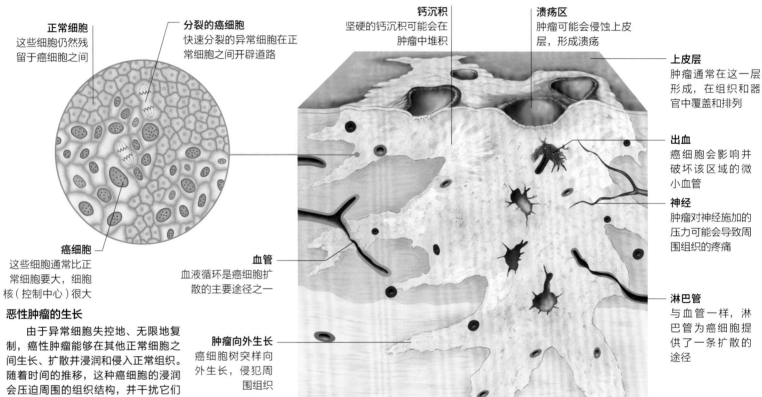

正常细胞
这些细胞仍然残留于癌细胞之间

分裂的癌细胞
快速分裂的异常细胞在正常细胞之间开辟道路

钙沉积
坚硬的钙沉积可能会在肿瘤中堆积

溃疡区
肿瘤可能会侵蚀上皮层，形成溃疡

上皮层
肿瘤通常在这一层形成，在组织和器官中覆盖和排列

出血
癌细胞会影响并破坏该区域的微小血管

神经
肿瘤对神经施加的压力可能会导致周围组织的疼痛

淋巴管
与血管一样，淋巴管为癌细胞提供了一条扩散的途径

癌细胞
这些细胞通常比正常细胞要大，细胞核（控制中心）很大

血管
血液循环是癌细胞扩散的主要途径之一

肿瘤向外生长
癌细胞树突样向外生长，侵犯周围组织

恶性肿瘤的生长

　　由于异常细胞失控地、无限地复制，癌性肿瘤能够在其他正常细胞之间生长、扩散并浸润和侵入正常组织。随着时间的推移，这种癌细胞的浸润会压迫周围的组织结构，并干扰它们的功能。

良性肿瘤

　　良性肿瘤由变化的细胞引起，这些细胞增殖异常且不执行正常的生理功能。然而，这些肿瘤通常是独立的，不会扩散到周围组织或身体的其他部位。如果这些良性肿瘤未引起任何疾病，则无须治疗，因为治疗本身可能会带来一些小风险。但是有些良性肿瘤会不断生长增大，导致肿瘤外观发生改变或压迫周围组织，这种情况下建议要采取治疗如手术切除。

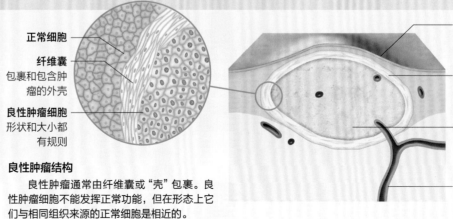

正常细胞

纤维囊
包裹和包含肿瘤的外壳

良性肿瘤细胞
形状和大小都有规则

周围组织
可能会被扭曲，但既不会被破坏，也不会被浸润

纤维囊
形成一个防止肿瘤细胞扩散的边界

肿瘤体
可能会缓慢或迅速地增大，这取决于细胞中的基因改变

血管
氧气和营养物质通过血管系统到达肿瘤

良性肿瘤结构

　　良性肿瘤通常由纤维囊或"壳"包裹。良性肿瘤细胞不能发挥正常功能，但在形态上它们与相同组织来源的正常细胞是相近的。

癌症是如何开始的

癌症通常由致癌物（如烟草烟雾和某些病毒等）引起。然而，错误基因的遗传也发挥了一定的作用。

致癌物能破坏的特定基因（DNA 片段），称致癌基因。这些基因调节重要的细胞过程，如细胞分裂和生长过程、受损基因的修复以及异常细胞自我毁灭的能力。大多数受损基因在正常细胞的新陈代谢中被修复，但有些受损基因可因日常暴露于致癌物而逐渐被改变或发生突变，以至于无法发挥正常功能。致癌基因的损伤可能导致它们在细胞内产生的化学物质的表型改变。这些变化就像分子锁或钥匙，"欺骗"细胞发挥异常功能；最终，细胞可能会癌变并分裂形成肿瘤。

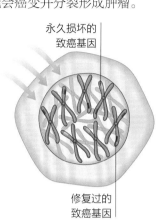

1 致癌物造成的损害
致癌物持续攻击细胞，最终影响染色体上的基因。通常致癌物对致癌基因造成的损害是有限的，且很快就可以修复。

2 永久性损害
对致癌基因的损害和修复可持续进行，但随着致癌物剂量更高或接触时间更长，有些致癌基因会遭到永久性损害。

3 正常细胞演变为癌细胞
最终，许多致癌基因发生了永久性改变。关键的细胞功能遭到不可逆的影响，正常细胞转变为癌细胞。

肿瘤的形成

只要一个细胞发生癌变，肿瘤就会形成。这个未经检出的癌变细胞分裂为 2 个细胞，每个细胞又继续执行相同过程，继续分裂。周而复始，产生的所有子细胞都具有癌变细胞的遗传特性。每经历一次分裂，细胞总数就会翻倍。肿瘤细胞经历 25～30 次成倍分裂后可形成能被检测到的实体肿瘤，包含大约 10 亿个细胞。

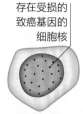

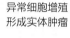

肿瘤生长
一个细胞经历 4 次分裂，就有 16 个细胞；经历 10 次分裂，就可得超过 1 000 个细胞。细胞分裂时间的长短取决于肿瘤类型，一般从数天至数年不等。

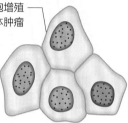

癌症是如何扩散的

恶性肿瘤的标志性特征是其侵袭扩散的能力，它不仅扩散至局部的周围组织，也能达到远端的身体部位。

癌细胞扩散到身体的远距离部位称转移。最初形成的肿瘤称原发性肿瘤，在较远部位发展而成的肿瘤称继发性肿瘤或转移瘤。继发性肿瘤不是随机发生的，例如，乳腺癌倾向于扩散到骨和肺部。为了转移扩散，癌细胞必须克服许多障碍，例如清除白细胞和机体免疫系统的其他防御武器。然而，一旦它们渗透侵入健康组织，恶性肿瘤细胞就会通过侵入现有的血管，并产生刺激血管渗入肿瘤的化学物质（血管生成）来建立自己的血液系统。传播的主要途径是人体分配营养物质和回收代谢废物的两条"高速公路"：血管和淋巴管。

淋巴扩散

淋巴系统是一个网状结构，包括内含淋巴液的脉管和内含白细胞的淋巴结（腺体）。

癌细胞进入淋巴管，到达淋巴结，它们可在淋巴结内生长为肿瘤；有些癌细胞可能会被免疫系统攻击破坏，暂时停止扩散。

血液扩散

原发性癌症通常扩散到血液供应良好的部位，如肺和脑。肝是一个特别常见的转移部位，因为它通过肝门静脉系统从心和肠道获得充足的血液供应（见第 197 页）。当癌细胞到达小血管时，它们可以在血管壁细胞之间推挤，借此侵入正常组织。

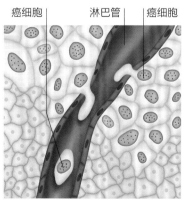

1 淋巴管破裂
随着原发性肿瘤的生长，其细胞侵入邻近组织，淋巴系统的小脉管也常常受累。癌细胞进入淋巴管并随着淋巴循环到达附近的淋巴结。

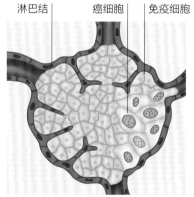

2 淋巴结内肿瘤
只要有一个癌细胞进入一个局部淋巴结，就可以启动癌细胞分裂增殖，并长成一个继发性肿瘤。这里的免疫细胞可能破坏部分癌细胞，暂时阻止癌症扩散。

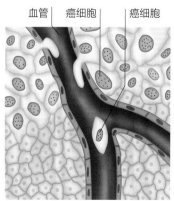

1 血管壁破裂
随着原发性肿瘤的扩散与浸润，一些肿瘤细胞破坏了血管壁。此时，癌细胞能够脱落并进入血管，并随着血液循环到达全身组织/器官。

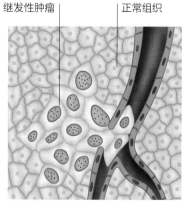

2 血管外肿瘤
癌细胞的体积通常比红细胞大，且会在离原发部位较远的狭窄血管中嵌顿。此时细胞开始分裂增殖，侵入邻近组织，形成继发性肿瘤。

名词解释

β – 受体阻断剂

能阻滞肾上腺素作用，因而减慢脉搏、降低血压的一类药物。

DNA

脱氧核糖核酸。双螺旋状结构的化学物质，通过以亚单位（碱基）序列的形式携带遗传信息。

RNA

核糖核酸。不同亚型的核糖核酸执行不同的功能，包括传递遗传信息和加工蛋白质。

X 染色体

一种性染色体，女性的体细胞含有 2 条 X 染色体。

X 线

一种非常短的波长，有肉眼看不见的电磁能。它能穿透及损伤身体组织，可用于影像诊断和治疗（放射治疗）。

Y 染色体

一种性染色体。为男性性征发育所必需。男性体细胞含 1 条 Y 染色体和 1 条 X 染色体。

A

阿尔茨海默（Alzheimer）病

由于大脑中的神经细胞丧失而引起的进行性痴呆。该病在 65 岁以上人群中的发病率高达 10%。

癌

由异常细胞不受控制的生长引起

的一组疾病，可形成肿瘤。它可能侵入周围组织或扩散到身体的其他部位（见"转移"）。

癌症

发生于内层或外层（上皮）的癌。通常发生在皮肤、呼吸道黏膜、大肠、乳房、前列腺、子宫等处。

氨基酸

是构成蛋白质的最基本单位，约有 20 种。

B

白细胞

在免疫系统中起着不同作用的无色的血细胞。

白血病

骨髓中一种异常白细胞增殖并侵犯机体其他器官的血液疾病。

白质

主要由神经元（神经细胞）突起纤维或者轴突所形成的神经组织。

斑

皮肤上的扁平、有色小点。亦存在于视网膜中央区以及耳的前庭内。

半月板

膝关节内的半月形软骨垫。

半月板切除术

通过手术摘除膝关节内撕裂或错位的软骨（半月板）。手术时通常需要将光纤导管插入关节来传

输内部影（图）像。

壁

用于表示体腔壁的术语。不强调其内容物。

边缘系统

与脑中的一些结构联合组成，其作用与机体自主功能、情感和嗅觉有关。

扁桃体

位于口腔后部软腭两侧的卵圆形淋巴组织块，能帮助抵御儿童期感染。

表皮

皮肤的外层，细胞呈扁平状，接近表面时呈鳞屑样。

病毒

能寄生于细胞，并进行自我复制，是体积最小的感染原（病原微生物）。

C

肠易激综合征

反复发生的胀气、腹部不适及便秘和腹泻交替，常伴随应激反应。

痴呆

智力下降、记忆减退和照顾自己的能力丧失，痴呆常是脑退行性疾病的结果。

出血

血液从血管中流出，一般多由损伤引起。

除颤

对心脏使用强大的电流脉冲，以便恢复心的正常节律。

垂体

悬于脑底的腺体，能分泌激素、控制机体内的其他腺体，受下丘脑控制。

雌激素

一种性激素，能促使子宫内膜为受精卵着床做准备，并能刺激女性第二性征发育。

丛

交织的神经或血管网。

D

大脑（端脑）

脑的最大部分，由两个大脑半球组成，是思考、个性、感觉及随意运动的神经中枢。

胆道系统

由肝管、胆囊管以及胆囊所组成的胆管网。

胆结石

在胆囊内由胆固醇、钙、胆汁形成的卵圆形或多面形的固体。胆结石大小多变，女性比男性更常见。

胆囊

位于肝下面的无花果状的小袋，肝分泌的胆汁运输并贮存于此。

胆囊炎

胆囊的炎症，常因胆石阻碍胆汁

流出所致。

胆囊造影
注入造影剂后进行胆囊的 X 线检查。

胆汁
肝细胞产生并贮存浓缩于胆囊的棕绿色液体，可消化脂肪。

胆汁淤积
肝内胆汁流动缓慢或停滞。

蛋白质
由氨基酸链组成的一个巨大的分子，是许多结构物质（角蛋白、胶原）、酶及抗体的主要成分。

等位基因
基因的形式或版本，如：眼睛的颜色由几对等位基因决定。

镫骨足板切除术
用于解除因耳硬化症而引起耳聋的手术。

癫痫
一种以整个脑或其特定区域产生不受控制的放电（癫痫发作）为特征的发作性疾病。

动脉
将血液从心输送到身体其他各处的弹性肌性管道。

动脉瘤
因血管壁损伤或薄弱而引起的动脉扩张。

动脉粥样硬化
一种由于脂肪物质沉积形成斑块，限制血流，引起局部血凝的动脉退行性疾病。

窦房结
在右心房壁上的一组特殊分化的心肌细胞，为心的自然起搏器。

窦性心动过缓
一种由窦房结慢性起搏引起的低速异常心率，但是心律正常。

短暂性脑缺血发作（TIA）
在 24 小时内完全缓解的"小中风"。这种发作意味着有完全脑卒中（中风）的危险。

多巴胺
脑内参与控制运动的化学性信使（神经递质）。

E

恶性肿瘤
指癌细胞可能侵入周围组织并扩散到身体其他部位的肿瘤。相对于良性肿瘤而言。

耳蜗
位于内耳的螺旋状结构，内有螺旋器，能将声音振动转化为神经冲动传入脑。

耳硬化症
一种影响到内耳的骨遗传疾病，由镫骨脚与周围骨融合固定所致。

二尖瓣
位于心的左心房与左心室之间的瓣膜。

F

发热
口测体温超过 37℃，或肛测体温超过 37.7℃。

房间隔缺损
心上部 2 个心房之间的隔上出现空洞。

房水
充满于角膜、虹膜及晶状体间的眼房内的液体。

放射疗法
常用 X 线或放射性粒子植入等方法对癌细胞或恶性肿瘤细胞进行的放射治疗。

非侵入性
未穿透皮肤或利用身体的自然开口进入体内的医学操作。

肺动脉
将来自右心室的去氧血液传送到肺以使其与氧再结合的动脉。

肺泡
肺内的小气囊。气体以扩散的方式通过肺泡隔与血液进行物质交换。

肺炎
由于感染或接触吸入性刺激物或有毒物质而引起肺的小气道和肺泡炎症。

分子
一群原子连结或结合在一起。水分子（H_2O）有 3 个原子，即：2 个氢和 1 个氧。如蛋白质及脱氧核糖核酸等大分子有几百万个原子。

风疹
轻度的病毒感染，又名德国麻疹。若风疹病毒感染妊娠早期的女性，会对胎儿造成严重损害。

缝合线
用于关闭伤口或者切口的手术缝线。

副交感神经系统
自主神经系统的一部分，它通过减慢心率来维持并积蓄能量。

腹膜
衬于腹部内壁的双层膜性结构，覆盖腹腔器官，起部分支持作用。能分泌液体润滑肠道。

腹膜炎
由细菌、胆汁、胰酶或化学物所致的腹膜炎症。有时原因不明。

腹腔镜检查
通过细的光学照明装置（内镜）进行腹腔内部的可视观察。通常使用电视摄像机。

G

钙通道阻滞剂
能抑制游离钙穿越细胞膜的一种药物，用于治疗高血压和心律失常。

干扰素
由细胞产生的对病毒感染和某些肿瘤有防御作用的蛋白质。

肝
位于右上腹，起着重要化学功能的大器官。有处理来自肠的营养物质，合成糖原、蛋白质和脂肪；解毒以及将废弃物转化为尿素等功能。

肝细胞
一个典型的肝细胞具有多种功能。

肝炎
肝的炎症，常由病毒感染、酗酒或毒物作用所致。症状有发热和黄疸。

肝硬化

正常肝组织被细小的纤维组织替代，导致硬化及功能受损。可由酗酒或感染所致。

干细胞

有全能特点的细胞，常能快速分裂，并具有分化成多种不同类型特殊细胞的潜能。

睾酮

由睾丸产生的主要的男性激素，少量由肾上腺皮质和卵巢产生。

睾丸

一对产生精子和激素的男性性腺，悬于阴囊内。

膈肌

将胸和腹隔开的穹窿形片状肌性结构。当膈肌收缩时，穹窿变平，胸腔容积增大，空气吸入肺。

骨单位

骨的圆柱形单位，又称哈弗斯系统，是骨密质的构筑单位。

骨关节炎

一种损害覆盖在关节面表面、耐磨的软骨的关节退行性疾病。

骨化

骨形成、更新和修复的过程。人体内很多骨是从软骨发育而来。

骨连结

指关节或者像接合部件之间的连结。

骨膜

包绕除关节面外的所有骨面，能产生新骨的坚韧组织，内有血管和神经。

骨肉瘤

主要发生于青年人的高度恶性骨肿瘤，多发生于近膝处。

骨软化症

由于矿物质缺失导致骨软化，通常由于维生素 D 缺乏引起钙吸收不良。

骨髓

骨腔内的脂肪组织，可为黄色或红色，红骨髓能产生红细胞、血小板和大多数白细胞。

骨硬化

骨关节炎、骨髓炎或严重损伤能导致骨密度增加，从 X 线片上可发现这些区域极度薄弱。

骨质疏松症

由于骨的再吸收速度快于形成速度导致的骨质缺失。骨变得易碎、易骨折。

鼓膜

将外耳与中耳分隔并在声音传来时产生振动的膜。

关节炎

关节的炎症，可引起不同程度的红、肿、痛以及运动限制。

冠状

表示"冠冕"的术语。常指环绕并供给心血液的动脉。

过敏原

能使接触过该物质的个体发生过敏反应的任何物质。

H

海马

脑中与学习和长期记忆有关的结构，形似海马。

合子

卵细胞受精时产生合子，它含有新个体的所有遗传物质。

核苷酸

脱氧核糖核酸（DNA）或核糖核酸（RNA）的标准亚单位，由糖、磷酸盐和含氮碱基组成。

核酸

包括脱氧核糖核酸（DNA）和核糖核酸（RNA）。核苷酸链上的碱基序列携带着遗传信息。

核糖体

细胞内的球样细胞器，参与氨基酸合成蛋白质的过程。

红细胞

无核双凹的圆盘状细胞。内含血红蛋白，每毫升血液中包含 400 万～500 万个红细胞。

喉

位于颈部气管上端的结构，其内有声带。

呼吸

机体的呼吸运动；氧与二氧化碳在肺内进行气体交换；组织内相似的气体交换（细胞的呼吸）；分子的分解，如葡萄糖为了细胞的功能释放其能量。

滑膜关节

内衬滑膜产生滑液的可动关节。

滑液

关节内起润滑作用的稀滑的液体。

化学疗法

用强力的化学药物所进行的治疗，通常用来杀死癌细胞（恶性肿瘤细胞）。

黄疸

由于胆红素沉积而使皮肤、巩膜黄染，通常由于肝功能改变引起。

灰质

指脑和脊髓中暗灰色的区域，主要由神经元胞体组成，与之相对的是白质，主要由胞体发出的纤维组成。

回肠

小肠的终末部分。大部分营养物质的吸收发生在此处。

会厌

位于喉口的叶状软骨。当吞咽时，会厌覆盖于喉口，防止食物或液体流入气管。

活体组织检查

从身体疑有疾病的部位采集组织样品，进行显微镜下观察。

获得性免疫缺陷综合征（AIDS）

感染人类免疫缺陷病毒（HIV）所致。病毒通过性交或病毒污染的血液进行传播。AIDS 导致机体对感染和某些癌症丧失抵抗力。

J

肌腱

由胶原纤维组成的坚固束带，它将肌肉附着于骨，并能传导肌肉收缩产生的拉力。

肌腱炎

多由损伤引起的肌腱炎症，导致疼痛和触痛。

肌丝

在肌细胞的肌原纤维中，一些长的细丝样蛋白质。

肌营养不良

遗传性肌疾病之一，其特点是进行性加重的肌肉变性和衰弱。

肌原纤维

肌细胞（纤维）中的圆柱形成分，它们由更细的纤维组成，其运动导致肌肉收缩。

基底神经节（基底核）

成对的、聚集于脑深部的神经元胞体的团块或核团，主要与运动控制有关。

基因

遗传单位染色体上的特异片段。每个基因由一段脱氧核糖核酸（DNA）序列组成，每段 DNA 序列编码产生具有特定功能的蛋白质。

基因组

生命体中的一套完整的基因或遗传信息。人基因组含有 20 000~25 000 个基因。

激素

由内分泌腺和某些组织释放入血的化学物质。激素作用于机体其他部位的特殊受体。

急性

发生急速、持续时间短的医学状态，相对于慢性而言。

脊神经

31 对进出脊髓的神经，包含运动和感觉功能。

脊柱

由 33 块环形椎骨形成的柱，包括 7 块颈椎、12 块胸椎、5 块腰椎以及融合的骶椎（5 块）和尾椎（4 块）。

脊柱融合术

为稳固脊柱而将相邻的 2 个或多个椎骨融合的外科手术。

记忆

近期、远期经历的数据存储。短期记忆存储少，且内容很快忘记，除非经常补充。长期记忆存储较大，且不容易遗忘。

继发的

用于描述随后或由其他疾病（原发性疾病）引起的一种术语。

寄生虫

寄生在另一个生物体（宿主）内，同时消耗宿主来获益的生物体。

甲状旁腺

位于甲状腺后面的 2 对棕黄色的内分泌腺体，有助于控制血钙水平。

假体

由于功能性或美容性目的，安置在体内或体外替代部分机体功能的人工替代品。

间隔缺损

心中央间隔上的异常开口，允许血液经此从右向左流动或相反。

间质性浆细胞性肺炎

肺由条件致病性微生物卡氏肺孢子虫引起的感染，主要发生在免疫功能低下的患者。

减数分裂

精子和卵细胞的形成过程，染色体随机分配，数目减少，由机体其他体细胞的 46 条减少至 23 条。

碱基

在核酸（脱氧核糖核酸、核糖核酸）中，含氮的化学单位或含氮的碱基（腺嘌呤、胸腺嘧啶、鸟嘌呤、胞嘧啶、尿嘧啶）排列顺序决定了所携带的遗传信息。

腱鞘炎

由于过度使用产生过分摩擦引起的肌腱鞘内膜的炎症。

交感神经系统

自主神经系统的一部分，为机体运动做准备，如肠道和皮肤的血管收缩，眼的瞳孔扩张及心率加快。

胶耳

一种由于中耳内黏稠液体的积聚并妨碍听小骨运动导致的疾病。

胶原

存在于骨、肌腱、韧带和其他结缔组织中的一种重要的结构蛋白。胶原原纤维扭曲构成束状的胶原纤维。

角膜

位于眼球前部透明的穹隆，为眼的主要聚焦透镜。

疖

含脓液的发炎皮肤区域，通常为毛囊感染。

结肠

为盲肠与直肠之间的大肠，其主要功能是从肠内容物中吸收水分。

截瘫

下肢的瘫痪，多由脊髓和脑损伤或疾病引起。

晶状体

眼睛的内透镜，又称为晶状透镜。它通过调节曲率聚焦。角膜为眼的外透镜。

静脉

一种壁薄的血管，将低压状态的血运回心。

绝经

女性生殖周期的终止，卵巢停止排卵及月经停止。

K

卡波西（Kaposi）肉瘤

一种缓慢生长的血管肿瘤，多发生于艾滋病患者，皮肤及内脏有散在的蓝棕色结节。

抗凝血药

能抑制血液凝固的药物。

抗生素

一种医用药，其作用主要是对抗细菌，抗病毒作用较小或无。

抗体

一种能与外来侵袭物如细菌结合的可溶性蛋白质，帮助机体消灭侵袭物。

克罗恩（Crohn）病

一种侵犯胃肠道的炎性疾病，其症状有疼痛、发热和腹泻。

扩散

液体物质自然地弥散出来，尤其在浓度均匀的溶液中。

括约肌
围绕机体某一开口的肌环或局部增厚的肌肉。

L

阑尾
附着于大肠起始部的蠕虫样结构，其功能未明确。

类风湿关节炎
引起关节变形、破坏的疾病。典型特征是首先影响较小的关节，通常是对称的。

类固醇药
能模拟机体内的肾上腺皮质激素或性激素作用的药物。

良性肿瘤
相对于恶性肿瘤而言，温和且没有扩散趋势的肿瘤。

裂孔疝
胃的一部分经过膈肌的裂孔向上滑出。

淋巴结
一种椭圆形的小腺体，其内充满白细胞，是防止感染扩散的屏障，淋巴结沿着淋巴管成群排列。

淋巴系统
由淋巴管和淋巴结组成的广泛分布的网络系统。它回收过剩的组织液进入循环系统，并协助抵御感染和肿瘤细胞。

淋巴细胞
白细胞的一类，为免疫系统组成部分。它们抵御病毒感染和癌。

淋巴组织
富含淋巴细胞的组织，存在于淋巴结、脾、小肠和扁桃体中。

淋病
能引起女性盆腔炎或男性外尿道狭窄的性传播疾病。若不治疗，可扩散至机体其他部位。

流产
胎儿未能发育成熟到足以在子宫外存活前妊娠就自发地中止。

瘘
在机体内部与皮肤之间或两内部器官之间的异常管道。

卵巢
位于子宫两侧输卵管末端的结构。卵巢能储存卵泡、释放成熟卵细胞和产生女性激素（雌激素和黄体酮）。

卵子
卵细胞，如果受精，卵细胞就发育成胚胎。

M

脉搏
由于血液被挤入动脉而引起动脉节律性地扩张或收缩。

慢性
持续性的医学状态，通常超过6个月并引起机体长期变化。与急性相对。

毛囊
皮肤表面的凹陷，是毛发生长的起点。

毛细血管
连接最小的动脉和静脉之间的一种微小血管。

梅毒
性传播或先天性感染的疾病，如不治疗，将经历3个阶段，最终对神经系统造成严重损害。先天性梅毒非常少见。

酶
是一种加速化学反应的蛋白质。

泌尿系统
由肾、输尿管、膀胱和尿道组成，能够生成并排泄尿液的系统。

迷走神经
脑神经X，协助控制心跳、消化等自主功能。

免疫力
对疾病的抵抗和预防能力，特别是感染。

免疫缺陷
由于AIDS、癌症治疗或衰老等原因引起的免疫系统功能不全。

免疫抑制剂
干预某些淋巴细胞的产生和活性的药物。

N

囊腺瘤
良性的囊肿样腺组织增生。

囊肿
一种有壁的腔，通常为球形，内含液体或半固体物质，常为良性。

脑卒中
即（脑）中风，脑全部血供的丧失或血管破裂漏出的血液引起脑的损伤，可损害运动、感觉、视觉、语言和智力。

脑（脊）膜
包裹脑、脊髓的3层膜，软膜在内，蛛网膜居中，硬膜在外靠近颅骨或椎骨。

脑（脊）膜炎
脑（脊）膜的炎症，通常由病毒或细菌感染引起。

脑电图
记录、研究脑的电信号。

脑干
位于脑的下部。有控制诸如呼吸、心跳等生命功能的中枢。

脑脊液
脑和脊髓周围的水样液体。

脑神经
共12对，从脑和脑干直接发出。包括支配嗅觉、视觉、眼运动、面部运动和感觉、听觉、味觉以及头部运动等的神经。

内啡肽
疼痛、应激及运动时机体产生的吗啡样物质。

内分泌腺
产生激素（化学信使物质）的腺体，激素直接释放到血液，而不是通过管道或导管释放。

内镜
通过一个天然的口或切口，把观看装置插入体内去研究内腔，取出样本或进行治疗。

黏膜
柔软、能分泌黏液覆盖在机体管和腔的上皮层。

黏液瘤

充满黏液的囊状异常囊泡，黏液由黏膜分泌。

尿道

将尿液从膀胱运送到体外的管道。男性尿道比女性尿道长得多。

尿道炎

常因性传播疾病而引起的尿道黏膜炎症。

尿素

蛋白质分解的废弃产物，是尿液中主要的含氮成分。

脓

在细菌感染部位形成的黄绿色液体，内含细菌、死亡的白细胞和被破坏的组织。

脓肿

炎症或坏死组织包绕形成的脓腔。

P

佩吉特（Paget）病

一种引起骨变弱、增厚、变形的疾病。

帕金森（Parkinson）病

一种以不自主震颤、肌强直、运动迟缓、蹒跚步态及写字渐小为特征的神经性疾病。

排卵

在月经周期中段，卵巢内成熟的卵泡释放卵子的过程，如未受精，卵子在月经期间脱落流出。

膀胱炎

由感染引起的膀胱炎症，可产生尿频、尿痛。

胚胎

从受精到妊娠第 8 周的发育中胚胎。

盆腔

由骨围成像盆一样的环，上有脊柱下端附着，并和股骨形成关节。一般而言，本术语也包含盆腔内软组织。

盆腔炎

女性内生殖器官发生的感染。原因不明，但常在患性传播疾病之后发病。

皮质

不同器官的外层，如大脑皮质、肾皮质及肾上腺皮质。

脾

位于左上腹的淋巴器官，能分解清除衰老的红细胞并参与抗感染。

偏瘫

一侧肢体瘫痪。由于大脑的运动区损伤，或连接运动区与脊髓之间的神经束遭到损伤所致。

偏头痛

一种神经系统疾病，引起反复发作的严重头痛，常伴有恶心和视觉障碍。

胼胝体

连接 2 个大脑半球的宽而弯曲的索带，由 2000 多万条神经纤维组成。

贫血

因血液中血红蛋白含量减少所致的疾病。

葡萄糖

长链碳水化合物的分解获得单糖，

如饮食中的淀粉。血中的葡萄糖也叫血糖，是机体能量的主要形式。

Q

脐带

连接胎盘和胎儿的结构。它为胎儿在免疫、营养和激素等方面与母体建立联系。

起搏器

一种植于胸部、通过输出短的电脉冲来调节心跳的电子装置。

气管

通气的管道。为衬有一层黏膜的肌性管道，约有 20 个软骨环加强。

气囊血管扩张术

用末端带有可充气气囊的导管来扩张动脉的一种方法。

气胸

气体存在于两层胸膜之间，引起肺的塌陷。

器官

人体分开的部分或结构，具有关键的功能，如心、肝、脑或脾等。

憩室病

存在憩室，憩室指肠内面向肠壁外突出形成的小袋。

前列腺

位于膀胱底部的男性附属腺体，开口于尿道。其分泌物参与组成精液。

前列腺素

由机体产生，作用类似激素的一类脂肪酸。

腔静脉

上、下腔静脉，这是 2 根注入右心房的大静脉。

青光眼

眼内液体压力异常升高，如不加以处理，则可引起眼内损伤，并可导致失明。

丘脑

位于大脑深部的灰质团块，接受和协调感觉信息。

R

染色体

存在于所有体细胞核内的线状结构，携带机体的遗传密码。染色体盘绕成"X"形。正常人有 23 对染色体。

人类免疫缺陷病毒（HIV）

引起 AIDS 的病毒。HIV 破坏免疫系统的一些细胞，从而降低免疫系统的作用。

韧带

由胶原构成的组织带。胶原是一种坚韧的纤维状弹性蛋白质。韧带主要位于关节内或其周围，以支持骨。

绒毛膜采样

取小片胎盘组织，进行染色体及基因分析，以便早期探查胎儿异常。

肉瘤

由结缔组织（如骨）、肌肉、纤维组织或血管发生的癌。

蠕动

类似肠的肌性管道连续协同收缩和舒张，使内容物向前移动。

乳房 X 线摄影术

用低辐射量的 X 线显示乳房影像的方法,用于发现早期乳腺癌。

乳房切除术

手术切除局部或全部乳房的方法。通常用于治疗乳腺癌,常后续辅以放射治疗。

乳腺炎

乳腺炎症,常因哺乳时细菌通过乳头孔进入乳腺而感染。症状包括发热、乳房变硬及触痛。

软骨

结缔组织的常见类型,通常坚韧、有弹性,形成某些结构的组成部分,如耳、鼻和关节内的骨面上。

S

腮腺

唾液腺中最大的一对,位于耳前方下颌角表面,左右各一个。

杀伤性 T 细胞

能够消灭破损、感染或恶变的体细胞的一类白细胞。

疝

器官或组织从正常位置的腔内移到腔外。较常见的类型是裂孔疝。

上皮

呈片状或层状覆盖在许多器官和其他组织表面或衬在其内面的一种组织。

舌下腺

位于口腔底的一对唾液腺。

神经

通过纤维鞘将许多神经元(神经细胞)发出的线样突起聚在一起。

神经在脑、脊髓和全身其他部位之间传递电冲动。

神经胶质细胞

神经系统里为神经元提供支持的细胞。

神经节

一群团块样的神经元(神经细胞)体,并有许多相互间的连接。

神经元

单个神经细胞,其功能为传递电冲动。

肾

位于腹腔后壁的 2 个红棕色豆形的器官。肾滤过血液,清除废物,特别是尿素。

肾单位

肾滤过和重吸收单位,由滤过囊、肾小球及一系列小管组成,这些小管通过重吸收或排泄水分和代谢废物来控制体液平衡。

肾上腺皮质激素类药物

一种与肾上腺外侧带(皮质)分泌的类固醇激素相类似的药物。

声带

2 片贯穿喉内的黏膜片,当空气通过时,声带振动产生声音。

十二指肠

为小肠的起始部分,呈 C 形,胃内容物排入其中。胆囊、肝、胰的导管都开口于十二指肠。

食管炎

食管的炎症,通常是由胃酸反流进入食管引起。

视神经

有 2 根,每根都有大约 100 万条神经纤维,可将视网膜的视觉信息传递给脑。

视网膜

在眼球后壁的光感受层。它将光学图像转化为神经冲动,经视神经传递至脑。

室

一个腔或腔隙,通常充满液体,如心的 2 个心室和脑内的 4 个脑室。

受精

性交、人工授精后,精子与卵子的结合过程,也可在实验室的试管中发生。

舒张期

心动周期中,4 个心腔舒张,心充血的阶段。

输精管

一对起自睾丸、运输精子的管道,精子在进入尿道前和精液混合。

输精管结扎术

将两侧输精管切断、结扎的男性绝育手术。

输卵管

有 2 根,卵巢释放的卵细胞经此进入子宫,是异位妊娠的好发部位。

栓子

任何物质,如血凝块、气泡、骨髓、脂肪或肿瘤细胞,都可以在血液中转移,并能导致血管堵塞。

四肢瘫

双臂、双下肢和躯干发生的瘫

痪,通常由于颈部脊髓的严重损伤所致。

髓质

如肾、肾上腺之类器官的内部部分。也指位于脊髓上端、小脑前面的脑干的延髓部分。

T

唐氏(Down)综合征

机体细胞因含有 1 条多余的 21 号染色体(3 条 21 号染色体取代了正常的 2 条染色体)所致的遗传病,常称为 21-三体综合征。

胎儿

从受精后第 9 周至出生时的发育中胎儿,见"胚胎"。

胎盘

妊娠时在子宫内形成的盘状器官。由脐带连接母体与胎儿之间的血供,并为胚胎的生长提供营养。

瘫痪

部分肢体由于神经或肌肉疾病而丧失运动功能。

糖类

构成碳水化合物的基本单位。

体内平衡

机体保持内环境稳定的积极过程。

体外受精

在实验容器中加入精子或精子细胞核,使卵细胞在容器内完成受精。

调节焦距

眼睛调整以便能够聚焦近处或远处物体的过程。

听神经瘤
连接耳与大脑的听神经上发生的肿瘤。

听小骨
中耳内将振动从鼓膜传至内耳的3块较小的骨（锤骨、砧骨和镫骨）。

痛风
一种引起关节炎的代谢性疾病。常发于单个关节。

痛觉感受器
对疼痛刺激做出反应的神经末梢。

透析
是人工肾机器分离溶解物质的基础。借助半渗透膜的过滤系统，排泄废物，保留基本营养物质。

突变
遗传物质发生改变，常表现为核酸的一个和多个碱基发生改变。

突触
2个神经细胞之间或1个神经细胞与肌纤维或腺体之间的连接。化学信使通过突触使靶细胞产生反应。

团块
经咀嚼后准备吞咽的食物团。

吞噬细胞
白细胞或类似的细胞能包围和杀死异物，如入侵的微生物及细胞碎片。

臀位分娩
臀部首先暴露的分娩方式，与头先露的分娩方式相比，臀先露的危险性较大。

唾液
一种由唾液腺分泌到口的水样液体，帮助咀嚼和消化。

W

腕管综合征
由于正中神经在腕前部一根韧带下的缝隙穿过时受压而引起拇指、中指的麻木和疼痛。

网状结构
散在分布于脑干的神经细胞，与对外界的警觉和注意力有关。

味蕾
主要分布在舌上球状巢的感受器，各自对甜、咸、酸或苦味做出强烈的反应。

胃肠道
由口腔、咽、食管、胃、小肠和大肠(到直肠)构成的肌性管道。

胃炎
任何原因引起的胃黏膜炎症，如感染、酒精等。

胃液
由胃的细胞产生的混合物，包括盐酸和消化酶。

X

矽肺
由于吸入矿尘而引起肺部瘢痕样疾病。瘢痕使肺部供氧的效率下降。

细胞核
细胞的控制中心，含有遗传物质脱氧核糖核酸（DNA）。由核膜包绕。

细胞器
细胞内微细结构，各自具有特异的功能，如：细胞核、线粒体和核糖体。

细胞质
水样或黏液样物质，占据细胞大部分空间，内有许多细胞器。

细菌
一种单细胞的微生物。在众多种类的细菌中只有少数有致病性。

下颌下腺
位于下颌骨正下方，邻近下颌角的一对唾液腺。

下丘脑
位于脑基底部的细小结构，协调机体神经系统和激素系统在体内的相互影响。其上方连接丘脑，下方连接垂体。

先天性
出生时就具有的疾病。先天性疾病可能是遗传性，或为胎儿期及分娩时所患疾病或损伤引起的。

纤维蛋白
一种在凝血阶段由血液中纤维蛋白原转变成纤维网架的不溶性蛋白质。

纤维光学
通过一束能弯曲的玻璃或塑料细丝来传送图像。有些类型的内镜用纤维光学传导系统来直接观察和治疗机体内位置较深的结构。

纤维化
过度生长的瘢痕或结缔组织，是任何创伤或烫伤所引起的身体的自然愈合反应。纤维组织能修改一个器官的结构，因此

减少其效率。

显微镜检查
通过显微镜检查做出诊断。一般应用光学聚焦和透镜放大等基础技术。应用电子束可获得较高的放大倍数。

显性等位基因
在遗传学中，一个基因（等位基因）的一种形式"更强"，甚至在同一基因的隐性等位基因存在的情况下，决定着性状的表达。

线粒体
为细胞功能而产生能量的细胞器。它含有遗传物质（线粒体DNA），仅来自母亲。

腺样体
位于咽上壁后部两侧的淋巴组织。

消化系统
指口腔、咽、食管、胃和肠。附属器官有胰、肝、胆囊及其导管。

消化性溃疡
由于幽门螺杆菌、过量的胃酸及消化酶的作用，导致食管、胃或十二指肠的局部黏膜破坏。

小动脉
动脉小的终末分支。它通向更细小的毛细血管，并借助后者连接于静脉。

小脑
位于脑干后方的脑组织，与平衡及精细动作的控制有关。

哮喘
以呼吸道不同程度的狭窄而导致的以间隙性呼吸困难为特征的疾病。

心瓣膜
心脏中使血液在心内呈单向流动的 4 个瓣膜结构。

心包
包裹心的膜，外层为纤维囊，包绕心及其发出的主要大血管根部；内层贴于纤维囊内面和心壁。

心包炎
包绕心的心包膜炎症，可产生疼痛及液体潴留（心包积液）。

心电图
记录、研究心的电活动。

心动过缓
心率缓慢，在运动员中属正常，但在其他个体中可能提示心律失常。

心房
在心上部，心壁较薄的两个腔。

心房颤动
心房搏动非常快的一种心律失常。

心肺机
在心的手术中代替心肺功能的泵和氧合装置。

心肌
构成心的特殊肌肉。心肌纤维组成能自动收缩的网络系统。

心绞痛
心肌供血不足，引起心肌收缩活动时诱发出的胸前区疼痛或紧缩感。

心律失常
因电冲动或控制心肌收缩的传导通路的缺陷而引起的心脏不规则搏动。

心内膜炎
心壁内层或心瓣膜的炎症。

新陈代谢
机体内所发生的物理和化学反应的总和。

性激素
引起机体性特征发育的类固醇物质。性激素也会调控精子、卵子的生成及月经周期。

胸
位于颈和腹之间的躯干中，容纳心和肺。

胸膜
一种双层膜，其内层覆盖肺，外层衬附于胸壁。两层之间有一层液体能使胸膜润滑和运动。

胸腔积液
过量的液体积聚在两层胸膜间，将胸膜分开，并压迫肺。

胸膜炎
胸膜的炎症，通常由肺部感染如肺炎引起，并导致胸膜间粘连，吸气时疼痛。

嗅神经
有 2 根，从鼻顶处嗅球直接发出，连接于脑底部。

血管成形术
用于扩张因疾病所致的动脉管腔狭窄的治疗过程。见"气囊血管扩张术"。

血管造影术
一种向血管注入造影剂后，经 X 线显示血管影像的方法。

血红蛋白
存在于红细胞内，能与氧结合并将氧从肺运输至全身的蛋白质。

血浆
血液中去除所有细胞后的液体部分，含有蛋白质、盐和各种营养物质。

血凝块
血管受损时，由纤维蛋白、血小板、血细胞组成的小梁网。

血栓
通常是由于血管壁损伤而产生的血凝块。

血栓溶解剂
用于溶解血凝块、恢复动脉阻塞处血液流动的药物。

血小板
是大细胞巨核细胞的碎片，大量存在于血液中，为凝血所必需。

血友病
由一种起凝血作用的蛋白质缺乏而引起的遗传性出血性疾病。

血肿
身体任何一处的血液积聚，多由血管破裂引起。

Y

咽
鼻和口腔后部至食管的通道，包括鼻咽、口咽和喉咽。

咽鼓管
连接鼻后部和中耳鼓室的管道，以平衡鼓膜内外的大气压。

羊水（膜）穿刺术
为获取胎儿健康和基因信息，从孕妇子宫内抽取羊水样本的一种产检方法。

叶
脑、肺、肝等大结构的局部圆形突出或亚分区。

衣原体
能引起沙眼及盆腔炎症疾病的小的原核生物。

胰
位于胃后面的腺体，能分泌消化酶和调节血糖水平的激素。

异位妊娠
受精卵在子宫内膜以外的部位着床。

阴道
从子宫到外生殖器的通道。性交及胎儿分娩时可扩张。

隐性
在遗传学中，当同一基因的显性等位基因不存在时，基因（等位基因）"较弱"的一种形式决定着性状的表达。

硬膜
覆盖于脑、脊髓表面的脑脊膜中最外面的一层坚韧的膜。硬膜在蛛网膜、软膜外，紧贴着颅骨或椎骨的内面。

硬膜下出血
位于脑（脊）膜的硬膜与蛛网膜之间的出血。

疣
由人乳头状瘤病毒引起的，能够传染，造成无害的皮肤增生。

搏动。

有丝分裂
细胞核分裂形成 2 个子细胞的过程，每个子细胞所包含的遗传物质与母细胞完全一致。

原发的
用于描述最初受损结构病变的术语。

孕激素
卵巢和胎盘分泌的雌性激素，确保子宫接纳和保住受精卵。

运动皮质
每个大脑半球有激发随意运动的皮质区。运动皮质可划分为数个区域，分别联系机体各特殊部位。

运动神经元
将冲动传到肌肉产生运动的神经细胞。

运动神经元性疾病
一种罕见的运动神经元进行性损害的疾病，导致相对应的运动功能丧失。

Z

造影剂
X 线不能透过的一种物质。

真皮
皮肤厚的内层，由结缔组织组成，含有汗腺等结构。

支气管
肺中较大的呼吸道，每侧肺都有一根主支气管并再分成较细的分支。

支气管树
气管和肺内呼吸道的分支系统，包括各级变细的小支气管和细支气管。

支气管炎
呼吸道黏膜发生的炎症，导致咳嗽，并产生大量的痰（黏痰）。

脂肪组织
由贮存脂肪的特殊细胞所组成的组织，有贮能、机械性填充和保护的作用。

脂类
脂肪或油性物质，不溶于水。在体内有不同的作用，包括形成脂肪组织、细胞膜（磷脂）及类固醇激素。

痔
肛门黏膜内静脉曲张（外痔）或直肠下段黏膜内静脉曲张（内痔）。

痣
皮肤上的胎记、色素斑点、新生物或先天性瑕疵，呈扁平或突起，或长有毛发。

中耳
颞骨中在鼓膜和内耳外壁之间充满空气的间隙，内有听小骨，亦称鼓室。

中耳炎
中耳的炎症，多由鼻和喉的炎症扩散所致。

中枢神经系统（CNS）
由脑和脊髓组成。接受并分析感觉信号，启动应答。

肿瘤
良性或恶性的肿块，是因细胞增殖无法控制而产生的细胞团。

周围神经系统 (PNS)
从脑和脊髓扇形发出，并将脑和脊髓与身体其他部分相连的所有神经及其被膜。此系统由脑神经和脊神经组成。

轴突
指将神经冲动传入或传出神经元胞体的长纤维样突起。成束的轴突组成神经。

蛛网膜下腔出血
位于脑（脊）膜的蛛网膜下的动脉或动脉瘤破裂引起的出血。

主动脉
人体内最大、最主要的动脉，起自左心室，将含氧血液输送到除肺动脉以外的其他动脉。

主动脉瓣
位于主动脉起点处的 3 个半月形瓣膜，其允许血液离开左心室并阻止其反流。

转移
各种疾病尤其是癌从原发部位扩散或迁移到其他部位，在该处疾病继续发展。

椎骨
构成脊柱的 33 块骨。

子宫
中空性的肌性器官，胎儿出生前生长和汲取营养的部位。

子宫肌瘤
生长于子宫壁的纤维和肌肉组织的良性肿瘤，好发于 30 岁以上的女性。通常多发并可引起症状。

自身免疫性疾病
因免疫系统缺陷而攻击自身机体组织的一种疾病。

自主神经系统（ANS）
曾称植物神经系统，为神经系统中控制诸如心跳、呼吸等非意识功能的部分。

组织
功能相似的同类细胞所形成的结构。

坐骨神经痛
由于坐骨神经受到压迫而产生的疼痛。疼痛通常在臀部及大腿后面。

致谢

Dorling Kindersley would like to thank several people for their help in the preparation of this book. Anna Barlow contributed valuable comments on the cardiovascular system. Peter Laws assisted with visualization and additional design work was done by Mark Lloyd. 3-D illustrations were created from a model supplied by Zygote Media Group, Inc. Ben Hoare, Peter Frances, and Ed Wilson all provided editorial assistance. Marianne Markham and Andrea Bagg contributed to the initial development work. For the revised edition, Dorling Kindersley would like to thank: Alison Gardner, Peter Laws, Clare Joyce, Anna Reinbold, and Sonakshi Singh for design assistance; David Summers for editorial assistance; Liz Moore for picture research; and Jolyon Goddard for development work.

The publisher would like to thank the following for their kind permission to reproduce their photographs:

(Key: a–above; b–below/bottom; c–centre; f–far; l–left; r–right; t–top)

Sidebar Images: 8–47 **Integrated Body – Corbis:** Digital Art; **48–69 Skeletal System – Wellcome Images:** Prof. Alan Boyde; **70–81 Muscular System – Science Photo Library:** Eye of Science; **82–119 Nervous System – Science Photo Library:** Nancy Kedersha; **120–129 Endocrine System – Wellcome Images:** University of Edinburgh; **130–145 Cardiovascular System – Wellcome Images:** EM Unit / Royal Free Med. School; **146–161 Respiratory System – Science Photo Library:** GJLP; **162–171 Science Photo Library:** Steve Gschmeissner; **172–187 Lymph & Immunity – Science Photo Library:** Francis Leroy, Biocosmos; **188–209 Digestive System – Science Photo Library:** Eye of Science;). **220–245 Reproduction & Life Cycle – Science Photo Library:** Susumu Nishinaga; **246–269 Growth And Development – Science Photo Library:** Science Photo Library. **270–288 Corbis:** Digital Art

Feature Boxes: Corbis: Digital Art

6 Science Photo Library: Sovereign, ISM. **8–9 Corbis:** Digital Art (c). **10–11 Science Photo Library:** François Paquet–Durand. **12 Alamy Images:** Phototake Inc. (c); **Science Photo Library:** CNRI (bl); Dr. P. Marazzi (br). **Wellcome Images:** Prof. R. Bellairs (cr); K. Hodivala–Dilke & M. Stone (tr). **13 Alamy Images:** Chad Ehlers (bl). **Getty Images:** Science Faction / L. Steinmark – CMSP (br). **Science Photo Library: :** Alfred Pasieka (tc); CNRI (bc); Zephyr (cra); K H Fung (tr);); Rvi Medical Physics, Newcastle / Simon Frase (cl) Wellcome Dept. of Cognitive Neurology (cr); **14 Robert Steiner MRI Unit, Imperial College London:** (clb, bl, cl). **14–15 Robert Steiner MRI Unit, Imperial College London. 15 Science Photo Library:** CNRI (br); Sovereign, ISM (tc); Antoine Rosset (cr). **16 Robert Steiner MRI Unit, Imperial College London:** (b). **17 Robert Steiner MRI Unit, Imperial College London:** (bl, bc, br). **Science Photo Library:** (c); Zephyr (cla); BSIP S&I (tr). **18 Robert Steiner MRI Unit, Imperial College London:** (cl, c, b). **19 Robert Steiner MRI Unit, Imperial College London:** (tc, tr). **Science Photo Library:** (c); Dr. Najeeb Layyous (bl); Medimage (br). **20 Robert Steiner MRI Unit, Imperial College London:** (tr, cb, clb). **Science Photo Library:** Simon Fraser (c). **20–21 Robert Steiner MRI Unit, Imperial College London:** (b). **21 Dreamstime.com:** Robert Semnic (ca); **Getty Images:** Abrams, Lacagnina (cra). **Science Photo Library:** K H Fung (cb); Mauro Fermariello (br). **24 Science Photo Library**. **25 Dorling Kindersley:** Andy Crawford (cl). **Science Photo Library:** Steve Gschmeissner (bc). **26 Specialist Stock:** PHONE Labat J.M. / F. Rouquette (cr); Volker Steger (tc). **27 Science Photo Library:** François Paquet–Durand. **28 Science Photo Library:** CNRI. **30 Science Photo Library:** Adam Hart–Davis (cr); Adam Hart–Smith (crb). **31 Science Photo Library:** Richard Wehr / Custom Medical Stock Photo. **32 Corbis:** Minden Pictures / Eric Phillips / Hedgehog House (bl). **Getty Images:** Tyler Stableford (br). **Science Photo Library:** Edward Kinsman (tr). **33 Corbis:** Science Faction / Hank Morgan – Rainbow (bl); Franck Seguin (cl). **NASA:** (cr). **35 Corbis:** Alessandro Della Bella (cr); Steve Lipofsky (tl). **37 Dreamstime.com:** Kateryna Kon (tl). **39 Science Photo Library:** Professors P. Motta & T. Naguro (bl). **40 Alamy Images:** Phototake Inc. (br). **Science Photo Library:** Nancy Kedersha / UCLA (cl). **Specialist Stock:** Ed Reschke (bl). **41 Corbis:** Visuals Unlimited (br). **Science Photo Library:** Innerspace Imaging (tr); Claude Nuridsany & Marie Perennou (cl). **Specialist Stock:** Ed Reschke (tl, cr). **Wellcome Images:** David Gregory & Debbie Marshall (br). **42 Science Photo Library:** Lawrence Livermore Laboratory (cra). **43 Alamy Images:** Bjanka Kadic (tr). **46 Science Photo Library:** Biophoto Associates (ca); CNRI (tr). **47 Science Photo Library:** Alain Pol, ISM (cr). **Wellcome Images:** Annie Cavanagh (bl). **52 Science Photo Library:** Steve Gschmeissner (bl). **Wellcome Images:** Prof. Alan Boyde (c). **53 Science Photo Library:** Biophoto Associates (c); Prof. P. Motta / Dept. of Anatomy / University "La Sapienza", Rome (bl). **Wellcome Images:** M.I. Walker (cra). **55 Science Photo Library:** Steve Gschmeissner (cra). **56 Dorling Kindersley:** Philip Dowell / Courtesy of the Natural History Museum, London (tr). **Wellcome Images:** (ca). **57 Science Photo Library:** Eye of Science (tl); GJLP (bc). **58 Science Photo Library:** Simon Brown (cl). **59 Science Photo Library:** Anatomical Travelogue (cl). **62 Science Photo Library:** Sovereign, ISM (cr). **Wellcome Images:** (c). **63 Wellcome Images:** (tl). **64 Wellcome Images:** (tr). **65 Science Photo Library:** CNRI (br); GCa (cr). **Wellcome Images:** (tc, tr). **66 Science Photo Library:** CNRI (tc); Zephyr (bc). **Wellcome Images:** (cr). **67 Science Photo Library:** Biophoto Associates (tl); St Bartholomew's Hospital, London (tr). **68 Science Photo Library:** Princess Margaret Rose Orthopaedic Hospital (ca); Antonia Reeve (br). **69 Mediscan:** (bc). **Science Photo Library:** CNRI (tl). **75 Science Photo Library:** (bl). **Wellcome Images:** M.I. Walker (bl). **76 Getty Images:** Stone / Catherine Ledner (bc). **Specialist Stock:** Ed Reschke (cl). **77 Science Photo Library:** Neil Borden (cla). **78 Science Photo Library:** Steve Gschmeissner (cl). **80 Science Photo Library:** Biophoto Associates (br). **81 Mediscan:** (bl). **Wellcome Images:** (ca). **86 Wellcome Images:** Dr. Jonathan Clarke (cla). **87 Science Photo Library:** Dr. John Zajicek (cra); Nancy Kedersha (tr). **91 Alamy Images:** allOver Photography (bl). **Science Photo Library:** Zephyr (bl). **Specialist Stock:** Alfred Pasieka (cla). **92 Science Photo Library:** CNRI (c). **93 Science Photo Library:** Bo Veisland, MI&I (bl); Zephyr (tc). **94 Science Photo Library:** Sovereign, ISM (bl). **96 Alamy Images:** Phototake Inc (cl). **100 Science Photo Library:** Steve Gschmeissner (tr). **101 Wellcome Images:** (cl, c).**103 Corbis:** Visuals Unlimited (c). **104 Science Photo Library:** Eye of Science (cl). **105 Alamy Images:** Phototake Inc. (bc). **Science Photo Library:** Pascal Goetgheluck (tl). **107 Science Photo Library:** Susumu Nishinaga (tc). **108 Science Photo Library:** Prof. P. Motta / Dept. of Anatomy / University "La Sapienza", Rome (tc). **109 Dorling Kindersley:** (bc). **Louise Thomas:** (tr). **110 Corbis:** Glenn Bartley (cl). **111 Science Photo Library:** Eye of Science (br). **113 Science Photo Library:** Dept. Of Nuclear Medicine, Charing Cross Hospital (bl). **114 Science Photo Library:** Simon Fraser / Royal Victoria Infirmary, Newcastle Upon Tyne (br); Alfred Pasieka (bl). **115 Science Photo Library:** Alfred Pasieka (cr). **116 Alamy Images:** Medical–on–Line (br); Phototake Inc. (fbl, bl). **Dorling Kindersley:** Steve Gorton (cl). **117 Science Photo Library:** Ctesibius, ISM (c). **118 Science Photo Library:** Bo Veisland (tc); Prof. Tony Wright, Institute of Laryngology & Otology (clb). **Wellcome Images:** (cr). **119 Science Photo Library:** Sue Ford (br). **125 Science Photo Library:** Manfred Kage (bc); **Dreamstime.com:** Jlcalvo (br). **127 Alamy Images:** Medical–on–Line (cr). **Wellcome Images:** (br). **128 Dorling Kindersley:** (br). **Specialist Stock:** Ed Reschke (cl). **129 Alamy Images:** Scott Camazine (crb). **Wellcome Images:** (cr). **136 Science Photo Library:** (c). **137 Science Photo Library:** CNRI (bl); Manfred Kage (tr).**138 Alamy Images:** Phototake Inc. (tr). **140 Science Photo Library:** BSIP VEM (cra); Alain Pol, ISM (br). **141 Science Photo Library:** CNRI (cb); Prof. P. Motta / G. Macchiarelli / University "La Sapienza", Rome (tc). **142 Alamy Images:** Medical–on–Line (bl). **Science Photo Library:** (br). **143 Science Photo Library:** Professors P.M. Motta & G. Macchiarelli (bl). **144 Science Photo Library:** James King–Holmes (br). **150 Alamy Images:** Phototake Inc. (bc). **Dorling Kindersley:** Dave King (cl). **Mediscan:** (cl). **Science Photo Library:** BSIP, Cavallini James (tr). **154 Science Photo Library:** Zephyr (cl). **155 Science Photo Library:** CNRI (cra, fcra); **Alamy Stock Photo:** Custom Medical Stock Photo (br). **156 Science Photo Library:** Dr. Gopal Murti (br); Dr. Gary Settles (cl). **Wellcome Images:** R. Dourmashkin (bc). **157 Alamy Images:** Scott Camazine (c). **Science Photo Library:** CNRI (cr). **158 Alamy Images:** Phototake Inc. (cl). **Science Photo Library:** CNRI (bl). **Wellcome Images:** (cr). **159 iStockphoto.com:** (bc); Daniel Fascia (cl). **160 Science Photo Library:** Biophoto Associates (c); CNRI (bc); (br). **161 Science Photo Library:** ISM (tr); James Stevenson (crb). **164 Science Photo Library:** Sheila Terry (cl). **166 Alamy Images:** Phototake Inc. (crb). **Science Photo Library:** J.C. Revy (ca). **167 Science Photo Library:** Steve Gschmeissner (clb); Prof. P. Motta / Dept. of Anatomy / University, "La Sapienza", Rome (cr); Prof. P. Motta / Dept. of Anatomy / University "La Sapienza", Rome (br). **168 Dorling Kindersley:** Steve Gorton (tr); Jules Selmes and Debi Treloar (c). **Science Photo Library:** Alfred Pasieka (c). **169 Alamy Images:** Medical–on–Line (bl). **Mediscan:** (cl). **Wellcome Images:** (c, bc). **171 Alamy Images:** Ian Leonard (cra); WoodyStock (cla); Shout (clb); Medical–on–Line (bl). **Science Photo Library:** BSIP, Laurent (crb); Dr. P. Marazzi (br). **177 Science Photo Library:** CNRI (bl). **178 Alamy Images:** Phototake Inc. (cra). **180 Alamy Images:** Phototake Inc. (ca). **181 Science Photo Library:** (clb); NIBSC (cra); Eye of Science (br). **Wellcome Images:** (bl). **182 Alamy Images:** Scott Camazine (bc). **183 Science Photo Library:** Eye of Science (cla); David Scharf (tr, br); NIBSC (bc). **184 Alamy Images:** Phototake Inc. (cl). **Science Photo Library:** (br); Dr. P. Marazzi (bc). **Wellcome Images:** Annie Cavanagh (c). **185 Science Photo Library:** Sue Ford (cra). **186 Science Photo Library:** CNRI (br). **Wellcome Images:** (bl). **187 Science Photo Library:** ISM (bc); Manfred Kage, Peter Arnold Inc. (cl). **192 Science Photo Library:** CNRI (c); Eye of Science (tr). **193 Science Photo Library:** Steve Gschmeissner (bl). **194 Science Photo Library:** Eye of Science (ca); **Dreamstime.com:** Guniita (c). **195 Alamy Images:** Phototake Inc. (bc). **196 Science Photo Library:** Prof. P. Motta / Dept. of Anatomy / University "La Sapienza", Rome (br). **198 Science Photo Library:** Prof. P. Motta / Dept. of Anatomy / University "La Sapienza", Rome (ca); Alain Pol, ISM (cl); Professors P. Motta & F. Carpino / University "La Sapienza", Rome (bc). **201 Science Photo Library:** Dr. T. Blundell, Dept. of Crystallography, Birkbeck College (cra). **203 Corbis:** Frank Lane Picture Agency (bl). **204 Mediscan:** (c). **Science Photo Library:** David M. Martin, MD (cra). **Wellcome Images:** David Gregory & Debbie Marshall (br). **205 Science Photo Library:** P. Hawtin, University of Southampton (cla). **207 Science Photo Library:** Alfred Pasieka (tc). **209 Science Photo Library:** David M. Martin, MD (crssa). **214 Wellcome Images:** David Gregory & Debbie Marshall (cl). **217 Science Photo Library:** Manfred Kage (tr). **218 Science Photo Library:** Prof. P.M. Motta et al (cl). **219 Science Photo Library:** CNRI (bl); Steve Gschmeissner (tc); Zephyr (cra) **222 Science Photo Library:** Steve Gschmeissner (cr); Parviz M. Pour (br). **224 Science Photo Library:** Professors P.M. Motta & J. Van Blerkom (tr). **Wellcome Images:** Yorgos Nikas (ca). **225 Alamy Images:** Phototake Inc. (tc). **228 Science Photo Library:** Tissuepix (cl). **230 Science Photo Library:** Simon Fraser (tr). **231 Dept of Fetal Medicine, Royal Victoria Infirmary:** (br, fbr). **232 Science Photo Library:** Alfred Pasieka (c). **234 Science Photo Library:** Keith / Custom Medical Stock Photo (cl). **235 Science Photo Library:** BSIP, Laurent (tl). **236 Alamy Images:** Pavel Filatov (cl); Ross Marks Photography (clb); Shout (bl). **238 Science Photo Library:** Custom Medical Stock Photo (br); Sovereign, ISN (cr); CNRI (bl). **239 Science Photo Library:** GJLP (cra). **240 Science Photo Library:** CNRI (br). **241 Mediscan:** CDC (cla). **Science Photo Library:** (br). **243 Science Photo Library:** James King–Holmes (fcl, cl). **Specialist Stock:** Jochen Tack (br). **244 Mediscan:** Chineze Otigbah (br). **245 Alamy Images:** Janine Wiedel Photolibrary (tr). **248 Getty Images:** Michel Tcherevkoff (b). **Science Photo Library:** Science Source (cr). **249 Alamy Images:** Chad Ehlers (cl). **Corbis:** Karen Kasmauski (bl). **Science Photo Library:** Maria Platt–Evans (tr). **252 Science Photo Library:** (c). **253 Dorling Kindersley:** (cr). **Science Photo Library:** BSIP VEM (bl). **254 Getty Images:** Image Source (cla). **Science Photo Library:** Prof. P.M. Motta, G. Macchiarelli, S.A, Nottola (cl); Susumu Nishinaga (clb). **255 PNAS:** 101(21):8174–8179, May 25 2004, Nitin Gogtay et al, Dynamic mapping of human cortical development during childhood through early adulthood © 2004 National Academy of Sciences, USA. Image courtesy Paul Thompson, UCLA School of Medicine (tr). **256 Corbis:** Sampics (bl). **257 Corbis:** Image Source (clb). **Science Photo Library:** CC Studio (br). **258 Getty Images:** Philip Haynes (bl); Dougal Waters (tc). **259 Science Photo Library:** Gunilla Elam (cb, crb). **260 Corbis:** Heide Benser (ca). **Oregon Brain Aging Study, Portland VAMC and Oregon Health & Science University:** (cb). **261 Getty Images:** Siqui Sanchez (br). **Wellcome Images:** (tl). **262 Corbis:** Andrew Brookes (bl). **Science Photo Library:** Philippe Plailly (br). **265 Alamy Images:** Albert Biest (crb). **Dorling Kindersley:** Jules Selmes and Debi Treloar (bl). **266 Wellcome Images:** Wessex Reg. Genetics Centre (c, cr). **267 Science Photo Library:** Simon Fraser (bc). **268 Science Photo Library:** Steve Gschmeissner (tr).

Endpaper: **Wellcome Images:** K. Hardy

All other images © Dorling Kindersley
For further information see:
www.dkimages.com

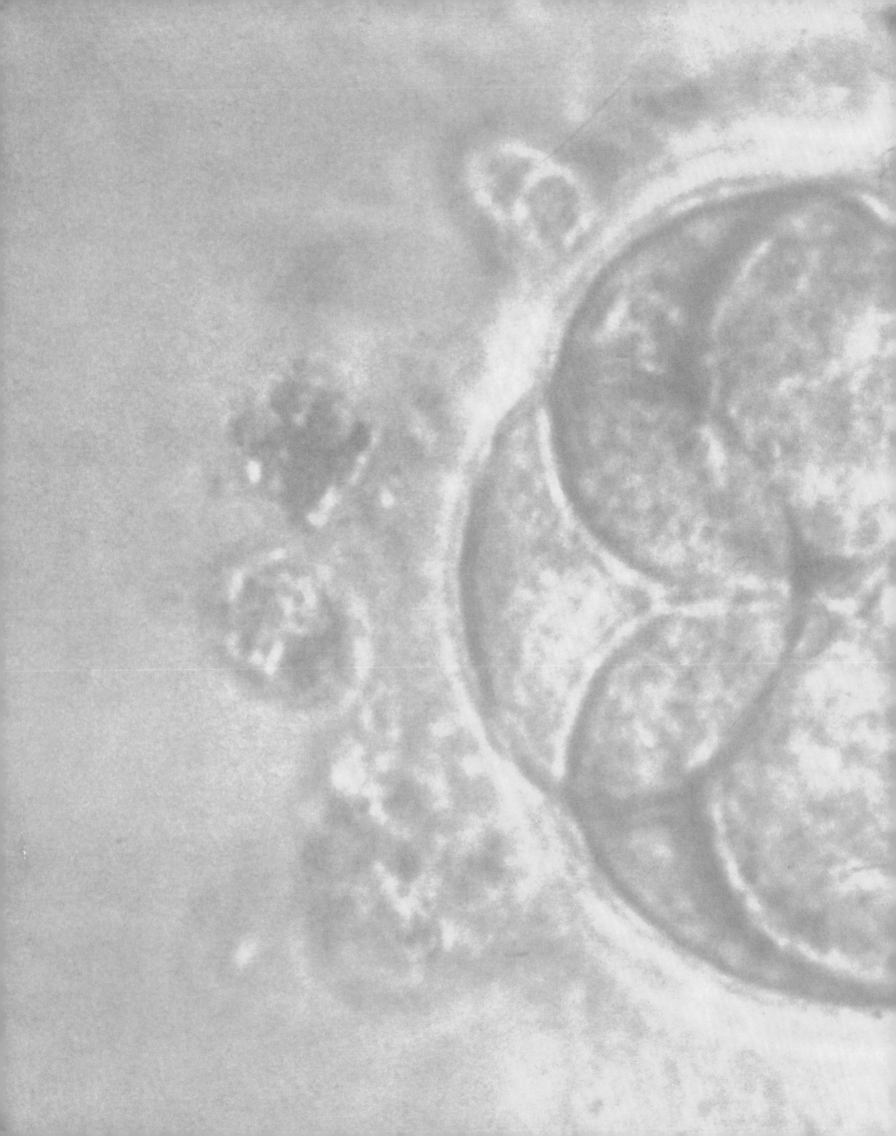